Enfermagem psiquiátrica em suas dimensões assistenciais

Enfermagem psiquiátrica em suas dimensões assistenciais

2ª edição

ORGANIZADORAS

Ilza Marlene Kuae Fukuda

Doutora e Mestre em Enfermagem pela EEUSP.

Maguida Costa Stefanelli

Professora Titular pela EEUSP. Doutora e Mestre em Enfermagem pela USP.

Evalda Cançado Arantes

Doutora em Enfermagem pela EEUSP. Orientadora do Programa de Pós-Graduação em Enfermagem da EEUSP.

Manole

Editora gestora: Sônia Midori Fujiyoshi
Editoras: Eliane Usui e Juliana Waku
Produção editorial: Pamela Juliana de Oliveira Silva
Capa: Ricardo Yoshiaki
Projeto gráfico: Anna Yue
Editoração eletrônica: Luargraf Serviços Gráficos

Dados Internacionais de Catalogação na Publicação (CIP)
(Câmara Brasileira do Livro, SP, Brasil)

Enfermagem psiquiátrica em suas dimensões assistenciais / Organizadoras Ilza Marlene Kuae Fukuda, Maguida Costa Stefanelli, Evalda Cançado Arantes. – 2.ed. – Barueri, SP: Manole, 2017. – (Série Enfermagem)

Inclui bibliografia.
ISBN: 978-85-204-5044-4

1. Enfermagem psiquiátrica 2. Psiquiatria – Enfermagem 3. Saúde mental I. Fukuda, Ilza Marlene Kuae. II. Stefanelli, Maguida Costa. III. Arantes, Evalda Cançado. IV. Série.

17-01411 CDD-610.7368

Índices para catálogo sistemático:
1. Enfermagem psiquiátrica : Ciências médicas 610.7368

1ª edição – 2008
2ª edição – 2017

Editora Manole Ltda.
Av. Ceci, 672 – Tamboré
06460-120 – Barueri – SP – Brasil
Tel.: (11) 4196-6000
www.manole.com.br
info@manole.com.br

Impresso no Brasil
Printed in Brazil

Durante o processo de edição desta obra, foram tomados todos os cuidados para assegurar a publicação de informações precisas e de práticas geralmente aceitas. Do mesmo modo, foram empregados todos os esforços para garantir a autorização das imagens aqui reproduzidas. Caso algum autor sinta-se prejudicado, favor entrar em contato com a editora.
Os autores e os editores eximem-se da responsabilidade por quaisquer erros ou omissões ou por quaisquer consequências decorrentes da aplicação das informações presentes nesta obra. É responsabilidade do profissional, com base em sua experiência e conhecimento, determinar a aplicabilidade das informações em cada situação.

In Memoriam

Maguida Costa Stefanelli, colega, amiga, referência profissional e uma das organizadoras deste livro, faleceu poucas semanas depois de finalizada a presente edição.

Pessoa humilde, leal, generosa, incansável, estava sempre pronta a ajudar quem dela precisasse.

Foram muitos dias e noites de trabalho contínuo e também de conversas agradáveis, discussões produtivas e risadas em sua casa, sempre acompanhadas de um bom café.

Desde que se graduou em Enfermagem, em 1957, aprofundou seus estudos e passou a contribuir imensamente para o desenvolvimento dessa profissão, publicando inúmeros trabalhos de pesquisa, livros didáticos e orientando, nos programas de pós-graduação, inúmeras dissertações de mestrado e teses de doutorado de dezenas de colegas de todo o país, bem como do exterior.

Com este seu último trabalho, Maguida continua entre nós, compartilhando suas experiências conosco na expectativa de que possamos ser úteis não só para a formação de novas gerações de enfermeiros mas também para a atualização de profissionais e outros interessados nessa especialidade.

Nossa eterna gratidão pelo privilégio desse enriquecedor convívio com Maguida Costa Stefanelli.

Ilza Marlene Kuae Fukuda

Dedicamos esta obra:

Ao meu marido, Yotaka (*in memoriam*), e aos nossos filhos, Juliana e Fábio, seus companheiros de vida, Júlio e Carina, e aos nossos netos, Caetê, Inti e Lia, pelo carinho, pelo incentivo e pelo reconhecimento.

Ilza Marlene Kuae Fukuda

Ao Walter, às nossas filhas, Marisa, Mônica e Cláudia, e aos netos, Daniel, Felipe, Marina, Raquel e Gisele, pelo carinho, pela atenção, pelo estímulo e pelo cuidado.

Maguida Costa Stefanelli

Agradecimentos

Às pessoas e famílias que lutam para enfrentar os desafios do transtorno mental, ensinando que com esperança é possível vislumbrar melhor horizonte para o futuro.

Aos profissionais que acreditam e lutam no seu cotidiano por um futuro mais digno e promissor para a pessoa com o transtorno mental e seus familiares.

Aos autores colaboradores que contribuíram para a construção deste livro.

À colega e amiga Professora Doutora Hideko Takeuchi Forcella pela participação inicial para idealização desta obra.

À colega e amiga Professora Doutora Marli Alves Rolim, pela contribuição, pelas sugestões e pelo estímulo.

À colega e amiga Cristina Emiko Igue pela colaboração e apoio.

À Profa. Dra. Diná Monteiro da Cruz e à Dra. Flávia de Oliveira Motta Maia pela atualização nos diagnósticos de enfermagem.

Ao Instituto de Psiquiatria do Hospital das Clínicas da Faculdade de Medicina da Universidade de São Paulo, na pessoa do Presidente do Conselho Diretor, Professor Doutor Valentim Gentil Filho, pelo incentivo e apoio oferecidos à época de trabalho intenso deste livro e na pessoa da Diretora da Divisão de Enfermagem, Mestre Elizabeth da Costa Jóia, pelo apoio recebido.

Às alunas do Curso de Especialização em Enfermagem Psiquiátrica e Saúde Mental do Instituto de Psiquiatria do Hospital das Clínicas da FMUSP Grasiella, Karen e Gláucia pela validação do instrumento de Observação de Comportamento.

Àqueles com quem partilhamos a difícil arte de ensinar aprendendo: Nossos alunos.

As Organizadoras

Sobre os autores

Alexandra Martini de Oliveira

Mestre em Psiquiatria pelo Departamento de Psiquiatria da Faculdade de Medicina da Universidade de São Paulo (FMUSP). Doutoranda em Psiquiatria pelo Departamento de Psiquiatria da FMUSP. Diretora do Serviço de Terapia Ocupacional do Instituto de Psiquiatria do Hospital das Clínicas da FMUSP.

André Malbergier

Mestre em Psiquiatria pelo Departamento de Psiquiatria da Faculdade de Medicina da Universidade de São Paulo (FMUSP). Doutorando em Psiquiatria pelo Departamento de Psiquiatria da FMUSP. Diretor do Serviço de Terapia Ocupacional do Instituto de Psiquiatria do Hospital das Clínicas da FMUSP.

Cássio Machado de Campos Bottino (*in memoriam*)

Doutor em Medicina (Psiquiatria) pela Faculdade de Medicina da Universidade de São Paulo (FMUSP). Livre-docente do Departamento de Psiquiatria da FMUSP. Professor-associado do Departamento de Psiquiatria da FMUSP.

Clarice Gorenstein

Doutora em Medicina (Psiquiatria) pela Faculdade de Medicina da Universidade de São Paulo (FMUSP). Livre-docente do Departamento de Psiquiatria da FMUSP. Professora-associada do Departamento de Psiquiatria da FMUSP.

Cristina Emiko Igue

Enfermeira. Mestre em Enfermagem Psiquiátrica e Saúde Mental pela Escola de Enfermagem da Universidade de São Paulo (EEUSP). Especialista em Administração Hospitalar e Saúde Pública pela Universidade de Ribeirão Preto (Unaerp). Especialista em Enfermagem do Trabalho pela Faculdade São Luís. Coordenadora da Hotelaria Hospitalar do Instituto de Psiquiatria da Faculdade de Medicina da USP.

Diego Freitas Tavares

Médico psiquiatra. Coordenador do Ambulatório Integrado de Bipolares (Aibip) do Programa de Transtornos Afetivos (Gruda) do Instituto de Psiquiatria do Hospital das Clínicas da Faculdade de Medicina da Universidade de São Paulo (IPq-HCFMUSP). Coordenador do Ambulatório do Programa de Transtorno Afetivo Bipolar (Protab) da Faculdade de Medicina do ABC (FMABC).

Doris Hupfeld Moreno

Mestre em Medicina pelo Departamento de Psiquiatria da Faculdade de Medicina da Universidade de São Paulo (FMUSP). Doutora em Medicina pelo Departamento de Psiquiatria da FMUSP. Médica-assistente do Instituto de Psiquiatria (IPq) e Pesquisadora, Supervisora de Residentes do Grupo de Doenças Afetivas (Gruda) do Instituto de Psiquiatria do Hospital das Clínicas da FMUSP. Membro da Associação Brasileira de Psiquiatria, da Associação Brasileira de Transtorno Bipolar, da International Society of Bipolar Disorders e da International Society of Affective Disorders.

Eduardo Ferreira-Santos

Médico psiquiatra supervisor do Serviço de Psicoterapia do Instituto de Psiquiatria do Hospital das Clínicas da Faculdade de Medicina da Universidade de São Paulo (IPq-HCFMUSP). Membro do Grupo Operativo de Resgate da Integridade Psíquica (Gorip) do IPq-HCFMUSP. Mestre em Psicologia Clínica pela Pontifícia Universidade Católica de São Paulo (PUC-SP). Doutor em Ciências Médicas pela FMUSP.

Elaine Henna

Mestre em Medicina (Psiquiatria) pelo Instituto de Psiquiatria do Hospital das Clínicas da Faculdade de Medicina da Universidade de São Paulo (IPq-HC-

FMUSP). Doutora em Medicina (Psiquiatria) pelo IPq-HCFMUSP. Auxiliar de ensino na disciplina de Psiquiatria da Faculdade de Medicina da Pontifícia Universidade Católica (PUC-SP). Colaboradora do LIM-23 do IPq-HCFMUSP.

Elizabeth da Costa Jóia

Mestre em Enfermagem Psiquiátrica pela Escola de Enfermagem da Universidade de São Paulo (EEUSP). Especialista em Enfermagem Psiquiátrica e Saúde Mental.

Evalda Cançado Arantes

Doutora em Enfermagem pela Escola de Enfermagem da Universidade de São Paulo (EEUSP). Orientadora do Programa de Pós-Graduação em Enfermagem da EEUSP.

Fabiana Saffi

Mestre em Ciências pelo Departamento de Psiquiatria da Universidade de São Paulo (USP). Especialista em Psicologia Jurídica pelo Conselho Federal de Psicologia e em Avaliação Psicológica e Neuropsicológica pelo Instituto de Psiquiatria do Hospital das Clínicas da USP.

Francisco Lotufo Neto

Professor-associado da Faculdade de Medicina da Universidade de São Paulo (FMUSP). Professor da Pós-Graduação em Psicologia Clínica do Instituto de Psicologia da USP. Professor do Instituto de Estudos Brasileiros da USP.

Hideko Takeuchi Forcella (*in memoriam*)

Doutora em Enfermagem pela Escola de Enfermagem da Universidade de São Paulo (EEUSP). Membro fundadora do Centro Histórico-Cultural da Enfermagem Ibero-Americana (CHCEIA) da EEUSP.

Homero Vallada

Professor-associado do Departamento de Psiquiatria da Faculdade de Medicina da Universidade de São Paulo (FMUSP). Professor Visitante do Instituto Karolinska, Suécia. Responsável pelo LIM-23 do Hospital das Clínicas da FMUSP.

Ilza Marlene Kuae Fukuda

Doutora em Enfermagem – Área Enfermagem Psiquiátrica – da Escola de Enfermagem da Universidade de São Paulo (EEUSP). Professora-assistente Aposentada da disciplina de Enfermagem Psiquiátrica do Departamento de Enfermagem Materno-Infantil e Psiquiátrica da EEUSP.

Ingrid Elsen

Mestre em Enfermagem pela Universidade Federal de Santa Catarina (UFSC). Especialista em Violência Doméstica contra Crianças e Adolescentes. Doutora em Enfermagem Familiar pela University of California, San Francisco. Professora Titular (aposentada) da Disciplina de Enfermagem Familiar do Departamento de Enfermagem da UFSC.

Jorge Wolnhey Ferreira Amaro

Psicanalista pelo Instituto de Psicanálise da Sociedade Brasileira de Psicanálise. Doutor pela Faculdade de Medicina da Universidade de São Paulo (FMUSP). Professor Livre-docente aposentado pelo Departamento de Psiquiatria da FMUSP. Professor-associado Aposentado do Departamento de Psiquiatria da FMUSP. Fundador do Serviço de Psiquiatria do Departamento de Psiquiatria da FMUSP.

José Gilberto Prates

Enfermeiro Especialista em Enfermagem Psiquiátrica e Saúde Mental pela Faculdade de Enfermagem Israelita Albert Einstein. Mestre em Enfermagem Psiquiátrica pela Escola de Enfermagem da Universidade de São Paulo (EEUSP). Doutor em Ciências da Saúde pela EEUSP. Coordenador da Residência e Aprimoramento de Enfermagem Psiquiátrica e Saúde Mental do Instituto de Psiquiatria do Hospital das Clínicas da Faculdade de Medicina da USP. Membro do Grupo de Estudo e Pesquisa em Álcool e outras Drogas (Gead) do Departamento de Psiquiatria da EEUSP.

Lucia Helena Grando

Professora Doutora em Enfermagem pela Escola de Enfermagem da Universidade de São Paulo (EEUSP). Assistente Técnica de Saúde III da Diretoria Executiva do Instituto de Psiquiatria do Hospital das Clínicas da Faculdade de

Medicina da USP (IPq-HCFMUSP). Coordenadora do Escritório da Qualidade no IPq-HCFMUSP.

Maguida Costa Stefanelli

Mestre e Doutora em Enfermagem (Enfermagem Psiquiátrica) pela Universidade de São Paulo. Professora Titular da disciplina de Enfermagem Psiquiátrica do Departamento de Enfermagem Materno-Infantil e Psiquiátrica da USP.

Maria da Graça Girade Souza

Mestre e Doutora em Enfermagem (Enfermagem Psiquiátrica) pela Universidade de São Paulo (USP). Professora Titular da disciplina de Enfermagem Psiquiátrica do Departamento de Enfermagem Materno-Infantil e Psiquiátrica da USP.

Marina Borges Teixeira

Doutora pela Escola de Enfermagem da Universidade de São Paulo (EEUSP). Professora Titular I das disciplinas de Enfermagem Psiquiátrica e Saúde Mental e Pesquisa Qualitativa em Enfermagem da Pós-Graduação em Enfermagem da Universidade de Guarulhos.

Marli Alves Rolim

Professora Doutora em Enfermagem pela Escola de Enfermagem da Universidade de São Paulo (EEUSP). Professora Doutora do Departamento de Enfermagem e do Departamento de Enfermagem Materno-Infantil e Psiquiátrica da EEUSP.

Monica L. Zilberman

Professora da disciplina Personalidade e Gênero do Programa de Pós-Graduação do Departamento de Psiquiatria da Faculdade de Medicina da Universidade de São Paulo.

Quirino Cordeiro

Especialista em Bioética e Medicina Legal pela Faculdade de Medicina da Universidade de São Paulo (FMUSP) e Especialista em Psiquiatria e Psiquiatria

Forense pela Associação Brasileira de Psiquiatria (ABP). Doutor em Psiquiatria pelo Departamento de Psiquiatria da FMUSP. Professor Adjunto e Chefe do Departamento de Psiquiatria da Faculdade de Ciências Médicas da Santa Casa de São Paulo. Professor Afiliado do Departamento de Psiquiatria da Escola Paulista de Medicina (EPM) da Universidade Federal de São Paulo (Unifesp).

Renato Teodoro Ramos

Doutor em Psiquiatria pelo Departamento de Psiquiatria da Faculdade de Medicina da Universidade de São Paulo. Professor-associado do Departamento de Psiquiatria da Faculdade de Medicina da Universidade de Toronto, Canadá.

Ricardo Abrantes do Amaral

Médico Assistente e Coordenador do setor de ensino do Programa Interdisciplinar de Estudos de Álcool e Drogas (Grea) do Instituto de Psiquiatria do Hospital das Clínicas da Faculdade de Medicina da Universidade de São Paulo (IPq-HCFMUSP).

Ricardo Alberto Moreno

Professor Doutor do Departamento de Psiquiatria da Faculdade de Medicina da Universidade de São Paulo (FMUSP). Coordenador do Grupo de Estudos de Doenças Afetivas do Instituto de Psiquiatria do Hospital das Clínicas da FMUSP (IPq-HCFMUSP).

Rita de Cássia Chamma

Mestre em Enfermagem – Área de Concentração: Enfermagem Psiquiátrica – pela Escola de Enfermagem da Universidade de São Paulo (EEUSP). Especialista em Enfermagem em Saúde Mental e Psiquiátrica pela Universidade Federal de São Paulo (Unifesp). Doutora em Enfermagem pela EEUSP. Colaboradora do Conselho Federal de Enfermagem como Membro da Comissão de Ouvidoria.

Taka Oguisso

Especialista em Direito do Trabalho e Previdenciário pelas Faculdades Metropolitanas Unidas de São Paulo. Doutor em Saúde Pública pela Faculdade de Saúde Pública da Universidade de São Paulo (FSP-USP). Professora Titular (aposentada) da Escola de Enfermagem da USP. Presidente da Academia Brasileira de História da Enfermagem 2010-2014. Primeira Secretária da Academia Brasileira de História da Enfermagem (2016-2018).

Wanda Beatriz Elsen Barcellos

Psicóloga clínica. Mestre em Psicologia pela Universidade Federal de Santa Catarina (UFSC). Especialista em Violência Doméstica contra Crianças e Adolescentes pelo Laboratório de Estudos da Criança (Lacri) da Universidade de São Paulo (USP); Especialista em Terapia Familiar pelo Instituto Movimento Sistêmico de Florianópolis.

Zélia Nunes Hupsel

Mestre em Enfermagem Psiquiátrica pela Escola de Enfermagem em Universidade de São Paulo (EEUSP). Professora de Enfermagem Psiquiátrica do Curso de Graduação e Especialização em Enfermagem da Faculdade de Ciências Médicas da Santa Casa de São Paulo.

Sumário

Prefácio

Com a Clínica Médica, Cirurgia, Pediatria, Ginecologia e Obstetrícia e Medicina Preventiva, a Psiquiatria é considerada uma das seis áreas mais importantes da Medicina.

Os estudos apontam que de 20 a 56% da população brasileira é acometida por transtornos mentais. Dentre as 25 principais doenças responsáveis por anos de vida perdidos, nove são psiquiátricas: depressão, transtornos ansiosos, esquizofrenia, distimia, transtorno bipolar, doença de Alzheimer, epilepsia, uso de álcool e seus transtornos e outros transtornos relacionados ao uso de substâncias, bem como outros transtornos citados como enxaqueca, dores diversas e abuso de analgésicos.

Assim, a formação sólida no diagnóstico e no tratamento dos transtornos mentais é uma obrigação dos centros formadores. O planejamento adequado da assistência nas políticas públicas para a saúde mental é um dever de nossa sociedade.

Temos muito que melhorar. Faltam leitos, ambulatórios, programas de reabilitação e os Centros de Assistência Psicossocial não foram bem avaliados na fiscalização feita pelo Conselho Regional de Medicina do Estado de São Paulo.[1] Em todo o mundo faltam enfermeiros com treinamento em psiquiatria.

Esses profissionais têm de desenvolver sua capacidade de comunicação e empatia, além de serem tecnicamente competentes. Campoy et al.[2] sintetizam

1 Lima MGA. Avaliação dos Centros de Atenção Psicossocial (CAPS) do Estado de São Paulo: uma contribuição do Cremesp para a saúde mental na comunidade. Conselho Regional de Medicina do Estado de São Paulo, 2010. Disponível em: http://www.cremesp.org.br/pdfs/livro_caps.pdf.

2 Campoy MA, Merighi MAB, Stefanelli MC. O ensino de enfermagem em saúde mental e psiquiátrica: visão do professor e do aluno na perspectiva da fenomenologia social. Rev Latino-Am Enfermagem. 2005; 13(2):165-72.

as características necessárias que os mestres precisam ajudar a desenvolver: profissionais capazes de comunicação e boa relação com as pessoas para uma assistência de enfermagem competente e humanitária; considerar o outro como pessoa; desmistificar medos e preconceitos; criar estratégias para propiciar a mudança da atitude; valorizar o cuidado integral, atender suas necessidades; aprender a lidar com o paciente de uma forma global, ajudar o estudante a explorar e definir as muitas faces de sua personalidade e examinar as suas próprias experiências.

Muita informação está disponível, mas é difícil saber o que tem qualidade. Poucos sabem articular as bases empíricas de sua ação. O mundo de hoje exige base nos princípios e dados científicos. A prática da enfermagem também deve ser baseada em evidências, requer pesquisas com boa metodologia, crítica dos resultados das pesquisas e disseminação dos achados.[3]

Por esses motivos, a segunda edição do livro *Enfermagem psiquiátrica em suas dimensões assistenciais* é bem-vinda. Este livro tem uma preocupação com a formação da pessoa do profissional de enfermagem e informações técnicas atualizadas para o bom desempenho profissional. Discute os principais aspectos teóricos e oferece soluções práticas para os problemas que o estudante, o residente e o profissional atuante encontram no seu cotidiano.

O livro oferece uma visão panorâmica da enfermagem em saúde mental e psiquiátrica, sua evolução histórica, o papel do enfermeiro, os serviços de atendimento em saúde mental e psiquiatria e as dimensões ético-legais na assistência de enfermagem. As principais abordagens teóricas são tratadas com linguagem acessível, sem perder a profundidade. Formulários com orientação prática sobre como manter padrão elevado de assistência de enfermagem são oferecidos. A Unidade 4 descreve a psicofarmacologia e outros tratamentos biológicos e o papel da assistência de enfermagem para as pessoas em tratamento. A terapia cognitivo-comportamental e suas variações e a psicoterapia de grupo são descritas, estimulando seu aprendizado pelos profissionais de enfermagem. São apresentados também os fundamentos básicos da psicoterapia de grupo e da psicoeducação.

A Unidade 5 prepara o profissional e o estudante a fazer a comunicação terapêutica. Esses capítulos são úteis a todos os profissionais da área de saúde, pois explicitam os princípios da relação de ajuda. A Unidade 6 descreve a assistência de enfermagem nos principais transtornos mentais (psicoses, transtornos do humor, *delirium*, demência, transtornos de ansiedade, transtornos

---

3 Zauszniewski JA, Suresky MJ, Bekhet AK, Kidd L. Moving from tradition to evidence: a review of psychiatric nursing intervention studies. Online J Issues Nurs. 2007;12(2):9.

alimentares, transtornos de personalidade, transtornos pelo uso de álcool e drogas). A Unidade 7 trata da assistência na situação de emergências e crises.

O livro traz três novos capítulos com o que há de mais novo na teoria da prática de enfermagem, a teoria interpessoal de Peplau, o cuidado à família segundo as ideias de Bronfenbrenner nos cinco campos da vida familiar de Anderson e a assistência nos quadros psiquiátricos do puerpério, principalmente a depressão.

Este livro interessa principalmente a estudantes, residentes e profissionais de enfermagem e pode ser extremamente útil a outros profissionais de saúde. Terapeutas ocupacionais, fisioterapeutas, assistentes sociais, capelães e conselheiros pastorais irão, sem dúvida, se beneficiar dele. É fundamental que o médico, principalmente o psiquiatra, conheça também tudo o que o profissional de enfermagem pode oferecer e aprender com ele sobre a relação de ajuda.

As editoras são professoras com grande espírito universitário e conhecimento. Convidaram profissionais experientes de diversas áreas do conhecimento para oferecer o melhor a todos os interessados. A leitura é agradável e o objetivo final, que é aprender e crescer profissionalmente, não tenho dúvida, foi atingido.

Francisco Lotufo Neto
Professor-associado e Chefe do Departamento de Psiquiatria da Faculdade de Medicina da Universidade de São Paulo

Prefácio da Coordenadora da Série Enfermagem

Esta obra, em sua segunda edição, atende a uma visão prospectiva da Editora Manole sobre as necessidades de professores, pesquisadores e alunos dos cursos de graduação e pós-graduação da área da saúde no Brasil e em outros países preocupados com a evolução do conhecimento da assistência de enfermagem em unidades de psiquiatria.

Essa iniciativa pioneira mostra a preocupação da Editora Manole, não apenas em lançar no mercado obras já consagradas de autores estrangeiros, mas de investir em uma comunidade acadêmica multiprofissional, capaz de contribuir com a melhoria da qualidade de ensino, pesquisa e assistência de enfermagem no cenário brasileiro da saúde.

A inclusão de três novos capítulos (1, 2 e 17), além da revisão e da atualização dos demais, caracteriza a importância desta nova edição, com uma nova abordagem teórica referente à inclusão do contexto familiar e da questão forense no cenário assistencial.

Produzir e documentar conhecimentos e experiências em contextos específicos de ensino-aprendizagem, respondendo e correspondendo a programas avaliados, validados e bem-sucedidos, certamente contribuirá para o desenvolvimento de competências docentes-discentes em âmbitos assistenciais individuais, familiares e coletivos, nos diferentes espaços de atuação do enfermeiro.

Assim, foram convidados professores e pesquisadores de diversas áreas do conhecimento, com expressiva experiência na área do ensino e da pesquisa na saúde mental, na psiquiatria e na enfermagem psiquiátrica no Brasil, trazendo importantes contribuições para a melhoria das ações de saúde e configuração da prática de enfermagem no cenário cotidiano.

A primorosa caracterização da Enfermagem Psiquiátrica e da Enfermagem em Saúde Mental, incluindo a sua evolução histórica, o papel dos enfermeiros em suas dimensões teóricas e ético-legais, a identificação dos avanços do conhecimento nesta área e das diferentes abordagens terapêuticas e assistenciais, de manifestações de comportamentos específicos, possibilitam uma visão abrangente dos processos cognitivos a serem utilizados e desenvolvidos pelo enfermeiro em seu trabalho.

Esta obra atende não apenas às expectativas dos alunos de graduação, mas pode também proporcionar condições favoráveis para o desenvolvimento de processos assistenciais e estratégias inovadoras adequadas e adaptadas aos cenários locais e regionais.

A meta é facilitar o acesso a todo o conteúdo do programa de formação do enfermeiro, aprovado em instâncias governamentais, incorporando práticas pedagógicas compatíveis com os recursos e os equipamentos de saúde e de educação disponíveis nas regiões onde se situam escolas e faculdades de enfermagem, de modo a fortalecer e subsidiar os docentes nas suas atividades acadêmicas.

A experiência acadêmica dos autores, associada à iniciativa da Editora Manole, por meio desta série específica para os cursos de graduação em enfermagem, certamente produzirá um grande salto qualitativo no cenário da saúde.

Esta obra constitui mais um volume da Série Enfermagem a ser oferecido aos professores e alunos dos cursos de graduação e pós-graduação em enfermagem. O conteúdo primoroso em sua essência, abrangência e atualização, propicia aos leitores, aos alunos, aos professores e aos estudiosos da saúde do ser humano uma oportunidade de identificar os componentes cognitivos, principais da Enfermagem Psiquiátrica, e os modos formais de incorporação dos conteúdos nas ações cuidativas do cotidiano dos enfermeiros.

A todos os parceiros desta grande realização o nosso MUITO OBRIGADO!

Profa. Dra. Tamara Iwanow Cianciarullo
Coordenadora da Série
Professora Titular e Diretora da Escola de Enfermagem USP (1992-1995)
Professora Titular da Escola de Enfermagem da Universidade Federal de Santa Catarina (1997-2002)
Professora dos Programas de Mestrado em Enfermagem da Universidade de Guarulhos (2003-2009)
Professora dos Programas de Mestrado em Políticas Públicas e em Ciência e Tecnologia em Saúde da Universidade Mogi das Cruzes (2010-2015)

Apresentação

Apresentamos a segunda edição do nosso livro *Enfermagem psiquiátrica em suas dimensões assistenciais* com o mesmo entusiasmo da primeira.

A preocupação com o ensino da Enfermagem Psiquiátrica diante das mudanças havidas com a Reforma Psiquiátrica, a legislação da área e a diversidade com que os profissionais desta área, de modo geral, interpretam a legislação nos impulsionou e contribuiu para que nos dispuséssemos não só a escrever a primeira edição como também, agora, a segunda.

Nesta edição, iniciamos o livro com o capítulo sobre aquela que foi consagrada pelos enfermeiros como a mãe da enfermagem psiquiátrica e reconhecida por muitos como a enfermeira do século – e é como ela é e deve ser relembrada no século XXI –, Hildegard E. Peplau.

Apresentamos as dimensões ético-legais na assistência de enfermagem no capítulo 2, a fim de facilitar para o leitor a associação do conteúdo dos diversos capítulos do livro à responsabilidade ético-profissional do enfermeiro.

Este livro representa anos de experiência das autoras em ensino, pesquisa e assistência em Enfermagem em Saúde Mental e Psiquiátrica até o momento presente, nas três dimensões citadas. Acrescentamos ainda que sempre lutamos por uma assistência à saúde mental mais digna para o ser humano que dela necessita, para a promoção e a manutenção de sua saúde ou para a sua reintegração social.

Em dívida para com a sociedade, não medimos esforços e renúncias para que este livro chegasse à etapa final. É mais uma contribuição para a edificação da literatura nacional sobre o assunto.

No ensino, as autoras sempre destacaram a importância de se promover a independência e uma vida mais saudável, tanto para o paciente como para sua família, inserindo-os na comunidade.

Nas pesquisas, seja executando, orientando ou avaliando-as, o bem-estar do paciente sempre foi a meta almejada. Na assistência, as autoras sempre estiveram ao lado dos enfermeiros que atuam na prática hospitalar ou ambulatorial, no acompanhamento familiar, na comunidade ou na educação em saúde para pacientes, familiares e interessados. Tiveram também participação ativa no desenvolvimento de pesquisas na área.

Seguindo o curso do livro, caminhamos do surgimento da enfermagem geral e enfermagem em saúde mental e psiquiátrica até os nossos dias. O conteúdo, dividido em diferentes unidades, deixa clara a preocupação das autoras com a assistência em todos os tipos de serviços existentes, cabendo a cada enfermeiro valer-se da flexibilidade, criatividade e mente aberta aliadas à competência profissional e seus parâmetros ético-legais.

Todos os tipos de atendimento à saúde mental existentes, em todos os níveis de assistência, representam a soma de esforços em face de uma realidade – a necessidade de mais saúde mental. Esta pode e tem de ser recuperada, promovida e mantida para que o cidadão que enfrenta um desafio à sua saúde mental retorne à vida em sociedade da forma mais plena possível, com direitos e deveres a serem respeitados por todos e por ele. Todos têm de aprender a viver com as diferenças que surgem, se é que podemos denominar dessa forma as mudanças surgidas.

Para tal, não basta apenas criar serviços de saúde mental se estes não forem acompanhados de profissionais adequadamente capacitados para cuidarem dos usuários que os procuram e que merecem cuidados especializados, da melhor qualidade possível, para alcançarem o seu bem-estar subjetivo, essencial para a qualidade de vida.

Para contribuir com o cumprimento dessas metas as autoras abordam, nos diferentes capítulos, da educação em saúde mental até a recuperação, independência e autonomia, as quais muitas vezes são perdidas ou abandonadas. Os capítulos oferecem elementos para que o enfermeiro ou o aluno se conscientize da necessidade de estimular o desenvolvimento destas no cotidiano de cada pessoa por ele atendida.

Programas de intervenções psicoeducacionais centradas no paciente, na família e na comunidade são fundamentais para que todos assumam conscientemente sua parcela de responsabilidade, ou seja, exerçam a cidadania composta de direitos e deveres. Só assim estaremos contribuindo para mais saúde mental e para o enfrentamento dos desafios impostos a ela.

Os elementos, os instrumentos ou os meios para se atingirem as metas citadas permeiam os capítulos deste livro, que é fruto de esforço interdisciplinar, para se abranger a maior parte do todo de cada pessoa que procura por mais saúde. O convívio interdisciplinar desperta também a necessidade do autoconhecimento, não só para o cuidado em si, como para o respeito mútuo ao que constitui o cerne de cada profissão.

Refletindo sobre isto, as autoras optaram pela cor lilás para este livro, pois, segundo estudiosos do assunto, a cor está ligada à espiritualidade, à transformação da energia negativa em positiva e, ainda, favorece a meditação, a concentração e o desenvolvimento do autoconhecimento.

Entre esses elementos está a competência interpessoal do enfermeiro, a ser adquirida por meio do conhecimento e da prática da comunicação terapêutica em enfermagem, das suas estratégias, da não terapêutica e dos desafios à comunicação terapêutica, além dos princípios de relacionamento terapêutico.

Nas unidades em que são abordadas a assistência de enfermagem à pessoa com manifestações de comportamento decorrentes de transtornos mentais, apresentamos os aspectos clínicos de forma sucinta e o processo de enfermagem. Como estes capítulos estão inter-relacionados, para evitar repetições em cada um deles, o leitor deverá manter-se atento às chamadas em números entre parênteses que indicam consulta aos capítulos assinalados. Para o leitor melhor se situar e compreender os sinais e os sintomas ou psicopatologia, deve consultar o capítulo 8 "Funções psíquicas – psicopatologia".

Seguimos a Classificação Internacional das Doenças Mentais (CID 10) na apresentação da assistência de enfermagem a pessoas com manifestações de comportamento decorrentes de diferentes transtornos mentais.

O objetivo deste livro não é esgotar as possíveis manifestações de comportamento decorrentes dos transtornos descritas em cada capítulo, mas oferecer uma visão geral do que cada paciente possa apresentar. O enfermeiro deve, portanto, considerar que as intervenções apresentadas são gerais, mas devem ser oferecidas de acordo com a evolução do paciente e suas singularidades, assim como a dos familiares, com ênfase na utilização dos recursos existentes na comunidade.

Antes de pensar em qualquer cuidado ao paciente deve-se ter em mente que o seu comportamento pode ser modificado dependendo da atitude do enfermeiro em relação a ele.

Em geral, as pessoas reagem de acordo com a expectativa que se tem delas. Deve-se, portanto, respeitar o outro considerando sua bagagem de vida, ou seja, o conhecimento, a cultura, entre outras dimensões.

Ao final da leitura de cada capítulo, o leitor deverá analisar a própria atitude em relação ao paciente com o transtorno específico e as condições em que se encontra. Esta é uma boa prática para o desenvolvimento do autoconhecimento.

A educação em saúde para paciente, familiares e comunidade é função primordial do enfermeiro em todos os níveis da assistência de enfermagem – na promoção, na manutenção e na recuperação da saúde, na prevenção dos transtornos e na reintegração social. Esta ação deve permear toda a assistência de enfermagem, desde o momento da procura da assistência.

É hora de união de esforços para ficarmos cada vez mais próximos da saúde mental para todos.

Ilza Marlene Kuae Fukuda
Maguida Costa Stefanelli
Evalda Cançado Arantes

Unidade

1

Visão panorâmica da enfermagem em saúde mental e psiquiátrica

1

Teoria interpessoal de Peplau

Evalda Cançado Arantes
Maguida Costa Stefanelli
Ilza Marlene Kuae Fukuda

PONTOS A APRENDER

1. Discorrer sobre a pioneira do desenvolvimento de teorias de enfermagem.
2. Evidenciar contexto, conteúdo e processo da teoria interpessoal de Peplau.
3. Apresentar as fases da aplicação da teoria interpessoal de Peplau.
4. Descrever o papel do enfermeiro psiquiátrico segundo a teoria interpessoal de Peplau.
5. Discorrer sobre as principais contribuições da teoria interpessoal de Peplau para o desenvolvimento da enfermagem.

PALAVRAS-CHAVE

Teorias de enfermagem, teoria interpessoal de Peplau, papel do enfermeiro psiquiátrico, relacionamento enfermeiro-paciente, enfermagem psiquiátrica, saúde mental.

ESTRUTURA DOS TÓPICOS

A teorista Hildegard E. Peplau. Teoria interpessoal de Peplau. Assertivas básicas. Conceitos básicos. Componentes centrais da teoria interpessoal de Peplau. Métodos para estudar enfermagem como processo interpessoal. Modificações na teoria de Peplau. Considerações finais. Propostas para estudo. Referências bibliográficas.

A TEORISTA HILDEGARD E. PEPLAU

Hildegard E. Peplau nasceu em Reading, Pensilvânia, em 1909. Graduou-se em Enfermagem no ano de 1931 na cidade de Pottstown. Obteve seu bacharelado no Bernington College em Psicologia Interpessoal, em 1943. Recebeu o título de Mestre em Enfermagem em 1947, e o de Doutor em Educação, no Teachers College, Universidade de Columbia (NY), em 1953, onde estabeleceu e dirigiu o Programa de Pós-Graduação em Enfermagem Psiquiátrica por seis anos. A seguir, foi para a Universidade de Rutgers em Nova Jersey, onde também criou o Programa de Pós-Graduação em Enfermagem Psiquiátrica. Aposentou-se em 1974 e se tornou professora visitante de universidade na Bélgica, em 1975 e 1976, onde ajudou a criar o primeiro programa de pós-graduação em enfermagem na Europa.[1-4]

A influência de Peplau no ensino e na assistência de enfermagem foi ampla e diversificada, transcendendo sua especialidade. Seu empenho em desenvolver a ciência e a arte da profissão teve reflexos profundos na enfermagem em âmbitos nacional e internacional.

Peplau está entre os enfermeiros que se dedicaram ao desenvolvimento da enfermagem como uma área profissional reconhecida, não medindo esforços para desenvolver conhecimento para guiar a área clínica da enfermagem e evidenciar a especificidade da profissão. Para ela, o processo interacional está presente em todas as atividades de enfermagem que envolvam enfermeiro e paciente, levando em consideração o seu conceito e objetivo, que visam ao bem-estar e à saúde do paciente, não só no âmbito pessoal, como no viver na comunidade.[5,6]

Seu livro *Interpersonal Relations in Nursing*,[5] publicado em 1952, é um marco na evolução do conhecimento de enfermagem. O lançamento foi retardado por quatro anos porque não era comum um enfermeiro publicar livro sem coautoria de um médico.

Peplau foi a primeira enfermeira a organizar uma estrutura teórica na enfermagem e na enfermagem psiquiátrica. Essa estrutura constituiu a ponte entre o *cuidado custodial* (a crença de que a pessoa seria apenas mais protegida se confinada em ambiente separado) e o *terapêutico* oferecidos aos doentes mentais.[7] Peplau referiu-se ao conteúdo do seu livro como uma teoria parcial para a prática da enfermagem. Preocupou-se em dar fundamentação teórica à prática da enfermagem e da enfermagem psiquiátrica, mais especificamente ao desenvolvimento do papel do enfermeiro psiquiátrico, destacando o subpapel de *counseling*.[5]

A presença de Peplau foi um importante marco para a evolução da enfermagem em geral e para a enfermagem psiquiátrica, o que pode ser constatado pelas inúmeras publicações em periódicos e a ampla participação em órgãos governamentais e não governamentais, eventos nacionais e internacionais durante toda a sua vida. Seu livro foi reeditado em vários países e idiomas.

Peplau foi consultora de enfermagem em vários países, e de cirurgia geral para a Força Aérea;[4] atuou em vários órgãos de representação nacional e internacional. Participou da Organização Mundial da Saúde, do National Institute of Mental Health e da Army Nurse Corps, na Segunda Guerra Mundial, entre outros. Foi membro da American Academy of Nursing (AAN), diretora executiva e presidente (1970-1972) e vice-presidente (1972-1974) da American Nurses Association (ANA) e membro do International Council of Nurses (ICN). Com seu dinamismo, competência e liderança, impulsionou a criação de vários periódicos de enfermagem, em especial de enfermagem psiquiátrica, e foi membro do conselho editorial de vários deles. Estimulou a produção científica da área, o que a tornou reconhecida internacionalmente.[1,4,6,8]

É considerada e lembrada universalmente pelos enfermeiros como "mãe da enfermagem psiquiátrica" e reconhecida por muitos como a "enfermeira do século", e como tal deve ser lembrada no século XXI. Em 1995, seu nome foi incluído no grupo das *50 Great Americans* em *Who is Who*. Em 1996, foi homenageada pela American Academy of Nursing com o título de *Living Legend* ("lenda viva"). Em 1997, recebeu a mais alta honraria, o Prêmio Christianne Reimann, no International Council of Nurses, por ocasião do ICN Quadriennal Congress. Esse prêmio é outorgado para o principal destaque, nacional e internacional, pela contribuição à enfermagem e ao cuidado da saúde. A American Nurses Association, em 1998, a introduziu no *Hall* da Fama. Foi eleita *fellow* da American Academy of Nurses e do Sigma Theta Tau.[1,7-9]

Após falecer em 1999, Peplau recebeu do periódico *Perspectives in Psychiatric Care* (número 3 de 1999) homenagem póstuma com a reimpressão de vários de seus artigos e de outros autores que a valorizam ou reconhecem a importância de suas contribuições para a enfermagem.[10]

Ela foi a primeira enfermeira a descrever os problemas psicossociais do paciente e o relacionamento enfermeiro-paciente de uma perspectiva da enfermagem.[11]

A capacidade de Peplau para enfrentar desafios e lutar para conseguir o desenvolvimento e a projeção da enfermagem psiquiátrica era ilimitada. A enfermagem psiquiátrica foi vanguarda para as outras áreas da enfermagem por décadas, nos Estados Unidos, graças ao seu esforço e arrojo.

Uma das principais contribuições de Peplau foi sua habilidade para rever o próprio trabalho com seus pares e partilhar seu conhecimento com milhares de enfermeiros, em pequenos ou grandes hospitais psiquiátricos, nas zonas urbana ou rural de seu país.[12] Alguns destaques desses encontros podem ser vistos em sua publicação.[13] Peplau conviveu com Sullivan e Fromm durante sua experiência inicial na área, sendo influenciada por eles, principalmente pela teoria interpessoal de Sullivan.[5,6]

> Peplau: sinônimo de relacionamento interpessoal em enfermagem.

TEORIA INTERPESSOAL DE PEPLAU

Ao destacar o processo interpessoal como centro da sua teoria, no livro *Interpersonal Relations in Nursing*, Peplau evidencia que o propósito de sua obra é ajudar enfermeiros e estudantes a melhorarem suas relações com os pacientes, a fim de que o trabalho de enfermagem possa ser mais efetivo e socialmente útil. Em seu livro, identifica alguns conceitos e princípios que sustentam as relações interpessoais e transformam as situações de enfermagem em experiência de aprendizagem. São princípios que, quando aprendidos, podem ser incorporados ao ser do enfermeiro que se esforça para obter maior amadurecimento na relação com o paciente. Ambos crescem como resultado do processo.[5]

> Peplau construiu o seu conhecimento fundamentando-se em sua experiência prática e na de suas discípulas.

ASSERTIVAS BÁSICAS

As assertivas básicas para que se possa desenvolver o processo interpessoal da teoria de Peplau são:[5]

- A pessoa em que cada enfermeiro se torna faz diferença substancial no que cada paciente aprenderá quando assistido pelo enfermeiro na sua experiência com a doença.
- Promover o desenvolvimento da personalidade em direção à maturidade é função do enfermeiro e da educação em enfermagem. Isso requer o uso de princípios e métodos que permitam e guiem o processo de lidar com problemas e dificuldades interpessoais no dia a dia.
- Peplau considera essencial que as escolas de enfermagem promovam ao máximo, porém de modo gradual, o desenvolvimento do aluno também como pessoa para que ele tenha consciência de como desempenha suas funções em

cada situação. Em encontro com Peplau, professores de escolas de enfermagem norte-americanas comentam que, quando os alunos de graduação têm conhecimento das técnicas do relacionamento enfermeiro-paciente, ocorre um grande aprendizado. Assim, eles podem cuidar melhor dos pacientes de modo útil, buscando a qualidade da prática da enfermagem.[5,13,14]

CONCEITOS BÁSICOS

Os conceitos centrais de enfermagem, pessoa, ambiente e saúde, que permeiam as teorias de enfermagem, estão presentes também na teoria de Peplau e refletem o modo como ela os conceitua, tendo acrescentado o de ansiedade.[5]

Enfermagem

A enfermagem é um relacionamento humano entre a pessoa que está doente ou precisa de serviços de saúde e o enfermeiro especialmente capacitado para reconhecer e responder a essa necessidade de saúde. É, portanto, um processo interpessoal, terapêutico.[5] Quando o enfermeiro mantém uma relação com fins terapêuticos com o paciente, reconhecimento, clarificação e construção da compreensão do que acontece são passos importantes para a enfermagem psicodinâmica – denominação que Peplau aplicou inicialmente à sua teoria. Ao descrevê-la, Peplau questiona se o enfermeiro faz coisas para o paciente ou se desenvolve o relacionamento participante fazendo coisas com o paciente para atingir a saúde. O processo de enfermagem é educativo e terapêutico. Quando enfermeiro e paciente se conhecem um ao outro, percebem que são semelhantes, apesar de serem pessoas distintas que partilham do processo de solução de problema com base em compreensão comum.[5] Enfermagem é um processo interpessoal terapêutico significativo, educativo e uma força de amadurecimento que funciona em conjunto com outros processos humanos, tornando possível a saúde para as pessoas na comunidade. Em situações específicas, os profissionais da equipe de saúde oferecem seus serviços e o enfermeiro atua na organização de condições que promovam as tendências do desenvolvimento natural do ser humano. Tem por objetivo promover o movimento da personalidade rumo a uma vida criativa, construtiva, produtiva, pessoal e comunitária, o que é possível por meio do relacionamento enfermeiro-paciente. A enfermagem é uma experiência de aprendizagem para o enfermeiro e para o paciente, ambos envolvidos na experiência interpessoal, exigindo essencialmente o conhecimento de si mesmo.[5] Ao afirmar que a enfermagem é um processo que funciona integrado a outros processos humanos, já evidencia que o ser humano tem várias dimensões.[5,13,14]

Pessoa

A definição de pessoa é feita em termos de *homem*. É um organismo humano que vive em equilíbrio instável (fluidez fisiológica, psicológica e social) sem nunca atingir a estabilidade completa. No seu desenvolvimento, decorrente das interações com outras pessoas significativas, adquire a capacidade de aprendizagem e de desenvolvimento de habilidades para a solução de problemas e de redução da tensão e ansiedade, que decorrem de necessidades não satisfeitas. A pessoa com maturidade é percebida como aquela capaz não só de satisfazer suas próprias necessidades, mas de integrar as suas várias experiências.[2,5]

As necessidades humanas básicas são organizadas hierarquicamente. Elas possibilitam que a energia produzida pela ansiedade seja evidenciada em padrões de comportamento direcionados para sua satisfação.[2,5]

Ambiente/comunidade/cultura

Embora Peplau não tenha descrito explicitamente o conceito de sociedade em si, ela estimula o enfermeiro a levar em consideração o ambiente no qual a pessoa vive e se relaciona com os demais. O ambiente influencia o crescimento e o desenvolvimento da pessoa, durante seu processo de socialização. A cultura, com suas crenças e valores, também está presente na percepção das relações interpessoais. Peplau considera a situação interpessoal como um microcosmo ambiental dentro do qual a saúde é promovida. É responsabilidade do enfermeiro cuidar para que a unidade hospitalar seja um contexto social no qual o paciente possa expressar suas necessidades e mover-se em direção à saúde, para que nesse contexto ocorra a promoção do seu bem-estar físico, emocional e social. Peplau vê a unidade de tratamento como um ambiente físico e social, considerando-se dentro das responsabilidades do enfermeiro. Afirma que este pode perpetuar padrões para a manutenção da doença ou promover a criação de padrões interacionais saudáveis.

Cultura

É o modo como um membro de um grupo age em relação a outro e ao próprio grupo. Peplau afirma que o grupo é composto de pessoas, mas chama a atenção para o fato de que um agregado de pessoas é diferente de um grupo de pessoas. A família e a comunidade são incluídas no conceito de enfermagem. O impacto delas sobre o comportamento do ser humano e o processo de socialização foi abordado por Peplau.[5] Refere-se, ainda, às diferenças entre o comportamento de pessoas de várias classes sociais e à importância de o enfermeiro estar consciente desse fato para que possa aceitar o paciente.[5] Peplau considera, também, que o desenvolvimento da mente de cada organismo humano ocorre através do processo ou meio social no qual ele nasce.[5] Pode-se dizer, então, que a sociedade foi levada em consideração.[5]

Saúde

É definida como uma palavra símbolo que, como meta da enfermagem, implica desenvolvimento da personalidade e de outros processos humanos em direção a uma vida criativa, construtiva, produtiva, social e comunitária.[5] Peplau considera duas categorias básicas na experiência de saúde. A primeira refere-se a demandas fisiológicas do ser humano, que requer manipulação de condições materiais em favor do bem-estar da pessoa ou do grupo. A segunda, às condições interpessoais – individual e social – que satisfazem necessidades da personalidade e propiciam a expressão e o uso da capacidade da pessoa de modo produtivo.[5]

Ansiedade

Outro conceito básico que Peplau utiliza em sua teoria é o de ansiedade, fenômeno que está presente ao longo de todo o curso da vida em diferentes graus. Para ela, a ansiedade é uma energia, e, como tal, não pode ser observada diretamente, mas pode ser inferida por meio dos padrões de comportamento da pessoa. A ansiedade é produzida quando a comunicação com os outros constitui ameaça à segurança biológica ou psicológica da pessoa. Quando o grau de ansiedade é leve, a sensibilidade da pessoa ao ambiente pode produzir a assimilação de novas informações. Quando a presença da ansiedade não é percebida, ela pode atingir níveis mais elevados, podendo chegar à situação de pânico e afetando a percepção da realidade.[5,15]

A energia humana gerada pela ansiedade pode ser transformada em promoção da saúde ou gerar dificuldades comportamentais, o que depende da percepção e compreensão das partes envolvidas na situação. Comportamentos que promovem a saúde são os facilitadores da necessidade de satisfação, autoconhecimento e integração das experiências da vida, incluindo a de doença. A saúde ocorre quando a tensão gerada é direcionada para objetivos mais concretos.

Ao atender prontamente às solicitações de informações e de assistência do paciente, o enfermeiro, quando procurado, desenvolve o relacionamento com mais compreensão do que é esperado e com conhecimento das concepções prévias ou expectativas que estão atuando sobre eles nesse processo, adquirindo a confiança do paciente. Para reduzir a ansiedade do paciente de forma mais precoce, o enfermeiro se vale das estratégias de comunicação interpessoal.

Quando o relacionamento é estabelecido, podem ser definidos os objetivos comuns que ajudam na solução de problemas. A energia derivada da ansiedade é aproveitada para averiguar os sentimentos e pensamentos sobre a situação vivida para que eles possam ser analisados em conjunto – enfermeiro e paciente.[5] O enfermeiro também desenvolve seu autoconhecimento e crescimento, garantindo amadurecimento mútuo.[5,15]

COMPONENTES CENTRAIS DA TEORIA INTERPESSOAL DE PEPLAU

Os componentes centrais da teoria interpessoal descritos por Peplau são: o papel e os subpapéis do enfermeiro, as fases do relacionamento interpessoal enfermeiro-paciente e os métodos para estudar a enfermagem como processo interpessoal.[2,5]

Papel do enfermeiro

Ao ser indagada sobre qual seria o papel do enfermeiro, Peplau respondeu prontamente: "Ser enfermeiro". Para atuar como tal, ele tem de desempenhar vários subpapéis no desenvolvimento do relacionamento com pessoas ou comunidades. As denominações utilizadas para descrever os subpapéis do enfermeiro sofreram mudanças com a evolução de estudos sobre o assunto e são descritas com algumas dessas alterações.[2,5]

Subpapéis

- Pessoa desconhecida. Esse subpapel é identificado no início do relacionamento enfermeiro-paciente. É semelhante ao encontro de duas pessoas desconhecidas quando se encontram. O paciente tem expectativas em relação ao enfermeiro, que é uma pessoa estranha para ele, assim como ele o é para o enfermeiro. Independentemente de onde o primeiro encontro se realiza, alguns princípios básicos devem ser considerados, como respeito e interesse positivo, aceitando o paciente como ele é e tratando-o como uma pessoa desconhecida porém emocionalmente capaz, até que haja o esclarecimento do papel de cada um. O enfermeiro deve manter-se atento, pois a visão cultural que o paciente tem de sua profissão pode influenciar suas expectativas em relação a ele. Quando o conhecimento mútuo começa a se estabelecer, eles começam a desenvolver os papéis de participantes que permeiam todo o processo do relacionamento.[5]
- Pessoa significativa. Com mais frequência do que pode ser observado, a enfermeira pode ser percebida pelo paciente como a figura de sua mãe ou

de outra pessoa que lhe é significativa, e não como uma pessoa no papel profissional. A enfermeira pode simbolizar para o paciente uma pessoa que desempenha papel importante como figura de apoio na sua vida, seja sua mãe, seja outro familiar ou outra pessoa de sua cultura, fora da constelação familiar. A denominação de pessoa significativa é a mais aceita atualmente[5]. A enfermeira pode ajudá-lo a tornar-se consciente das semelhanças e diferenças entre as pessoas sendo ela mesma. É preciso deixar isso claro para o paciente, por meio do relacionamento interpessoal e valendo-se de estratégias de comunicação interpessoal.[5]

- Pessoa de recurso (técnica). O enfermeiro atua como pessoa de recurso ou técnica quando são necessárias informações sobre questões relativas à saúde. Ele se percebe como uma fonte de conhecimento. Clarifica o plano de tratamento ou de cuidado, executando os procedimentos técnicos necessários ao atendimento das necessidades do paciente. Responde a perguntas formuladas sobre problemas de saúde. Em geral, os pacientes solicitam inúmeras respostas, e cabe ao enfermeiro analisar o que é mais oportuno para desencadear a aprendizagem construtiva em face de um problema.[5]
- Educador. O subpapel de educador parece ser uma combinação de todos os subpapéis.[5] Peplau (1952) preconiza a aprendizagem por meio da experiência da assistência prestada ao paciente, pois esta promove resultados únicos relacionados à situação que são úteis para o enfermeiro e para o paciente. Ele desempenha esse subpapel, que inclui também aspectos preventivos, na interação com a pessoa do paciente, família e comunidade.[5,16] Esse subpapel é muito utilizado no dia a dia das relações enfermeiro-paciente e quando é realizada educação em saúde com o paciente, família e comunidade.[2,5]
- Líder. O trabalho humanitário, como o da enfermagem, deve sempre retratar a liderança, que tem como característica o modo de vida democrático. O grupo de pacientes, em geral, atribui ao enfermeiro o papel de líder. Liderança democrática em situação de enfermagem implica permitir ao paciente uma participação ativa no seu plano terapêutico, em cooperação com o enfermeiro. O subpapel de líder pode também ser exigido do enfermeiro em âmbitos local, nacional e internacional.[5]
- *Counseling*. O enfermeiro desempenha esse subpapel por meio do relacionamento que desenvolve em conjunto com o paciente. Peplau considera esse subpapel como o mais importante, pois é por meio dele que o enfermeiro e o paciente vivenciam experiências que levam ao crescimento de ambos. As principais ações desse subpapel são: estimular o desenvolvimento da consciência do paciente sobre as condições exigidas para a promoção de sua saúde, prover essas condições quando possível, identificar as ameaças à saúde e facilitar a aprendizagem por meio da evolução dos acontecimentos

interpessoais. No desempenho desse subpapel, o enfermeiro se vale, principalmente, das estratégias de comunicação terapêutica, denominadas inicialmente por Peplau de estratégias psicoterapêuticas.[5,14,17] Atualmente, as estratégias psicoterapêuticas são utilizadas, tanto na enfermagem em geral, como na psiquiátrica, com a denominação de estratégias de comunicação terapêutica ou, simplesmente, comunicação terapêutica.[18-20] O que se pretende é que o paciente, por meio de um processo de aprendizagem obtido pela experiência, possa tornar-se o mais independente possível, de acordo com seu potencial e capacidade.[5]

- Peplau destaca o subpapel de *counseling* como sendo a essência da enfermagem psiquiátrica, considerando que isso não dispensa o desempenho dos outros subpapéis para o atendimento das necessidades do paciente como ser humano. Posteriormente, diversos nomes foram atribuídos a esse subpapel, por exemplo, psicoterapeuta, aconselhamento e terapeuta, entre outros, sem deixar de preservar seu significado.

Fases do relacionamento interpessoal

Citando a edição de 1988 de seu livro, Peplau (1997) apresentou as fases do relacionamento enfermeiro-paciente (RT) como sendo: orientação, identificação, exploração ou trabalho e resolução. A fase de identificação foi incluída na de exploração ou trabalho. A denominação dessas fases tem sofrido alguma alteração ao longo do tempo, mas a essência de cada uma delas é preservada no *continuum* da estrutura do processo de RT.[16]

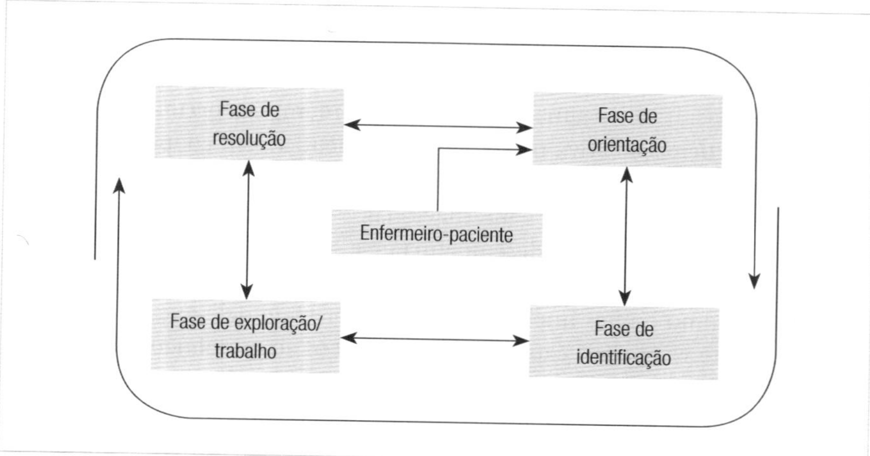

Figura 1.1. Fases do relacionamento.

Quadro 1.1. Fases do relacionamento e subpapéis do enfermeiro

Fase de orientação
Paciente: • Relaciona-se com pessoas desconhecidas • Enfrenta uma situação desconhecida • Apresenta tensão e ansiedade • Necessita de atenção e ajuda Enfermeiro: • Enfrenta uma situação desconhecida para ambos • Inicia a identificação das necessidades do paciente • Orienta o paciente acerca de sua situação • Esclarece e explica o que acontece à sua volta • Valoriza a comunicação intra/interpessoal e grupal
Subpapéis: pessoa desconhecida, significativa
Fase de identificação
Paciente: • Percebe o enfermeiro como uma figura familiar • Trabalha em conjunto com o enfermeiro ou apresenta dependência/interdependência • Responde seletivamente às pessoas que lhe oferecem ajuda Enfermeiro: • Clarifica os propósitos da fase e as preconcepções de ambos • Direciona o relacionamento para a aprendizagem construtiva
Subpapéis: pessoa significativa, técnica e *counseling*
Fase de exploração
Paciente: • Faz pleno uso das possibilidades que o serviço oferece. Pode surgir conflito entre o estado de dependência e independência, ao mesmo tempo Enfermeiro: • Continua a promover a satisfação do paciente em relação às suas demandas • Começa a estabelecer, em conjunto com o paciente, novas metas, incluindo a volta para casa, comunidade e trabalho
Subpapéis: técnico, educador e *counseling*

(continua)

Quadro 1.1. Fases do relacionamento e subpapéis do enfermeiro *(continuação)*

Fase de resolução
Paciente: • Soluciona ou não seu problema clínico • Desvincula-se gradualmente das pessoas que prestaram ajuda • Fortalece a capacidade de atuar por si mesmo Enfermeiro: • Continua a promover a satisfação do paciente em relação às suas demandas • Estabelece, em conjunto com paciente e familiares, novas metas em relação ao retorno para casa, comunidade e trabalho
Subpapéis: educador, técnico e *counseling*
Ter sempre em mente a possibilidade de sobreposição das fases

Supervisão

Logo após o lançamento de sua teoria, Peplau começou a estudar a melhor forma para explorar os dados registrados no encontro agendado entre enfermeiro e paciente. Ela já demonstrava a necessidade de se estudar o assunto, que denominou de supervisão clínica. Seria um estudo sistemático de dados clínicos ou de certos momentos da relação interpessoal de um ou vários casos? Literatura relevante? Começo da explicação dos dados?[17,21]

O processo de supervisão começou a ser desenvolvido em 1948 por Peplau, preocupada em criar um instrumento que fosse realmente útil para a análise da evolução das fases do RT.[22]

A supervisão é fundamental e tem de ser usada para analisar o RT. Como conceito, pode constituir nova dimensão para supervisionar e monitorar o seu desenvolvimento.

Inicialmente, Peplau colocou em prática a ideia de que cada enfermeiro deveria interagir com o paciente por uma hora, duas vezes por semana, durante 16 semanas no primeiro semestre do ano e 16 semanas no segundo semestre, registrando o que era dito por ambos. Depois disso, o enfermeiro encontrava-se com ela para discutirem detalhadamente os dados registrados passo a passo.[22] A supervisão deve ocorrer, no mínimo, uma vez por semana e quando necessário, como uma situação conflitiva, por exemplo.

A partir dessa experiência de aprendizagem, Peplau sentiu falta de estruturar os conceitos de ansiedade e de necessidade de integração, isto é, necessidades do enfermeiro, como ele está ligado às necessidades do paciente, e outras relacionadas aos processos psicopatológicos. Esses conceitos surgiram do tipo de trabalho desenvolvido pelos estudantes e enfermeiros ao revisarem os dados da relação interpessoal durante a supervisão, permitindo a formulação de conceitos essenciais, que constituíram a prática avançada de enfermagem, a base para a criação do curso de especialização em enfermagem psiquiátrica.[22]

A supervisão é um aspecto da teoria de Peplau que se tornou um amplo campo para estudo, ensino e pesquisa. É a aprendizagem pela experiência. Em *Principios básicos para la orientación del paciente*, Peplau aborda muitos dos dilemas e perguntas que, com frequência, aparecem na supervisão de grupos de enfermeiros, desenvolvendo-se na aplicação de conhecimentos de sua teoria, que, em geral, guardam semelhança com a supervisão para a orientação individual.[13]

O enfermeiro, no desempenho de seu papel, necessita de supervisão periódica de outro enfermeiro com experiência nesse processo[22].

MÉTODOS PARA ESTUDAR ENFERMAGEM COMO PROCESSO INTERPESSOAL

A observação, a comunicação e o registro de ambas são os métodos para o estudo da enfermagem como um processo interpessoal. Esses três elementos funcionam interligados no desempenho do relacionamento interpessoal. Para Peplau, esses métodos são essenciais à experiência de aprendizagem do RT e também ao processo de enfermagem em geral.[5]

Com o registro da observação e da comunicação havidas, linguagem falada, gestos e expressão corporal, o enfermeiro tem oportunidade de refletir sobre o que ocorreu, identificar os conceitos teóricos vivenciados e os resultados obtidos, podendo desencadear o processo de aprendizagem e crescimento do enfermeiro e do paciente, com base na reflexão do aprendido com a experiência.[5]

Observação

Peplau destaca a relevância da observação participante e empática na relação interpessoal enfermeiro-paciente. Considera também a não participante ou expectante nas situações em que ela é exigida. A relação inclui vínculos, elos ou padrões, que são identificados no relacionamento. Esse tipo de observação exige do enfermeiro uma autoavaliação objetiva na interação com o paciente. A observação precede a interpretação dos dados coletados e acompanha todo o processo de RT.[5,16]

Ao ler e analisar o registro do observado no comportamento do paciente na situação havida no processo do RT, visualizam-se novas formas de ajudar o paciente, de acordo com a sua necessidade, promovendo o desenvolvimento de sua capacidade e possibilidade além de destacar o potencial educativo e terapêutico do RT.[5]

Comunicação

Ao definir enfermagem como um processo interpessoal significativo e terapêutico, Peplau torna explícito que o uso consciente da comunicação interpessoal é fundamental, considerando a linguagem falada, a expressão de desejos racionais e irracionais, além de gestos da expressão corporal. A linguagem é mediadora do pensamento e o pensamento pode ser modificado pela comunicação com outra pessoa significativa. Comunicação clara, que transmita apoio ao outro, é o elemento-chave no ambiente da pessoa.[5]

O paciente comunica fatos, eventos de todos os dias, relata as interpretações dos eventos que ocorreram na execução do plano de tratamento, entre outros. A comunicação consciente desses aspectos ajuda a pessoa a estar atenta, a clarificar sua percepção da realidade e a estabelecer o senso de compreensão com o outro. Esses fatores tendem a influenciar a comunicação do paciente, contribuindo para o surgimento de modos de pensamentos mais saudáveis, rumo à aprendizagem mais acurada de ambos os participantes.[5,14,17]

Essa aprendizagem requer estratégias que ajudarão o paciente no enfrentamento dos desafios ao seu pleno desenvolvimento e que se apresentam, em geral, de dois modos: o primeiro, é caracterizado por distúrbios do pensamento, do sentimento e da ação, chamado de uso patológico do próprio potencial; o segundo, por ausência ou lacunas no desenvolvimento das competências intelectual e interpessoal, essenciais para a interação social eficaz na comunidade.[5,17]

Não há fórmulas mágicas para tornar o cuidado terapêutico. Para avaliar a estratégia terapêutica usada, tem-se de observar seu impacto sobre as manifestações comportamentais, expressão de um aspecto da patologia ou outro componente desconhecido do comportamento do paciente.

Exibem-se algumas situações em que a utilização das estratégias de comunicação terapêutica é evidenciada por Peplau. Por exemplo, quando o paciente aborda o enfermeiro para falar de outro paciente, pergunta se pode fazer isso ou aquilo, tenta colocar uma pessoa contra outra, testa a competência dos profissionais, refere-se às pessoas por meio de pronomes como ele, nós, eles ou como todos, os outros, aqueles, usa frases como você sabe ou todo mundo sabe, entre outras. Esses são alguns exemplos, nos quais a utilização das estratégias de comunicação terapêutica pode propiciar o desenvolvimento de novos comportamentos, que devem tornar mais saudável a vida comunitária.[5,13,17]

Dois princípios essenciais são descritos por Peplau: clareza e continuidade. Quanto à clareza, a linguagem usada deve ocorrer dentro da estrutura de referência de experiência comum dos participantes no relacionamento. Quando não, deve ser clarificada e tornar-se comum aos participantes. A continuidade ocorre quando a linguagem é usada como instrumento para a promoção de coerência ou conexão entre as ideias expressas e conexão entre ideias, eventos ou temas. O enfermeiro deve ser hábil para identificar trechos ou palavras da conversação que precisam ser explorados e compreendidos por ambos.[2,5] Existem hoje, na literatura de enfermagem, inúmeros trabalhos sobre RT, no seu todo ou em partes, principalmente sobre comunicação em geral e as estratégias de comunicação terapêutica em que a influência da teoria interpessoal se faz notar.

Registro

As anotações de enfermagem no prontuário clínico são valiosas, porém a visão do propósito e a utilidade das anotações podem ficar restritas ao que se exige delas em diferentes instituições onde se desenvolve o aprendizado prático. O formato do prontuário também pode ser um fator limitante. Novas formas de registro são exigidas ao se aprender o desenvolvimento do RT. É necessário criar instrumentos para registrar os dados que são obtidos da observação e interação.[5]

As hipóteses formuladas pelo enfermeiro, a partir da análise da observação do paciente, precisam de espaço para serem registradas. A criação de instrumentos para registro da observação do paciente que contribuam para a pesquisa clínica em enfermagem exige iniciativa e criatividade. Estar alerta para observar por si mesmo, sem ser incitado por outros, aumenta a responsabilidade do enfermeiro para estudar os passos no aprendizado de sua relação com o paciente e a melhor forma de organizar os dados para análise e comunicação aos outros.

O registro do conteúdo verbal e não verbal, do enfermeiro e paciente, havido durante a interação agendada, deve ser o mais fiel possível. O risco de se anotar após a interação é a omissão de material importante para cuidado do paciente.[5,13]

Instrumento para registro do processo de enfermagem

Peplau criou um instrumento para registro da observação que é útil para o enfermeiro tornar-se consciente de seus sentimentos em relação ao paciente e para obter dados que possam ser analisados mais tarde. Observa-se dificuldade inicial para o enfermeiro registrar suas próprias manifestações de comportamento. Ao enfrentar esse acontecimento, ele começa a ter um *insight* do seu comportamento e de como o paciente responde a ele, desenvolvendo-se mais rapidamente no processo interpessoal.[5]

Passos do instrumento elaborado por Peplau

- Passo 1. Use a observação casual ou expectante para avaliação inicial do paciente. Registre o observado e formule hipóteses para estudo.
- Passo 2. Formule sua hipótese e exponha como planeja estudar sua relação com o paciente, a fim de testá-la. Agende um horário para a interação.
- Passo 3. Use a observação participante e faça um estudo de todas as observações do período de tempo da decisão do estudo até a primeira abordagem do paciente.

Registro das respostas do paciente e do enfermeiro:

- Passo A. Registre as reações do paciente ao se aproximar dele.
- Passo B. Registre suas observações, seus sentimentos e pensamentos sobre o paciente.
- Passo C. Registre as reações percebidas no comportamento do paciente: as suas observações e atitudes.
- Passo D. Registre suas respostas.
- Passo E. Continue esse processo por determinado período, como combinado com o paciente no início. Tente anotar acuradamente cada detalhe do que é percebido, incluindo sentimentos, gestos, material oferecido ao paciente e o modo como isso foi realizado. Você pode fazer o registro na presença do paciente, após clarificar com ele o seu propósito, ou após a interação, se o paciente se opuser à anotação do que diz na sua presença.
- Passo F. Transfira os dados para a folha de registro no local indicado na representação esquemática. Aguarde algumas horas para analisar o que foi registrado, antes de prosseguir.
- Passo G. Analise os seus dados ponto a ponto, à luz de suas hipóteses ou em termos de necessidades expressas, energia transformada em padrões de ação, único ou recorrentes, à luz da teoria já discutida ou como você percebe o que aconteceu nesse relacionamento.
- Passo H. Agende uma hora com o supervisor para discutir os seus achados.

MODIFICAÇÕES NA TEORIA DE PEPLAU

Por aproximadamente meio século, desde os seus primeiros estudos e publicações – que culminaram com o seu livro *Interpersonal Relations in Nursing*[5] em 1952, no qual apresenta a primeira teoria de enfermagem de forma sistematizada –, Peplau dedicou-se ao aprimoramento dessa teoria e continuou a divulgação de seus resultados em conceituados periódicos da área.[5]

Em 1962, atenta à evolução do conhecimento em geral e da enfermagem, começa a visualizar a necessidade da criação de programas de especialização em enfermagem psiquiátrica. Ressalta que cada área da prática da enfermagem tem uma ênfase clínica, que não elimina a necessidade de considerar os outros aspectos dos subpapéis do enfermeiro. Em enfermagem psiquiátrica e de saúde mental, a ênfase é no desempenho do subpapel de *counseling*. Ela exemplifica sua afirmação com a descrição dos passos a serem utilizados para levar o paciente a descrever sua experiência de ansiedade, declarando que as estratégias interpessoais de comunicação são mais do que apenas modificações das de enfermagem geral. Elas constituem o aspecto essencial da prática de enfermagem psiquiátrica.[14]

Em um estudo sobre as estratégias psicoterapêuticas, Peplau afirma que, para atingir o objetivo de enfermagem como apresentado em sua teoria, são necessárias estratégias que ajudem o paciente a enfrentar os desafios para atingir seu pleno desenvolvimento. Ela apresenta diversas situações em que poderiam ser usadas quando, por exemplo, ocorre a persistência da dependência o paciente não aceita a doença, , usa linguagem incompreensível, usa pronomes coletivos, faz suposições de que o enfermeiro sabe o que ele quer expressar ou a quem se refere, entre outros. Peplau afirma que essas condições podem sugerir áreas de problema.[17]

Esclarece que não há fórmulas mágicas em enfermagem psiquiátrica e que as estratégias devem ser usadas várias vezes, em situações específicas, para serem úteis ao paciente, oferecendo-lhe elementos para que possa analisá-las e visualizar alternativas de resolução de seus problemas. A adequação no uso dessas estratégias é vital para o resultado terapêutico. A pertinência para cada paciente e situação tem de ser observada.[5,12,13,16] Isso corresponde ao uso consciente dessas estratégias, que hoje são comumente englobadas na literatura de enfermagem em geral e psiquiátrica com a denominação de estratégias de comunicação terapêutica.[18-20]

Em 1978, Peplau adverte para a importância de o enfermeiro psiquiátrico estar alerta para o desenvolvimento científico e as políticas de saúde mental e de enfermagem psiquiátrica. Descreve o papel do enfermeiro atuando em unidades de psiquiatria e o do enfermeiro especialista, clarificando as ações que compõem o papel de cada um.[23]

Com as mudanças na assistência psiquiátrica nos Estados Unidos, como a desinstitucionalização, na década de 1970, Peplau, com sua visão de futuro, amplia a abrangência do conceito de enfermagem, porque esta não seria completa sem a ideia da ação da "enfermagem coletiva". Ressalta o papel do enfermeiro quanto à sua participação no desenvolvimento de planos, programas e políticas de saúde, além do envolvimento em questões sociais específicas, como os direitos da mulher e do idoso.[24]

Em 1980, Peplau discute questões sobre o enfermeiro psiquiátrico, como responsabilidade, por que e para quem. Responsabilidade inclui o uso adequado que o enfermeiro faz de si mesmo e do conhecimento a respeito das teorias que fundamentam o que faz. Ele tem de manter-se atualizado e consciente das teorias que fundamentam suas ações, além de manter-se como ponto de referência confiável para seus pares e para aqueles que se beneficiam de suas intervenções – paciente, família e comunidade. Reforça a importância de o enfermeiro manter sua autonomia profissional.[25]

Ao retomar a sua teoria em 1992, ela a discute como uma das estruturas teóricas mais úteis na prática da enfermagem para compreender o fenômeno interativo enfermeiro-paciente. Demonstra como criou e atualizou sua teoria em congruência com a evolução da prática de enfermagem psiquiátrica e demais áreas da enfermagem, sempre atenta às transformações políticas e sociais, alertando os enfermeiros, principalmente, para a evolução do conhecimento desses fatores, da psiquiatria e das políticas de saúde mental.[26]

Em uma publicação de 1994, Peplau dá ênfase à influência do relacionamento interpessoal na qualidade de vida das pessoas. Para ela, o relacionamento define e confirma o sentido de autoestima, de identidade, de pertencimento e de aceitação do outro como ser humano. O relacionamento com a família e amigos forma uma rede de apoio social e afetivo, tanto em situações de alegria, como nas de enfrentamento de situações que ocasionam sofrimento. O falar e o ouvir a pessoa faz com que ela desenvolva a habilidade de centrar a atenção em um foco, de ter oportunidade de promover correções nas informações relatadas. A memória e outras áreas cognitivas são estimuladas durante o relacionamento interpessoal. Cabe ao enfermeiro oferecer condições para que sentimentos e habilidades possam aflorar no relacionamento com seus pacientes, tornando-os conscientes do que ocorre e o porquê, ou seja, a importância dessas relações para a qualidade de vida das pessoas.[27]

Sua preocupação com o desenvolvimento da enfermagem é evidente quando, em 1997, destaca a importância do enfermeiro se manter atualizado e atento aos avanços do conhecimento e da tecnologia no século XXI. Destaca que a era da informação, altamente tecnológica, já está inserida no sistema da saúde e que a transformação global tem impacto sobre toda a sociedade, provocando mudanças na vida das pessoas. Afirma que o enfermeiro tem de manter-se atualizado em tempo real, atento e consciente das mudanças e das transformações sociais que estão ocorrendo para reduzir as consequências não desejadas sobre seus pacientes. Comenta que essas mudanças afetam não só a profissão de enfermagem, como também todos os seus pacientes. O relacionamento é tanto processo como resultado. O sucesso da tentativa de recuperar a saúde e o bem-estar de seus pacientes depende da pessoa do enfermeiro, dos conceitos teóricos que utiliza e das suas competências intelectuais e interpessoais. A principal característica da prática profissional inclui trabalho intelectual e pertinência de conteúdos na relação. Destaca não haver rotina no RT.[16]

Quando questionada sobre o seu "modelo teórico", Peplau foi enfática ao afirmar que nunca usou a palavra "modelo", explicando que as mudanças no comportamento das pessoas ocorrem por meio de um processo de aprendizagem pela experiência, que resulta em crescimento dos envolvidos no processo – paciente, família, comunidade e profissional.[7]

CONSIDERAÇÕES FINAIS

Como afirmado no início deste capítulo, o desenvolvimento do conceito e da operacionalização da teoria interpessoal por meio do RT é uma das maiores contribuições para a profissão da enfermagem e, mais especificamente, para a enfermagem psiquiátrica. Foi mantido o nome de teoria interpessoal, pois foi a denominação dada à primeira edição da publicação da teoria de Peplau.[5] Como ela mesma afirmou, em 1997, há necessidade de associar outras teorias ao cuidado do paciente para que se possa atender adequadamente a multiplicidade de fatores que envolvem o ser humano e que precisam ser compreendidos, como, por exemplo, a idade do paciente e a multietnicidadade no mundo contemporâneo e nos sistemas de saúde. As autoras concordam que o conhecimento sobre teorias que expliquem esses fenômenos deve ser estudado e usado pelo enfermeiro, mas não se deve esquecer que parte do trabalho do enfermeiro ocorre durante sua interação com o paciente ou dela decorre. Os dados que emergem devem ser analisados pelo enfermeiro e paciente como base para ampliar a autocompreensão e a aprendizagem.[16]

Evidencia-se, aqui, a experiência das autoras deste capítulo, de 30 anos, em média, no ensino, na prática e na pesquisa do RT para alunos do curso de graduação, com ótimos resultados. O reconhecimento de vários ex-alunos se dá por manifestações sobre o reflexo positivo do aprendizado e da aplicação de vários elementos da teoria interpessoal de Peplau na vida profissional e pessoal, como apresentado anteriormente.[28,29] Cabe ressaltar que a primeira autora deste capítulo foi a introdutora do RT no Brasil,[19] na Escola de Enfermagem da USP; a segunda o aprendeu a partir de sua experiência, quando começou sua carreira docente e era aluna de pós-graduação; a terceira o aprendeu a partir de sua experiência como aluna da disciplina Enfermagem Psiquiátrica e ao iniciar sua carreira docente. Estas duas tiveram o privilégio de serem orientadas e supervisionadas pela primeira (Arantes) nessas experiências e nas de supervisão de alunos de graduação, de forma individual, e dos de pós-graduação, em grupo.

Dada a escassez de enfermeiros com preparo suficiente para ensinar o RT e principalmente supervisioná-lo, docentes de curso de especialização o desenvolveram, na modalidade de supervisão em grupo, constituído de quatro alunos. A avaliação dos alunos foi favorável, considerando o fato de que a docente responsável pelo ensino de RT estava disponível para atendê-los, durante toda a semana, sempre que necessário, além da conferência semanal de supervisão em grupo.

As autoras sugerem o desenvolvimento de estudos para a supervisão em grupo a aplicação do relacionamento no domicílio do paciente, a realização de pesquisas sobre como introduzir o RT de forma sistematizada no cotidiano dos enfermeiros, como criar ou estender o RT englobando a família na situação pós-alta para evitar recaídas e internações ou reinternações que poderiam ser evitadas, estimular as escolas de enfermagem a oferecerem o ensino do processo de RT nos cursos de graduação, para melhor atendimento de pessoas com transtorno mental internadas em qualquer local de assistência e despertar o interesse pela área e cursos de pós-graduação *stricto* e *lato sensu*.[30,31]

PROPOSTAS PARA ESTUDO

1. Tente identificar, na teoria, o que poderia ajudá-lo no processo de amadurecimento.
2. Discuta sobre o conhecimento de teorias de enfermagem aprendidas no curso de graduação. Reflita e discuta com os professores sobre a importância dessa teoria.

REFERÊNCIAS BIBLIOGRÁFICAS

1. Gregg DE, Hildegard E. Peplau: her contribution. Perspect Psychiatr Care. 1978;16(3):118-21.
2. Reed PG, Johnston RL. Peplau's nursing model: the interpersonal process. In: Fitzpatrick JJ, Whall AL. Conceptual models of nursing: analysis and application. 2nd ed. Norwalk: Appleton & Lance; 1994. p. 49-67.
3. Brophi GAH, Carey ET, Noll J, Rasmussen L, Searcy B, Stark NL. Hildegard E. Peplau. In: Marriner-Tomey AM. Nursing theorist and their work. 3rd ed. St Louis: Mosby; 1989. p. 325-40.
4. Belcher JR, Fish LJB. Hildegard E. Peplau. In: George JB. Teorias de enfermagem: os fundamentos à prática profissional. 4ª ed. Porto Alegre: Artes Médicas Sul; 2000. p. 45-57.
5. Peplau HE. Interpersonal relations in nursing. New York: G.P. Putnans'Sons; 1952. 320 p.
6. Almeida VCF, Lopes MVO, Damasceno MMC. Teoria das relações interpessoais de Peplau: análise fundamentada em Barnum. Rev Esc Enferm USP. 2005;39(2):202-10.
7. Barker P. The Peplau legacy. Nurs Times. 1993;89(11):48-51.

8. Harber J. Hildegard E Peplau: the psychiatric nursing legacy of a legend. J Am Psychiatr Nurses Assoc. 2000;6(2):56-62.
9. AAN News & Opinion. Hildegard E Peplau: Nursing, scholar, educator and leader. American Academy of Nursing. Nurs Outlook. 1999;47(3):140.
10. Gregg DE. Hildegard E. Peplau: her contributions. Perspect Psychiatr Care. 1999;35(3).
11. Boggs AEK. Interpersonal relationship: professional communication skills for nurses. Philadelphia: W.B. Saunders; 1989.
12. Sills GM. Hildegard E. Peplau: leader, practitioner academician, scholar and theorist. Perspec Psychiat Care; 1978;16(3):122-8.
13. Peplau HE. Princípios básicos para la orientación del paciente. Washington: OPAS/OMS; 1968. 57 p.
14. Peplau HE. Interpersonal techniques: the crux of psychiatric nursing. Am J Nurs. 1962; 62(6):50-4.
15. Peplau HE. A working definition of anxiety. In: Burd SF, Marshall A. Some clinical approaches to psychiatric nursing. New York: MacMillan; 1963. p. 323-7.
16. Peplau HE. Peplau's theory of interpersonal relations. Nurs Sci Q. 1997;10(4):162-7.
17. Peplau HE. Psychotherapeutic strategies. Perspect Psychiatr Care. 1968;6(6):264-70.
18. Stefanelli MC. Comunicação com o paciente: teoria e ensino. São Paulo: Robe; 1993.
19. Stefanelli MC, Campos EC. A comunicação nos diferentes contextos da enfermagem. Barueri: Manole; 2005. 159 p.
20. Arantes EC, Sefanelli MC, Fukuda IMK. Relacionamento terapêutico enfermeiro-paciente. In: Stefanelli MC, Arantes EC, Fukuda IMK. Enfermagem psiquiátrica em suas dimensões assistenciais. Barueri: Manole; 2008. p. 371-94.
21. Barker P. The future of the Theory of Interpersonal Relations? A personal reflection on Peplau's legacy. J Psychiat Ment Health Nurs. 1998;5:213-20.
22. Spray L, Peplau HE. The evolution of the psychiatric clinical nurse specialist: an interview with Peplau HE. Perspect Psychiatr Care. 1999;35(3):27-3.
23. Peplau HE. Psychiatric nursing: roles of psychiatric and psychiatric nurses. Int Nurs Rev. 1978;25:41-7.
24. Peplau HE. Future directions in psychiatric nursing from the perspective of history. J Psychosoc Nurs Ment Health. 1989;27(2):18-28.
25. Peplau HE. The psychiatric nurse – accountable? To whom? For what? Perspect Psichiatr Care. 1980;18(3):128-34.
26. Peplau HE. Interpersonal relations: a theorical framework for application in nursing practice. Nurs Sci Q. 1992;5(1):13-8.
27. Peplau HE. Quality of life: an interpersonal perspective. Nurs Sci Q. 1994;7(1):10-5.
28. Arantes EC. O ensino de relacionamento terapêutico em enfermagem psiquiátrica. Rev Bras Enf. 1973;26(6):438-46.
29. Arantes EC, Stefanelli MC, Matsuo Y. Relacionamento terapêutico: considerações teóricas e relato de uma experiência. Rev Esc Enferm USP. 1979;13(3):217-23.
30. McNaughton DB. A naturalistic test of Peplau's Theory in home visiting. Public Health Nurs. 2005;22(5):429-38.
31. Kantorski LP, Pinho LB, Saeki T, Souza MCBM. Relacionamento terapêutico e ensino de enfermagem psiquiátrica e saúde mental. Rev Esc Enferm USP. 2005;39(3):317-24.

2

Dimensões ético-legais na assistência de enfermagem em saúde mental, psiquiátrica e forense

Taka Oguisso
Maguida Costa Stefanelli

PONTOS A APRENDER

1. Citar os princípios básicos da Organização Mundial da Saúde para a elaboração da legislação sobre saúde mental, a fim de proteger os direitos das pessoas acometidas por transtornos mentais.
2. Identificar as ações desencadeadas pelo Conselho Internacional de Enfermeiros em relação à saúde mental e à enfermagem psiquiátrica.
3. Comentar as formas pelas quais um profissional de enfermagem pode ser envolvido em questões de responsabilidade penal ou criminal.
4. Enumerar e explicar os tipos de internação psiquiátrica no Brasil.
5. Discorrer sobre as implicações éticas e legais nas ações de enfermagem.
6. Descrever a importância dos registros de enfermagem no prontuário do paciente e quais podem ser as consequências em caso de sua omissão.
7. Definir e especificar o campo de atuação da enfermagem forense como especialidade com suas subespecialidades.

PALAVRAS-CHAVE

Responsabilidade ética, responsabilidade civil, responsabilidade penal e responsabilidade profissional de enfermagem.

ESTRUTURA DOS TÓPICOS

Dimensão mundial da assistência em saúde mental e psiquiátrica. Antecedentes históricos da assistência e da enfermagem psiquiátrica. Legislação atual da assistência psiquiátrica no Brasil. Enfermagem forense. Responsabilidade legal do profissional de enfermagem. Responsabilidade ético-profissional. Considerações finais. Propostas para estudo. Referências bibliográficas.

DIMENSÃO MUNDIAL DA ASSISTÊNCIA EM SAÚDE MENTAL E PSIQUIÁTRICA

A Assembleia Geral da Organização das Nações Unidas (ONU), em 17 de dezembro de 1991, aprovou a Resolução n. 46/119, constante na Declaração da ONU,[1] com os princípios gerais contidos sobre a proteção de pessoas acometidas por transtorno mental e a melhoria da assistência à saúde mental. Foi um marco para a época, pois é a única resolução da mais alta assembleia da ONU que trata de um único grupo de doenças. Por que esse interesse? Talvez porque esse seja o grupo que mais sofre e sofreu discriminações em todos os tempos e em todos os lugares. Um dos princípios dessa resolução estabelece que "não haverá discriminação sob alegação de transtorno mental. Discriminação significa qualquer distinção, exclusão ou preferência que tenha o efeito de anular ou dificultar o desfrute igualitário de direitos". Esse mesmo princípio especifica o direito de exercer todos os direitos civis, políticos, econômicos, sociais e culturais reconhecidos nos principais textos legais internacionais, como a Declaração Universal dos Direitos Humanos, a Convenção Internacional de Direitos Econômicos, Sociais e Culturais, a Convenção de Direitos Civis e Políticos, a Declaração de Direitos da Pessoa Incapacitada, entre outros.

Um pouco antes de a ONU adotar a Resolução n. 46/119, o Conselho Internacional de Enfermeiras (CIE) antecipou-se, promovendo um grupo de trabalho[2] de especialistas em saúde mental procedentes de todos os continentes, em agosto de 1991, para rever tendências na assistência psiquiátrica, identificar necessidades e prioridades para o desenvolvimento da enfermagem em saúde mental e psiquiátrica. Em maio de 1990, havia também celebrado o Dia Internacional do Enfermeiro[3] com o tema saúde mental. Já naquela ocasião, o CIE havia identificado a forte tendência de deslocar a assistência ao doente mental dos hospitais e casas de custódia para os serviços comunitários, com enfoque na promoção da saúde mental, na prevenção de doenças mentais, na intervenção precoce, assim como no tratamento e reabilitação no lar, junto da família, sempre que possível.

Alguns pontos essenciais sobre o tema serão enfatizados no decorrer deste capítulo.

> Fatores como discriminação, marginalização e rejeição sofridas pelas pessoas com transtornos mentais levaram a mais alta assembleia da ONU a aprovar uma resolução contendo os princípios gerais para a proteção e melhoria da assistência à saúde mental.

Para demonstrar a magnitude do problema, a Organização Mundial da Saúde (OMS)[4] revelava haver, no mundo, 450 milhões de pessoas afetadas por problemas mentais, neurológicos ou comportamentais e que, anualmente, cerca de 873 mil pessoas cometem suicídio. As doenças mentais são comuns a todos os países e causam imenso sofrimento. Pessoas com esses transtornos ficam, muitas vezes, sujeitas ao isolamento social, a baixo nível de qualidade de vida e crescente mortalidade. Um em cada quatro pacientes que buscam serviços de saúde tem ao menos uma desordem mental, neurológica ou comportamental, que, na maioria das vezes, não seria diagnosticada nem tratada. As barreiras para um tratamento efetivo seriam a falta de reconhecimento sobre a seriedade da doença mental e a falta de compreensão sobre os alcances dos benefícios desses serviços. Há uma verdadeira discriminação entre problemas de natureza física e mental.[4]

Diante dessa situação, a própria OMS, referindo-se ao peso econômico e social, afirma que os problemas de saúde mental são uma carga indefinida e escondida,[5] que ainda não foi bem avaliada, para as famílias, comunidades e seus respectivos países. É uma carga escondida porque associada com estigma e violações dos direitos humanos e das liberdades fundamentais. A OMS também reconhece que essa carga é difícil de ser quantificada, pois em toda parte do mundo muitos casos continuam ocultos e sem registros. As pessoas com transtornos mentais são socialmente mais vulneráveis e correm maior risco de serem discriminadas ou de terem seus direitos humanos violados.[5]

> Os problemas de saúde mental e assistência psiquiátrica podem acarretar sobrecarga econômica e social para as famílias e comunidades.

Foi para ressaltar a importância da saúde mental que a OMS promoveu, no início da primeira década do século XXI, o tema no Dia Mundial da Saúde, em 7 de abril de 2001, reafirmando que ela é parte integrante da saúde geral e da qualidade de vida para a pessoa realizar suas plenas potencialidades e não ser excluída. Tal movimento teve grande repercussão e a imediata adesão de outras organizações de saúde, como o CIE.[6]

Por esse motivo, a OMS preconiza alguns princípios básicos[5] que poderiam fundamentar a legislação sobre saúde mental a fim de proteger os direitos das pessoas acometidas por transtornos mentais. Entre esses princípios gerais estão incluídos:

- Respeito pelos valores individuais, sociais, culturais, étnicos, religiosos e filosóficos. As necessidades individuais das pessoas afetadas por problemas mentais devem ser efetivamente levadas em consideração.

- A assistência e o tratamento devem ser providos em ambientes com a menor restrição possível. Para isso, a internação hospitalar involuntária deve ser recurso a ser utilizado somente em casos graves, em que o paciente represente perigo para si mesmo e para os demais. Cessando essas condições e circunstâncias, o hospital deve providenciar a alta e fazer uma revisão ou reavaliação, independentemente de decisões tomadas por ocasião da internação involuntária.
- A assistência e o tratamento devem ser providos com a finalidade de promover a autodeterminação e responsabilidade pessoal de cada indivíduo. Para tanto, as pessoas devem ter a oportunidade de poder escolher e tomar decisões sobre o tipo de assistência e tratamento que devem receber. A legislação deve ter como objetivo assegurar que o tratamento somente será imposto em casos muito limitados e em circunstâncias claramente definidas.
- A provisão de cuidados e tratamentos será oferecida para que a pessoa possa atingir o seu mais alto nível de saúde e bem-estar. Além disso, em termos de qualidade e continuidade da assistência, esse princípio engloba a questão do direito ao tratamento, o que pressupõe um ambiente seguro para proteção de sua saúde, sua segurança ou a de terceiros. Não deve haver restrições para contatar amigos e parentes, exceto em raras situações bem definidas, e deve-se garantir a salvaguarda contra abusos, exploração e negligências.

Apesar das recomendações da OMS sobre a internação hospitalar, é necessário atentar-se para a realidade brasileira, que aponta outras circunstâncias, como a Lei n. 10.708/2003,[7] que instituiu o auxílio-reabilitação psicossocial para pacientes acometidos de transtornos mentais, egressos de internações, coordenado pelo Ministério da Saúde. Esse auxílio consiste em um valor mensal pago diretamente ao beneficiário egresso de internação com duração de dois anos ou mais. Ainda é prematuro para uma avaliação mais aprofundada, porém ficam algumas indagações: os familiares estão cumprindo o objetivo de "assistência, acompanhamento e integração social, fora da unidade hospitalar"? Que tipo de preparo a família recebe ao acolher esse paciente? Existe alguém na família que possa administrar e controlar o tratamento?

Na 66ª Assembleia Mundial da Saúde, realizada em Genebra, em maio de 2013, foi aprovada uma resolução referente ao Plano de Ação Integral sobre Saúde Mental 2013-2020.[8] A OMS instou os Estados-membros a porem em prática as ações propostas, devidamente adaptadas às prioridades nacionais e circunstâncias concretas dos países. Resoluções anteriores, como as de 2012 e 2010, já recomendavam que os Estados-membros aumentassem os investimentos em saúde mental dentro dos países.

Igualmente, a ONU, em Assembleia Geral de 9 de dezembro de 2010, ao aprovar a Resolução n. 65/95 sobre saúde global e política exterior,[9] reconheceu o movimento em prol do acesso universal à saúde como meio de proteger o direito de toda pessoa de desfrutar o mais alto nível possível de saúde física e mental. Reconheceu, ainda, que os problemas de saúde mental têm grande importância em todas as sociedades, pois aumenta de forma significativa a carga que essas doenças e a perda da qualidade de vida acarretam em termos de custo econômico e social, conforme relatos da OMS sobre saúde mental em 2010.

O Conselho Internacional de Enfermeiros (CIE), em seu papel de porta-voz de enfermeiros do mundo todo, reavaliou e atualizou sua posição[10] frente às questões de saúde mental, deplorando o fato de que estigmas, discriminação, falhas no tratamento, dificuldade de acesso aos serviços e falta de continuidade do tratamento ainda perdurassem globalmente. E conclama organizações nacionais de enfermagem para que cerrem fileiras em torno de problema tão dramático e crucial em termos de bem-estar, que permanece negligenciado, deficitário em recursos humanos e materiais, e afligido por discriminações e preconceitos na maioria das sociedades. Tal preocupação estende-se para as necessidades das famílias e comunidades das pessoas afetadas pela desordem mental e o estigma associado em relação a essas pessoas – inclusive por parte de profissionais da saúde. Acredita-se que serviços de saúde mental eficazes e eficientes só serão viabilizados por meio de uma coordenação intersetorial baseada na estratégia comunitária. Políticas e programas governamentais devem ser implementados nas comunidades, mantendo-se o foco na promoção da saúde mental, prevenção de doenças mentais, intervenção precoce, quando necessário, e com tratamento, cuidados e reabilitação em domicílio (dentro do sistema de *home-care*), preferencialmente ao tratamento institucional, hospitalar, embora o CIE[10] reconheça a importância dessas instituições quando as condições e necessidades da pessoa com transtorno mental assim o exigirem.

> Estigma, discriminação, marginalização e rejeição de pessoas com transtornos mentais, além de falhas no tratamento, dificuldade de acesso aos serviços e falta de continuidade do tratamento ainda persistem em nível global.

Considerando que problemas de saúde mental podem ocorrer em qualquer outro setor das unidades de enfermagem, o CIE[10] recomenda a todos os enfermeiros que adquiram conhecimentos e habilidades mínimas para que possam assistir pacientes em suas necessidades psiquiátricas. Destaca-se, também, a importância da colaboração de enfermeiros da área de saúde mental/psiquiátrica oferecendo liderança na especialidade para a formulação de adequadas políticas relacionadas com a saúde mental e que possam esclarecer a sociedade sobre os problemas, procurando aperfeiçoar-se e realizar ou participar de pesquisas. Finalmente, essa organização lembra que as necessidades do cuidador familiar também não devem ser esquecidas nesse contexto.

A OMS tem divulgado, entre outras coisas, que recursos para a saúde mental, em nível mundial, continuavam inadequados (daí as sucessivas recomendações em 2010 e 2012 para aumentarem esses investimentos) e que a promoção desse setor ainda era tratada como de baixa prioridade. Para marcar o Dia Mundial da Saúde, em 10 de outubro de 2005, foi publicada nova edição do atlas[11] demonstrando que os recursos para cuidar de pessoas com desordens mentais ou neurológicas eram totalmente insuficientes.

Para mudar concretamente a vida diária de pessoas que sofrem de transtornos mentais, seriam necessárias ações conjugadas do poder público em todos os níveis (federal, estadual e municipal) e dos serviços privados, pois essas desordens – depressão, esquizofrenia, epilepsia, abuso de drogas e de outras substâncias – causam enorme sofrimento para as pessoas afetadas, aumentando a vulnerabilidade delas e conduzindo-as a maior pobreza. Apesar da existência de tratamentos de custo-benefício relativamente baixo, a maioria das pessoas continuava sem acesso ao tratamento e sem receber apoio ou ajuda que pudesse levá-las a uma vida produtiva. Além disso, essas pessoas sofrem estigmas e discriminações sociais, sendo-lhes negadas oportunidades a que outros cidadãos têm acesso.

> Autoridades de saúde continuam dando pouca prioridade à assistência em saúde mental e psiquiátrica, alocando recursos totalmente insuficientes para atendimento a portadores de transtornos mentais. Ações conjugadas dos setores público e privado poderiam reduzir o sofrimento dessas pessoas.

Em 2007, a OMS publicou, em parceria com o CIE, outro atlas[12] específico para enfermeiros. Em seu preâmbulo reconhece-se que o cuidado em saúde mental é um componente essencial, porém esquecido na assistência à saúde. Por constituírem o principal provedor de cuidados à saúde mental, os enfermeiros necessitariam ser habilitados para contribuir efetivamente nesses serviços. Entretanto, no levantamento incluído nesse atlas, verificou-se que nos países de baixo ou médio desenvolvimento não existe um número adequado de profissionais e em sua formação não eram incluídos os necessários conhecimentos e habilidades para a assistência em saúde mental e psiquiátrica.

O levantamento global de 171 países incluídos no atlas apresenta o quantitativo de profissionais disponíveis, a educação, o treinamento e o papel de enfermeiros em saúde mental. O achado mais consistente nesse trabalho foi a grave insuficiência de enfermeiros de saúde mental nos países em desenvolvimento, de baixo nível ou médio, em termos de Produto Interno Bruto (PIB). A falta de oportunidades adequadas para educação e aperfeiçoamento de enfermeiros em saúde mental, seja durante a formação profissional, seja na educação continuada, tornou-se óbvia a partir dos resultados. Além dos fatos e dados, comentários e opiniões dos entrevistados enfatizaram as barreiras enfrentadas por enfermeiros que dificultaram sua participação mais efetiva na assistência em saúde mental.

Considerando a existência de estigmas em relação aos portadores de desordens mentais em todos os países, e que os serviços de saúde mental estão longe de serem satisfatórios, mesmo entre os países desenvolvidos, reafirma-se que os enfermeiros poderão ter papel extremamente relevante na assistência efetiva, apropriada e realizada de forma precoce e no momento necessário a portadores de transtornos mentais, assim como na salvaguarda do direito desses pacientes aos tratamentos nas instituições e até dentro da sociedade em geral.

A publicação enfatiza também que os sistemas de saúde, em todos os países, precisam ser readequados para que tudo isso aconteça, envolvendo principalmente os enfermeiros nessa empreitada. De fundamental importância é que o tema saúde mental seja incorporado na formação básica de todos os enfermeiros e demais profissionais da equipe de enfermagem, além de possibilitar o aperfeiçoamento por meio de cursos de especialização e outras formas de pós-graduação.

> A OMS reconhece o papel fundamental dos enfermeiros para que pessoas afetadas por desordens mentais possam receber assistência de enfermagem em saúde mental e psiquiátrica de forma mais efetiva, apropriada e precoce ou no momento de necessidade.

ANTECEDENTES HISTÓRICOS DA ASSISTÊNCIA E DA ENFERMAGEM PSIQUIÁTRICA

No passado, havia superposição entre o mundo da saúde mental e o mundo jurídico-judicial, com exceção da área manicomial, isto é, de doentes mentais com comportamento criminoso. A área da enfermagem em saúde mental e psiquiátrica esteve, por muito tempo, dissociada da área da enfermagem geral, pois mesmo Florence Nightingale, quando instituiu a moderna enfermagem, fundando a Escola de Enfermagem, no Hospital St. Thomas, em Londres, em 1860, excluiu a área psiquiátrica do curso porque, assim como o curso para a formação de parteiras ou obstetrizes (*midwives*), a enfermagem psiquiátrica não fazia parte da enfermagem geral. Constituíam profissões distintas da enfermagem. A obstetrícia continua como profissão independente da enfermagem até hoje, no Reino Unido e em países onde o sistema britânico exerceu influência.

Somente na década de 1990, o Reino Unido fez da enfermagem psiquiátrica um ramo ou especialidade da enfermagem.[2] Isso talvez constitua uma das razões para que as enfermeiras norte-americanas, quando chegaram ao Brasil, no início da década de 1920, tenham ignorado a Escola Profissional de Enfermeiros e Enfermeiras (atual Escola de Enfermagem Alfredo Pinto), fundada dentro de um hospital psiquiátrico.[13] É possível que o componente judicial da psiquiatria, vinculado mais aos órgãos da Justiça e do Poder Judiciário que da saúde, tenha sido um fator que deu a essa especialidade grande autonomia e independência de ação em relação às outras especialidades, possivelmente pela natureza custodial da internação em manicômio. Por isso mesmo, essa escola esteve, no início, subordinada ao Ministério da Justiça, mesmo porque ainda não existia o Ministério da Educação e Saúde, criado décadas depois.[13]

Em 1920, foi criado o Departamento Nacional de Saúde Pública (DNSP), e Carlos Chagas foi nomeado o seu primeiro diretor. Nesse departamento, em 1923, foi criada a Escola de Enfermeiras (atual Escola de Enfermagem Anna Nery, da Universidade Federal do Rio de Janeiro – UFRJ).

É interessante observar que, mesmo na estrutura atual dos órgãos governamentais de saúde, as áreas de saúde mental e psiquiatria ainda permanecem diferenciadas e separadas das outras áreas, o que se encontra reproduzido também na esfera da OMS e da Organização Pan-Americana de Saúde (OPAS).

No primeiro programa de instrução daquele curso de enfermagem no DNSP, contido no art. 429 do Decreto n. 16.300, de 31 de dezembro de 1923,[14] constava a "arte de enfermeira: em doenças nervosas e mentais", que no Decreto n. 27.426,[15] de 14 de novembro de 1949, passou a chamar-se "enfermagem e clínica neurológica e psiquiátrica", para ser ministrada na segunda série do curso de Enfermagem. No art. 6º desse decreto previa-se que o ensino seria "ministrado em aulas teóricas e práticas, mantendo-se a mais estreita correlação dos assuntos, ficando o candidato sujeito a estágios". Em seguida estabelecia (art. 7º) que a prática e os estágios se fariam "mediante rodízio dos alunos em serviços hospitalares, ambulatórios e unidades sanitárias". Na lista desses serviços constava claramente "neurologia e psiquiatria" como um dos estágios. Entretanto, na época, talvez por falta de domínio sobre o conteúdo em psiquiatria, as docentes enfatizavam a parte neurológica, e não a parte psiquiátrica.

Originalmente, e por muitas décadas, dentro do ensino da enfermagem moderna instituída por Florence Nightingale, as áreas da saúde mental e psiquiatria não estavam contempladas, pois havia uma profissão distinta e separada para os que exerciam funções nessas áreas.

Nesse aspecto, uma enfermeira norte-americana, Ella Hasenjaeger, foi de importância fundamental para a implantação do ensino de enfermagem psiquiátrica no Brasil[1,6]. Ela havia sido contratada como assessora por Edith de Magalhães Fraenkel, primeira diretora da Escola de Enfermagem da Universidade de São Paulo (EEUSP), e permaneceu no Brasil de 1944 a 1951. Na ocasião, já possuía o título de Mestre em Enfermagem, obtido no Teachers College, da Universidade Columbia, Nova York, além de grande experiência no exercício e no ensino de enfermagem em seu país de origem. Tinha também publicações de artigos e livro sobre enfermagem em doenças transmissíveis.

Como refere Carvalho (1980, p. 47),[16] ela "revelou-se uma incentivadora das inovações no currículo de enfermagem da EEUSP", auxiliando na implementação das modificações programadas, especialmente na "instituição dos estágios de enfermagem psiquiátrica, ainda inexistentes em qualquer outra escola de enfermagem do país, devido a dificuldades relativas à falta de campo de prática adequado e levado a efeito nessa escola".

Assim, desde a primeira turma da EEUSP, formada em 1946, todas as alunas, sob a responsabilidade direta de Ella Hasenjaeger, aprenderam teoria e fizeram estágio prático de enfermagem psiquiátrica num dos pavilhões do Hospital Central do Juqueri, iniciando uma prática estendida mais tarde a alunas de outras escolas. Carvalho[16] descreve que as viagens diárias ao município de Franco da Rocha, onde se localizava esse hospital, ou ao Instituto Pinel, no velho ônibus da escola não assustavam essa norte-americana dinâmica e idealista, que definitivamente se propôs a oferecer à escola e à enfermagem brasileira o melhor do seu conhecimento e de suas habilidades.

Ao descrever a repercussão dessa iniciativa, Carvalho[16] refere que Izaura Barbosa Lima, chefe da Seção de Enfermagem do Departamento de Organização Sanitária do Ministério da Educação e Saúde, após uma visita à EEUSP escreveu uma carta a Edith de Magalhães Fraenkel, em 1946. Nessa carta, informava ter relatado "à diretora da Escola Anna Nery as maravilhas do que observei relativamente à organização da EEUSP mais a do Hospital das Clínicas e do trabalho das alunas no Hospital do Juqueri", e terminava falando sobre o desejo da diretora daquela escola de mandar suas alunas a São Paulo para estagiarem no Juqueri, sob a orientação de Miss Hasenjaeger. Esse conteúdo comprova a inexistência, na época, desse ensino na EEAN, do Rio de Janeiro. Posteriormente, em 1952, foi inaugurado o atual Instituto de Psiquiatria, dentro do complexo do Hospital das Clínicas, da Universidade de São Paulo.[17]

O ensino efetivo de enfermagem em saúde mental e psiquiátrica foi implantado em São Paulo, na Escola de Enfermagem da USP, com a ajuda de Ella Hasenjaeger, estendendo-se depois a todo o país, a partir da década de 1940.

Os currículos de graduação em enfermagem, sucessivamente aprovados desde 1962, garantiram à enfermagem psiquiátrica espaço para o seu ensino teórico e prático, iniciando-se a sua expansão como especialidade e estimulando a participação cada vez mais efetiva do enfermeiro nos programas de enfermagem em saúde mental e psiquiátrica.

Posteriormente, foi sentida a necessidade de reestruturar essa assistência para torná-la mais ligada ao atendimento primário da saúde e à promoção de modelos alternativos, centrados na comunidade e dentro de suas redes sociais. Isso fez com que organizações, profissionais de saúde e demais indivíduos interessados buscassem desenvolver uma série de atividades que deram início à promoção do processo de uma verdadeira reforma psiquiátrica.

LEGISLAÇÃO ATUAL DA ASSISTÊNCIA PSIQUIÁTRICA NO BRASIL

A Lei n. 10.216, de 6 de abril de 2001,[18] resultou do movimento internacional e nacional de combate à discriminação, aos preconceitos e tabus existentes em relação à doença mental, satisfazendo os anseios dos profissionais de saúde mental. Além da lei mencionada, o Ministério da Saúde baixou vários atos normativos para viabilizá-la, acelerar as mudanças e regulamentar os serviços de assistência psiquiátrica de caráter ambulatorial.

Além da criação de leitos psiquiátricos em hospitais gerais, também foram implantados centros ou núcleos de assistência psicossocial e psiquiátrica como forma de tentar garantir os direitos, promover a cidadania e favorecer a inclusão social e familiar. O Ministério da Saúde também baixou vários atos normativos para viabilizar a reforma psiquiátrica, acelerar as mudanças e regulamentar os serviços de assistência psiquiátrica de caráter ambulatorial, em substituição ao atendimento hospitalar, em muitas instituições que funcionavam precariamente. Diferentes modelos de serviços, como leitos psiquiátricos em hospitais gerais e centros ou núcleos de assistência psicossocial e psiquiátrica, e serviços de atenção diária também foram implantados, porém ainda não é possível oferecer o serviço para toda a população. É necessária, portanto, uma atenção especial para que essa parte da população não continue sem assistência.

A Lei n. 10.216/2001[18] relaciona os seguintes direitos da pessoa com transtorno mental:

- Ter acesso ao melhor tratamento do sistema de saúde, consentâneo com as suas necessidades.
- Ser tratada com humanidade e respeito, no interesse exclusivo de beneficiar sua saúde, visando alcançar sua recuperação pela inserção na família, no trabalho e na comunidade.
- Ser protegida contra qualquer forma de abuso e exploração.
- Ter garantia de sigilo nas informações prestadas.
- Ter direito à presença médica, em qualquer tempo, para esclarecer a necessidade ou não de sua hospitalização involuntária.
- Ter livre acesso aos meios de comunicação disponíveis.
- Receber o maior número de informações a respeito de sua doença e de seu tratamento.
- Ser tratada em ambiente terapêutico pelos meios menos invasivos possíveis.
- Ser tratada, preferencialmente, em serviços comunitários de saúde mental.

O art. 6º prevê três tipos de internação psiquiátrica: a voluntária, a involuntária (ligadas ao consentimento ou não do usuário) e a compulsória, determinada pela Justiça. A literatura tem mostrado que, mesmo no caso de internações voluntárias, há críticas, afirmando-se que elas não foram totalmente voluntárias, pois teriam sido resultado de coerção, ameaça, ardil ou ignorância da parte do paciente quanto a seus reais direitos. Por outro lado, frequentemente os pacientes voluntariamente admitidos não têm liberdade de deixar a instituição e só podem sair depois de esperarem vários dias ou semanas ou com alta a pedido.

A típica internação involuntária de pacientes com distúrbios mentais é aquela que ocorre quando a pessoa apresenta sinais ou características de periculosidade para ela mesma e para outras pessoas ou que necessite de ajuda e tratamento. Quando a pessoa se torna perigosa ou agressiva com outras, o Estado tem a justificativa de que é necessário proteger a sociedade contra essa ameaça. Os direitos dos doentes mentais incluem direito à assistência e respeito aos seus direitos humanos. Se a pessoa necessita de ajuda ou tratamento, o Estado pode interná-la para que receba a assistência requerida, considerando-se, em última instância, que é ele, o Estado, o guardião de órfãos, portadores de idiotia ou debilidade mental, abandonados.

Destaca-se a importância da distinção a ser feita entre internação involuntária e tratamento involuntário,[19] alertando que nenhum tratamento, mesmo involuntário, poderá ser imposto a paciente de internação voluntária; e também que um tratamento involuntário só poderá ser imposto a ele quando atender ao maior interesse de suas necessidades de saúde. É comum, na prática psiquiátrica habitual, a prevalência da internação sobre o tratamento. Com as resoluções da ONU,[1,9] espera-se a inversão da ordem dessa prática, colocando-se o interesse do tratamento acima do valor social da internação.

Há três tipos de internação em psiquiatria: voluntária, involuntária e compulsória. A compulsória se distingue da involuntária por ser requerida pela Justiça. Contudo, mesmo que a internação seja involuntária ou compulsória, o tratamento involuntário só pode ser imposto ao paciente para atender ao interesse maior de suas necessidades.

Mesmo que estigmatizadas, rejeitadas ou marginalizadas pelas sociedades, as pessoas acometidas de transtornos mentais estão começando a ter espaço para discutir sobre os processos decisórios que a elas se referem, e passaram a ser mais ouvidas em associações de usuários de serviços de saúde mental, isto é, de pacientes, ex-pacientes e seus familiares, junto a profissionais de saúde mental, na tentativa de identificar esses problemas, discuti-los e buscar soluções mais apropriadas.

Nessa legislação, pela primeira vez, criou-se uma terceira forma de internação, além da voluntária e involuntária, que é a compulsória, ou seja, aquela determinada por um juiz de direito competente, que deve levar em consideração "as condições de segurança do estabelecimento, quanto à salvaguarda do paciente, dos demais internados e funcionários" (Lei n. 10.216/2001, art. 9º).

Considerando tratar-se de um grupo extremamente vulnerável, a legislação cuidou também de determinar que "as pesquisas científicas para fins diagnósticos ou terapêuticos não poderão ser realizadas sem o consentimento expresso do paciente, ou de seu representante legal, e sem a devida comunicação aos conselhos profissionais competentes e ao Conselho Nacional de Saúde" (Lei n. 10.216/2001, art. 11).

A questão do consentimento esclarecido tem sido amplamente discutida com base na Resolução n. 466/2012,[20] do Conselho Nacional de Saúde, que disciplina as pesquisas que envolvem seres humanos. Para ser válido, antes de dar o consentimento para um tratamento ou uma internação, o paciente precisa ser devidamente esclarecido em seu nível de compreensão e entendimento. A confidencialidade sobre o diagnóstico é outro ponto muito importante para a preservação da dignidade humana do paciente e a prevenção de reações preconceituosas. Vale lembrar que o paciente com distúrbio mental tem muitos momentos de lucidez e clareza, não permanecendo o tempo todo completamente perturbado. Por isso, deve ser informado sobre todos os benefícios e consequências ou riscos pertinentes a qualquer tratamento, medicamentoso ou biológico, dando-lhe o direito de escolha sempre que possível.

Ainda no campo legal, existem outros desafios e dilemas referentes à tomada de decisões que a enfermagem precisa enfrentar, por exemplo, o registro de informações ou observações no prontuário. Pacientes com transtornos mentais podem ser vítimas dos mais variados abusos por parte dos próprios familiares ou de outros interessados e até de membros da equipe de saúde. Por isso a necessidade de supervisão e adequado treinamento de todo o pessoal que entra em contato com pessoas com distúrbios mentais, para que não ocorram tais abusos e outras formas de violência, coações, restrições e até mesmo estupros.

Em caso de internação compulsória determinada pela Justiça, o paciente com transtornos mentais fica sob a custódia do hospital e da equipe de saúde responsáveis pela assistência psiquiátrica.

A falsidade ideológica constitui uma modalidade de infração penal que se observa até cotidianamente. Pouco profissionais de enfermagem atentaram-se para o fato de que podem incorrer em sua prática. Denomina-se crime de falsidade ideológica quando alguém altera uma ideia de um documento, ou o seu conteúdo, sem alterar a forma material desse documento. Pode ser praticado por omissão ou comissão: por omissão, quando se omite uma declaração que deveria ser feita; por comissão, quando se insere ou se faz inserir uma declaração falsa ou diversa da que deveria ser escrita.

O Código Penal[21] (CP) especifica, no art. 299, que constitui crime de falsidade ideológica "emitir, em documento público ou particular, declaração falsa ou diversa da que devia ser escrita, com o fim de prejudicar direito, criar obrigação ou alterar a verdade sobre fato juridicamente relevante". A penalidade prescrita é a reclusão de 1 a 5 anos e multa, se o documento for público, e de 1 a 3 anos e multa, se o documento for particular.

O prontuário do paciente constitui um tipo de documento particular, no qual o pessoal de enfermagem deve registrar todas as ações realizadas e as observações feitas. Na assistência psiquiátrica, o registro das observações sobre o paciente, bem como suas manifestações de comportamento e atitudes, torna-se particularmente importante para o diagnóstico, a evolução clínica e o tratamento para toda a equipe de saúde responsável. A omissão de qualquer registro ou informação pode ser considerada matéria grave.

ENFERMAGEM FORENSE

Conforme publicações anteriores,[22-24] nas quais esta parte do presente capítulo se fundamenta, a enfermagem psiquiátrica forense constitui especialidade emergente no Brasil, ainda em fase de sedimentação, e trata da aplicação dos conhecimentos da ciência forense à prática da enfermagem na assistência ao paciente. Muitas vezes, o enfermeiro é o primeiro profissional a atender a vítima ou o agressor que chega aos serviços de emergência ou de saúde mental, por isso exige conhecimentos específicos dos profissionais da área da saúde associados aos das ciências do campo forense para enfrentar os desafios que surgem. É um novo domínio da prática de enfermagem que vem evoluindo em decorrência do aumento da criminalidade e da violência urbana. O crime e a violência trazem à tona dois dos mais importantes sistemas que têm impacto na vida das pessoas: a saúde e a justiça.[25]

Portanto, as atividades do enfermeiro forense englobam diferentes situações, como a assistência à pessoa vítima de agressão física, abuso sexual, tentativa de suicídio e, muitas vezes, a relação com o próprio agressor. Associam-se a essas atividades a investigação clínica, a coleta e a preservação de provas, e a consultoria às autoridades legais. A essência da enfermagem forense, contudo, é sua competência terapêutica. O profissional tem sua atividade focada na necessidade do dia a dia do paciente, e não no seu comportamento e no pensamento do passado.[22]

Pode-se considerar que Florence Nightingale, em decorrência de sua atuação na Guerra da Crimeia, foi a precursora da enfermagem forense, ao cuidar de vítimas e agressores.[26]

Preconiza-se que, ao assumir alguma função no campo forense, o enfermeiro deve autoanalisar seus valores, padrões culturais, crenças, sentimentos, enfim sua atitude em relação à pessoa de quem cuidará no dia a dia, consciente de que se trata de alguém com transtorno mental que foi vítima de violência ou cometeu um crime. A importância dessa análise se explica porque o enfermeiro, como profissional da saúde, será envolvido tanto no cuidado de vítimas de agressões, como de pessoas que cometeram ou tentaram cometer atos criminosos em casos de abuso de crianças, estupro, assassinato, roubo, violências em geral, até mesmo doméstica, atropelamentos, diferentes acidentes traumáticos, suicídio, infanticídio, entre outros.

Essa análise compreende dois aspectos: como o enfermeiro se vê em relação à pessoa que tem transtorno mental e qual é a sua atitude em relação ao ato criminoso em si, porque, como profissional de saúde, não pode prejulgar a pessoa que se encontra sob seus cuidados, tampouco é essa sua função. Após uma análise sincera consigo mesmo, poderá fazer sua opção. Isso reforça, mais uma vez, a importância da inclusão do conhecimento sobre relacionamento terapêutico enfermeiro-paciente nos cursos de graduação em enfermagem para que possa desenvolver a terapia do cotidiano em enfermagem de saúde mental. O enfermeiro psiquiátrico forense precisará, portanto, desenvolver competência específica para atuar nessa área e, para tal, deveria ser criado um curso de especialização em enfermagem com foco no cuidado desse domínio especial, para desempenhar seu papel no cuidado direto tanto da pessoa – vítima ou agressor – como de seus familiares e para atender às exigências legais que se fizerem necessárias.

Em termos conceituais, pode-se afirmar que a enfermagem forense engloba conhecimentos científicos da ciência da enfermagem e sua aplicação a procedimentos legais, da ciência forense e da justiça criminal. Como especialidade, a enfermagem forense tem seu campo de prática determinado pelo relacionamento terapêutico enfermeiro-paciente e pelo desempenho de funções que compõem o seu papel nesse local.[26] Esse campo de prática pode ser o hospital, o presídio, a casa institucional ou de detenção, as diferentes instâncias da Justiça, sempre que o paciente for convocado para depor em juízo.

A grande maioria da produção nas áreas de enfermagem forense e psiquiátrica forense é ainda de origem norte-americana, canadense e inglesa, segundo bases de dados mais consultadas, seguida por alguns países europeus, como Portugal, e, de forma escassa, por outros, como Rita de Cássia Silva e Karen Beatriz Silva, do Brasil,[27] e especialistas da Argentina.[28] Essa especialidade já atingiu outros países, como Suécia, Itália, Austrália, Japão, Coreia, Índia e, na América Latina, Peru, Brasil e Argentina.

No Brasil, a enfermagem forense foi reconhecida como especialidade pelo Conselho Federal de Enfermagem,[29] com a publicação da Resolução n. 389, de 18 de outubro de 2011, que habilita a atuação do enfermeiro especialista nessa área.

Profissionais de enfermagem forense, especialidade nova, têm encontrado resistência, dentro e fora do âmbito da enfermagem. Na verdade, eles já vinham atuando na área há bastante tempo, considerando aqueles que trabalharam ou trabalham em manicômios judiciários, presídios ou casas correcionais, abrigos de crianças, vítimas de maus-tratos, entre outros. Assim como o núcleo ou a essência da profissão de enfermagem, o cuidado, como tem sido definido pelo próprio Cofen em diferentes oportunidades, é necessário que se ressalte que a essência da enfermagem forense é a competência terapêutica, com a atividade focada na necessidade do dia a dia do paciente, conforme já mencionado. Rose[30] afirma que o respeito à autonomia do paciente em enfermagem forense ainda constitui um desafio a ser enfrentado, pois muitas vezes torna-se um dilema ético.

Considerando a existência da Sociedade de Especialistas em Enfermagem de Saúde Mental e Psiquiátrica, seria mutuamente benéfica a discussão interpares e a elaboração de padrões de assistência de enfermagem nessa especialidade.

Cabe ressaltar a existência da Associação Internacional de Enfermeiros Forenses (International Association of Forensic Nurses – IAFN),[26] fundada em 1992 pela enfermeira forense Virginia Lynch, primeira presidente, a partir do esforço de 74 enfermeiros que tinham a função de examinar pessoas acusadas de agressão sexual. A IAFN tem por objetivo regulamentar a prática da enfermagem forense, incentivando a pesquisa, o treinamento e o desenvolvimento dessa especialidade em países onde as taxas de violência são altas. Atualmente essa associação conta com mais de três mil associados.

Ressalte-se que enfermeiros de Sergipe abriram curso intensivo de enfermagem forense, com 50 horas de carga horária, em Aracaju, em junho de 2015, com a participação da própria Virginia Lynch e de Albino Gomes, procedente de Portugal, identificado como enfermeiro forense e doutorando em ciências forenses e coordenador de cursos de pós-graduação em enfermagem forense.[31] Albino Gomes é autor/organizador de *Enfermagem forense*, em dois volumes, cada um com mais de 300 páginas. Os certificados oferecidos receberam a chancela do IAFN.

Cita-se a criação da Associação Brasileira de Enfermagem Forense (ABE-Forense) com Zenaide Cavalcanti de Medeiros, primeira presidente que abriu esse curso, em parceria com a Associação Portuguesa de Enfermagem Forense (APEForense), iniciativa pioneira no Brasil e mesmo na América Latina, convidando especialistas da área. Segundo essa organização brasileira, a enfermagem forense constitui uma área que relaciona os aspectos forenses com o cuidado de enfermagem. Esse campo de atuação possibilita aliar o conhecimento teórico ao cuidado de pessoas que sofreram algum tipo de violência.[31] O Instituto Paulista de Estudos Bioéticos e Jurídicos (IPEBJ), de Ribeirão Preto, tem programado cursos de ciências forenses e investigação criminal para graduados de diferentes áreas, inclusive enfermagem, com duração de 24 meses, com aulas em um fim de semana por mês, às sextas-feiras, com atividades de 18 às 23 horas, e aos sábados de 8 às 18 horas.

Conforme dados da IAFN, essa especialidade requer o exercício do cuidado à saúde, aliado ao aspecto forense e à formação biopsicossocial do enfermeiro, visando investigar cientificamente o óbito e os tratamentos de traumas de vítimas e agressores, acidentes traumáticos, abuso físico, sexual e emocional.[31] Na prática, pretende-se que a enfermagem forense facilite a aproximação entre vítimas e equipe de saúde, estabelecendo também relações de confiança e cooperação com a Justiça. Cabe ao enfermeiro forense o relevante papel de examinar, reconhecer, coletar e preservar as evidências que caracterizam um crime.[31]

Evidentemente, há ainda necessidade de maiores avanços para o efetivo reconhecimento dessa especialidade que, de fato, conta com boas perspectivas no Brasil, dado o caráter epidemiológico da violência existente. Essa especialidade já foi reconhecida pelo Conselho Federal de Enfermagem (Resolução n. 389, de 18 de outubro de 2011),[29] mas ainda é necessária a inclusão desses conhecimentos na formação básica do profissional, bem como maior divulgação do tema em eventos de enfermagem e outros espaços acadêmicos.[31] Existem subespecialidades, entre elas: enfermagem correcional, que presta assistência a indivíduos sob custódia judicial, seja nos tribunais, seja nas prisões e casas de detenção; enfermagem clínica forense, que pode atuar em serviços de emergência e realizar exames periciais em caso de vítimas de crimes sexuais, tráfico de órgãos, violência doméstica, negligência, abuso ou crime; enfermagem de gerontologia forense, em que o especialista ajuda na investigação de casos que envolvam abuso, negligência ou exploração de idosos; enfermagem psiquiátrica forense, em que esses especialistas avaliam pacientes para tratamento, inclusive de inimputáveis, providenciando os cuidados de reabilitação.

> A enfermagem forense, como especialidade emergente e já reconhecida no Brasil, deve abrir novas oportunidades para a inserção de profissionais na assistência ao paciente no campo jurídico-jurisdicional.

RESPONSABILIDADE LEGAL DO PROFISSIONAL DE ENFERMAGEM

No sentido geral, responsabilidade exprime obrigação, encargo, compromisso ou dever de responder por alguma coisa que se tenha feito ou responder pelos atos de outrem, ou seja, assumir a responsabilidade por haver mandado ou determinado que se fizesse alguma coisa, delegando uma tarefa ou função para outra pessoa, a qual se torna coautora. Portanto, quem delega uma função assume a responsabilidade pelo que mandou fazer e quem recebe a delegação deve prestar contas do que fez, isto é, também responde pelos atos e assume a parcela de responsabilidade correspondente. Tornam-se coautores.

A responsabilidade civil caracteriza-se pelo comportamento doloso ou culposo do indivíduo causador do dano. O comportamento é doloso quando o indivíduo quis o resultado de seu ato ou omissão. É culposo quando, por ação ou omissão, ele deu causa ao resultado por sua culpa, imprudência, negligência ou imperícia.

> A responsabilidade legal caracteriza-se pela conduta dolosa (intencional) ou culposa (sem intenção). O ato ilegal ou ilícito pode ser cometido por ação ou omissão, que podem ser geradas por imprudência, negligência ou imperícia.

Culpa, no sentido técnico jurídico, é a voluntária omissão de cautela em calcular as consequências possíveis e previsíveis de algum fato. É o caso do profissional que, ao preparar com muita pressa um medicamento para ser aplicado no paciente, não lê o rótulo com atenção e confunde glicose com cloreto de potássio. Muitas vezes, as indústrias farmacêuticas embalam medicamentos bem diferentes em ampolas ou embalagens similares, o que pode dificultar a identificação correta e rápida, ocasionando acidentes por vezes irreversíveis ou fatais para os pacientes. Nesse caso, se o paciente falecer por ter recebido medicamento errado, essa morte constitui um crime culposo porque o fato não foi desejado, mas era uma consequência possível e previsível. Se esse profissional tivesse a intenção de matar, dizer-se-ia que esse crime foi doloso, ou seja, intencional.

O termo "responsabilidade" significa obrigação de responder por alguma coisa, encargo, compromisso ou dever de satisfazer ou executar alguma coisa que se tenha convencionado ou, ainda, suportar as sanções ou penalidades decorrentes dessa obrigação.

O estudo da evolução histórica da responsabilidade civil mostra que, nos primórdios da civilização humana, dominava a vingança coletiva. Posteriormente, o conceito de vingança evoluiu para uma reação individual, segundo a qual os homens faziam justiça com as próprias mãos. Veio, a seguir, a época da reparação do dano, quando o ofendido renunciava à vingança e aceitava entrar em acordo com o ofensor, mediante o cumprimento por este de uma pena ou a entrega de algo de valor material. Assim, surgiu a forma pecuniária de indenização dos prejuízos.

Reparação civil é a denominação que se atribui à indenização ou ao ressarcimento do dano. A reparação civil, proveniente de qualquer espécie de dano, é entendida, segundo Silvio Rodrigues,[32] como restabelecimento, restauração ou indenização do mal causado, conste esse mal de ofensa à pessoa ou ofensa a coisa.

Entre os artigos do Código Civil[33] em vigor que têm impacto sobre as ações de enfermagem[34] e seus executores ou mandantes, pode-se destacar, em primeiro lugar, que a indenização é medida pela extensão do dano, isto é, quanto maior o dano ou prejuízo, maior a indenização. Assim, se houver lesão física ou outra ofensa à saúde, o profissional terá de indenizar o paciente pelas despesas do tratamento e dos lucros cessantes, isto é, valores que deixou de receber por estar impossibilitado ou impedido de trabalhar ou exercer sua profissão, até o fim da convalescença, além de algum outro prejuízo que ele prove ter sofrido. Se da lesão resultar defeito pelo qual o ofendido não possa exercer seu ofício ou profissão, ou se lhe diminua a capacidade de trabalho, a indenização, além das despesas do tratamento e lucros cessantes até o fim da convalescença, incluirá pensão correspondente à importância do trabalho do qual se inabilitou ou da depreciação que ele sofreu. Se houver morte, a indenização consiste, sem excluir outras reparações: no pagamento das despesas com o tratamento da vítima, seu funeral e o luto da família; e na prestação de pensão (alimentos) às pessoas que dependiam do morto, levando-se em conta a duração provável da vida da vítima.

É importante salientar que o Código Civil[33] estipula, no art. 951, que todas essas disposições indenizatórias são aplicáveis ao profissional que, no exercício de sua atividade, por negligência, imprudência ou imperícia, causar a morte do paciente, agravar-lhe o mal, causar-lhe lesão ou inabilitá-lo para o trabalho. Portanto, refere-se ao exercício de atividade profissional, sem distinção da categoria ou nível de qualificação. Isso significa que qualquer profissional (de nível superior ou médio) que causar dano a alguém no exercício de sua atividade fica obrigado a indenizar a vítima pelo prejuízo causado.

> Reparação civil, ressarcimento ou indenização podem ser exigidos de qualquer profissional da saúde, inclusive médico, enfermeiro, técnico de enfermagem ou auxiliar de enfermagem, em caso de dano a alguém, causado no exercício de sua função ou trabalho profissional.

No campo do direito penal, a questão do concurso de pessoas, ou coautoria, constitui um princípio geral importante que não deve ser esquecido quando houver a prática de atos ilícitos. O Código Penal[21] prevê (art. 29) que "quem, de qualquer modo, concorre para o crime incide nas penas a este cominadas, na medida de sua culpabilidade". Assim, "se a participação for de menor importância, a pena pode ser diminuída de um sexto a um terço".

Segundo Noronha,[35] existe coautoria ou codelinquência quando mais de uma pessoa, ciente e voluntariamente, participa da mesma infração penal. Há

> convergência de vontades para um fim comum, aderindo uma pessoa à ação de outra, sem que seja necessário prévio ajuste entre elas. Nesse caso, se existir o ajuste, será uma coparticipação dolosa ou intencional; não existindo o objetivo do fim comum, mas sendo possível e previsível aos copartícipes, será um tipo de coautoria culposa.[35]

> Coautoria: mais de uma pessoa participa de uma infração ou ato ilícito. Não há necessidade de ajuste prévio sobre a ação a ser cometida. Pode ser dolosa, se a coparticipação foi intencional, ou culposa, se não houve intenção.

Constitui restrição à liberdade individual, especialmente à liberdade pessoal, "constranger alguém mediante violência ou grave ameaça ou depois de lhe haver reduzido, por qualquer outro meio, a capacidade de resistência, a não fazer o que a lei permite, ou a fazer o que ela manda" (CP, art. 146). A legislação prevê aumento de penalidade em caso de privação de liberdade, quando praticada "mediante internação da vítima em hospital" (CP, art. 148). A não ser em "caso de iminente perigo de vida", nem mesmo o médico pode desrespeitar o direito do paciente de decidir livremente sobre a execução de práticas diagnósticas ou terapêuticas, inclusive internação, ou efetuar qualquer procedimento médico sem o devido esclarecimento e o consentimento prévios do paciente ou de seu representante legal. O perigo deve ser efetivamente iminente, e não apenas próximo ou provável (arts. 46 e 56 do Código de Ética Médica).[36]

O Código de Contravenções Penais[37] (art. 22) inclui como contravenção (infração menor que o crime) "receber em estabelecimento psiquiátrico, e nele internar, sem as formalidades legais, pessoa apresentada como doente mental". Nesse caso, a pena é de multa e pode ser aplicada a mesma pena a quem deixar de comunicar à autoridade competente, no prazo legal, internação que tenha ocorrido, por motivo de urgência, sem as formalidades legais. Estipula também que incorre na pena de prisão simples, de 15 dias a três meses, ou multa, aquele que, sem observar as prescrições legais, deixa de retirar ou despede de estabelecimento psiquiátrico pessoa nele internada. No art. 23, estipula-se que a pessoa que receber e tiver sob custódia doente mental fora do caso previsto no artigo anterior, sem autorização de quem de direito, fica sujeita à pena de prisão simples, de 15 dias a três meses ou multa. Infelizmente, no Brasil, essas contravenções não têm encontrado muita utilildade prática, seja por parte das instituições, seja por parte dos familiares.[22] Com a aprovação da Lei n. 10.216/2001,[18] o Código de Contravenções Penais,[37] aprovado na década de 1940, necessita de revisão e atualização para se ajustar às normas da reforma psiquiátrica. Já o CP, aprovado na mesma década como Decreto-lei n. 2.848, de 7 de dezembro de 1940, teve sua redação atualizada na Parte Geral pela Lei n. 7.209, de 11 de julho de 1984.[21]

Outro problema que merece ser mencionado é a ocorrência em hospitais psiquiátricos de tentativa de suicídio. O pessoal de enfermagem precisa observar muito atentamente toda e qualquer alteração no comportamento do paciente, comunicando e registrando essas observações. A falta de registro ou comunicação no prontuário pode ser considerado ato de negligência profissional.

O enfermeiro psiquiátrico precisa ser alertado para não incorrer nesses crimes ou contravenções, pois pode acontecer de, nas providências da internação de alguém, estar colaborando com a família ou com outras pessoas interessadas em restringir a liberdade pessoal de um paciente que, inclusive, pode não estar doente.

Em um caso citado pela imprensa, anos atrás, um delegado de polícia,* fingindo-se de assistente de um médico psiquiatra, acompanhou a consulta e ouviu a confissão de um psicopata que assassinara um médico gastroenterologista no seu próprio consultório, no Rio de Janeiro. Na própria reportagem, questionou-se se o psiquiatra teria o direito de trair a confiança do paciente, permitindo que a polícia acompanhasse a conversa. Poderia ele ter rompido o segredo de uma consulta, o que é proibido pelo art. 102 do Código de Etica Médica[36]? O Conselho Federal de Medicina havia autorizado, após ter sido consultado pelo psiquiatra, por considerar que havia uma causa justificada, por ser o paciente um risco para a sociedade e para ele mesmo.

A Exposição de Motivos ao Código Penal[38] menciona medidas de segurança que, teoricamente, não teriam caráter repressivo. São consideradas medidas de prevenção e assistência social relativamente ao "estado perigoso" daqueles que, sejam ou não penalmente responsáveis, praticaram ações previstas na lei como crime. A medida de segurança inclui internação em hospital de custódia e tratamento psiquiátrico, e é aplicada quando existe periculosidade do paciente. Por isso é imposta por tempo indeterminado, isto é, até que cesse o "estado perigoso" do indivíduo a ela submetido. Com a Lei n. 10.216/2001, a medida de segurança prevista no CP também precisa ser revisada dentro dos moldes dessa lei.

Pelo CP, constitui crime de maus-tratos (art. 136) "expor a perigo a vida ou a saúde de pessoa sob sua autoridade, guarda ou vigilância, para fim de educação, ensino, tratamento ou custódia, quer privando-a de alimentos ou cuidados indispensáveis, quer sujeitando-a a trabalho excessivo ou inadequado, quer abusando de meios de correção ou disciplina".

Na situação hospitalar, o pessoal de enfermagem pode incorrer nesse crime se não auxiliar a criança ou o paciente debilitado a se alimentar ou não ministrar os cuidados indispensáveis, referentes à higiene, eliminações e tratamentos, acarretando, com isso, não apenas mal-estar e desconforto, mas, por vezes, infecções, sofrimento intenso, angústia ou agravamento da moléstia.

Conforme as circunstâncias, o crime também pode ser caracterizado como de lesões corporais leves ou graves. Noronha[35] afirma que o crime de maus-tratos constitui delito especial que pode ser praticado por pais em seus filhos menores, por professores em seus alunos, e também por enfermeiros e pessoal de enfermagem em seus pacientes internados ou sob custódia, privando a pessoa de alimentos, dos cuidados indispensáveis à saúde, do relacionamento terapêutico necessário, causando dano à sua incolumidade.

---

* Paixão R. Foi ele. Fingindo-se de assistente de psiquiatra, delegado ouve confissão de assassino. São Paulo: Veja, ano 32, 13 jan. 1999. p. 91.

No caso de internação compulsória determinada pela Justiça, o paciente com transtornos mentais fica sob a custódia do hospital e da equipe de saúde responsável pela assistência psiquiátrica.

Outra forma de infração penal é a falsidade ideológica, modalidade que se observa cotidianamente. Poucos profissionais de enfermagem se deram conta de que podem incorrer em sua prática. Denomina-se crime de falsidade ideológica quando alguém altera uma ideia de um documento ou o seu conteúdo, sem alterar a forma material desse documento. Pode ser praticado por omissão ou comissão; por omissão, quando se omite uma declaração que devia ser feita; por comissão, quando se insere ou se faz inserir uma declaração falsa ou diversa da que devia ser escrita.

O CP especifica, no art. 299, que constitui crime de falsidade ideológica "emitir, em documento público ou particular, declaração falsa ou diversa da que devia ser escrita, com o fim de prejudicar direito, criar obrigação ou alterar a verdade sobre fato juridicamente relevante". A penalidade prescrita é a reclusão de 1-5 anos e multa, se o documento é público, e de 1 a 3 anos e multa, se o documento é particular.

O prontuário do paciente constitui um tipo de documento particular, no qual o pessoal de enfermagem deve registrar todas as ações realizadas e observações feitas. Na assistência psiquiátrica, o registro dessas observações sobre o paciente com suas reações, comportamentos e atitudes torna-se particularmente importante para o diagnóstico, evolução clínica e tratamento para toda a equipe de saúde responsável. A omissão de qualquer registro ou informação pode ser considerada matéria grave.

Além disso, o Brasil vive atualmente um momento histórico, especialmente pelas mudanças decorrentes da reforma psiquiátrica, da promulgação de leis em defesa das pessoas com transtorno mental, das mudanças no modelo assistencial com enfoque na desinstitucionalização, na diminuição dos leitos nos hospitais psiquiátricos e nos avanços na clínica psiquiátrica, no que se refere aos meios diagnósticos e terapêuticos.[39]

RESPONSABILIDADE ÉTICO-PROFISSIONAL

A responsabilidade profissional, obviamente, advém da legislação profissional, norteada pela Constituição Federal,[40] que assegura entre os direitos e deveres individuais (art. 5º, inciso XIII) que "é livre o exercício de qualquer trabalho, ofício ou profissão, atendidas as qualificações profissionais que a lei estabelecer".

Entretanto, essa liberdade de exercer a profissão ou atividade é limitada pelas condições de qualificação profissional estabelecidas em lei própria.

O Código de Contravenções Penais[37] (art. 47) prevê que "exercer profissão ou atividade econômica, ou anunciar que a exerce, sem preencher as condições a que por lei está subordinado o seu exercício" constitui contravenção penal sujeita a pena de prisão simples ou multa.

Sendo assim, que qualificações ou condições seriam essas? Não se trata de capacidade ou aptidão física ou mental, nem mesmo técnica, mas de capacidade legal. Essa capacidade é conferida ao enfermeiro e ao pessoal de enfermagem registrados no Conselho Regional de Enfermagem de seu respectivo estado, conforme previsto na Lei n. 5.905, de 12 de julho de 1973,[41] art. 15. Obviamente, a capacidade legal supõe capacidade técnica e profissional, mas só esta é insuficiente para o exercício legal da profissão. É o que ocorre com as pessoas formadas em outros países, que, para trabalharem aqui, necessitam revalidar ou registrar seus títulos. Pode ocorrer também com qualquer pessoa que, estando formada, não registra seu título em órgão disciplinador do exercício.

Diferença entre capacidade técnica e capacidade legal: o profissional pode ter capacidade técnica por ter concluído com sucesso um curso, mas só adquire capacidade legal para o exercício da profissão quando o seu título é registrado na organização competente.

No caso da enfermagem, a liberdade de exercer a profissão ou atividade, assegurada pela Constituição, estará limitada pelas condições de qualificação técnica que a lei estabelecer. Essa qualificação profissional exigida no caso da enfermagem é a legislação do exercício profissional de enfermagem, especificamente a Lei n. 7.498, de 25 de junho de 1986,[42] e o Decreto n. 94.406, de 8 de junho de 1987,[43] que inclui atribuições privativas e gerais, por categoria do quadro de pessoal de enfermagem.

A responsabilidade ética decorre da infração ética, ou seja, do descumprimento de normas, valores ou princípios éticos. Como princípio ético geral, proclama-se, já no Preâmbulo do Código de Ética dos Profissionais de Enfermagem[44] (CEPE), que "a enfermagem é uma profissão comprometida com a saúde e qualidade de vida da pessoa, família e coletividade" e "o profissional de enfermagem atua na promoção, prevenção,* recuperação e reabilitação da saúde, com autonomia e em consonância com os preceitos éticos e legais". Além disso, o profissional de enfermagem tem o dever de "exercer a profissão com

---

* O correto seria proteção da saúde, pois não se pode nem se deve prevenir a saúde, mas sim prevenir doenças.

justiça, compromisso, equidade, resolutividade, dignidade, competência, responsabilidade, honestidade e lealdade" (art. 5º).

No art. 12 é afirmado que também constitui responsabilidade profissional "assegurar à pessoa, família e coletividade a assistência de enfermagem livre de danos decorrentes de imperícia, negligência ou imprudência". Corrobora essa afirmativa ao determinar que é dever "proteger a pessoa, família e coletividade contra danos decorrentes de imperícia, negligência e imprudência por parte de qualquer membro da equipe de saúde" (art. 21), bem como "posicionar-se contra falta cometida durante o exercício profissional, seja por imperícia, imprudência ou negligência" (art. 40). Tanta insistência nessas três modalidades de culpa revela sua importância para os profissionais de enfermagem devido à possibilidade legal de ocorrer uma acusação de cumplicidade ou coautoria de delito (crime ou contravenção) praticado por outros profissionais de áreas afins.

Dentro dessa linha de raciocínio, o profissional de enfermagem tem o direito de "recusar-se a executar atividades que não sejam de sua competência técnica, científica, ética e legal ou que não ofereçam segurança ao profissional, à pessoa, família e coletividade" (art. 10). Por isso, ele deve "avaliar criteriosamente sua competência técnica, científica, ética e legal, e somente aceitar encargos ou atribuições, quando capaz de desempenho seguro para si e para outrem" (art. 13). Ademais, não só quem delega responde, mas também quem assume uma delegação para realizar uma conduta ou ação de enfermagem sem avaliar previamente se é capaz de desempenho seguro para o paciente.

O profissional de enfermagem que praticar ato ilícito pode incorrer, simultaneamente, em um processo ético, no Conselho Regional de Enfermagem, além de sofrer uma ação civil para indenização dos danos, na Justiça civil, e até um processo criminal se houver ferimento, agravamento da doença ou mesmo morte.

Constitui crime de falsidade ideológica, além de infração ética, "permitir que seu nome conste no quadro de pessoal de hospital, casa de saúde, unidade sanitária, clínica, ambulatório, escola, curso, empresa ou estabelecimento congênere sem nele exercer as funções de enfermagem pressupostas" (art. 75). O quadro de pessoal constitui o documento particular a que se refere o CP e o CEPE, e a não prestação de serviço representa a falsa ideia ou conteúdo, que caracteriza o crime. Outros exemplos de documento particular são os relatórios de consultoria, auditoria, resultado de pesquisa ou para emissão de parecer, além de prontuário do paciente ou papeleta clínica. Em todos esses documentos, o CEPE (art. 5º) estipula que o profissional deve ser justo, digno, competente, responsável, honesto e leal, entre outras qualidades. Como já referido, o Decreto n. 94.406/87,[43] que regulamenta o exercício profissional de enfermagem, estipula que "incumbe a todo o pessoal de enfermagem, quando for o caso, anotar no prontuário do paciente as atividades da assistência de enfermagem*" (art. 14). Legislação anterior já revogada, ou seja, o Decreto n. 50.387, de 28 de março de 1961,[45] trazia essa norma de forma lapidar e meridiana ao prescrever (art. 14, item *c*) que eram "deveres de todo o pessoal de enfermagem: manter perfeita anotação nas papeletas clínicas de tudo quanto se relacionar com o doente e com a enfermagem". Não seria para fins estatísticos nem existiam casos em que isso não fosse necessário. Simples e objetivamente, a anotação deveria ser de tudo quanto se relacionasse com o paciente/paciente ou com a enfermagem em si, sem outros adjetivos ou circunstâncias.

Igualmente é proibido ao profissional de enfermagem "receber vantagens de instituição, empresa, pessoa, família e coletividade, além do que lhe é devido, como forma de garantir assistência de enfermagem diferenciada ou benefícios de qualquer natureza para si ou para outrem" (art. 76). Também é proibido "assinar ações de enfermagem que não executou, bem como permitir que suas ações sejam assinadas por outro profissional" (art. 42). Por isso, ele tem o dever de "incentivar e criar condições para registrar as informações inerentes e indispensáveis ao processo de cuidar" (art. 71), bem como "registrar as informações inerentes e indispensáveis ao processo de cuidar de forma clara, objetiva e completa" (art. 72).

Assim, se o profissional de enfermagem registrar ou mandar que se registre no prontuário informação falsa ou diversa da que devia constar, simplesmente alterando a verdade sobre fato relevante, já constituirá crime de falsidade ideológica. Por referir-se a condição ou estado do paciente ou a assistência de enfermagem prestada, que são fatos relevantes, essa anotação pode, eventualmente, tornar-se fato jurídico por intercorrências, acidentes, denúncias e outros.

Quanto aos direitos de pacientes psiquiátricos, a Resolução n. 46/119,[1] de 1991, aprovada pela Assembleia Geral da ONU, oferece os princípios básicos para que cada país elabore a sua própria carta de direitos desses pacientes, o que muitos países não chegaram a fazer, mas, de qualquer modo, os países-membros implicitamente têm adotado e tentado seguir.

---

* O texto do art. 14, item 2, determina explicitamente que "incumbe a todo o pessoal de enfermagem, quando for o caso, anotar no prontuário do paciente as atividades da assistência de enfermagem, para fins estatísticos". Na verdade, constitui responsabilidade e dever do profissional de enfermagem "registrar no prontuário do paciente as informações inerentes e indispensáveis ao processo de cuidar" (art. 25 do CEPE), mas deveria ser sempre e de tudo o que se relacionasse com o paciente e com a enfermagem.

No Brasil, a própria Lei n. 10.216/2001 incluiu um artigo específico para enumerar esses direitos. Entretanto, ainda na década de 1970, Ennis e Emory[46] referiam que a crença de que a desordem mental era essencialmente um problema médico para ser tratado pelos psiquiatras facilitava o descaso com as questões legais, éticas e sociais originadas de uma hospitalização involuntária e tratamento, o que também legitimava práticas que poderiam ser muito mais controvertidas, se fossem descritas em linguagem acessível ao leigo.

Autores modernos de enfermagem psiquiátrica, como Townsend,[47] Stuart e Laraia,[48] descrevem minuciosamente o conteúdo desses direitos, comentando-os e interpretando-os, o que dispensa mais digressões.

Um tema sugestivo, e que seria muito útil para enfermeiros que trabalham com pessoas acometidas de transtornos mentais, seria a Sociedade de Especialistas em Enfermagem de Saúde Mental e Psiquiátrica elaborar textos sobre padrões profissionais de assistência de enfermagem nessa especialidade ou um código específico de conduta, em uma linguagem simples, direta e concisa, com interpretação e casuística, se necessário.

A elaboração de padrões profissionais da assistência de enfermagem em saúde mental e psiquiatria, sempre atualizados,seria muito útil para os profissionais de enfermagem.

CONSIDERAÇÕES FINAIS

Em nível internacional, pode-se afirmar que foram enfermeiros que iniciaram o grande movimento em favor da saúde mental, ao adotarem esse tema, em 1990, para comemorar o Dia Internacional do Enfermeiro, denunciando problemas graves e subjacentes que enfrentavam as pessoas com transtornos mentais e destacando a necessidade e a importância de uma ação em escala mundial dos enfermeiros para tentar reverter essa situação. É certo que a OMS buscava salientar essa importância, mas não havia enfermeiros na equipe, dominada primordialmente por médicos e psicólogos.

Pode-se dizer que o enfermeiro, querendo ou não, terá que assumir sua parte na responsabilidade da assistência ao portador de transtorno mental.

Denúncias pelos familiares e pelos próprios pacientes sobre a ocorrência de danos à saúde por ações culposas decorrentes de imperícia, negligência ou imprudência estão se tornando cada vez mais frequentes. Se a dor física ou um grande desconforto, angústia, insegurança ou mal-estar, provocados desnecessariamente ou como efeito de uma ação culposa, der origem a reparação pecuniária é provável que surjam ações judiciais contra os profissionais de enfermagem, movidas por familiares, envolvendo até mesmo a equipe de saúde, por coautoria.

Assim, além da atualização permanente de conhecimentos técnicos, o enfermeiro precisa estudar os aspectos legais do seu próprio exercício profissional, a fim de não incorrer ou ser envolvido em problemas de responsabilidade civil ou criminal, que poderão exigir reparação pecuniária, impor uma suspensão ou até a cassação do exercício profissional, assim como a pena de restrição da liberdade.

Conforme já mencionado em publicação anterior,[22,24] é necessário ampliar o campo da enfermagem forense e psiquiátrica forense com cursos de especialização ou interdisciplinares, como os existentes em alguns países. Enfermeiros que atuam em saúde mental ou psiquiatria, ou que pretendam nelas ingressar, devem unir-se a entidades de classe e escolas de enfermagem com esse objetivo.

PROPOSTAS PARA ESTUDO

1. Rever responsabilidades do enfermeiro e do cidadão em relação ao portador de distúrbio mental.
2. Discutir a responsabilidade técnico-científica, legal e ético-profissional do enfermeiro e sua capacidade legal.
3. Discorrer sobre a relação entre os direitos da pessoa portadora de transtornos mentais no Brasil e os princípios básicos internacionais.
4. Citar os tipos de internação psiquiátrica e sua distinção com terapia involuntária.
5. Descrever como o enfermeiro pode ser envolvido em crime de maus-tratos com pessoas portadoras de transtorno mental.
6. Indicar a importância das anotações de enfermagem para o enfermeiro e pessoal de enfermagem encarregados de dar assistência a portador de distúrbio mental. Que tipo de crime pode ser cometido em caso de omissão de anotação de enfermagem?
7. Analisar as potencialidades da enfermagem psiquiátrica forense como especialidade da enfermagem.

REFERÊNCIAS BIBLIOGRÁFICAS

1. Organização das Nações Unidas. Declaração da ONU, 17 de dezembro de 1991. Resolução n. 46/119. A proteção de pessoas acometidas de transtorno mental e a melhoria da assistência à saúde mental. Original em inglês. Versão em português de 16/11/92, por Dr. Messias Liguori Padrão.
2. International Council of Nurses. Report of the ICN Task Force on Mental Health/Psychiatric Nursing, 19-21 August 1991. Geneva, ICN, Switzerland.
3. Consejo Internacional de Enfermeras. Salud mental, carpeta para celebración del Dia Internacional de la Enfermera, 12 de mayo de 1990. Ginebra, Suiza.
4. World Health Organization. Mental health – the bare facts. www.who.int/mental health/en/
5. World Health Organization. Mental health problems: the undefinied and hidden burden. Fact sheet no. 218/ revised November 2001.

6. International Council of Nurses. Tackling the challenge on Mental Health. World Health day. 7 April 2001. Mental health: stop exclusion. Dare to care. www.icn.ch/matters-mentalhea th.htm
7. Brasil. Lei n. 10.708, de 31 de julho de 2003. Institui o auxílio reabilitação psicossocial para pacientes acometidos de transtornos mentais egressos de internações. Programa De Volta para Casa. Disponível em: www6.senado.gov.br/sicon/ExecutaPesquisaBasica.action. Acesso em 2008.
8. World Health Organization. Comprehensive Mental Health Action Plan: 2013-2020. Adopted by the 66th World Health Assembly, as WHA Resolution 66/8. May 2013. Disponível em: www.who.int/mental_health/action_plan_2013/en. Acesso em 23 nov 2015.
9. United Nations. Resolution approved by the General Assembly on 9 December 2010. 65/95. Global Health and Foreign Policy. Disponível em: www.un.org/en/ga/search/view_doc.asp?symbol=A/RES/65/95. Acesso em 23 nov 2015.
10. International Council of Nurses. Position Statement on Mental Health. Adopted in 1995. Revised in 2002. www.icn.ch/psmental.htm
11. World Health Organization. Mental Health Atlas, 2005. Geneva. Switzerland, 2005.
12. World Health Organization. Atlas nurses in mental health. Geneva. Switzerland, 2007.
13. Moreira A, Oguisso T. Profissionalização da enfermagem brasileira. Rio de Janeiro: Guanabara-Koogan; 2005.
14. Brasil. Decreto n. 16.300, de 31 de dezembro de 1923. Aprova o regulamento do Departamento Nacional de Saúde Pública. In: Ministério da Saúde. Fundação Serviços de Saúde Pública. Enfermagem, legislação e assuntos correlatos. 3ª ed., v. I. Rio de Janeiro, 1974. p. 57-66.
15. Brasil. Decreto n. 27.426, de 14 de novembro de 1949. Aprova o regulamento básico para os cursos de enfermagem e de auxiliar de enfermagem. In: Ministério da Saúde. Fundação Serviços de Saúde Pública. Enfermagem, legislação e assuntos correlatos. 3ª ed., v. I. Rio de Janeiro, 1974. p. 161-72.
16. Carvalho AC. Escola de Enfermagem da USP. Resumo histórico 1942-1980. Rev Esc Enf USP. 14(supl.). 272 p.
17. Cordás TA, Seixas A, Aratangy EW, Mota A. Históriada psiquiatria. In: Miguel EC, Gentil V, Gattaz WF. Clínica psiquiátrica. Barueri: Manole, 2011. 1:4-21.
18. Brasil. Lei n. 10.216, de 6 de abril de 2001. Dispõe sobre a proteção e os direitos das pessoas portadoras de transtornos mentais e redireciona o modelo assistencial em saúde mental. In: Legislação em saúde mental, 1990-2002. 3ª ed. Brasília: Ministério da Saúde, 2002. p. 15-18.
19. Bertolote JM. Legislação relativa à saúde mental: revisão de algumas experiências internacionais. Rev Saúde Pública. 1995;29(2):152-6.
20. Brasil. Ministério da Saúde, Conselho Nacional de Saúde. Resolução n. 466, de 12 de dezembro de 2012, trata de pesquisas em seres humanos e atualiza a Resolução n. 196/96. Publicada no Diário Oficial de 13/6/2013. Brasília, DF. Substitui a anterior, Resolução n. 196/96. Disponível em: http//www.conselho.saude.gov.br/ resolucoes;2012/ Reso466.pdf. Acesso em nov 2015.
21. Masson C. Código Penal comentado. 2ª ed. Rio de Janeiro: Método; São Paulo: Forense; 2014.
22. Fukuda IMK, Stefanelli MC, Oguisso T. Normas nacionais e internacionais de saúde mental – enfermagem forense. In: Oguisso T, Freitas GF (orgs.). Legislação de enfermagem e saúde: histórico e atualidades. Barueri: Manole. 2015;12:280-312.
23. Oguisso T. Dimensões ético-legais na assistência de enfermagem em saúde mental e psiquiátrica. In: Stefanelli MC, Fukuda IMK, Arantes EC (orgs.). Enfermagem psiquiátrica em suas dimensões assistenciais. Barueri: Manole. 2008;5:56-79.
24. Oguisso T, Stefanelli MC, Freitas GF. Interfaces entre saúde mental, psiquiatria, direito e enfermagem. In: Rigonatti SP, Andrade MLC (orgs.). Psiquiatria forense e cultura. São Paulo: Vetor; 2009;11:179-214.
25. Clement P, Sekula LK. Toward advancement and evolution of forensic nursing: the interfaces and interplay of research, theories and practice. J Forensic Nur. 2005;1(1):35-6.

26. Coram JW. Psychiatric forensic nursing. In: Vaccarolis EM, Carson VB, Shoemaker NC. Foundations of psychiatric mental health nursing: a clinical approach. St Louis: Saunders/Elsevier; 2006. p. 623-31.
27. Silva KB, Silva RC. Enfermagem forense: uma especialidade a conhecer. Cogitare Enferm. 2009;14(3):564-8.
28. Telles LEB. Características sociodemográficas, patológicas y delictivas de reos sometidos a examen de responsabilidad penal, em El Instituto Psiquiátrico Forense. Dissertação [mestrado]. Argentina: Universidad Nacional de La Plata; 2004.
29. Conselho Federal de Enfermagem. Resolução n. 389, de 18 de outubro de 2011, reconhece a enfermagem forense como especialidade da enfermagem. Disponível em: http//www. portaldocofen.com.br/content/uploads/2012/03/resolucao_389_2011.pdf. Acesso em 30 nov 2015.
30. Rose DN. Respect for patient autonomy in forensic psychiatric nursing. J Forensic Nurs. 2005;1(1):23-7.
31. Conselho Regional de Enfermagem de Sergipe. Abertura do curso de enfermagem forense. Disponível em: http//www.portalcofen.gov.br/abertura-do-curso-de-enfermagem-forense-contou-com-presenca-do-coren.5763.html. Acesso em 30 nov 2015.
32. Rodrigues S. Direito civil 4: responsabilidade civil. 20ª ed. São Paulo: Saraiva; 2007.
33. Brasil. Lei n. 10.406, de 10 de janeiro de 2002. Institui o Código Civil. Saraiva: São Paulo; 2002.
34. Oguisso T. Novo Código Civil: seu impacto nas ações de enfermagem. Rev. de pesquisa: cuidado é fundamental. Rio de Janeiro. 2003;7(1/2):61-76.
35. Noronha EM. Direito penal, parte geral. 39.ed. São Paulo: Saraiva; 2004.
36. Conselho Federal de Medicina. Resolução CFM n. 1.246, de 8-1-1988. Código de ética médica. In:Direitos e obrigações dos médicos. São Paulo: LTr; 1998. p. 52-67.
37. Brasil. Lei das contravenções penais. Decreto n. 3.688, de 3-10-1941. Novo Código Penal. 23ª ed. São Paulo: Saraiva; 1985.
38. Brasil. Código Penal, 1940. Novo Código Penal: Decreto-lei n. 2.848, de 7-12-1940, atualizado pela Lei n. 7.209, de 11-7-1984. 23ª ed. São Paulo: Saraiva; 1985.
39. Dickinson T, Wright KM. Stress and burnout in forensic mental health nursing. BR Journal Nursing. 2008; 17(2):82-87.
40. Brasil. Constituição, 1988. Constituição da República Federativa do Brasil, 1988. 2ª ed. São Paulo: Saraiva; 1989.
41. Brasil. Lei n. 5.905, de 12 de julho de 1973. Dispõe sobre a criação dos Conselhos Federal e Regionais de Enfermagem e dá outras providências. Diário Oficial. Brasília, 18 de julho de 1973. Seção 1.
42. Brasil. Lei n. 7.498, de 25 de junho de 1986. Dispõe sobre a regulamentação do exercício da enfermagem e dá outras providências. In: Principais legislações para o exercício da enfermagem. São Paulo: Conselho Regional de Enfermagem; 2007. p. 15-19.
43. Brasil. Decreto n. 94.406, de 8-6-1987. Regulamenta a Lei n. 7.498/86, que dispõe sobre o exercício da enfermagem e dá outras providências. In: Principais legislações para o exercício da enfermagem. São Paulo: Conselho Regional de Enfermagem; 2007. p. 11-14.
44. Conselho Federal de Enfermagem. Resolução n. 311, de 8 de fevereiro de 2007. Aprova a reformulação do Código de Ética dos Profissionais de Enfermagem. In: Principais legislações para o exercício da enfermagem. Conselho Regional de Enfermagem de São Paulo; 2007. p. 21-33.
45. Brasil. Decreto n. 50.387, de 28 de março de 1961. Regulamenta o exercício da enfermagem e suas funções auxiliares no território nacional. In: Enfermagem: legislação e assuntos correlatos. 3ª ed. v. II. Rio de Janeiro: Ministério da Saúde, Fundação Serviços de Saúde Pública; 1974. p. 217-222.
46. Ennis BJ, Emory RD. The rights of mental health patients. New York: Avon; 1978. p. 22.
47. Townsend MC. Enfermagem psiquiátrica – conceitos de cuidados. Rio de Janeiro: Guanabara-Koogan; 2002. Cap. 40, p. 738-51.
48. Stuart GW, Laraia MT. Enfermagem psiquiátrica. 4ª ed. Rio de Janeiro: Reichmann & Affonso; 2002.

3

Evolução histórica da enfermagem em saúde mental e psiquiátrica

Evalda Cançado Arantes
Maguida Costa Stefanelli
Ilza Marlene Kuae Fukuda

PONTOS A APRENDER

1. Descrever dados da evolução histórica da enfermagem em saúde mental e psiquiátrica.
2. Situar a enfermagem em saúde mental e psiquiátrica em diferentes épocas.
3. Identificar a complementaridade dos serviços do *continuum* da assistência na área da saúde mental.

PALAVRAS-CHAVE

Enfermagem em saúde mental, enfermagem psiquiátrica, história, evolução.

ESTRUTURA DOS TÓPICOS

Antes de Florence Nightingale até 1880. Criação das escolas de enfermagem (1880-1930). Influências mundiais, leis e escolas (1930-1960). Da modernidade à contemporaneidade. Década do cérebro (1990). Movimento que redireciona o modelo assistencial em saúde mental. *Continuum* da assistência em saúde mental. Considerações finais. Propostas para estudo. Referências bibliográficas.

A evolução da enfermagem em saúde mental e psiquiátrica será apresentada por épocas, de acordo com as mudanças que a marcaram, desde seus primórdios até a atualidade.

ANTES DE FLORENCE NIGHTINGALE ATÉ 1880

A assistência de enfermagem psiquiátrica anterior à decada de 1860 era prestada às pessoas com doença mental por membros da família, vizinhos, escravos e, posteriormente, por empregados domésticos, membros de ordens religiosas ou de sociedades humanitárias, pacientes convalescentes e prisioneiros. Sob o ponto de vista daqueles que cuidavam, o atendimento de doentes mentais não passava de uma tarefa a mais, uma sobrecarga ou um objetivo secundário – mesmo entre os membros de ordens religiosas que tinham como principal preocupação o bem-estar espiritual.

Até o final dessa época, o cuidado era apenas custodial (cuidados físicos, proteção) e havia poucos tratamentos disponíveis. O cuidado "moral" ou mais humanitário, que surgiu após os princípios de Philippe Pinel, na França, e de Tuke, na Inglaterra, estava em declínio e era puramente baseado nos princípios sanitários.[1,2]

Em 1860, Florence Nightingale criou a primeira escola de enfermagem, na Inglaterra, após voltar da Guerra da Crimeia, onde trabalhara com mulheres sem treinamento no cuidado aos soldados.[3,4]

A ênfase era dada ao ambiente saudável. Resumidamente, a atividade do enfermeiro era descrita em relação à manutenção das condições ambientais e de higiene adequadas, à tranquilidade e à cordialidade na assistência ao cliente. Esses cuidados tiveram influência marcante no desenvolvimento da escola de enfermagem fundada por Florence Nightingale, considerada o marco da enfermagem moderna.[4] Em seu livro, já se percebia a preocupação com a observação das manifestações de comportamento do paciente e a importância dada à comunicação com ele, embora não estivesse diretamente relacionada à saúde mental.[5]

Destacou-se, nesse período, Dorothea Dix, por deixar sua atividade no ensino público, sendo fiel às suas crenças e dedicar-se, por três décadas, à luta pela redução da superlotação dos hospitais, por mais médicos e auxiliares no atendimento dos doentes mentais e por um cuidado mais terapêutico e humanizado. Com o aumento de doentes mentais, os hospitais ficaram superlotados, e o cuidado preconizado por ela voltou-se para o custodial – aspectos físicos e de proteção.[3,4]

CRIAÇÃO DAS ESCOLAS DE ENFERMAGEM (1880-1930)

A enfermagem psiquiátrica era praticamente inexistente até 1881.[6] Linda Richards foi considerada a primeira enfermeira psiquiátrica dos Estados Unidos, em virtude de sua atuação na assistência psiquiátrica. Em 1882, ela fundou sua Escola de Enfermagem Psiquiátrica, no McLean Asylum, em Warverly, Massachusetts.[4,7]

A partir de 1882, Linda Richards preocupou-se em desenvolver programas educacionais e organizar serviços de enfermagem em hospitais psiquiátricos, oferecendo também treinamento e orientação em manicômios psiquiátricos. Sua principal contribuição, entretanto, foi sua capacidade de avaliar as necessidades físicas e emocionais do paciente de forma conjunta (ou integrada) as quais, até então, eram vistas separadamente. Esse fato teve seus reflexos também no ensino da enfermagem antes restrito a hospitais gerais ou psiquiátricos. Sendo assim, os conteúdos e disciplinas de enfermagem psiquiátrica começaram a ser implementados nas escolas de enfermagem.[3,4]

No fim do século XIX, o enfermeiro psiquiátrico executava ou assistia o médico nos procedimentos psiquiátricos diários. A atenção era voltada apenas para as necessidades físicas. Administravam-se drogas sedativas como uísque, clorofórmio, paraldeído; utilizavam-se banhos contínuos com imersão em enormes banheiras, duchas frias ou quentes, chuveiros e envoltórios úmidos; havia métodos para induzir a alimentação do paciente, entre outras práticas. Psicologicamente, existia apenas cordialidade e tolerância.[2,7]

Foi criada em 1890, no Brasil, a Escola Profissional de Enfermeiros e Enfermeiras (hoje Escola de Enfermagem Alfredo Pinto, estabelecida dentro de um hospital psiquiátrico do Rio de Janeiro, conforme decreto federal) sob a influência da enfermagem francesa. O enfermeiro psiquiátrico desempenhava um papel custodial, executando apenas o que era prescrito pelo médico. O treinamento não incluía conhecimentos suficientes sobre psiquiatria e psicologia.[8]

No fim desse período, nos Estados Unidos, as enfermeiras de saúde mental começaram a ser treinadas e introduzidas em unidades de saúde mental.[6] A enfermagem psiquiátrica foi introduzida no currículo de enfermagem a partir de 1913, em Boston, com a regulamentação do ensino de enfermagem psiquiátrica naquele país.

Tal fato teve seus reflexos no currículo daquela que foi considerada a primeira escola de enfermagem no Brasil, a Escola de Enfermagem Anna Nery, fundada em 1923, sob a influência e a participação de enfermeiras norte-americanas. Dentre as disciplinas do curso, constava a "arte de enfermagem em doenças nervosas e mentais".[9] As fundadoras da Escola de Enfermagem Anna Nery não consideraram a Escola Profissional de Enfermeiros e Enfermeiras, já mencionada, como referência.[8] Isso pode ter ocorrido porque a Escola Profissional de Enfermeiros e Enfermeiras foi criada com o apoio de enfermeiras europeias; no Reino Unido e em países sob sua influência, a enfermagem em saúde mental não fazia parte dos cursos de graduação em enfermagem. Era considerada uma profissão distinta da de enfermagem. Apenas na década de 1990, a enfermagem psiquiátrica foi incorporada aos cursos de enfermagem e passou a ser vista como um ramo ou especialidade.[9]

Em 1920, Harriet Bailey publicou o primeiro livro de enfermagem psiquiátrica, destacando-se a importância do enfermeiro ter conhecimento sobre doenças mentais e de haver ensino sobre saúde psiquiátrica nas escolas, conclamando o enfermeiro para o cuidado integral do paciente.[4]

INFLUÊNCIAS MUNDIAIS, LEIS E ESCOLAS (1930-1960)

Na enfermagem norte-americana, a real importância do conhecimento em enfermagem psiquiátrica para a enfermagem só foi dada em 1930. O National League of Nurses recomendou, em 1937, que o ensino de enfermagem psiquiátrica fosse incluído no currículo básico de enfermagem.[4] Houve aumento de 50% dos programas de graduação que incluíam conteúdos de enfermagem psiquiátrica. Começou, então, a haver maior interesse por essa área.[2,4]

Na época, alguns fatores de âmbito mundial tiveram influência decisiva no desenvolvimento da enfermagem psiquiátrica.[7,10] São eles:

- Surgimento da somatoterapia – eletroconvulsoterapia, insulinoterapia e psicocirurgia (década de 1930).
- Segunda Guerra Mundial (1939-1945).
- Advento das drogas psicotrópicas (1952).
- Implantação de comunidades terapêuticas (1953).

A somatoterapia não levava os clientes à compreensão de seu estado, mas os tornava mais suscetíveis à psicoterapia. Os que não respondiam a esse tipo de tratamento exigiam outro método. Os enfermeiros começaram, então, embora sem sistematização adequada, a adotar alguma espécie de tratamento psicológico.[1-2]

Após a Segunda Guerra Mundial, um grande número de ex-combatentes com problemas psiquiátricos necessitou de assistência específica e o número de internações exigia quantidade maior de enfermeiros psiquiátricos.

A aprovação da *National Mental Health Act*, em 1946, com ênfase em serviços de saúde mental comunitários, exigiu e promoveu recursos para a formação de psiquiatras, enfermeiros psiquiátricos, psicólogos, assistentes sociais, além de mais pesquisas na área de psiquiatria e do desenvolvimento de programas de saúde mental. Surgiu, assim, o estímulo para a enfermagem psiquiátrica como especialidade.[3,4,6]

Começaram a aparecer, nos Estados Unidos, programas de cursos de graduação e pós-graduação em nível de especialização e mestrado em enfermagem psiquiátrica, bem como tentativas mais concretas de definir o papel e as funções do enfermeiro psiquiátrico. O primeiro programa de pós-graduação em enfermagem psiquiátrica foi criado por Peplau, entre 1949 e 1950, no Teachers College, Universidade de Columbia. Peplau foi para Rutgers, em 1954, onde desenvolveu e dirigiu o programa de pós-graduação em enfermagem psiquiátrica por 20 anos.[11] Em 1960, a pós-graduação em enfermagem nos Estados Unidos já estava consolidada.[12] O interesse pela área tornou-se crescente e houve a necessidade de exigir uma definição melhor do papel do enfermeiro psiquiátrico. Em 1962, Peplau redefiniu esse papel, denominando-o *counseling* (interações interpessoais), sendo o fulcro da enfermagem psiquiátrica e passando a considerar os outros como subpapéis.[13]

Em 1963, foi aprovada nos Estados Unidos a lei que criou os centros comunitários de saúde mental, criando maior enfoque para o tratamento na comunidade e para a capacitação de profissionais para atuarem em equipe interdisciplinar. A disciplina "enfermagem psiquiátrica" passou a ser denominada "enfermagem psiquiátrica e saúde mental".[7]

No Brasil, foi aprovada em 1949 a Lei n. 775, sobre o ensino de enfermagem no país.[14] Essa lei exigia que o cargo de diretor de escola de enfermagem só poderia ser exercido por enfermeiro diplomado e incluía no rol das disciplinas a "enfermagem em clínica neurológica e psiquiátrica". No final dos anos 1950, a situação da assistência psiquiátrica no Brasil era caótica: havia deficiência de profissionais, tanto quantitativa quanto qualitativamente, superlotação das instituições hospitalares, entre outros problemas. A assistência psiquiátrica no Brasil não acompanhou os progressos ocorridos na Europa e nos Estados Unidos e, em meados da década de 1960, houve uma tendência à privatização da assistência psiquiátrica do serviço.

Com o Parecer n. 271, de 10/12/1962, do Conselho Federal de Educação, fixou-se o currículo mínimo para os cursos de enfermagem. Esse fato fez com que, a partir de 1962, no Brasil, os currículos de graduação em enfermagem fossem reformulados.[15] Na disciplina "enfermagem psiquiátrica" passou-se a considerar tanto o ensino teórico, como o prático, estimulando sua criação e expansão como especialidade. Houve, então, o incremento de cursos de especialização, inclusive na área de enfermagem psiquiátrica e, nas décadas seguintes, de mestrado e doutorado.

DA MODERNIDADE À CONTEMPORANEIDADE

Psiquiatria social

Na década de 1970, foram desenvolvidos ensaios de psiquiatria social. No Brasil, começou a haver movimentos em prol da chamada reforma psiquiátrica, que ganhou força com a realização da I Conferência Nacional de Saúde Mental, em 1987, na qual foram discutidos o modelo de assistência psiquiátrica centrada no modelo hospitalar e as perspectivas de redirecionamento para a assistência em recursos oferecidos na comunidade.[16]

A segunda conferência foi realizada em 1992 e houve representação de profissionais de diversas áreas da saúde, de pacientes e de seus familiares.[17] Foi amplamente discutido o esboço de um novo modelo assistencial, com a intenção de manter as pessoas com transtorno mental na comunidade, respeitando-as como cidadãos.

DÉCADA DO CÉREBRO (1990)

Na década de 1990, considerada a década do cérebro, surgiram descobertas em diferentes campos, como genética, neuroimagem, neurofisiologia, psicofarmacologia, psicoimunologia, entre outros. Esses estudos abriram perspectivas promissoras para a etiologia dos transtornos mentais, do diagnóstico e tratamento das pessoas com transtornos mentais[18,19] (ver o Capítulo 7).

MOVIMENTO QUE REDIRECIONA O MODELO ASSISTENCIAL EM SAÚDE MENTAL

As duas conferências de saúde mental já mencionadas tiveram grande influência na aprovação da Lei n. 10.126, de 6/4/2001, "que dispõe sobre a proteção e os direitos das pessoas portadoras de transtornos mentais e redireciona o modelo assistencial em saúde mental".[20] A partir dessa lei, vários atos normativos foram baixados, dando origem a diversos serviços de saúde mental, como ambulatórios de saúde mental isolados, Centros de Atenção Psicossocial (CAPS), emergência psiquiátrica em hospital geral, unidade psiquiátrica em hospital geral, hospital-dia, entre outros, e desenvolveu-se mais o processo de desinstitucionalização.

De 11 a 13 de dezembro de 2001, foi realizada a III Conferência Nacional de Saúde Mental, denominada "Cuidar sim, excluir não".[21] Na ocasião, a saúde foi reforçada como direito do cidadão e dever do Estado, citando a responsabilidade do governo, em seus três desdobramentos, em relação às políticas de saúde mental consoantes com os princípios do Sistema Único de Saúde (SUS) – ação integral, acesso universal e gratuito, equidade, participação e controle social. Foi dada ênfase à rede de atenção integral em saúde mental, à inclusão social, à desmistificação, ressaltando a importância do aprendizado pela comunidade para conviver com a diferença, sendo destacada a integração das políticas sociais. As discussões foram centradas na reorientação do modelo assistencial e de recursos humanos, no financiamento da acessibilidade e nos direitos e deveres.

O programa de desinstitucionalização feito com a devida adequação beneficia o paciente que ainda tem família. No entanto, não se pode esquecer que tanto a família quanto a comunidade também precisam ser assistidas para que possam cuidar e assumir seu familiar, respeitando-o como pessoa com direitos e deveres, dentro de suas possibilidades.

Deve-se ter um plano efetivo de seguimento de ambos – paciente e família –, caso contrário haverá pessoas com transtornos mentais abandonadas, vagando a esmo ou indo parar em prisões. Os que não têm mais família ou quando esta tem endereço ignorado possuem o direito de ser protegidos com humanidade em locais adequados para esse fim.

CONTINUUM DA ASSISTÊNCIA EM SAÚDE MENTAL

Essas mudanças nos campos biológico, social e político levaram os envolvidos na área a repensarem constantemente sobre a assistência em saúde mental e psiquiatria. Tornou-se necessário um esforço rumo a um trabalho interdisciplinar com respeito à complementaridade entre as diversas formas de promover, manter e recuperar a saúde mental, bem como a integração ou reintegração dos clientes na sociedade. Isso requer o entrosamento entre os diversos tipos de serviços criados para o atendimento nos diferentes níveis de assistência, pois cada pessoa manifesta a necessidade de assistência em um desses níveis, segundo sua singularidade, necessitando desde uma simples orientação em saúde mental até o tratamento do transtorno mental e a reintegração social. Esse fato exige observação e monitoração constantes, que só podem ser oferecidas em centros especializados. Isso exige um serviço contínuo de transferência e contratransferência de dados para tornar possível o *continuum* da enfermagem em psiquiatria.

A representação do *continuum* da assistência em saúde mental foi esquematizada na Figura 3.1.

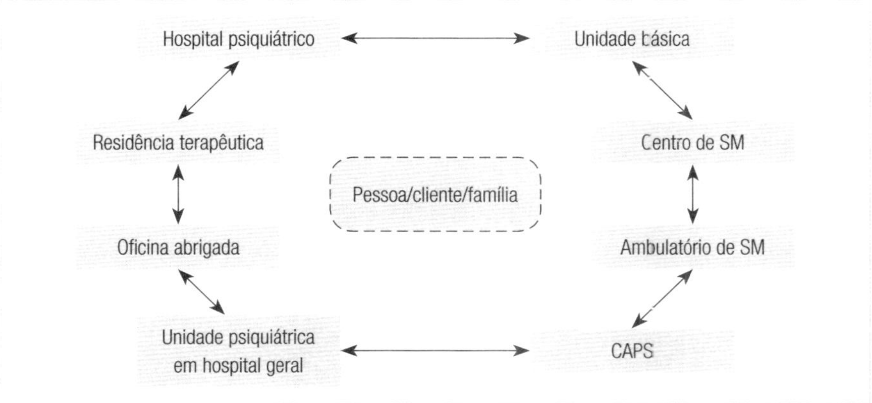

Figura 3.1. *Continuum* da assistência psiquiátrica e em saúde mental. CAPS: Centro de Atenção Psicossocial; SM: saúde mental.

CONSIDERAÇÕES FINAIS

Considerando os diferentes paradigmas para a assistência em saúde mental e psiquiátrica, há de se agregar esforços, consideração e respeito aos cidadãos envolvidos nessa área em prol do bem comum. Um serviço não exclui o outro. É hora de união e luta por assistência competente, humanista e que satisfaça a quem dela precisa. Tem-se de exigir de todos os serviços a qualidade na assistência ao cliente, o que inclui também o respeito aos aspectos ético-legais da profissão.

PROPOSTAS PARA ESTUDO

1. Visite dois ou três tipos de serviço de atendimento à saúde mental.
2. Interaja com clientes e familiares, procurando saber se eles conhecem os recursos da comunidade.
3. Tente identificar por que a família procurou o serviço e como ela percebe o seu atendimento.
4. Discuta o assunto, em grupo, com seus colegas e supervisores ou docentes.

REFERÊNCIAS BIBLIOGRÁFICAS

1. Kalkman M, Davis AJ. New directions in mental-health-pychiatric nursing. New York: McGraw Hill; 1980.
2. Wilson HS, Kneisl CR. Psychiatric nursing. Menlo Park: Adisson-Wesley; 1979.
3. Townsend MC. Desenvolvimento de relações. Enfermagem psiquiátrica – conceitos de cuidados. Rio de Janeiro: Guanabara Koogan; 2002. p. 73-82.
4. Varcarolis EM, Carson VB, Shoemaker NC. Foundations of psychiatric mental health nursing. 5th ed. Historic synopsis of psychiatric mental health. Appendix B. Philadelphia: WB Saunders; 2006. p. 777-9.
5. Nightingale F. Notes on nursing. 2nd ed. Philadelphia: Lippincott; 1946.
6. Peplau HE. Interpersonal relations in nursing. New York: G. P. Putnam'Sons; 1952.
7. Stuart GW. Papéis e funções dos enfermeiros psiquiátricos: cuidado competente. In: Stuart GW, Laraia MT. Enfermagem psiquiátrica. 6. ed. Porto Alegre: Artmed; 2001. p. 31-45.
8. Moreira A, Oguisso T. Profissionalização da enfermagem brasileira. Rio de Janeiro: Guanabara Koogan; 2005.
9. Oguisso T, Schmidt MJ. O exercício da enfermagem: uma abordagem ético-legal. 2. ed. Rio de Janeiro: Guanabara Koogan; 2007. p. 141-9.
10. Hedlund NL, Jeffrey FB Overview of psychiatric nursing. In: Rawlins William Beck. Mental health-psychiatric nursing: a holistic life-cicle approach. 3. ed. Saint Louis: Mosby; 1993. p. 2-16.
11. Brophi GH, Carey ET, Noll J, Rasmussen L, Searcy B, Stark NL. Hildegard E. Peplau – psychodynamic nursing. In: Marriner-Tomey A. Nursing theorists and their works. 3rd ed. Saint Louis: Mosby, p. 325-40.
12. Peplau HE. Principles of psychiatric nursing. In: Arieti S. American handbook of psychiatry. v. 2. New York: Basic Book; 1959. p. 1840-56.

13. Peplau HE. Interpersonal techniques: the crux of psychiatric nursing. Am J Nurs. 1962;62(6):50-4.
14. Brasil. Lei n. 775, de 6 de agosto de 1949. Dispõe sobre o ensino de enfermagem no país e dá outras providências. In: Ministério da Saúde. Fundação Serviços de Saúde Pública. Enfermagem, legislação e assuntos correlatos. 3. ed., v. I. Rio de Janeiro, 1974. p. 154-7.
15. Brasil. Conselho Federal de Educação. Parecer n. 271/62. Fixa o currículo mínimo para os cursos de enfermagem. Brasília: Documenta, n. 10, dez. 1962.
16. Relatório Final da I Conferência Nacional de Saúde Mental. Rio de Janeiro, 1994. Ministério da Saúde. Secretaria de Assistência à Saúde. Departamento de Assistência e Promoção à Saúde. Coordenação de Saúde Mental.
17. Relatório Final da II Conferência Nacional de Saúde Mental, 1992. Ministério da Saúde. Secretaria de Assistência à Saúde. Departamento de Assistência e Promoção à Saúde. Coordenação de Saúde Mental.
18. Kaplan HI, Sadock BJ, Grebb JA. Compêndio de psiquiatria: ciências do comportamento e psiquiatria clínica. 7. ed. Porto Alegre: Artes Médicas; 2003. p. 95-157.
19. Raynor J. Biological basis for undertanding psychotropic drugs. In: Varcarolis EM, Carson VB, Shoemaker NC. Foundations of psychiatric mental health nursing. 3th ed. Philadelphia: WB Saunders; 1998. p. 34-62.
20. Brasil. Lei n. 10.216, de 6 de abril de 2001. Dispõe sobre a proteção e os direitos das pessoas portadoras de transtornos mentais e redireciona o modelo assistencial em saúde mental. Brasília (DF): Diário Oficial da União, 9 de abril de 2001, n. 69-E.
21. Brasil. Ministério da Saúde. Sistema Único de Saúde. Conselho Nacional de Saúde. Comissão Organizadora da III CNSM. Relatório final da III Conferência Nacional de Saúde Mental, 11 a 15 de dezembro de 2001. Brasília, 2002.

4

Papel do enfermeiro na enfermagem em saúde mental e psiquiátrica

Maguida Costa Stefanelli
Evalda Cançado Arantes
Ilza Marlene Kuae Fukuda

PONTOS A APRENDER

1. Descrever a evolução do papel do enfermeiro na enfermagem em saúde mental e psiquiátrica.
2. Discutir os fatores que exercem influência na definição do papel do enfermeiro.
3. Refletir sobre os desafios atuais e futuros no papel do enfermeiro na enfermagem em saúde mental e psiquiátrica.

PALAVRAS-CHAVE

Enfermagem em saúde mental, enfermagem psiquiátrica, papel do enfermeiro, legislação.

ESTRUTURA DOS TÓPICOS

Introdução. Fatores que afetam o desempenho do enfermeiro. Qualificação profissional. Legislação. Funções que compõem o papel do enfermeiro. Prevenção primária. Prevenção secundária. Prevenção terciária e reabillitação social. Considerações finais. Propostas para estudo. Referências bibliográficas.

INTRODUÇÃO

O papel do enfermeiro na enfermagem em saúde mental e psiquiátrica apresentou evolução lenta pois, até 1946, era totalmente voltado para o cuidado relacionado às terapias somáticas existentes e para a satisfação de necessidades elementares. Passou a receber mais atenção, com a aprovação da Lei Nacional de Saúde Mental nos Estados Unidos,[1] em 1947, na qual destacou-se como função do enfermeiro o que foi denominado "atitude terapêutica", ou seja, o uso de condutas que contribuiriam para a recuperação do cliente,[2] e isso se tornou a preocupação central do enfermeiro.

Os subsídios destinados ao preparo de enfermeiros na assistência em saúde mental e psiquiátrica propiciaram meios para o estudo das relações enfermeiro-cliente, sendo considerada mudança mais significativa no ensino a mudança da aprendizagem teórica para a aprendizagem com a experiência. Surgiram funções mais independentes para o enfermeiro – ele deveria desempenhar tarefas psicoterapêuticas e conhecer conceitos relacionados ao conhecimento de si próprio e do cliente. O enfoque do cuidado não era mais trabalhar para o cliente, mas junto dele. Peplau foi a principal representante desse movimento.[3]

Em 1951, os psiquiatras ressaltaram a escassez de enfermeiros psiquiátricos qualificados, a má qualidade da enfermagem psiquiátrica nas unidades e nos hospitais psiquiátricos e o uso apenas parcial da capacidade do enfermeiro.[2] Foram destacadas como funções e responsabilidades do enfermeiro a decisão sobre a política de enfermagem e o treinamento da equipe de auxiliares, de acordo com os padrões profissionais.[2,4,5] Além da participação em somatoterapias, foram incluídas as atividades comunitárias e psicoterápicas, pois, de alguma forma o enfermeiro já desempenhava algum tipo de terapia no contato diário com o cliente. O enfermeiro devia participar dos programas de saúde mental da comunidade, fazer pesquisas sobre a prática preventiva e ajudar na orientação do público sobre saúde.[2,4,6]

O advento das drogas psicotrópicas e a implantação da comunidade terapêutica no Reino Unido, por Maxwell Jones, no início da década de 1950, determinaram várias tentativas de redefinir as funções do enfermeiro na saúde mental e psiquiátrica.[1,4] Na Escócia, Maxwell Jones desenvolveu a comunidade terapêutica, que passou a considerar não apenas os profissionais como responsáveis pelo tratamento do doente mental, mas também o próprio paciente. Ele publicou um livro a respeito, no qual enfatizou a importância da contribuição do enfermeiro para a implantação da comunidade terapêutica.[7] A partir desse fato, a atitude em relação ao cliente passou a ser mais compreensiva e voltada para a saúde mental.[8]

O livro foi a base para o desenvolvimento da comunidade terapêutica e do ambiente terapêutico nos Estados Unidos, dando início aos estudos sobre a evolução do papel do enfermeiro nesse tipo de tratamento.[1]

Em 1952, Peplau lançou as bases para a atuação do enfermeiro em saúde mental e psiquiátrica fundamentada nas relações interpessoais, ou seja, na enfermagem como processo interpessoal, sem descuidar da integralidade do ser humano. Ele descreveu o papel do enfermeiro, as fases e os métodos para o estudo da enfermagem como processo interpessoal.[9] Só em 1952 Peplau lançou seu livro, que estava pronto para ser publicado desde 1948. O atraso ocorreu porque, na época, era raro um enfermeiro publicar livros como único autor. Paralelamente, Tudor, que trabalhou com uma equipe multiprofissional, publicou um artigo sobre a relação enfermeiro-cliente, mais voltado para o cuidado incondicional, com poucas exigências em relação ao cliente e com foco na antecipação das suas necessidades.[2,10]

O papel do enfermeiro na área em foco, suas funções ou "subpapéis", como denominados e reavaliados por Peplau, têm sido descritos e divulgados na literatura de enfermagem em saúde mental e psiquiátrica, e na geral, em eventos de inúmeros países, como Estados Unidos, Canadá, México, Inglaterra, Espanha e vários países da América do Sul e do continente africano. O conhecimento produzido por Peplau tem sido utilizado até hoje em diversos países.[11] Atualmente, tanto na literatura brasileira como na de outros países, pode-se verificar interesse pela teoria de Peplau, não só na enfermagem psiquiátrica como na geral, em várias situações que abrangem também o cuidado comunitário, sempre com vistas à independência e à autonomia do cliente.[12-15]

Apesar de vários estudiosos de enfermagem terem tentado definir e esclarecer as funções e as atividades do enfermeiro na enfermagem em saúde mental e psiquiátrica, como Mellow,[16] foi o trabalho de Peplau que teve influência decisiva na definição do papel e das funções do enfermeiro.

Em 1962, Peplau redefiniu o papel do enfermeiro e colocou o de "conselheiro", que é também chamado de "terapeuta", como o centro da enfermagem psiquiátrica, sem desprezar as outras funções do papel, como as de figura significativa, técnica, educadora, gerencial e de agente socializador. Ressaltou que, em alguns momentos, há hipertrofia de uma ou outra função, de acordo com as necessidades do cliente, mas que elas devem ser desempenhadas como um todo harmônico, considerando que a função psicoterapêutica – relações ou relacionamento interpessoal – está sempre presente e é o ponto crucial da enfermagem psiquiátrica.[17]

Em 1963, em decorrência da Lei de Saúde Mental Comunitária criada nos Estados Unidos, foram gerados os centros comunitários de saúde mental, valorizando o tratamento do cliente na comunidade e evitando ou reduzindo a internação. Começou-se a dar ênfase ao trabalho multidisciplinar, que persiste até hoje, mesclado com interdisciplinaridade.[18]

Em 1978, Peplau descreveu as ações que compõem o papel do enfermeiro graduado atuando na assistência psiquiátrica e as do enfermeiro especialista na enfermagem em saúde mental e psiquiátrica.[19]

As intervenções de enfermagem em saúde mental e psiquiátrica abrangem amplo domínio, não só de locais de atuação como de clientela, ou seja, no lar, na escola e em serviços que exigem a mais especializada assistência ao ser humano, da pré-concepção ao cuidado pós-morte, cujo ponto crucial são as relações interpessoais desenvolvidas entre cliente, familiares e profissionais da área da saúde. As metas nesse processo interpessoal, em todos os serviços de atendimento de saúde mental e psiquiatria, são:

- Educar o cliente e a família sobre promoção, manutenção e recuperação de comportamento que contribua para o funcionamento integrado deles.
- Contribuir para melhorar suas habilidades de enfrentamento de desafios à saúde mental, sem desconsiderar as outras dimensões da pessoa. O cliente é sempre visto como pessoa, família ou comunidade, com seus direitos e deveres em relação à saúde.

A consecução dessas metas só é possível por meio de trabalho conjunto com o cliente e seus familiares. É indispensável desenvolver com eles a terapia do cotidiano da enfermagem, que tem como competência básica o desenvolvimento de interações interpessoais terapêuticas e adequadas para ajudá-los a encontrar as possíveis soluções para seus problemas do aqui e agora ou do cotidiano. Essa terapia deve ser congruente com os recursos que eles dispõem como pessoas e os existentes na comunidade, com base no seu potencial e em sua capacidade.

De acordo com as concepções de saúde mais recentes, pode-se afirmar que o processo interpessoal é mais dirigido ao modo do cliente de ser e estar no mundo, o que depende do funcionamento harmônico do seu todo, que pode estar mais afetado em uma ou outra área; todas elas, no entanto, merecem atenção. Cabe ao enfermeiro adquirir o conhecimento necessário para o cuidado daqueles com manifestações de comportamento decorrentes de transtornos mentais, a assistência à promoção e à manutenção da saúde mental e o desempenho de seu papel na prevenção secundária para a prevenção de recaídas e recorrências.

A prática da enfermagem vem se modificando em suas ações influenciadas por acontecimentos políticos, econômicos e sociais. No final da década de 1970, iniciou-se um movimento que buscou a melhoria na qualidade de assistência às pessoas com transtorno mental, dando origem ao movimento da reforma psiquiátrica no Brasil.[20]

A Reforma Psiquiátrica, considerada um movimento político e social complexo, teve como marco a sanção da Lei n. 10.216, de 4 de abril de 2001[21], que trata da assistência em saúde mental e dos direitos das pessoas com sofrimento psíquico. Ela tem por objetivo modificar o sistema de tratamento clínico da pessoa com transtorno mental, eliminando gradativamente a internação como forma de exclusão social. A assistência seria prestada por meio de uma rede de serviços territoriais de atenção psicossocial objetivando a integração da pessoa que sofre de transtornos mentais ao convívio familiar e social. A rede de serviços proposta na reforma psiquiátrica inclui Centros de Atenção Psicossocial (CAPS), residências terapêuticas, centros de convivência e cultura assistidas, oficina de geração de renda e cooperativas de trabalho protegido.[22-25]

A desinstitucionalização, uma das vertentes da Reforma Psiquiátrica, não significa apenas substituir o hospital pela utilização de um recurso da comunidade e deixar a pessoa portadora de transtorno mental sob cuidados de quem não está preparado para essa tarefa. Ela envolve questões socioculturais e práticas de assistência realizadas na comunidade.

Assim, o grande desafio para o enfermeiro é prestar assistência aos familiares e às pessoas que convivem com o portador de transtorno mental, preparando-os para promover transformações culturais e atitudinais, uma vez que todos terão de aprender a enfrentar situações de crise e conviver com o portador de transtorno mental, aceitando-o e procurando promover sua reinclusão social.[20,26,27]

Nesse contexto, o enfermeiro psiquiátrico deve ter a capacidade de adequar seu processo de trabalho às necessidades dessa nova demanda, com foco nos cuidados de enfermagem, visando à reabilitação das pessoas com transtorno mental e construindo referenciais teóricos específicos.[20,26-28]

Apresenta-se a seguir o conceito de enfermagem em saúde mental e psiquiátrica, adaptado de diversas fontes.[2,4,17-19,29,30]

> Enfermagem em saúde mental e psiquiátrica é uma especialidade centrada no cuidado à saúde mental da pessoa e de sua família, em todos os níveis de assistência – promoção, manutenção e recuperação, bem como na prevenção secundária e no preparo para a reintegração ou reabilitação social da pessoa, com respeito aos seus direitos e deveres de cidadão.

FATORES QUE AFETAM O DESEMPENHO DO ENFERMEIRO

Entre os fatores que afetam o desenvolvimento do papel do enfermeiro psiquiátrico, deve-se considerar, principalmente, a qualificação profissional, as descobertas científicas, a legislação, a política do local de trabalho, a cultura e a iniciativa da pessoa.[2,4,18,19,30,31] Esses fatores podem afetar o papel de forma isolada ou associada, mas o que não se pode esquecer é que um influencia o outro e ambos dependem de como a doença mental é conceituada no universo das culturas, repercutindo diretamente no desempenho do enfermeiro.

Os conceitos predominantes no conhecimento científico e popular, as descobertas sobre saúde e doença mental, os recursos para a sua promoção e prevenção, o tratamento e a aceitação da doença mental pela comunidade têm influência decisiva no tipo de assistência desenvolvida nos diferentes serviços.

Ao analisar a evolução do panorama mundial nas áreas da saúde mental e psiquiátrica, é possível observar que as principais mudanças ocorridas, algumas comentadas a seguir, estiveram atreladas aos fatores mencionados anteriormente.

QUALIFICAÇÃO PROFISSIONAL

Torna-se necessário que o enfermeiro adquira na graduação o interesse pela área e pela qualificação posterior. Para desempenhar o papel de especialista na enfermagem em saúde mental e psiquiátrica, o enfermeiro deve ter, no mínimo, um curso de especialização na área. Os currículos dos cursos de graduação em enfermagem estão, de forma geral, com o foco mais voltado para os aspectos de promoção e manutenção da saúde mental, porém com carga horária reduzida e, às vezes, permeando o conteúdo de outras disciplinas. Nem sempre o aluno recebe estímulo suficiente para a integração do conhecimento nas diferentes áreas de atuação.

É essencial, portanto, que os currículos dos cursos de graduação deem à enfermagem em saúde mental e psiquiátrica a mesma ênfase dada às outras especialidades. Devem centrar a atenção nos aspectos de promoção e preservação da saúde mental, considerando os vários tipos de serviços existentes, não descuidando das pessoas que têm transtorno mental. Elas são a realidade no mundo atual, haja vista a posição que ocupam nas classificações e nas projeções da Organização Mundial da Saúde[32] sobre a prevalência e a incidência dos transtornos mentais e os anos vividos com incapacitação em decorrência desses transtornos.

Se existem instituições de cardiologia, ortopedia, oncologia, gastroenterologia, por que não haver também uma instituição dedicada ao tratamento de pessoas com transtornos mentais graves, crônicos e com surtos agudos, e com transtornos mentais que exigem tratamento mais prolongado? As pessoas acometidas por transtornos têm direito a assistência competente e humanitária, que as prepare para a reintegração social, pois esses indivíduos não deixaram de ser cidadãos por vivenciarem um transtorno mental.

Centros de assistência, pesquisa e ensino que primam pela qualidade têm de existir. É necessário exigir que essas instituições e todos os serviços voltados para a saúde mental coexistam de forma complementar e estabeleçam intercâmbio, não só do conhecimento produzido, mas dos sucessos e insucessos, para que se possa oferecer uma assistência competente. Alguns hospitais já funcionam como um sistema de cuidado integrado – hospitalização, hospital-dia, ambulatórios, programas de visitas ou seguimento domiciliar, serviço de interconsulta, entre outros.

Os hospitais que priorizam a qualidade têm equipe interdisciplinar integrada por médicos psiquiatras e clínicos, enfermeiros, psicólogos, assistentes sociais, terapeutas ocupacionais, professor de educação física e outros. Alguns têm convênios para oferecer terapias complementares, por exemplo, a equoterapia.

O trabalho interdisciplinar e o *continuum* de serviços de saúde mental, incluindo o hospital, exigem do enfermeiro, principalmente, competência, responsabilidade, criatividade e flexibilidade para manter-se no mesmo patamar dos outros profissionais, em um clima de cooperação e complementaridade, com respeito ao fulcro do papel de cada um. Ele tem de se esmerar no uso de seu conhecimento para criar intervenções que permitam satisfazer as exigências e as necessidades da clientela e do trabalho interdisciplinar, sem perder o cerne de sua profissão.

Trata-se da integração ou da complementaridade competente entre os diferentes serviços de atendimento à população, em seus inúmeros níveis de complexidade, sem radicalismos ideológicos. Os diversos serviços existentes são necessários e não se deve priorizar um ou outro como centro ou porta de entrada.[33] O enfermeiro tem de se capacitar para transitar entre os diferentes serviços e desempenhar seu papel com competência e habilidade, firmando sua atuação pelo conhecimento.

LEGISLAÇÃO

Como apresentado nos capítulos anteriores, pode-se perceber a influência da legislação nas mudanças ocorridas na área da saúde mental e da psiquiatria nos Estados Unidos, em 1946, com a aprovação da Lei Nacional de Saúde Mental,[1] e em 1963, com a Lei de Saúde Mental Comunitária, que refletiram no papel do enfermeiro.

Surgiram mais centros de saúde mental, ambulatórios de saúde mental, oficinas terapêuticas e, entre outros, para facilitar a reintegração do cliente à família e à comunidade. Posteriormente, também surgiram programas educacionais para as famílias e as comunidades, sem desconsiderar os demais serviços existentes,[2-5,18] que continuam existindo como centros de pesquisa, ensino e assistência de qualidade, com exceção daqueles considerados "depósitos de doentes mentais" (manicômios).

A importância da inclusão da enfermagem psiquiátrica nos currículos, já comentada, se fez sentir na qualificação dos enfermeiros para atender o que era exigido na legislação. Houve integração de conhecimento, capacitando os enfermeiros, tanto nos aspectos promocionais da saúde mental, quanto nos diferentes níveis de prevenção da doença e dos efeitos desta, assim como a preocupação com o cuidado e a reinserção do paciente na comunidade.[2,4,18,30]

No Brasil, pode-se perceber os reflexos da legislação nacional na Lei n. 775/1949, com a inclusão da enfermagem psiquiátrica no currículo de enfermagem e a criação dos cursos de especialização em enfermagem psiquiátrica.[34] Com a legislação que definiu efetivamente o currículo mínimo de enfermagem, começaram a surgir os programas de especialização, mestrado e doutorado específicos em diversas universidades brasileiras.[35]

O enfermeiro deve valer-se de seu conhecimento científico no cuidado ao cliente como pessoa, exercendo, assim, a ciência e a arte da enfermagem em saúde mental e psiquiátrica.

FUNÇÕES QUE COMPÕEM O PAPEL DO ENFERMEIRO

Associando a experiência dos autores ao conceito de enfermagem em saúde mental e psiquiátrica apresentado anteriormente, foram elaboradas as funções que compõem o papel do enfermeiro em saúde mental e psiquiátrica, adaptadas e fundamentadas nos mesmos autores utilizados para a construção do conceito de enfermagem em saúde mental e psiquiátrica:[9,18,19,30,36,37] São elas:

- Criar e manter o ambiente terapêutico.
- Atuar como figura significativa.
- Educar cliente e família sobre saúde mental.
- Gerenciar o cuidado.
- Realizar a terapia do cotidiano (relações interpessoais).
- Atuar em equipe interdisciplinar.
- Criar e participar de ações comunitárias voltadas para a saúde mental.
- Participar da elaboração de políticas de saúde mental.

O trabalho do enfermeiro na enfermagem em saúde mental e psiquiátrica envolve parceria com o cliente e a família para atender às múltiplas facetas do transtorno mental. Elas exigem que o enfermeiro assuma o compromisso com o trabalho interdisciplinar e tenha conhecimento suficiente para atuar nos diferentes serviços de saúde mental disponíveis na comunidade, de acordo com cada situação e com as condições das pessoas que necessitam de ajuda. É importante estar sempre alerta à complementaridade entre esses serviços, aos diferentes tipos de tratamento e, também, à especificidade do papel de cada um dos profissionais qualificados que atuam nesses serviços.

Diante disso, percebe-se a exigência da aquisição de competência clínica na enfermagem em saúde mental e psiquiátrica; na educação para a saúde; nos conhecimentos dos parâmetros ético-legais da assistência à pessoa que sofre de transtorno mental; e no domínio do conhecimento sobre gerência da assistência e do cuidado de enfermagem e de serviços de saúde mental, zelando pela defesa do cliente e de sua família em seus respectivos direitos e deveres.

O enfermeiro atua ora para preservar e promover a saúde mental, ora para fazer intervenção em crise quando os recursos habituais das pessoas não são suficientes para resolver a situação nova e estressante. Outras vezes cuida de pessoas com transtornos mentais em diversos níveis – leve a grave, agudos e crônicos.

No desempenho de sua profissão, o enfermeiro se vê envolvido com o cuidado de crianças, adolescentes, adultos e idosos nas inúmeras experiências que vivenciam no curso de sua vida. Com esses vários clientes, ele entra em contato com os serviços de saúde mental existentes na comunidade em que atua, perpassando por unidades básicas de saúde, centros de saúde, ambulatórios gerais e de saúde mental ou de especialidades, CAPS, emergências psiquiátricas, unidades psiquiátricas em hospital geral, hospital-dia, hospital psiquiátrico, residências terapêuticas, oficinas abrigadas, entre outros.

Há o que se poderia denominar *continuum* da assistência, que atende a pessoa em relação à saúde mental e quando ela precisa de intervenção para recuperar-se. A assistência ao cliente deve fluir também em um *continuum* que atenda o cliente de acordo com suas necessidades, as quais determinam a priorização do serviço que deve procurar.

O enfermeiro tem de estar atento à qualidade da assistência oferecida em todos os serviços e zelar para que haja um número suficiente de profissionais adequadamente capacitados em cada serviço.

Os conceitos de prevenção primária, secundária e terciária oferecem a estrutura para discutir as funções e as ações pertinentes a cada uma delas, que compõem o papel do enfermeiro. Eles são apresentados a seguir, com adaptação de alguns autores.[2,4,18,19,28,29]

PREVENÇÃO PRIMÁRIA

A prevenção primária refere-se à população saudável. Inclui promoção e manutenção da saúde e prevenção da doença. A prevenção em psiquiatria, em parte, ainda é um objetivo a ser atingido, pois não se conhece a etiologia de todos os transtornos, mas há uma série de fatores ou condições e vulnerabilidades em que a manifestação de alguns transtornos mentais é mais comum e sobre as quais se pode atuar.

Dentro desse nível de prevenção com o objetivo de diminuir a suscetibilidade de pessoas, famílias e comunidades aos transtornos mentais, contribuindo para tornar todos mais capazes de enfrentar situações conflitantes ou estressantes. Existem atividades relacionadas a diversos níveis de assistência à saúde, como por exemplo:

- Atividades de educação e orientação sobre:
  - Princípios de saúde mental.
  - Melhores condições de vida.
  - Direitos e deveres em relação a si mesmo e aos outros.
  - Crescimento e desenvolvimento normais.
  - Desenvolvimento sexual.
  - Promoção e manutenção da saúde mental.
  - Prevenção de transtornos mentais em hospital geral.
- Ações de identificação e avaliação de:
  - Grupos vulneráveis a agravos à saúde mental (adolescentes, pais jovens, idosos, mães solteiras, entre outros).
  - Fatores de risco.
  - Potencial para enfrentamento de situações estressantes.
  - Atividades de participação em ações comunitárias e política de saúde mental.

Algumas atividades podem ser desenvolvidas pelo enfermeiro de forma isolada ou com participação efetiva em equipe interdisciplinar. Exemplificando, há grupos comunitários de educação em saúde mental; grupos de conscientização sobre a cidadania em escolas de níveis fundamental e médio ou centros de saúde; mudanças no ambiente do serviço de saúde mental ou na comunidade; participação nos sistemas sociais de apoio. Para esses sistemas pode-se contar com os recursos da rede de apoio social de cada comunidade.

PREVENÇÃO SECUNDÁRIA

Envolve o trabalho de detecção precoce e assistência imediata à pessoa em situação de crise ou com transtorno mental. A prevenção secundária abrange as seguintes funções:

- Gerência e avaliação de serviços de enfermagem de saúde mental.
- Criação e manutenção de ambiente terapêutico nos diferentes serviços de saúde mental.

- Criação de unidade nos serviços de saúde mental para atendimento pós-alta do cliente.
- Oferecimento de assistência pós-alta para cliente e família.
- Criação de serviços de interconsulta de enfermagem em saúde mental e psiquiátrica, abrangendo o atendimento de enfermagem às emergências psiquiátricas em hospitais gerais e em unidades de outras especialidades.
- Planejamento e avaliação de unidades psiquiátricas de hospital geral, bem como avaliação do cuidado nelas oferecido.
- Desenvolvimento da terapia do cotidiano (fundamentada nas relações interpessoais enfermeiro-cliente).
- Intervenção em crise.
- Atuação na comunidade e em organizações relacionadas à saúde mental.

Há algumas estratégias de prevenção secundária, nas quais o enfermeiro deve ter participação ativa. Por exemplo, trabalho com grupos da comunidade e familiares de pessoa com transtorno mental; grupo de ajuda mútua voltado para os diferentes transtornos – como os existentes em relação à dependência química –, epilepsia, autismo, transtorno bipolar.

Tem-se, ainda, a criação e o desenvolvimento de programa psicoeducacional aberto –, no qual o enfermeiro pode e deve ter participação ativa, coordenando os encontros do programa, encaminhando participantes, fazendo palestras, orientando sobre o cuidado no domicílio e demais atividades. O programa pode ser considerado estratégia ou terapia complementar e interdisciplinar que possibilita o trabalho em parceria com o cliente, a família, os amigos e os profissionais. Essa estratégia propicia elementos e informações para facilitar a convivência ou o manejo da doença, a adesão ao tratamento, o enfrentamento dos desafios que surgem no curso da doença e melhor nível de qualidade de vida.[36-38]

Deve-se estimular a criação de associações de familiares e amigos de pessoas com transtornos mentais existentes na comunidade, pois eles têm papel importante no apoio ao paciente, na prevenção secundária e na reintegração social, com as quais os diferentes serviços devem estabelecer parcerias para um trabalho conjunto.

PREVENÇÃO TERCIÁRIA E REABILITAÇÃO SOCIAL

Envolve a redução de incapacidade, se houver, os mecanismos de enfrentamento de prejuízos em decorrência de transtornos mentais e a reabilitação do cliente. As ações desse nível de assistência são apresentadas a seguir:

- Funções:
  - Encaminhamento para serviços existentes na comunidade, como oficinas abrigadas, residências terapêuticas, grupos de ajuda mútua, programas psicoeducacionais, entre outros.
  - Organização e participação em programas que ajudem na inserção na comunidade.
  - Esclarecimento da população sobre os recursos existentes na comunidade, sua utilização e conscientização de seus direitos e deveres.
  - Promoção e reabilitação social do paciente.

Além dessas atividades, há outras indiretamente desempenhadas pelo enfermeiro (especialista), relacionando os três níveis de prevenção. Entre elas estão: educação continuada e em serviço; gerência de serviços de enfermagem em saúde mental e psiquiátrica; supervisão do pessoal de enfermagem; consulta com colegas; pesquisas na enfermagem em saúde mental e psiquiátrica; participação nas políticas de saúde.

CONSIDERAÇÕES FINAIS

As autoras, ancoradas em sua experiência e corroboradas por estudiosos da área,[2,4,8,9,17-19] apresentam destaques que o enfermeiro deve ter sempre em mente no desempenho de seu papel:

- Criação de mecanismos que tornem o ensino e a orientação para a saúde acessíveis a toda a população interessada – pessoa, família, grupo e comunidade –, nos níveis primário, secundário ou terciário.
- Engajamento no trabalho em equipe interdisciplinar, com respeito mútuo em relação ao fulcro do papel de cada profissional, considerando com coerência a complementaridade entre os diferentes tipos de tratamento e serviços de saúde mental.
- Compromisso com sua qualificação profissional e atualização do conhecimento dos membros da equipe de enfermagem, para que possa trabalhar com maestria e segurança.
- Esforço contínuo para assegurar a excelência da qualidade do próprio desempenho e dos membros da equipe que coordena.
- Promoção do cuidado baseado em evidência e avaliação dos resultados e do impacto de suas atividades.
- Ênfase no desempenho do que constitui o cerne da sua especialidade.
- Habilidade no gerenciamento da saúde mental de pessoas e dos serviços de saúde mental existentes.

- Especialização na enfermagem em saúde mental e psiquiátrica por meio de cursos formais de especialização, residência, mestrado e doutorado.
- Participação em grupos de estudo e pesquisa voltados para as atividades de ensino, pesquisa, extensão e assistência.
- Integração de enfermeiros por unidades de trabalho, segundo sua competência e afinidade.
- Criação de mecanismos de valorização dos enfermeiros, considerando seus esforços de desempenho e engajamento na divulgação do saber na prática, seja de ensino, seja de assistência ou pesquisa.
- Incentivo em intercâmbio científico com enfermeiros internacionais, principalmente de centros mais avançados na enfermagem em saúde mental e psiquiátrica.
- Desenvolvimento de estudos sobre problemas da prática de enfermagem nos diversos níveis de assistência, que permitam o desempenho com competência científica na prática, integrada à empatia, ao envolvimento, ao respeito mútuo e ao gosto pelo que faz. Trabalho contínuo, visando a um cuidado mais humanitário e competente.
- Manutenção da sua saúde mental e da dos demais.
- Participação consciente nas políticas de assistência à saúde mental em todos os níveis de assistência e em âmbitos local, estadual e federal.
- Ser competente, gostar da profissão e acreditar no que faz, em prol de um trabalho humanitário e competente.

PROPOSTAS PARA ESTUDO

1. Reúna-se com seus pares ou colegas para discutir, junto com supervisores ou docentes, os desafios que se apresentam ao enfermeiro da área de enfermagem em saúde mental e psiquiátrica.
2. Compare os resultados com os destaques apresentados anteriormente, amplie ou reformule os mesmos e trabalhe em prol da qualidade de vida dos que sofrem com os transtornos mentais.

REFERÊNCIAS BIBLIOGRÁFICAS

1. Varcarolis EM, Carson VB, Shoemaker NC. Historic synopsis of psychiatric mental health. Foundations of psychiatric Mental health nursing. 5th ed. Philadelphia: WB Saunders; 2006. Appendix B. p. 85-98.
2. Stuart GW. Papéis e funções dos enfermeiros psiquiátricos: cuidado competente. In: Stuart GW, Laraia MT. Enfermagem psiquiátrica. 6. ed. Porto Alegre: Artmed; 2001. p. 31-45.

3. Travelbee J. Intervention in psychiatric nursing. Philadelphia: FA Davis; 1979.
4. Townsend MC. Desenvolvimento de relações. Enfermagem psiquiátrica: conceitos de cuidados. Rio de Janeiro: Guanabara Koogan; 2002. p. 73-82.
5. Rawlins RP, Williams SR, Beck RW. Mental health-psychiatric Nursing: a holistic life-cicle approach. 3rd ed. Saint Louis: Mosby Year Book; 1993. p. 1-17.
6. Wilson HS, Kneisl CR. Pychiatric nursing. Menlo Park: Adisson-Wesley; 1979
7. Jones M. The therapeutic community: a new treatment method in psychiatry. New York: Basic Books; 1953.
8. Altschul A, McGovern M. Psychiatric nursing. 6th ed. London: Ballière Tindall; 1985. p. 38-45.
9. Peplau HE. Interpersonal relations in nursing. New York: G.P. Putnam's Sons; 1952.
10. Tudor G. Sociopsychiatric nursing approach to intervention a problem of mutual withdrawal on a mental hospital ward psychiatry. 1952;15:193.
11. Brophi GH, Carey ET, Noll J, Rasmussen L, Searcy B, Stark NL. Hildegard E. Peplau: psychodinamic nursing. In: Marriner-Tommey A. Nursing theorists and their work. Saint Louis: Mosby-Year Book; 1994.
12. Arantes EC. O ensino do relacionamento terapêutico em enfermagem psiquiátrica. Rev Bras Enferm. 1973; 26(6):438-46.
13. Campoy MA, Stefanelli MC, Merighi M. O ensino de enfermagem em saúde mental e psiquiátrica: visão do professor e do aluno na perspectiva da fenomenologia social. Rev Lat Am Enfermagem. Ribeirão Preto. 2005;13(2):10-20.
14. Vandemark LM. Awareness of self and expanding consciousness: using nursing theories to prepare nurse--therapists. Issuees Ment Health Nurs. 2006;27(6):605-15.
15. Almeida VC, Lopes MV, Damasceno MM. Peplau's theory of interpersonal relations: an analysis based of Barnum. Rev Esc Enferm USP. 2005;39(2):202-10.
16. Mellow J. Nursing therapy. Am J Nurs. 1968;68:2365.
17. Peplau HE. Interpersonal techniques: the crux of psychiatric nursing. Am J Nurs. 1962;62(6):50-4.
18. Shoemaker NC, Caverly S. Mental health nursing in community settings. In: Varcarolis EM. Foundations of psychiatric mental health nursing. 5th ed. Philadelphia: WB Saunders; 2006. p. 85-98.
19. Peplau HE. Psychiatric nursing: roles of psychiatric and psychiatric nurses. Int Nurs Rev. 1978;25:41-7.
20. Villela SC, Scatena MCM. A enfermagem e o cuidar na área de saúde mental. Brasília (DF): Rev Bras Enferm. 2004;57(6):738-41.
21. Brasil. Lei n. 10.216, de 6 de abril de 2001. Dispõe sobre a proteção e os direitos das pessoas portadoras de transtornos mentais e redireciona o modelo assistencial em saúde mental. Legislação em saúde mental, 1990-2002. 3ª ed. Brasília: Ministério da Saúde, 2002. p. 15-18.
22. Calgaro A, Souza EN. Percepção do enfermeiro acerca da prática assistencial nos serviçospúblicos extra--hospitalares de saúde mental. Porto Alegre: Rev Gaúcha Enferm. 2009;30(3):476-83.
23. Braga CP, d'Oliveira AFPL. Acontinuidade das internações psiquiátricas de crianças e adolescentes no cenário da reforma psiquiátrica brasileira. Interface Comunicação Saúde Educação. 2015;19(52):3344.
24. Campiotto LG, Yamaguchi MU. Reforma psiquiátrica no Brasil: estratégias adotadas. Maringá (PR): Revista Uningá. 2015;43:86-90.
25. Fernandes JD, Sadigursky D, Silva RMO, Amorim AB, Teixeira GAS, Araújo MCF. Ensino da enfermagem psiquiátrica/saúde mental: sua interface com a reforma psiquiátrica e diretrizes curriculares nacionais. Rev Esc Enferm USP. 2009;43(4):962-8.
26. Toledo VP, Motobu SN, Garcia APRF. Sistematização da assistência de enfermagem em unidade de internação psiquiátrica. Salvador (BA): Rev Baiana de Enferm. 2015;29(2):172-9.
27. Barroso SM, Silva MA. Reforma psiquiátrica brasileira: o caminho da desinstitucionalização pelo olhar da historiografia. São Paulo: Rev Spagesp. 2011;12(1):66-76.
28. Peplau HE. Quality of life: an interpersonal perspective. Nurs Sci Q. 1994;7(1):10-5.

29. Aguiar DT, Silveira LC, Palácio PDB, Duarte MKB. A clínica de enfermagem em saúde mental. Salvador (BA): Rev Baiana de Enferm. 2011;25(2):107-20.
30. Shoemaker NC, Varcarolis EM. Psychiatric mental health nursing and managed care issues. In: Varcarolis EM. Foundations of psychiatric mental health nursing. 5th ed. Philadelphia: WB Saunders; 2006. p. 63-71.
31. American Nurses' Association, American Psychiatric Nurses Association, International Society of Psychiatric-Mental Health Nurses. Scope and standards of psychiatric mental health clinical nursing practice. Washington: American Nurses; 2000.
32. Organização Mundial de Saúde. Relatório mundial da saúde: saúde mental: nova concepção, nova esperança. Washington: OPAS/OMS; 2001.
33. Gentil Filho V. Entrevista com Valentim Gentil Filho. Rev Latinoam Psicopat Fund. 2005;8(2).
34. Brasil. Lei n. 775, de 6 de agosto de 1949. Dispõe sobre o ensino de enfermagem no país e dá outras providências. In: Ministério da Saúde. Fundação Serviços de Saúde Pública. Enfermagem, legislação e assuntos correlatos. 3. ed. v. I. Rio de Janeiro, 1974. p. 154-7.
35. Brasil. Conselho Federal de Educação. Parecer n. 271/62. Fixa o currículo mínimo para os cursos de enfermagem. Brasília: Documenta, n. 10, dez. 1962.
36. McCabe S. The nature of psychiatric nursing: the intersection of paradigm evolution and history. Arch Psychiatr Nurs. 2002;16(2):51-60
37. Moreno RA, Stefanelli MC, Sousa MGG, Oliveira KC, Taveira ACA, Gentil V. Psychoeducational program for bipolar patients and their families. Bipolar disorders 2005; 7(Suppl 2): NRP162. In: Pittsburgh 2005. Sixth International Conference on Bipolar Disorder.
38. Stefanelli MC, Moreno RA, Sousa MGG, Oliveira RA, Taveira ACA, Gentil V. Comprendendo el significad del transtorno bipolar en la família. In: Libro de ponencia 2005. II Congreso Iberoamericano de Investigación Cualitativa em Salud. Madri, 20-25 de Junho de 2005. p. 39-40.

5

Serviços de atendimento em saúde mental e psiquiatria

Rita de Cássia Chamma
Maguida Costa Stefanelli
Evalda Cançado Arantes
Ilza Marlene Kuae Fukuda

PONTOS A APRENDER

1. Discorrer sobre os diversos tipos de serviços de saúde mental.
2. Conhecer os diferentes serviços de saúde mental.
3. Descrever os serviços de saúde mental existentes.
4. Comparar a assistência observada nos diferentes serviços de saúde mental.

PALAVRAS-CHAVE

Serviços de saúde mental, enfermagem em saúde mental, enfermagem psiquiátrica, saúde mental.

ESTRUTURA DOS TÓPICOS

Introdução. Serviços Residenciais Terapêuticos. Centro de Atenção Psicossocial. Centro de Atenção Psicossocial – Álcool e Outras Drogas. Centro de Atenção Psicossocial Infantil. Internação hospitalar (hospital geral e hospital especializado). Comunidades terapêuticas. Grupos de ajuda mútua. Considerações finais. Propostas para estudo. Referências bibliográficas.

INTRODUÇÃO

A sucessão de conceitos e preconceitos acerca dos transtornos psíquicos confere estado diverso ao tratamento social oferecido à pessoa com tais transtornos. As práticas terapêuticas exercidas ao longo da história estão calcadas em concepções de homem solidamente estabelecidas e culturalmente compartilhadas em âmbito social. Discutir a doença mental, diferentemente de discutir qualquer outra enfermidade, leva, obrigatoriamente, a trilhar os caminhos das concepções vigentes em cada período histórico.

A cultura, uma vez que é parte do cotidiano do ser humano durante todo o processo de vida, possibilita a relação e a comunicação entre os homens, sejam eles do mesmo contexto ou de contextos diferentes, pois ela se transforma e é absorvida por outros grupos.[1]

A busca da compreensão sobre os aspectos da dinâmica da sociedade e da cultura possibilita o entendimento dos fatores que interferem no desenvolvimento do ser humano, transformando tanto sua relação com a realidade, como sua consciência sobre ela. Todo fenômeno tem a sua história caracterizada por mudanças qualitativas e quantitativas, e a inter-relação de um sistema de signos produzidos culturalmente provoca transformações na consciência do ser humano sobre a realidade. Dessa maneira, ele assimila os valores culturais de seu ambiente e, ao mesmo tempo, desenvolve consciência crítica sobre esses valores, tornando-se capaz de transformar-se para atender às novas exigências de seu contexto social.[2]

A sociedade constituiu, ao longo dos tempos, uma lógica simbólica para a loucura e todas as instituições criadas para o seu controle. É por meio dessa rede simbólica que ela inventa e reinventa suas relações, sanciona ou afronta proposições de mudança, elabora ou rejeita diferentes formas da vida social. Certamente, esses processos não são realizados dentro de uma liberdade ilimitada na sociedade, nem têm qualquer caráter neutro. Nesse contexto, pode-se dizer que todo simbolismo não se constrói por si só, mas a partir de outros simbolismos que o precedem.[3]

O ser humano introjeta, representa para si suas próprias experiências e as dos outros, dá um sentido a elas e o partilha com outros, mas está sempre relacionando-as a algo que as precede. Nesse sentido, a instituição é anterior ao indivíduo, e a sua descoberta por ele se faz pela apresentação da lei e pela introdução da linguagem articulada. A instituição inscreve os seres humanos em seus laços e seus discursos, fazendo com que estruturem as relações que sustentam nossa identidade.[4] Há sempre em nossa história uma que seja anterior à nossa, regida por leis e costumes, ou seja, pelo que comumente chama-se de cultura.

As pessoas se agrupam e se ordenam conforme as normas consideradas por elas universais e no questionamento constante delas. Destaca-se a importância do grupo, pois é por meio dele que os sujeitos se unem e discutem modos de enfrentar suas dificuldades.[4]

A maneira como o mundo externo reflete no interno aponta para um processo dialético em que o sujeito transforma e é transformado pela realidade física e cultural em que se encontra.[2] Entende-se, então, que a cultura tem um profundo efeito no curso e no entendimento da doença mental.

Dessa forma, deve-se buscar compreender, sobretudo, alguns aspectos que envolvem o modo como a "loucura" é percebida através dos tempos, através da evolução do seu conceito e pelas significações diversas que a caracterizaram em cada período histórico e de acordo com a cultura – força sobrenatural, manifestação dos deuses, magia, doença e sofrimento psíquico.

A problemática da "loucura", das formas de intervenção e de cuidados dispensados à pessoa com distúrbio psíquico está ancorada na história diacrônica e sincrônica das sociedades, com seus mitos, suas representações e sua organização material. É nessa história que se encontram os significados para as tentativas de mudanças ou para a manutenção de normas, para o engajamento transformador ou para a alienação dos diversos atores envolvidos na assistência a essa parcela da população.

O movimento preconizado pela reforma psiquiátrica, a partir dos anos 1980, no Brasil, foi precedido por uma movimentação social em prol dos direitos dos clientes psiquiátricos. Nesse período, surgiu o primeiro Centro de Atenção Psicossocial (CAPS), na cidade de São Paulo, e foram implantados os Núcleos de Atenção Psicossocial (NAPS) em Santos.

O movimento pela Reforma Psiquiátrica cumpre importante papel nas transformações ocorridas na assistência prestada à pessoa mentalmente doente. Esse movimento é definido como um processo de crítica e de prática, no sentido de elaborar propostas para a transformação do modelo clássico e do paradigma da psiquiatria.[5]

Inicia-se uma fase de discussões profícuas sobre a "loucura", a exclusão social do "louco" e os asilos como locais mantenedores da segregação do doente mental. Nesse processo, encontram-se vários responsáveis pela construção de propostas inovadoras no campo da saúde mental, entre eles profissionais, usuários e familiares dos serviços de saúde mental.

É a partir dos anos 1990 que começa a substituição progressiva dos leitos psiquiátricos por outros tipos de serviços de atendimento, porém ainda de forma tímida. Tem-se como exemplo a cidade de São Paulo, que foi a primeira a implementar, no final dos anos 1980, centros de convivência como serviços da rede substitutiva em saúde mental, que promoviam um campo de experimentação inusitado na área da saúde, por meio de propostas criadas na experiência cotidiana de acolher, conectar, fazer rede e inventar saídas.[6]

Somente a partir de 2002 esse processo tomou maior impulso, quando foi criado o Programa Nacional de Avaliação do Sistema Hospitalar/Psiquiatria (Pnash/Psiquiatria), que passou a descredenciar hospitais psiquiátricos sem qualidade na assistência prestada.[7-13]

Acredita-se que há necessidade de definir com mais clareza o que é qualidade na assistência, pois, para tal, é preciso pessoal, não só em maior quantidade, mas com qualificação que garanta o alcance das metas traçadas. Comenta-se, ainda, a importância da criação de um programa ou extensão de programas existentes para avaliação e seguimento de todos os serviços de saúde mental existentes. Nesse sentido, o processo de avaliação inclui a estrutura física do hospital, a dinâmica de funcionamento dos fluxos hospitalares, os processos e os recursos terapêuticos da instituição, a adequação e a inserção dos hospitais à rede de atenção em saúde mental em seu território e às normas técnicas gerais do Serviço Único de Saúde (SUS).

Tal processo foi fundamental para a política de redução de leitos psiquiátricos com vistas à melhoria da qualidade da assistência hospitalar em psiquiatria, reorganizando a rede de saúde mental com consequente expansão da rede extra-hospitalar.[7,14]

Surgiram, nesse contexto, os serviços residenciais terapêuticos (SRT), residências terapêuticas, lares abrigados ou moradias, além da ampliação do número de CAPS e ambulatórios de saúde mental.

SERVIÇOS RESIDENCIAIS TERAPÊUTICOS

De acordo com a legislação vigente,[15-18] os Serviços Residenciais Terapêuticos (SRT) surgem como componentes da rede de atenção e como política de saúde mental do Ministério da Saúde, configurando-se como equipamentos de saúde importantes para acolher pessoas que viveram longos períodos em hospitais psiquiátricos, possibilitando a sua reintegração social e a "superação" do modelo de atenção centrado no isolamento e na exclusão social. Também conhecidos como residências terapêuticas, estão vinculadas ao CAPS ou ao ambulatório do município e contam com recursos do Ministério da Saúde e dos gestores locais.

Os clientes dividem uma residência, alugada com recursos públicos, ou vivem sob tutela da família. Eles recebem cuidados de saúde mental na rede existente no município. Nas residências, estimula-se a participação em atividades sociais, como inserção no mercado de trabalho.

Quando é possível, a aproximação da família e a sua participação no projeto são estimuladas, no intuito de que ela assuma papel ativo de apoio ao retorno do morador à comunidade, sem que essa aproximação se configure como ameaça ou imposição e criando espaços relacionais que, por si, são terapêuticos e podem levar a um reordenamento mais favorável dos vínculos.[19]

Tais residências não são exatamente serviços de saúde, mas espaços para morar e viver, articulados à rede de atenção psicossocial de cada município, ou seja, de natureza exclusivamente pública. Na legislação[15-18] está previsto que as residências terapêuticas deverão ter um projeto terapêutico centrado nas necessidades dos usuários, visando à construção progressiva da sua autonomia nas atividades da vida cotidiana e à ampliação da inserção social, por meio de amplo projeto de reintegração social pautado nos direitos do usuário como cidadão.

A equipe técnica deve ser qualificada para o atendimento das necessidades dos moradores e permitir a formação de hábitos e modos de conviver específicos dos habitantes de cada residência, considerando sempre que a cidadania é composta por direitos e deveres dentro do processo de convivência comunitária. A atenção clínica geral pode ser feita por meio do Programa de Saúde da Família (PSF) além de outros serviços e suportes da comunidade.

CENTRO DE ATENÇÃO PSICOSSOCIAL

Os Centros de Atenção Psicossocial (CAPS), de acordo com a legislação vigente,[21-24] são instituições destinadas a acolher os pacientes com transtornos mentais, estimular sua integração social e familiar, apoiá-los em suas iniciativas de busca da autonomia e oferecer-lhes atendimento médico e psicológico. Sua característica principal é buscar integrá-los a um ambiente social e cultural concreto, designado como seu "território".

As pessoas atendidas nos CAPS são aquelas que apresentam um intenso sofrimento psíquico que lhes impossibilita viver e realizar seus projetos de vida. São, preferencialmente, pessoas com transtornos mentais severos e/ou persistentes, ou seja, pessoas com grave comprometimento psíquico, incluindo os transtornos relacionados às substâncias psicoativas (álcool e outras drogas), além de crianças e adolescentes com transtornos mentais.

Neles, são oferecidos cuidados clínicos aos transtornos mentais e outros, se houver, além de diversos tipos de atividades terapêuticas, como psicoterapia individual ou em grupo, atividades artísticas, orientação e acompanhamento do uso de medicação, atendimento domiciliar e aos familiares, oficinas terapêuticas e atividades comunitárias, no sentido de promover a inserção social, o acesso ao lazer, aos direitos civis e fortalecimento dos laços familiares do paciente.

Cada usuário do CAPS deve ter um projeto terapêutico individual, isto é, um conjunto de atendimentos que respeite a sua particularidade, que personalize o atendimento de cada pessoa na unidade e fora dela, e proponha atividades durante a permanência diária no serviço, segundo suas necessidades.

Os CAPS devem oferecer acolhimento diurno e, quando possível e necessário, noturno.

Devem contar com espaço próprio e adequadamente preparado para atender à sua demanda específica, sendo capazes de oferecer um ambiente continente e estruturado.

As práticas realizadas nos CAPS se caracterizam por ocorrerem em ambiente aberto, acolhedor e inserido na cidade, no bairro. Devem contar, no mínimo, com os seguintes recursos físicos: consultórios para atividades individuais (consultas, entrevistas, terapias); salas para atividades grupais; espaço de convivência; oficinas; refeitório (o CAPS deve ter capacidade para oferecer refeições, de acordo com o tempo de permanência de cada paciente na unidade); sanitários; área externa para oficinas, recreação e esportes.

Atividades comuns nos CAPS:

- Tratamento medicamentoso: tratamento realizado com remédios chamados medicamentos psicoativos ou psicofármacos.
- Atendimento a grupos de familiares: reunião de famílias para criar laços de solidariedade entre elas, discutir problemas em comum, enfrentar as situações difíceis, receber orientação sobre diagnóstico e sobre sua participação no projeto terapêutico.
- Atendimento individualizado a famílias: atendimentos a uma família ou ao membro de uma família que precise de orientação e acompanhamento em situações rotineiras ou em momentos críticos.
- Orientação: conversa e assessoramento individual ou em grupo sobre algum tema específico.
- Atendimento psicoterápico: encontros individuais ou em grupo nos quais são utilizados os conhecimentos e as técnicas da psicoterapia.
- Atividades comunitárias: atividades que utilizam os recursos da comunidade e que envolvem pessoas, instituições ou grupos organizados que atuam na comunidade.
- Atividades de suporte social: projetos de inserção no trabalho, articulação com os serviços residenciais terapêuticos, atividades de lazer, encaminhamentos para a entrada na rede de ensino, para obtenção de documentos e apoio para o exercício de direitos civis por meio da formação de associações de usuários e/ou familiares.
- Oficinas culturais: atividades constantes que procuram despertar no usuário maior interesse pelos espaços de cultura de seu bairro ou cidade, promovendo maior integração de usuários e familiares com o seu lugar de moradia.
- Visitas domiciliares: atendimento realizado por um profissional do CAPS aos usuários e/ou familiares em casa.
- Desintoxicação ambulatorial: conjunto de procedimentos destinados ao tratamento da intoxicação/abstinência decorrente do uso abusivo de álcool e de outras drogas.

Tipos de CAPS:

- CAPS I e CAPS II: são CAPS para atendimento diário de adultos, em sua população de abrangência, com transtornos mentais severos e persistentes.

- CAPS III: são CAPS para atendimento diário e noturno de adultos, durante sete dias da semana, atendendo à população de referência com transtornos mentais severos e persistentes.
- CAPSi: são CAPS para infância e adolescência, com atendimento diário a crianças e adolescentes com transtornos mentais.
- CAPSad: são CAPS para usuários de álcool e drogas, com atendimento diário à população com transtornos decorrentes do uso e dependência de substâncias psicoativas, como álcool e outras drogas. Esse tipo de CAPS possui leitos de repouso com a finalidade exclusiva de tratamento de desintoxicação.

Todos os CAPS devem obedecer à exigência da diversidade profissional, e cada tipo de CAPS tem suas próprias características quanto à formação dos profissionais e à sua quantidade.

Os profissionais que trabalham nos CAPS possuem diversas formações e integram uma equipe multiprofissional. É um grupo de diferentes técnicos de nível superior e de nível médio. Os profissionais de nível superior são enfermeiros, médicos, psicólogos, assistentes sociais, terapeutas ocupacionais, pedagogos, professores de educação física ou outros necessários para as atividades oferecidas nos CAPS. Os profissionais de nível médio podem ser técnicos e/ou auxiliares de enfermagem, técnicos administrativos, educadores e artesãos. Os CAPS contam, ainda, com equipes de limpeza e de cozinha.

Equipes mínimas:

CAPS I

- Um médico psiquiatra ou médico com formação em saúde mental.
- Um enfermeiro.
- Três profissionais de nível superior de outras categorias profissionais: psicólogo, assistente social, terapeuta ocupacional, pedagogo ou outro profissional necessário ao projeto terapêutico.
- Quatro profissionais de nível médio: técnico de enfermagem, técnico administrativo, técnico educacional e artesão.

CAPS II

- Um médico psiquiatra.
- Um enfermeiro com formação em saúde mental.
- Quatro profissionais de nível superior de outras categorias profissionais: psicólogo, assistente social, terapeuta ocupacional, pedagogo, professor de educação física ou outro profissional necessário ao projeto terapêutico.
- Seis profissionais de nível médio: técnico de enfermagem, técnico administrativo, técnico educacional e artesão.

CAPS III

- Dois médicos psiquiatras.
- Um enfermeiro com formação em saúde mental.
- Cinco profissionais de nível superior de outras categorias profissionais: psicólogo, assistente social, terapeuta ocupacional, pedagogo ou outro profissional necessário de nível superior.
- Oito profissionais de nível médio: técnico de enfermagem, técnico administrativo, técnico educacional e artesão.

As autoras deste capítulo consideram que a porta de entrada é o serviço que melhor atende às necessidades do paciente, da família e da comunidade no momento da procura.

CENTRO DE ATENÇÃO PSICOSSOCIAL – ÁLCOOL E OUTRAS DROGAS

São centros especializados no atendimento de pessoas que fazem uso abusivo de álcool e outras drogas. Devem oferecer atendimento diário, permitindo o planejamento terapêutico dentro de uma perspectiva individualizada de evolução contínua. Possibilitam intervenções precoces, limitando o estigma associado ao tratamento. Assim, a rede proposta se baseia nesses serviços comunitários, apoiados por leitos psiquiátricos em hospital geral e outras práticas de atenção comunitária (por exemplo, internação domiciliar e inserção comunitária de serviços), de acordo com as necessidades da população-alvo dos trabalhos.

Os CAPSads desenvolvem uma gama de atividades, que vão desde o atendimento individual (medicamentoso, psicoterápico, de orientação, entre outros) até atendimentos em grupo ou oficinas terapêuticas e visitas domiciliares. Também devem oferecer condições para o repouso, bem como para a desintoxicação ambulatorial de pacientes que necessitem desse tipo de cuidados e que não demandem atenção clínica hospitalar.

Equipe mínima:

- Um médico psiquiatra.
- Um enfermeiro com formação em saúde mental.
- Um médico clínico, responsável pela triagem, avaliação e acompanhamento das intercorrências clínicas.
- Quatro profissionais de nível superior entre as seguintes categorias profissionais: psicólogo, assistente social, enfermeiro, terapeuta ocupacional, pedagogo ou outro profissional necessário ao projeto terapêutico.

- Seis profissionais de nível médio: técnico de enfermagem, técnico administrativo, técnico educacional e artesão.

CENTRO DE ATENÇÃO PSICOSSOCIAL INFANTIL

O CAPSi é um serviço de atenção diária destinado ao atendimento de crianças e adolescentes gravemente comprometidos psiquicamente. Estão incluídos nessa categoria: os portadores de autismo, psicoses, neuroses graves e todos aqueles que, por sua condição psíquica, estão impossibilitados de manter ou estabelecer laços sociais.

Em geral, as atividades desenvolvidas nos CAPSi são as mesmas oferecidas nos CAPS, como atendimento individual, atendimento grupal, atendimento familiar, visitas domiciliares, atividades de inserção social, oficinas terapêuticas, atividades socioculturais e esportivas, atividades externas. Elas devem ser dirigidas para a faixa etária de quem se destina atender.

Equipe mínima:

- Um médico psiquiatra ou neurologista ou pediatra com formação em saúde mental.
- Um enfermeiro.
- Quatro profissionais de nível superior entre as seguintes categorias profissionais: psicólogo, assistente social, enfermeiro, terapeuta ocupacional, fonoaudiólogo, pedagogo ou outro profissional necessário ao projeto terapêutico.
- Cinco profissionais de nível médio: técnico de enfermagem, técnico administrativo, técnico educacional e artesão.

INTERNAÇÃO HOSPITALAR (HOSPITAL GERAL E HOSPITAL ESPECIALIZADO)

Na concepção da Reforma Psiquiátrica, o modelo centralizado na atenção não promove a reabilitação total do paciente. A pessoa com transtorno mental, por enfrentar uma situação de isolamento e outros fatores relacionados à doença, não consegue se inserir na sociedade, podendo perder sua individualidade.[13,14]

O movimento da Reforma Psiquiátrica ressalta que a pessoa com transtornos psíquicos em fase aguda necessita de hospitalização, que deve ser feita em enfermarias de hospitais gerais e não em hospitais especializados, considerando que, uma vez tratada essa fase, o indivíduo pode ter alta hospitalar e ter acompanhamento em outros serviços além da internação. Além disso, essa modalidade de tratamento pode contribuir para a promoção e a proteção dos direitos, combatendo o estigma, a intolerância, a discriminação e a exclusão social.[22]

De fato, alguns hospitais gerais se adaptaram a essa nova realidade, inclusive com implantação de ambulatórios de saúde mental para acompanhamento dos egressos das internações hospitalares. É necessário pensar nos indivíduos com transtorno psíquico em fase crônica e investigar se a família e a comunidade estão preparadas para acolhê-los. Há de se ressaltar, novamente, as questões que envolvem a cultura de um povo e de uma sociedade. Diante de tantas inquietações, é necessário desenvolver um sistema de atenção culturalmente competente para todos.

Com o fechamento de hospitais especializados, há notícias que remetem os leitores a situações inconcebíveis, de indivíduos com transtornos psíquicos crônicos sujeitos a maus-tratos pelos familiares, que não têm possibilidade de interná-los, principalmente em situações de pacientes crônicos que entram em fase aguda e de pessoas que manifestam o transtorno mental de forma aguda, além de referências à repetição dessa situação nas ruas, no cotidiano da vida comunitária.[25,26]

Seria inteligente não retroceder e aprender com as experiências alheias, das quais várias delas, como se sabe, não alcançaram êxito, tanto no continente europeu, quanto no norte-americano.[27,28]

É preciso, ainda, um estudo para averiguar se as pessoas estão preparadas para acolher aquelas com transtornos mentais, pois parece que a sociedade ainda não atingiu tal patamar de conhecimento e aceitação, apesar do tempo percorrido.

Continua sendo uma questão ética, e também de respeito aos cidadãos, considerar a utilização de hospitais psiquiátricos especializados com modelo assistencial reestruturados para tornar o tratamento, o cuidado e a convivência mais adequados e assegurar que guardem proximidade com o ambiente de uma residência, com pessoal capacitado para atender da melhor forma as necessidades do paciente, da família e da comunidade, sem base em ideologias políticas.

Desde que as condições de internação sejam adequadas, além do cumprimento das legislações nacional e internacional de direitos humanos,[22,23] com igual adequação de recursos humanos, com área física compatível com o número de leitos, entre outros aspectos,[10] é perfeitamente aceitável e até necessário manter ativos os hospitais especializados. Não se está preconizando depósitos de pessoas com tratamento subumano, mas assistência àquelas que sofrem de transtornos mentais. Caso contrário, pode-se incorrer no estímulo à criminalização e ao abandono da pessoa mentalmente doente, inclusive com aumento da população carcerária, como aconteceu em seis países da Europa, incluindo a Itália.[27,28]

Considera-se aqui a possibilidade da integração e a coexistência dos diferentes tipos de serviços, desde que atendam aos princípios éticos, morais e de cidadania inerentes à assistência humanista.

COMUNIDADES TERAPÊUTICAS

São instituições filantrópicas, em geral religiosas, sem fins lucrativos e que podem ser financiadas, em parte, pelo poder público, que atendem no regime de internação e têm papel importante como rede de proteção social e como instituições de atenção complementar à rede SUS.

Oferecem, gratuitamente, acolhimento para pessoas com transtornos decorrentes do uso, abuso ou dependência de drogas. São instituições abertas, de adesão exclusivamente voluntária, voltadas a pessoas que desejam e necessitam de um espaço protegido, em ambiente residencial, para auxiliar na recuperação da dependência à droga. O tempo de acolhimento pode durar até 12 meses. Durante esse período, os residentes devem manter seu tratamento na rede de atenção psicossocial e demais serviços de saúde que se façam necessários.

As comunidades terapêuticas mantêm sempre um responsável técnico de nível superior legalmente habilitado, bem como um substituto com a mesma qualificação.

O Ministério da Saúde reconhece sua importância, especialmente porque não era da tradição da saúde pública brasileira atender ao problema de álcool e drogas – e as organizações religiosas e/ou filantrópicas suprem uma lacuna importante da política pública.

GRUPOS DE AJUDA MÚTUA

Os grupos de ajuda mútua, iniciativas voluntárias, portanto não pertencentes à rede pública de saúde, algumas também de filiação religiosa oriundas da população, são encontros abertos, voluntários e gratuitos de pessoas que partilham um mesmo problema e que esperam diminuir o estresse associado ao problema e aumentar as competências para lidar com o mesmo.

Funcionam como encontros periódicos (semanais, quinzenais ou mensais) de um grupo limitado de pessoas. São liderados e organizados pelos próprios membros, que assumem papel ativo e partilham, entre si, essas funções, e o profissional adota a função de facilitador da comunicação.

Tais grupos têm uma base democrática: as decisões e as regras são definidas por todos os seus elementos. A confidencialidade é um dos princípios orientadores, assim como o respeito pela diversidade de cada um.

Nessas reuniões, partilham-se experiências, sentimentos, ideias e opiniões, e por meio dessa interação, os membros procuram ajudar-se na gestão desses sentimentos e na procura de formas de lidar com as dificuldades, potencializando os sentimentos de autocontrole e autoestima.

CONSIDERAÇÕES FINAIS

Para exercer e desempenhar o seu papel, o enfermeiro necessita de padrões de assistência de enfermagem, que caracterizam e avaliam o desempenho, e orientam a equipe de enfermagem em saúde mental e psiquiátrica em todos os locais em que essa especialidade é praticada, a fim de que seja alcançado alto grau de qualidade no cuidado de enfermagem.

Em relação ao envolvimento da família no cuidado ao doente mental, o principal ponto ético deve ser o equilíbrio entre os direitos do indivíduo e os direitos dos familiares e da sociedade. Entretanto, é preciso lembrar que a cidadania envolve direitos e deveres de pessoas em interação em uma dada sociedade.

Conclui-se que o momento é de união de esforços para assegurar recursos suficientes e qualificação dos recursos humanos em todos os serviços existentes, aprimorando a qualidade da assistência à saúde mental, enfeixando desde promoção, manutenção e recuperação da saúde até a reabilitação social.

Acredita-se que tenha de haver uma reforma do modelo assistencial em saúde mental e psiquiatria no Brasil, com ênfase na prevenção primária possível e no oferecimento da prevenção secundária eficaz para reduzir a incapacitação e promover melhor distribuição de recursos, considerando o sofrimento, a sobrecarga e a eficiência dos serviços disponíveis.[27]

PROPOSTAS PARA ESTUDO

1. Visite diferentes serviços de saúde mental. Observe a assistência oferecida ao cliente e à família.
2. Discuta o que foi observado com colegas ou pares e tente estabelecer as diferenças existentes na assistência que caracterizam cada serviço.
3. Escolha uma publicação nas bases científicas de dados e compare com os resultados de sua observação.

REFERÊNCIAS BIBLIOGRÁFICAS

1. Leite LC. O extermínio do outro. Rio de Janeiro: Instituto de Psiquiatria da Universidade Federal do Rio de Janeiro, s.d. Mimeografado.
2. Vygotsky LS. O pensamento e a linguagem. São Paulo: Martins Fontes; 1991.
3. Castoriades C. A instituição imaginária da sociedade. Rio de Janeiro: Paz e Terra; 1991.
4. Kaës R (org.). L'institution et les institutions, études psychanalytiques: réalité psichique et souffrance dans les institutions. Paris: Dunod; 1987. p. 1-46.
5. Amarante P (org.). Loucos pela vida: a trajetória da reforma psiquiátrica no Brasil. Rio de Janeiro: Fiocruz; 1995.

6. Galletti MC. Os Centros de Convivência e Cooperativas – Cecco em São Paulo: uma política inclusiva de construção de redes territoriais.In: Cerqueira LR. São Paulo: Instituto de Saúde; 2013. 400 p. [Baseado no curso Políticas de saúde mental do CAPS. Mateus, MD (org.), p. 159-68.]
7. Brasil. Lei n. 10.216, de 6 de abril de 2001. Dispõe sobre a proteção e os direitos das pessoas portadoras de transtornos mentais e redireciona o modelo assistencial em saúde mental. Brasília: Diário Oficial da União, Seção I, 9/4/2001, p. 2.
8. Brasil. Ministério da Saúde. Portaria GM n. 2.398, de 13 de outubro de 2011. Altera dispositivos da Portaria n. 1.704/GM/MS, de 27 de julho de 2011, que institui o Grupo Coordenador Nacional da Força-Tarefa para a avaliação dos hospitais psiquiátricos no âmbito do Sistema Único de Saúde (SUS). Brasília: Diário Oficial da União, Seção I, 14/10/2011, p. 75.
9. Brasil. Ministério da Saúde. Ministério da Justiça. Reforma psiquiátrica e manicômios judiciários: relatório final do seminário nacional para a reorientação dos hospitais de custódia e tratamento psiquiátrico. Brasília: Ministério da Saúde; 2002.
10. Brasil. Ministério da Saúde. Portaria n. 251, de 31 de janeiro de 2002. Estabelece diretrizes e normas para a assistência hospitalar em psiquiatria, reclassifica os hospitais psiquiátricos, define e estrutura a porta de entrada para as internações psiquiátricas na rede do SUS e dá outras providências. Brasília: Diário Oficial da União, Seção I, 4/2/2002, p. 52-3.
11. Brasil. Ministério da Saúde. Portaria GM n. 52, de 20 de janeiro de 2004. Institui o Programa Anual de Reestruturação de Assistência Psiquiátrica Hospitalar do SUS 2004. Brasília: Diário Oficial da União, Seção I, 21/1/2004, p. 24-5.
12. Brasil. Ministério da Saúde. Portaria GM n. 53, de 20 de janeiro de 2004. Cria novos procedimentos no âmbito do Plano Anual de Reestruturação de Assistência Psiquiátrica Hospitalar no SUS 2004 e dá outras providências. Brasília: Diário Oficial da União, Seção I, 21/1/ 2004, p. 25.
13. Conferência Regional de Reforma dos Serviços de Saúde: 15 anos depois de Caracas. Reforma psiquiátrica e política de saúde mental no Brasil. Brasília: Ministério da Saúde, novembro de 2005.
14. Brasil. Ministério da Saúde. Portaria SAS n. 2.391, de 26 de dezembro de 2002. Regulamenta o controle das internações psiquiátricas involuntárias (IPI) e voluntárias (IPV) de acordo com o disposto na Lei n. 10.216, de 6 de abril de 2002, e os procedimentos de notificação da comunicação das IPI e IPV ao Ministério Público pelos estabelecimentos de saúde, integrantes ou não do SUS. Brasília: Diário Oficial da União, Seção I, 27/12/2002, p. 349-50.
15. Brasil. Ministério da Saúde. Portaria n. 3.090, de 23 de dezembro de 2011. Altera a Portaria n. 106/GM/MS, de 11 de fevereiro de 2000, e dispõe, no âmbito da Rede de Atenção Psicossocial, sobre o repasse de recursos de incentivo de custeio e custeio mensal para implantação e/ou implementação e funcionamento dos Serviços Residenciais Terapêuticos (SRT). Brasília: Diário Oficial da União, Seção I, 26/12/2011, p. 233-4.
16. Brasil. Ministério da Saúde. Portaria n. 1.220, de 7 de novembro de 2000. Criação do Serviço Residencial Terapêutico em Saúde Mental, da atividade profissional cuidador em saúde, do grupo procedimentos e acompanhamento de clientes e do subgrupo acompanhamento de clientes psiquiátricos, dos procedimentos residência terapêutica em saúde mental, dentre outros. Brasília: Diário Oficial da União, Seção I, 8/11/2000, p. 16-7.
17. Brasil. Lei n. 10.708, de 31de julho de 2003. Institui o auxílio-reabilitação psicossocial para clientes acometidos de transtornos mentais egressos de internações. Brasília: Diário Oficial da União, Seção I, 1/8/2003, p. 3.
18. Brasil. Ministério da Saúde. Secretaria de Atenção à Saúde. Portaria n. 748, de 10 de outubro de 2006. Exclui o Serviço Especializado 050-Residencial Terapêutico em Saúde Mental e sua classificação 128-Assistência Domiciliar a Pacientes de Hospitais Psiquiátricos. Brasília: Diário Oficial da União, Seção I, 13/10/2006, p. 76.

19. Rolin MG. A questão da moradia em saúde mental. In: Cerqueira LR. São Paulo: Instituto de Saúde, 2013. 400 p. [Baseado no curso Políticas de saúde mental do CAPS. Mateus, MD (org.), p. 169-75.]
20. Brasil. Ministério da Saúde. Portaria GM n. 336, de 19 de fevereiro de 2002. Estabelece que os Centros de Atenção Psicossocial poderão constituir-se nas seguintes modalidades de serviços: Caps I, Caps II e Caps III, definidos por ordem crescente de porte/complexidade e abrangência populacional, conforme disposto nesta portaria. Brasília: Diário Oficial da União, Seção I, 20/2/2002, p. 22-3.
21. Brasil. Ministério da Saúde. Portaria n. 3.088, de 23 de dezembro de 2011. Institui a Rede de Atenção Psicossocial para pessoas com sofrimento ou transtorno mental e com necessidades decorrentes do uso de crack, álcool e outras drogas, no âmbito do Sistema Único de Saúde (SUS). Brasília: Diário Oficial da União, Seção I, 25/12/2011, p. 230-2.
22. Brasil. Ministério da Saúde. Secretaria Especial dos Direitos Humanos. Portaria Interministerial n. 1.055, de 17 de maio de 2006. Institui grupo de trabalho para viabilizar a constituição do Núcleo Brasileiro de Direitos Humanos e Saúde Mental. Brasília: Diário Oficial da União, Seção I, 19/5/2006, p. 75.
23. Brasil. Ministério da Saúde. Portaria Interministerial n. 3.347, de 29 de dezembro de 2006. Institui o Núcleo Brasileiro de Direitos Humanos e Saúde Mental. Brasília: Diário Oficial da União, Seção I, 2/1/2007, p. 55.
24. Brasil. Ministério da Saúde. Secretaria de Atenção à Saúde. Departamento de Ações Programáticas Estratégicas. Saúde mental no SUS: os centros de atenção psicossocial. Brasília: Ministério da Saúde, 2004. p. 86.
25. Chamma RC. Dilemas éticos encontrados no ensino de enfermagem em saúde mental e psiquiátrica. [Tese.] São Paulo: Escola de Enfermagem da USP; 2002.
26. Gentil V. A ética e os custos sociais da reforma psiquiátrica. Rev Direito Sanitário. 2005.
27. Gentil V. A crítica à reforma psiquiátrica, da sua implantação e de seus fundamentos: os argumentos de Valentim Gentil. Entrevista a Mônica Teixeira. Latinoam Psicopat Fund. 2005;8(2):322-45.
28. Gattaz WF. A criminalização do doente mental. Revista USP. 1999;43:24-31.

Unidade

2

Abordagens teóricas

6

Correntes psiquiátricas e tratamento dos distúrbios mentais

Jorge Wolnhey Ferreira Amaro

PONTOS A APRENDER

1. Reconhecer as diversas correntes psiquiátricas.
2. Identificar os diferentes tratamentos psiquiátricos.

PALAVRAS-CHAVE

Evolução histórica, psicanálise, tratamentos biológicos, neurolinguística, análise transacional, psicodrama, terapia cognitivo-comportamental.

ESTRUTURA DOS TÓPICOS

Introdução. Antiguidade e pensamento mágico. Séculos XVII a XIX. Séculos XIX e XX – grandes descobertas. Psicanálise. Grandes guerras mundiais. Psicopatologia objetiva e subjetiva. Psicoterapia. Psicopatologias e bases neurofisiológicas. Psicanálise e terapia comportamental. Terapia cognitivo-comportamental. Psicoterapia por programação neurolinguística. Análise transacional. Psicodrama. Considerações finais. Propostas para estudo. Referências bibliográficas.

INTRODUÇÃO

A tentativa de explicar os distúrbios mentais e, por consequência, o seu método de tratamento, oscilou desde a Antiguidade até o período contemporâneo sob três tendências: a tentativa de explicar as doenças da mente em termos físicos, isto é, o método orgânico; a tentativa de encontrar explicações psicológicas e sociais; e a tentativa de lidar com o desconhecido por meio de explicações sobrenaturais.

ANTIGUIDADE E PENSAMENTO MÁGICO

A medicina primitiva e, portanto, a psiquiatria primitiva não conseguiram separar a medicina da religião e da magia. Na história do povo hebreu, há relatos das crises de mania do rei Saul e das crises por ele estar, periodicamente, possuído por maus espíritos. No Egito, acreditava-se que os distúrbios mentais eram provocados por alguma divindade. Na Grécia antiga, surgiram os religiosos médicos, que se diziam descendentes de Esculápio e que monopolizaram o tratamento das doenças mentais. Os processos terapêuticos usados por eles consistiam em práticas religiosas associadas a tratamentos médicos. Os doentes eram submetidos a purificações e eram banhados em água, ou no sangue recolhido de animais sacrificados, em holocausto aos deuses.

Hipócrates, o "pai da medicina", insurgiu-se contra esses métodos médico-religiosos, limitando-se somente ao tratamento médico. Muitas doenças e inúmeros distúrbios atribuídos a divindades e/ou espíritos foram explicados, pelos gregos, como naturais e orgânicos. A histeria (transtorno dissociativo – CID-10), por exemplo, atribuída à influência de espíritos, foi rotulada como doença orgânica pelos gregos. Por haver falta de conhecimento sobre anatomia, atribuíam a histeria ao útero da mulher, que se deslocaria dentro do abdome causando a crise histérica (*histeros*: útero). Em sua obra *A república*, Platão antecipou-se à teoria do sonho de Freud. Concebia que, no sono, a alma tenta retirar-se das influências externas e internas, quando são expressos nos sonhos desejos que geralmente não o são no estado de vigília. A grande diferença entre as teorias do sonho de Platão e de Freud consiste no fato de ter sido a de Platão apenas uma postulação intuitiva e engenhosa, ao passo que a de Freud consistia em um método operacional pelo qual o conteúdo inconsciente reprimido de um sonho pode ser reconstruído, interpretado e introduzido na consciência. Segundo Platão, no sonho são expressos os conflitos entre os apetites inferiores desorganizados e as funções organizadoras mais altas da razão. Essa foi a base da psicologia platoniana.[1]

Como o conhecimento não caminha em linha reta, na Idade Média a crença na etiologia de espíritos e magias voltou, e muitas das crises histéricas eram rotuladas como possessão demoníaca. Assim, na França, em um convento de Loudan, uma freira com crises histéricas foi rotulada como tendo *possessão demoníaca* e em seguida várias outras freiras também vivenciaram essa suposta possessão. Nesse mesmo período, houve um surto de crenças religiosas em possessões demoníacas e em maus espíritos. Muitos passaram a ser submetidos a suplícios e torturas. Os chamados "endemoniados", não raramente, eram queimados em fogueiras.

SÉCULOS XVII A XIX

Ao século XVII atribuiu-se o mérito de haver lançado os primeiros alicerces do mundo moderno. Surgiram dois métodos para buscar conhecimento com base em causas naturais. Alguns autores deram ênfase ao método indutivo; outros, ao método experimental, ou dedutivo. A contribuição dos cientistas do século XVII foi dar ênfase ao papel da razão no conhecimento e posterior controle da natureza exterior.

A herança empírica, racional e observacional do século XVII continuou a florescer durante todo o século XVIII. A característica foi a crença na razão em substituição à tradição e à fé em todos os aspectos da busca do conhecimento. A riqueza dos dados médicos e científicos estabelecidos durante os séculos XVII e XVIII foi muito grande. Isso levou os estudiosos a organizarem sínteses e classificações, aumentando consideravelmente o número de classificações e nomenclaturas atribuídas aos distúrbios mentais. Embora dessem uma visão de conjunto e delimitações de entidades nosográficas, essas classificações não resolveram o problema do desconhecimento das causas e dos fenômenos. A classificação e a sistematização não explicaram os fenômenos em si. Nessas condições, o tratamento era baseado em especulações psicológicas e fisiológicas primitivas. William Cullen foi o primeiro a empregar o termo "neurose" com o intuito de citar uma doença que não é acompanhada de febre ou patologia localizada. O primeiro tratado sistemático de psicoterapia foi publicado em 1803 pelo médico alemão Johann Christian Reil. Sua contribuição mais significativa foi construir um método psicoterápico de maneira sistemática e imaginativa, mostrando-se inteiramente convencido de que a doença mental era um fenômeno psicológico cuja causa exigia método psicológico de tratamento. Johann também reconheceu o papel da excitação sexual nas perturbações mentais.[1]

No século XIX, além de pesquisas sobre localização cerebral, os cientistas promoviam estudos sobre a arquitetura celular do cérebro. Novos métodos de colorir corpos celulares e a bainha das fibrilas levaram, em 1891, ao conceito de neurônio – unidade estrutural e funcional do tecido nervoso. A maneira como um impulso é transmitido de um neurônio a outro continua, ainda hoje, sob intensa pesquisa.

Ivan Petrovich Pavlov (1849-1936) dedicou-se ao estudo da fisiologia e, por seu trabalho experimental sobre as glândulas digestivas, recebeu o Prêmio Nobel de 1904. Seus estudos sobre comportamento e reflexo condicionado constituíram a base para psicólogos comportamentais não apenas da Rússia, mas também dos Estados Unidos. A teoria de Pavlov levou os pesquisadores a conceberem um modelo mecanicista do comportamento, que foi a base para a terapia comportamental dos distúrbios psíquicos.

SÉCULOS XIX E XX – GRANDES DESCOBERTAS

No século XIX e no início do século XX, os estudos sobre a etiologia das doenças foram bastante influenciados pelas pesquisas sobre a sífilis. Finalmente, em 1913, foi comprovada a etiologia orgânica da sífilis cerebral com suas diferentes expressões psicopatológicas, por meio das pesquisas de Hideyo Noguchi (1876-1928). A entidade nosográfica denominada paralisia geral apresentava diferentes expressões psicopatológicas em consequência de um organismo denominado *Spirocheta pallida.* Alexander Fleming (1881-1955) descobriu um agente quimioterápico – a penicilina – que curava a sífilis. Assim, uma psicose clinicamente demonstrável pôde ser perfeitamente conhecida em termos de patologia orgânica e tratada com uma droga específica.

Ao mesmo tempo em que as pesquisas sobre etiologias orgânicas se estabeleciam, surgiam pesquisas e ideias sobre os fenômenos inconscientes. Charcot (1825-1893), eminente neurologista da época, convenceu-se de que a histeria tinha relação com conceitos mentais e provou sua tese experimentalmente, produzindo paralisias em pacientes com essa doença pela hipnose e curando por meio de sugestão hipnótica os sintomas provocados de modo experimental. Charcot, com uma orientação organicista, concluiu que a facilidade com que a pessoa com neurose histérica podia ser sugestionada e hipnotizada era produto da mesma fraqueza orgânica do sistema nervoso que causava a doença.

PSICANÁLISE

Em meio aos progressos alcançados no fim do século XIX e no início do século XX, surgiu uma das mais importantes e influentes figuras da história da psiquiatria: Sigmund Freud (1856-1939). Freud conseguiu explicar o comportamento humano em termos psicológicos e demonstrar que o comportamento pode ser modificado por meio da psicanálise. Foi a primeira teoria compreensiva sistematizada da personalidade baseada em observação, e não meramente em especulação. O reconhecimento e a reconstrução de motivos inconscientes, sobre os quais ele fundamenta seu sistema de terapia para doença mental, ampliaram substancialmente a aplicação da causalidade psicológica e promoveram um meio de influenciar a estrutura da personalidade humana.[2]

Atualmente, ainda existem psiquiatras que admitem que todas as respostas provêm do conhecimento da sinapse nervosa e da bioquímica moderna, imaginando, até mesmo, que a história do paciente possa ser reduzida às leis da física e da química. Mesmo Freud[2] antecipou-se à nossa época dizendo que, no futuro, a psicologia seria substituída pela química.

GRANDES GUERRAS MUNDIAIS

De 1910 até o início da Primeira Guerra Mundial (1914-1918), o pensamento psicanalítico propagou-se pela Europa e estendeu-se aos Estados Unidos, à Índia e à América do Sul.

Diversos conflitos ocorreram entre os seguidores originais de Freud. O primeiro a separar-se foi Adler, seguido por Jung. Centros psicanalíticos organizaram institutos de psicanálise para treinamento e aperfeiçoamento de acordo com o sistema estabelecido pelo Instituto de Berlim. A institucionalização da doutrina e da prática psicanalítica estava em pleno andamento no fim da Segunda Guerra Mundial (1939-1945).

Nesse mesmo período do século XX, pesquisas sobre hereditariedade e genética levaram à descoberta de que etiologias genéticas poderiam ser responsáveis por alterações no metabolismo e nas relações bioquímicas. As correlações entre o sistema endócrino e a bioquímica foram intensamente pesquisadas. O método multidisciplinar tornou-se essencial ao estudo dos problemas neurofisiológicos, fazendo com que o psiquiatra tivesse de se atualizar constantemente e acompanhar as descobertas neurofisiológicas e bioquímicas.

Na década de 1930, no campo dos tratamentos psiquiátricos, surge com Sakel a insulinoterapia. Von Meduna, em 1935, introduz a convulsoterapia pelo uso do pentametilenotetrazol (Cardiazol), aplicado por via intravenosa. Em 1937, Cerletti & Bini preconizam o emprego da corrente elétrica para realizar a convulsoterapia. Entre 1950 e 1952, surge novo marco em terapêutica psiquiátrica: a psicofarmacoterapia, que aos poucos vai relegando ao esquecimento os outros métodos de tratamento em psiquiatria, com exceção da convulsoterapia induzida pela corrente elétrica.[1]

PSICOPATOLOGIA OBJETIVA E SUBJETIVA

Em medicina, particularmente em psiquiatria, não se pode utilizar o método indutivo propriamente dito, uma vez que não é possível manipular as variáveis, impossibilitando, portanto, que sejam estabelecidas as relações de causa e efeito com segurança, como na física e na química. Tentam-se fazer correlações que, associadas a processos de controle parcial de variáveis, de escalas de avaliação de sintomas e de métodos estatísticos, permitem encontrar evidência mais abrangente nos resultados.

A astronomia também não pode modificar e manipular as variáveis. Nela, se observa e se estuda o sistema que constrói as representações dele e de seu comportamento (modelos) que orientam a pesquisa. O reconhecimento do reaparecimento repetitivo desses padrões de comportamento, observáveis por vários e diferentes observadores, confere à astronomia um caráter de confiabilidade científica, embora não se utilize o método indutivo propriamente dito. É um método observacional e repetitivo, com a construção de representações e modelos observáveis por diferentes observadores com os mesmos resultados. O mesmo processo pode ser considerado para estabelecer uma separação teórica entre a psicopatologia subjetiva e a objetiva. Com o estudo psicopatológico objetivo, procura-se estabelecer relações de causa e efeito ou, então, correlações de alta confiabilidade. Isso explica o que acontece nos processos psicopatológicos do ser humano, porém não o compreende em sua situação existencial global; não compreende o seu drama existencial em sua comunicação, para si mesmo e para o mundo, por meio de sintomas e sinais.

Os estudiosos da psicopatologia objetiva têm certa rejeição aos estudos da psicopatologia subjetiva, que tenta compreender o ser humano em sua situação existencial. Em geral, essa repulsa ocorre por se imaginar que a psicopatologia subjetiva, com seus métodos de compreender o ser humano, estaria estabelecendo uma relação de causa e efeito entre a doença e os problemas psicológicos (expressados por sintomas e sinais). Essa é uma visão incorreta do alcance da psicopatologia subjetiva, que apenas procura decodificar os significados dos sintomas e sinais, sem pretensão de estabelecer relações de causa e efeito.

Pela penetração nos códigos do psíquico, procura-se compreender como surgem os fenômenos psíquicos. Essa compreensão é subjetiva, como o é a codificação que o paciente produz por meio dos sintomas; ela encontra limitações, porém é um auxiliar importante para a compreensão do que se passa no íntimo das emoções do cliente e, muitas vezes, para auxiliá-lo por meio de uma psicoterapia, quando possível.

PSICOTERAPIA

A psicoterapia não é um instrumento indicado ao acaso ou para qualquer situação psicopatológica. É possível, esquematicamente, dividir as indicações da psicoterapia em: *caráter preferencial*, podendo essa preferência ser considerada indispensável; *caráter concomitante* a outros tratamentos, podendo essa concomitância ser considerada indispensável; e *caráter secundário* ao tratamento médico, podendo esse fator secundário ser considerado dispensável.

Os transtornos afetivos bipolares ou monopolares, a esquizofrenia e os transtornos obsessivo e do pânico são exemplos para indicações de psicoterapia concomitante ao tratamento médico.

Os transtornos dissociativos, as angústias existenciais que ocorrem por diferentes motivos (luto, separações traumáticas, perda de sentido na vida etc.), as depressões neuróticas, alguns transtornos fóbicos e da sexualidade sem causa orgânica, em geral, estão entre as indicações preferenciais das psicoterapias.

Pessoas com fraturas sem traumas emocionais, em preparo pré-operatório sem angústia ou sem problemas emocionais aparentes ou portadoras de labirintopatias com angústias existenciais passageiras podem, por exemplo, ser incluídas no grupo de psicoterapia secundária ou dispensável.[3]

Considerando que a psicoterapia utiliza meios psicológicos como persuasão, catarse, atitude não diretiva, reiteração, direcionamento, estímulo da atenção voluntária ao aqui e agora, clarificação e interpretação do inconsciente e dramatização, entre outros, é fundamental que o paciente tenha um ego operante quanto ao contato com o observador e com o meio ambiente.[3]

Nas confusões mentais, esse ego está inoperante para estabelecer vínculos estáveis com o observador e com o meio ambiente, tornando impraticável a psicoterapia. Mesmo na confusão mental, pode-se tentar compreender o paciente por meio de seus sintomas e sinais. É o caso da confusão mental expansiva encontrada em alguns quadros tóxicos, como o *delirium* alcoólico. Não se pode usar a psicoterapia, porém é possível compreender o significado dos sintomas e dos sinais (linhas, teia de aranha, cobras, jacarés). Em 1962, Sampaio et al., em um artigo sobre o tratamento do *delirium tremens*, conseguiram integrar o estudo da psicopatologia objetiva com o da subjetiva.[4]

Os sintomas e os sinais são instrumentos que o ser humano utiliza para comunicar sua situação existencial. No campo da psicopatologia subjetiva, pode-se, também, discriminá-los e tentar decodificar as mensagens de comunicação da situação existencial do paciente. Assim como a cefaleia, a "dor mental" ou "dor da alma" é válida na pesquisa semiológica, do "estar aí" no mundo do cliente. Essa dor é a expressão do sintoma da angústia com seus matizes depressivos e persecutórios.

PSICOPATOLOGIAS E BASES NEUROFISIOLÓGICAS

Limitar-se ao estudo da psicopatologia objetiva ou da psicopatologia subjetiva são dois aspectos da mesma moeda que, se observados isoladamente, não fornecem uma visão mais abrangente do ser humano. É comum os pesquisadores produzirem trabalhos exclusivamente voltados à psicopatologia objetiva, excluindo a psicopatologia subjetiva de seus estudos. Seria como negar a existência e a interferência da cultura e dos fenômenos psicodinâmicos, bem como negar a necessidade do homem de se comunicar por meio de símbolos ou de códigos.

O mesmo erro seria pesquisar exclusivamente o significado subjetivo dos códigos dos sintomas e dos sinais (psicopatologia subjetiva) sem considerar a existência das bases neurofisiológicas, bem como os seus neurotransmissores e sua psicopatologia (psicopatologia objetiva).

O famoso *Zeitgeist* (espírito do tempo; espírito da moda) leva aos extremos. Esse é o motivo de correntes psiquiátricas e psicoterápicas, supervalorizadas em seu aparecimento e seu apogeu, levarem eminentes pesquisadores a publicar dados exclusivamente por meio do estudo da psicopatologia objetiva, pois só assim encontrarão facilidade para a publicação.

Infelizmente, a integração da psicopatologia objetiva com a psicopatologia subjetiva não é comum nas pesquisas. Na década de 1960, Sampaio et al. procuraram integrar essas duas psicopatologias em um artigo.[4]

Em um simpósio sobre transtornos obsessivo-compulsivos (TOC), realizado em agosto de 1997,[5] foi apresentado um estudo sobre psicopatologia objetiva em que foi destacada a correlação entre a maternagem inicial e o aparecimento de TOC nos descendentes.[5] Os autores desse estudo apontaram para duas linhas de evidências e concluíram que deve haver um papel da oxitocina em neurobiologia, além de admitirem a existência de um subtipo de desordem obsessivo-compulsiva sem histórico familiar de tiques. Esse é um exemplo típico de estudo da psicopatologia objetiva que estabelece correlações entre variáveis, porém não busca elementos compreensivos individuais do existir e sua comunicação nos clientes.

No início da década de 1950, os tratados de psiquiatria indagavam sobre a etiologia da esquizofrenia dos quadros obsessivo-compulsivos, da psicose maníaco-depressiva. Nessa mesma década, ainda não havia o desenvolvimento da ciência no que se refere ao conhecimento da intensa participação dos neurotransmissores, de alterações morfológicas de centros nervosos, da moderna pesquisa em genética, das drogas psicotrópicas, entre outras. Havia uma lacuna, um espaço vazio de conhecimento quanto à etiologia e à etiopatogenia de muitos dos transtornos mentais. Nesse período, a psicanálise estava em sua plena atuação e em desenvolvimento.

PSICANÁLISE E TERAPIA COMPORTAMENTAL

Em decorrência desse vácuo de conhecimento etiológico, muitos psicanalistas tentavam decifrar a esquizofrenia, os quadros maníaco-depressivos, os quadros obsessivo-compulsivos e outros como regressões a fases primitivas, como se a etiologia fosse proveniente de núcleos primitivos desencadeadores do quadro clínico. A crença geral, nessa época, era a de que os quadros psicóticos decorriam de conflitos psicológicos negados e profundos no inconsciente.[6]

Alguns psicanalistas acreditavam que, por meio de interpretações corretas e bem colocadas, poderiam evitar uma reagudização da sintomatologia dos pacientes psicóticos. Os psicanalistas viam a psicose como uma doença que tinha mais a ver com as experiências nas fases mais precoces do desenvolvimento, que com as tensões referentes aos relacionamentos interpessoais que levam às defesas repressivas.

Tanto no transtorno bipolar, como na esquizofrenia, os resultados da aplicação exclusiva da psicanálise aparentavam ser pouco operantes, enquanto as drogas psicotrópicas apresentavam resultados comprováveis, assim como os mecanismos bioquímicos nas sinapses neuronais. Como resultado, o psicanalista teve de abrir mão da hipótese etiológica das psicoses e reiniciar a pesquisa com outro enfoque.

Por isso, não são mais aceitas afirmações como "o indivíduo entrou em esquizofrenia por uma regressão psicótica à fase narcísica" ou "ele ficou esquizofrênico devido a uma mãe esquizofrenogênica". Essa fase levou os pesquisadores ao descrédito na psicanálise e eles passaram a endossar outras formas e fontes psicoterápicas. Foi um equívoco confundir o mau uso da psicanálise com sua desvalorização.

Em nosso meio, na década de 1950, a psicanálise e a terapia comportamental eram as correntes mais usadas e valorizadas como meio psicoterápico. Naquele período, a terapia comportamental utilizava métodos com a finalidade de modificar os desvios emocionais ou de conduta, admitindo que eles eram causados por aprendizado errôneo. Eram os seguintes métodos: dessensibilização, condicionamento por aversão, condicionamento operante, terapia por inibição recíproca etc. Não havia uma atitude interpretativa ou diretiva do terapeuta e ainda não se questionava o aspecto cognitivo das ideias e das emoções, como a terapia cognitiva comportamental faria mais tarde.[7,8]

No final de 1955, Herbert Simon fez uma declaração que chocou a comunidade científica: "Neste Natal, eu e Allen Newell inventamos uma máquina pensante". Iniciou-se a febre da "inteligência artificial" e do entusiasmo pelo computador. Foi quando surgiu a ideia de que o computador digital poderia ser um bom modelo para entender o funcionamento do cérebro humano[9] e se expandiu a ciência cognitiva.

TERAPIA COGNITIVO-COMPORTAMENTAL

Na década de 1960, nascia a terapia cognitiva, que recebeu fundamentação empírica e conceitual, principalmente, por meio de trabalhos pioneiros como os de Aaron Beck. No início dos anos 1990, havia cerca de 20 tipos distintos de terapias cognitivas.[7,8] A terapia cognitiva integrou-se às técnicas comportamentais e passou a ser denominada terapia cognitivo-comportamental (TCC). O diálogo do terapeuta cognitivo é feito pelo método socrático, em que as teorias e as concepções do paciente são questionadas sem o uso de interpretações por parte do terapeuta. É um processo semelhante àquele em que Carl Rogers usou a reiteração.[10,12]

Surgiu, dentro da corrente da TCC, a corrente construtivista nas abordagens cognitivas. Nela, a concepção é de que a mente em funcionamento não apenas reflete o mundo exterior, mas o transpõe, atribuindo significados que, muitas vezes, não são originários do estímulo em si vindo do mundo exterior. A realidade interna inconsciente é vista nessas condições como fundamental e é característica e própria de cada pessoa. O mundo interno é construído por emoções, formando estruturas que condicionam a percepção do mundo de tal ou qual maneira. As teorias cognitivo-construtivistas aproximam-se das teorias psicanalíticas, reconhecendo ser a realidade inconsciente interna construída pelas emoções.

O que diferencia a teoria cognitivo-construtivista da psicanálise é que a primeira não dá importância a um conceito psicanalítico básico, o conceito de fantasia inconsciente, tampouco à noção de *imagos* (objetos internos), formadores da realidade interna. Quanto ao método de abordagem do paciente, a psicanálise usa a interpretação do material estrutural expressado na narrativa e na conduta do paciente, bem como o que acontece na transferência. A terapia cognitivo-comportamental não leva em consideração a existência da transferência, não usa a interpretação psicanalítica das fantasias inconscientes, mas usa o método socrático, ou seja, uma reiteração. Esse é um convite para que o paciente pense e questione suas próprias teorias, sem a interferência interpretativa do terapeuta. Esse método foi usado por Carl Rogers em sua psicoterapia centrada no paciente.[10-12]

Se, por um lado, certas terapias optaram por deixar o próprio paciente descobrir as distorções cognitivas, por outro faltava um método cognitivo mais sistematizado para usar essa forma de terapia. As técnicas da TCC são descritas no capítulo 14.

PSICOTERAPIA POR PROGRAMAÇÃO NEUROLINGUÍSTICA[13]

Grinder e Bandler, dois jovens pesquisadores, foram intensamente influenciados pelos trabalhos de Virginia Satir, grande terapeuta de família, e Milton Erickson, psicanalista e hipnólogo, bem como pelos estudos da linguagem dos gramáticos transformacionalistas, que, com Chomsky, entre outros, concebiam o metamodelo em linguagem, e criaram um modelo para uso em psicoterapia. Foi na década de 1970 que seus trabalhos evoluíram, fornecendo uma nova corrente psicoterápica: a psicoterapia por programação neurolinguística.[13-17]

A intenção desse metamodelo é estimular o paciente a ressignificar, ou seja, modificar o modelo pelo qual percebe os acontecimentos. Alterando o significado, haverá uma modificação do comportamento. Ressignificar é um dos objetivos da programação neurolinguística (PNL). Para isso, são utilizadas muitas outras técnicas, além do metamodelo, como o método dos seis passos, a sincronização, a calibragem, a ancoragem, a hipnose, entre outros.[13-17] Grinder e Bandler usam o termo "modelagem" para os processos nos quais o terapeuta estimula o paciente a questionar seus próprios modelos e a enriquecê-los.

O metamodelo, propriamente dito, pode ser usado por qualquer outra forma de psicoterapia como "aquecimento mental para a curiosidade do investigar". Como exemplo da aplicação do metamodelo, apresenta-se um trecho de Grinder e Bandler:

> Paciente: "Ninguém presta atenção ao que eu digo". O terapeuta, por meio de diferentes perguntas, irá desafiar o modelo rígido da estrutura superficial do paciente, despertando sua curiosidade. Nesse exemplo, o paciente está usando a função de generalização. Em geral, buscam-se exceções. Uma única exceção levará o paciente a buscar índices referenciais que enriquecerão o seu conhecimento. O terapeuta diz, por exemplo: "Você está querendo me dizer que ninguém jamais presta atenção em você?". Paciente: "Bem, não exatamente." Terapeuta: "Quem, especificamente, não presta atenção em você?".[15]

ANÁLISE TRANSACIONAL

No fim da década de 1950, surgiu uma nova corrente psicoterápica: a análise transacional,[18] criada por Eric Berne. É um método prático, didático e muito objetivo de tratar e modificar as emoções. Consiste em teorias nas quais a estrutura básica do indivíduo é concebida como sendo constituída de três componentes básicos: pai, adulto e criança. São os chamados estados do ego. Tudo acontece como se dentro de uma pessoa houvesse várias outras. A noção de inconsciente é fundamental na concepção de Eric Berne, bem como os chamados diálogos internos, transações, jogos dramáticos, argumento (plano inconsciente de vida), posição existencial, entre outros. O primeiro contato de estudiosos brasileiros da área com Eric Berne ocorreu em 1968, no IV Congresso Internacional de Psicoterapia de Grupo, em Viena.[19]

Em 1965, foi fundado o Setor de Psicoterapia do Instituto de Psiquiatria do Hospital das Clínicas da Faculdade de Medicina da Universidade de São Paulo (FMUSP), com profissionais adequadamente preparados para fomentar o desenvolvimento de pesquisa, ensino e tratamento em psicoterapia no Brasil. O objetivo era ter profissionais treinados nas diferentes correntes psicoterápicas para fornecer aos estudantes e residentes um leque mais abrangente da psicoterapia.[3]

PSICODRAMA

Em 1921, Moreno criou o teatro de espontaneidade. Em 1923, uma das atrizes, Bárbara, desenvolveu problemas psicológicos que Moreno tentou resolver por meio do próprio teatro. Em 1923, o teatro da espontaneidade passou a ser denominado teatro terapêutico. Em 1925, Moreno imigrou para os Estados Unidos, onde suas ideias tiveram boa aceitação.[20,21] Na América do Sul, o psicodrama teve sua primeira acolhida na Argentina. Bermudez foi o pioneiro e iniciou suas atividades psicodramáticas em 1957, no Instituto de Neuroses, na Argentina. Em 1962, fez treinamento psicodramático nos Estados Unidos em 1968 foi a São Paulo, onde passou a constituir grupos de terapeutas em treinamento de psicodrama.[21] Em 1969, foi publicado um trabalho sobre o psicodrama no Brasil, de autoria de Amaro e Soeiro.[22,23]

O psicodrama utiliza a dramatização para a pesquisa e o desenvolvimento de papéis. Como técnica psicoterápica, tem sua origem no teatro, na psicologia e na sociologia. Do ponto de vista técnico, constitui, em princípio, um processo de ação e interação. O principal núcleo é a dramatização. Faz intervir o corpo do indivíduo em suas variadas expressões e interações com outros corpos, e não somente expressões verbais. Reconstrói, através da dramatização, o meio ambiente em que o indivíduo vive, bem como os personagens de seu drama. Usa etapas, como aquecimento, dramatização e comentários ou análise. Os instrumentos fundamentais são o protagonista, ou cliente, o cenário, os ego-auxiliares, o diretor (ou terapeuta) e a plateia ou o auditório. Os comentários ou a análise são feitos, principalmente, sobre o que ocorreu no aqui-agora da dramatização. Os contextos social, dramático e grupal são bem delimitados. São utilizadas diferentes técnicas, como desdobramento do eu, inversão de papéis, solilóquio, espelho, interpolação de resistência, realização simbólica, entre outras. Desde a década de 1960, muitos autores, tentaram integrar a psicanálise com o psicodrama.[24] Alguns psiquiatras integram o psicodrama com outras correntes, como o uso de psicanálise de grupo em grupoterapia enriquecida com técnicas psicodramáticas e com o uso da linguagem didática e simples da análise transacional (pai-adulto-criança).

CONSIDERAÇÕES FINAIS

A psicanálise, o psicodrama, a terapia cognitivo-comportamental, a terapia por programação neurolinguística e a análise transacional são as principais correntes atuais em psicoterapia. Todas têm suas limitações e seus efeitos colaterais. O êxito de uma terapia não depende somente do treino técnico em tal ou qual corrente, mas também de características da personalidade do terapeuta. Não depende do profissional que a utiliza, mas de sua personalidade. Os enfermeiros são, no hospital, os profissionais que mantêm contato por mais tempo com os pacientes e, por essa razão, devem ter conhecimento de meios psicológicos, como persuasão, catarse, atitude não diretiva – reiteração, direcionamento, estímulo da atenção voluntária no aqui e agora, que são variações da psicoterapia de apoio. Para a utilização desses recursos, importantes no desempenho de sua função, o enfermeiro especialista tem de receber preparo adequado.

Um terapeuta deve ter personalidade capaz de conter frustrações e emoções; deve ter profundo respeito e curiosidade pela verdade vinda de onde vier; sentido ético inabalável, humildade, disciplina de desejos e memória que interfiram na observação; capacidade de constância na concentração da observação do *setting* psicoterápico; capacidade de *reverie* e de continência de posições esquizoparanoides comum nesse *setting*, seja pela verbalização, seja pela conduta; e estimular a mudança para a posição depressiva (Melanie Klein).

Em maio de 2004, foi fundada a Associação Brasileira de Psicoterapia (Abrap), com o intuito de congregar e promover intercâmbio entre psicoterapeutas das diversas correntes existentes na atualidade, reunindo amplo espectro de linhas psicoterápicas. A Abrap conta com o apoio institucional do Conselho Federal de Psicologia, do Conselho Regional de Psicologia de São Paulo e da Associação Brasileira de Psiquiatria (por meio do Departamento de Psicoterapia). A Abrap pretende disponibilizar aos profissionais da área e à sociedade em geral informações atualizadas sobre a atividade psicoterápica como um todo, bem como fomentar a pesquisa e servir como espaço de troca entre as diferentes correntes. Nos estatutos da Abrap, constam os seguintes valores e objetivos: respeito às diferentes formações técnicas e culturais e à diversidade de orientações psicoterapêuticas com ênfase nos aspectos psicoterapêuticos comuns às diversas abordagens; exigência de princípios éticos e de preparo e conhecimento teórico-técnico no uso e na prática das psicoterapias; transparência em suas relações internas e externas; afastamento de qualquer discriminação em função de credo, etnia, gênero ou idade.

PROPOSTAS PARA ESTUDO

1. Na leitura de textos sobre saúde mental e psiquiatria, identifique as correntes psiquiátricas consideradas pelos respectivos autores.
2. Reflita sobre a sua aplicabilidade na enfermagem.

REFERÊNCIAS BIBLIOGRÁFICAS

1. Alexander FG, Selesnick ST. A história da psiquiatria. São Paulo: Ibrasa; 1968.
2. Freud S. Edição standard brasileira das obras completas. Rio de Janeiro: Imago; 1976.
3. Amaro JWF. Psicoterapia e religião. São Paulo: Lemos; 1996.
4. Sampaio BA, Amaro JWF, Meyer L. Do emprego do clordiazepóxido no *delirium tremens* e na alucinose alcoólica. O Hospital. 1962;62:1-22.
5. Leckman JF, Mayers LC. Maladi of love: an evolutionary perspective on some forms of obsessive-compulsive disorders. In: Anais do Primeiro Encontro Latino-Americano sobre Transtornos Obsessivo-Compulsivos. São Paulo, 1997. p. 13-50.
6. Rosenfeld HA. Os estados psicóticos. Rio de Janeiro: Zahar; 1968.
7. Beck A, Freeman A. Terapia cognitiva dos transtornos de personalidade. Porto Alegre: Artes Médicas; 1993.
8. Beck JS. Terapia cognitiva. Porto Alegre: Artes Médicas; 1997.
9. Teixeira JF. Mentes e máquinas: uma introdução à ciência cognitiva. Porto Alegre: Artes Médicas; 1998.
10. Rogers CR. A pessoa como centro. São Paulo: Pedagógica Universitária; 1977.
11. Rogers CR. Um jeito de ser. São Paulo: Pedagógica Universitária; 1983.
12. Rogers CR. Grupos de encontro. Lisboa: Martins Fontes; 1974.
13. Bandler R, Grinder J. Ressignificando: programação neurolinguística e a transformação do significado. São Paulo: Summus; 1986.
14. Bandler R, Grinder J. Sapos em príncipes – uma programação neurolinguística. São Paulo: Summus; 1982.
15. Bandler R, Grinder J. A estrutura da magia. Rio de Janeiro: LTC; 1975.
16. Bandler R. Usando sua mente: programação neurolinguística. São Paulo: Summus; 1987.
17. Grinder J, Bandler R. Atravessando. São Paulo: Summus; 1984.
18. Berne E. Os jogos da vida. Rio de Janeiro: Arte Nova; 1973.
19. IV International Congress Group Therapy. Anais do IV Congresso Internacional de Psicoterapia de Grupo. Viena, 1968.
20. Moreno JL. Psicodrama. Buenos Aires: Hormé; 1961.
21. Rojas-Bermudez JG. Uma introdução ao psicodrama. São Paulo: Mestre Jou; 1970.
22. Amaro JWF, Soeiro AC. Psychodrama at a psychiatric clinic. J Group Psychother. 1969;22(1-2):153-63.
23. Amaro JWF, Soeiro AC. Psicodrama na clínica psiquiátrica do hospital das clínicas. Bol Clín Psiquiát FMUSP. 1969;175-87.
24. Schutzenberger-Ancelin A. Triadic psychodrama: group analisys, group dynamics and psychodrama. Anais do IV Congresso Internacional de Psicoterapia de Grupo. Viena, 1968. p. 285.

7

Avanços do conhecimento em saúde mental e psiquiatria

Quirino Cordeiro
Alexandra Martini de Oliveira
Homero Vallada

PONTOS A APRENDER

1. Avanços do conhecimento em psiquiatria e saúde mental nas áreas de neurociência, epidemiologia e terapêutica.
2. Estimular o enfermeiro a acompanhar os avanços do conhecimento.
3. Capacitar o enfermeiro a integrar o conhecimento à sua prática em face da multidimensionalidade da etiologia das doenças mentais.

PALAVRAS-CHAVE

Saúde mental, psiquiatria, neurociência, epidemiologia, farmacogenética, neuroimagem, ressonância magnética, psicofarmacologia, estimulação magnética transcraniana.

ESTRUTURA DOS TÓPICOS

Introdução. Avanços em neurociências. Avanços epidemiológicos. Avanços terapêuticos. Neuromodulação. Considerações finais. Propostas para estudo. Referências bibliográficas.

INTRODUÇÃO

Nas últimas décadas, o conhecimento em saúde mental sofreu um grande avanço. Este capítulo aborda os principais resultados de pesquisas nas áreas de neurociências, epidemiologia e terapêutica.

AVANÇOS EM NEUROCIÊNCIAS

Genética

Desde o século XIX, psiquiatras europeus, como Morel, Griesinger, Maudsley e Kraepelin, já observavam que os transtornos mentais pareciam se concentrar mais em determinadas famílias. A partir dessas observações clínicas, passou-se a estudar a participação do componente genético na etiopatogenia desses transtornos.

As estratégias utilizadas para o estudo do componente genético nos transtornos mentais podem ser classificadas em genético-epidemiológicas e genético-moleculares. Os estudos genético-epidemiológicos têm acumulado evidências científicas suficientes para confirmar a participação do componente genético na etiopatogenia dos mais variados quadros psiquiátricos. Mais recentemente, com o advento das técnicas de biologia molecular, tem-se tentado identificar os genes envolvidos e como eles atuam nesse processo.[1]

Nos últimos anos, outra linha de investigação genética que surgiu na psiquiatria foi a psicofarmacogenética, a qual busca estabelecer relações entre variantes gênicas (polimorfismos, como demonstra a Figura 7.1) que codificam as enzimas que metabolizam determinado psicofármaco ou que codificam os sítios envolvidos no seu mecanismo de ação, com o desfecho clínico apresentado pelo paciente em uso dessa medicação (resposta terapêutica e aparecimento de efeitos colaterais).[2]

...ATCGTCTGATCG...(alelo 1)

ATCGTCCGATCG...(alelo 2)

Figura 7.1. Exemplo de polimorfismo genético. Variante do gene que codifica o receptor de serotonina subtipo 2A (5-HT2A): substituição de pares de base, timina (T) por citosina (C).

Estudos genético-epidemiológicos

O primeiro passo para pesquisar a existência do componente genético de determinado transtorno psiquiátrico é a demonstração da agregação familiar. Assim, verifica-se, de um lado, a frequência do transtorno em familiares de portadores do quadro e, de outro, a frequência desse mesmo quadro em familiares de indivíduos saudáveis, representativos da população geral. Se a frequência do transtorno for significativamente maior no grupo de parentes dos doentes, pode-se afirmar que o transtorno em estudo tem caráter familiar

(Tabela 7.1). A demonstração desse caráter é necessária, mas não é condição suficiente para comprovar a transmissão genética, já que essa agregação na família pode decorrer da mesma exposição ambiental, uma vez que os indivíduos geralmente compartilham o mesmo meio. Assim, outras estratégias de investigação genético-epidemiológica são essenciais para identificar se a fonte dessa concentração familiar é genética ou ambiental.[3]

Uma estratégia para tentar demonstrar o componente genético de determinado transtorno mental e ajudar a discriminar o componente ambiental é o estudo com gêmeos. Nesse tipo de estudo, compara-se a concordância para o transtorno entre gêmeos monozigóticos (MZ) com a concordância observada entre gêmeos dizigóticos (DZ). Esse tipo de estudo parte do princípio de que gêmeos MZ e DZ sofrem influência ambiental semelhante, contudo os MZ são geneticamente idênticos, enquanto os DZ compartilham, no máximo, a metade de sua carga genética. Assim, em transtornos com maior predominância do componente ambiental, a concordância entre MZ e DZ seria próxima, enquanto em transtornos com maior componente genético, a concordância nos MZ seria significativamente maior que nos DZ, já que eles compartilham maior carga genética.[4]

Tabela 7.1. Risco para desenvolvimento de esquizofrenia ao longo da vida em familiares de pacientes com esquizofrenia.

Grau de parentesco	Risco para esquizofrenia (%)
Primeiro grau	
Filhos (pai e mãe esquizofrênicos)	46
Irmãos	9
Irmãos (com um progenitor afetado)	17
Segundo grau	
Meios-irmãos	6
Netos	5
Sobrinhos	4
Tios	2
Terceiro grau	
Primos	2
População geral	1

Com o objetivo de distinguir ainda mais as influências genéticas das ambientais, utiliza-se a estratégia de pesquisa dos transtornos mentais em adotados. Esses estudos têm, basicamente, dois esquemas principais. No primeiro, investiga-se e compara-se a frequência de determinado transtorno entre os pais biológicos e os pais adotivos de crianças que vieram a desenvolver o quadro. No segundo, observa-se a frequência do distúrbio nos filhos biológicos de portadores de determinado transtorno, que foram adotados ao nascimento, e compara-se com filhos biológicos de pais saudáveis que também foram adotados logo após o nascimento.[5]

Estudos genético-moleculares

Alterações no funcionamento da neuroquímica cerebral estão relacionadas à fisiopatologia dos transtornos mentais; comprometimentos do neurodesenvolvimento são subjacentes a alguns deles, como a esquizofrenia; processos neurodegenerativos estão na base de outros, como a doença de Alzheimer (DA). Considerando-se que os principais componentes dos sistemas de neurotransmissão, de neurodesenvolvimento e de neurodegeneração são proteínas, cuja estrutura é codificada a partir dos genes, parece razoável supor que certas variantes gênicas podem se associar com determinadas disfunções que resultem em manifestações comportamentais anômalas.

Na tentativa de identificar precisamente quais seriam os genes de suscetibilidade para os transtornos mentais, os pesquisadores utilizam técnicas de biologia molecular que viabilizam as abordagens investigatórias.

Muitos genes têm sido estudados como fatores envolvidos na etiopatogenia dos mais variados transtornos mentais. No entanto, os resultados ainda são inconclusivos para a maior parte deles. Apenas na DA, já foram descobertos genes relacionados inequivocamente ao quadro. Três desses genes são responsáveis pela DA de transmissão genética autossômica dominante (mendeliana), ou seja, uma vez que o indivíduo apresenta determinada variante daquele gene, obrigatoriamente apresentará a doença.[6] Porém, tais casos correspondem à minoria dos pacientes com DA. Esses três genes são descritos a seguir.

Gene da proteína precursora do amiloide

O beta-amiloide, fragmento proteico encontrado nos depósitos das placas senis do cérebro de pacientes com DA, é originado de uma proteína maior denominada "proteína precursora do amiloide" (PPA). O gene que codifica a PPA localiza-se no cromossomo 21, já tendo sido identificados pelo menos seis polimorfismos inequivocamente associados à DA. Tais mutações correspondem a menos de 0,5% do total de casos de DA.

Gene da pré-senilina 1

Em um estudo sistemático ao longo de todos os cromossomos, identificou-se, em 1992, outro gene em famílias com vários membros afetados pela DA, que não apresentavam as recém-descobertas mutações no gene da PPA. Esse novo gene localizava-se no cromossomo 14, dava origem a uma proteína formada por 467 aminoácidos e recebeu o nome de pré-senilina 1 (PS1). Já foram identificados mais de 45 polimorfismos na PS1 que estão associados à DA. Acredita-se que esse gene seja responsável por cerca de 4% de todos os casos de clientes com DA.

Gene da pré-senilina 2

Na sequência, foi identificado outro gene associado aos casos de DA de transmissão genética autossômica dominante. Localizava-se no cromossomo 1 e foi denominado gene codificador da pré-senilina 2 (PS2). O produto desse gene é uma proteína com sequência de aminoácidos idêntica à PS2 em 67%. Dois polimorfismos nesse gene foram relacionados à DA de início precoce. Esse gene deve ser responsável por um número bastante pequeno dos casos de DA (menos de 0,5%).

O quarto gene relacionado à DA é aquele que codifica a apolipoproteína E (ApoE). Diferentemente do que acontece com os outros três genes, o gene da ApoE é fator de risco para DA, ou seja, não determina obrigatoriamente o aparecimento do quadro, mas interage com fatores ambientais, aumentando ou diminuindo a chance para a doença.[7]

Gene da ApoE

Na maioria das vezes, por volta de 90% dos casos, a DA tem herança genética denominada complexa. Nesse tipo de herança, vários genes de pequeno e moderado efeito interagem com componentes ambientais para determinar o aparecimento da doença. Estudo em famílias de pacientes com DA de herança genética complexa mostrou a presença de uma região no cromossomo 19 associada à DA.[8] Mais tarde, identificou-se nessa região o gene codificador da ApoE. Esse gene apresenta três variantes mais comuns, chamadas E2, E3 e E4, que darão origem a moléculas de proteína diferentes entre si, apenas pela permuta de dois aminoácidos nas posições 112 e 158. A variante E4 aumenta a chance para o aparecimento de DA, ao passo que a E2, quando presente, diminui a chance para o aparecimento do transtorno.

Farmacogenética

Outro campo de estudo da genética na psiquiatria é decorrente de observações, ainda da década de 1950, que evidenciaram variabilidade entre os indivíduos, tanto na eficácia de resposta terapêutica, quanto na intensidade dos efeitos colaterais dos psicofármacos. Aparentemente, essa variabilidade apresentava um componente genético. Como resultado dessas observações clínicas, desenvolveu-se a psicofarmacogenética como uma nova área de investigação, derivada da farmacologia e da genética, que tenta entender o relacionamento entre variações genéticas do metabolismo das drogas (farmacocinética) ou dos sítios de ação dessas drogas (farmacodinâmica) e a diferença interindividual na resposta aos fármacos.

Na psiquiatria, os estudos têm demonstrado variantes genéticas relacionadas com a velocidade de metabolização de drogas neurolépticas e antidepressivas nas enzimas do sistema do citocromo P450. Já nos sítios de ligação das drogas, tem-se estudado, por exemplo, variantes nos receptores dopaminérgicos e serotoninérgicos, buscando relacioná-las com a resposta clínica aos antipsicóticos.

Há resultados que foram confirmados, mostrando associações entre determinadas medicações psicoativas e variantes gênicas. A seguir, alguns exemplos:

- Antipsicóticos: variantes do gene do receptor de dopamina D2 (DRD2) e do gene do receptor de dopamina D3 (DRD3) têm sido associadas com a resposta terapêutica aos antipsicóticos. Variantes do gene do DRD3 também têm sido relacionadas com o aparecimento de discinesia tardia, um efeito colateral associado, principalmente, ao uso de antipsicóticos mais antigos.[9]
- Antidepressivos: variantes gênicas da região promotora (relacionada à expressão do gene) do transportador de serotonina têm sido associadas à resposta terapêutica a antidepressivos inibidores seletivos da recaptura de serotonina.[10]

Com a conclusão do mapeamento do genoma humano e o desenvolvimento de técnicas mais avançadas em biologia molecular, as descobertas nessa área tendem a intensificar-se e contribuir de maneira significativa no tratamento farmacológico dos pacientes com transtornos mentais, permitindo a identificação precisa de subgrupos de pacientes com perfil genético de boa ou má resposta para determinados psicofármacos.[11]

Neuroimagem

Os primeiros estudos realizados com tomografia computadorizada (TC) em psiquiatria foram feitos na década de 1970. De lá para cá, novas técnicas de obtenção de imagem foram desenvolvidas, favorecendo não só o estudo mais detalhado da anatomia, como também do funcionamento cerebral. Aqui, são abordados temas de neuroimagem estrutural (TC e ressonância magnética – RM) e funcional (tomografia por emissão de pósitrons – PET; tomografia por emissão de fóton único – SPECT; e ressonância magnética funcional) na pesquisa dos transtornos mentais.

Neuroimagem estrutural

Tomografia computadorizada e ressonância magnética

O primeiro trabalho que utilizou a TC para o estudo neuroanatômico em psiquiatria foi realizado por Johnstonne, em 1976, com pacientes esquizofrênicos.[12] A técnica para obtenção de imagem na TC baseia-se nos raios X, tornando possível examinar o encéfalo, mais especificamente os limites do sistema ventricular e as partes ósseas do crânio. As imagens correspondem a secções (fatias) do crânio. Apesar dos avanços dessa técnica radiológica, a capacidade de a TC diferenciar entre substância branca e cinzenta ainda é limitada, especialmente na região do cerebelo e dos núcleos da base.

Sendo assim, com o advento da RM, a TC foi substituída por esta última na pesquisa das alterações neuroanatômicas dos transtornos mentais. As imagens de RM têm maior capacidade de demonstrar diferentes estruturas no cérebro e facilidade em evidenciar mínimas alterações nos tecidos. As alterações morfológicas são mais facilmente avaliadas do que na TC. Também é possível analisar estruturas como hipocampos, núcleos da base e cerebelo (o que é difícil na TC). Essa avaliação é necessária para a pesquisa dos transtornos mentais (Figura 7.2).

Para a obtenção de imagem na RM, o indivíduo é submetido a um forte campo magnético, não havendo necessidade de utilizar radiação ionizante, como na TC. Por conta desse campo magnético, a RM é contraindicada para pacientes que possuem estruturas metálicas no corpo, como marca-passo e clipes de aneurismas, por exemplo.

Pesquisas envolvendo técnicas de neuroimagem estrutural em psiquiatria têm ajudado a identificar estruturas cerebrais relacionadas a alguns transtornos, como os gânglios da base no transtorno obsessivo-compulsivo, o hipocampo na DA, o córtex pré-frontal na esquizofrenia e áreas límbicas na depressão. Com isso, a fisiopatologia dos transtornos mentais começa a ser mais bem compreendida.

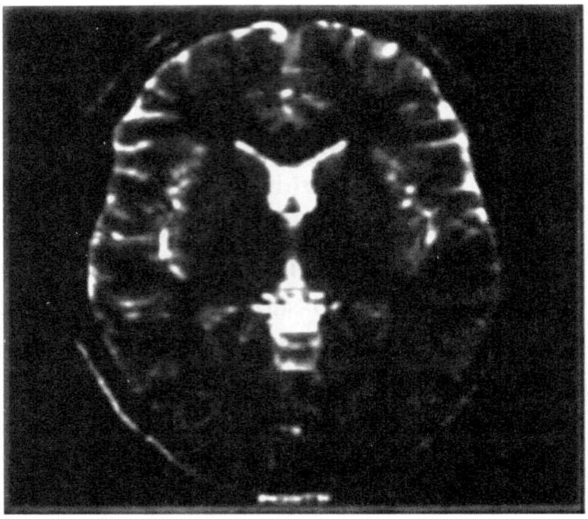

Figura 7.2. Imagem de ressonância magnética de crânio.

Na prática clínica, a TC e a RM são extremamente valiosas para a investigação de alguns transtornos mentais de base orgânica, ou seja, alterações do comportamento decorrentes de doenças clínicas.[13] No entanto, em razão de suas características, esses exames são mais indicados para a investigação de quadros clínicos diferentes. A TC, por exemplo, parece ser mais bem utilizada em casos de suspeita de acometimentos da glândula pituitária, de lesões cerebrais calcificadas, de tumores meníngeos e de hemorragia ou infarto parenquimatosos cerebrais agudos. Já a RM parece apresentar melhores resultados quando utilizada para a pesquisa de doenças desmielinizantes da substância branca cerebral, de tumores não meníngeos, de malformações vasculares, de doenças neurodegenerativas, como doença de Huntington, e quando há suspeita de foco epiléptico.

Neuroimagem funcional

SPECT e PET

O princípio básico da PET e da SPECT é que a instrumentação utilizada seja apenas receptora de informação. Isso quer dizer que, para se obter as imagens, é necessário administrar aos pacientes um radiofármaco marcado, quer com um emissor de pósitrons para PET, quer com um emissor de fóton simples, no caso da SPECT.

Apesar de a eficiência de detecção do sinal radioativo ser muito maior com PET do que com SPECT, seu uso é limitado. Os radioisótopos emissores de pósitrons têm meia-vida radioativa muito curta (da ordem de minutos e de, no máximo, cerca de duas horas) e precisam ser produzidos em um ciclotron, cuja disponibilidade, em geral, é reduzida a alguns centros de pesquisa científica de grande poder econômico.

Tais técnicas vêm sendo empregadas na pesquisa de alterações no funcionamento cerebral de pacientes com transtornos mentais. De maneira interessante, os estudos com PET e SPECT têm confirmado os resultados encontrados pelos estudos de avaliação estrutural.

O uso de PET e SPECT na prática clínica é bastante reduzido, estando limitado a algumas situações:[14]

- Auxílio no diagnóstico diferencial das demências (por exemplo, entre DA, demência frontotemporal, demência por múltiplos infartos cerebrais).
- Avaliação das sequelas neuropsíquicas após insultos cerebrais, como traumatismos, acidentes vasculares e tumores.
- Auxílio no diagnóstico diferencial entre doença de Parkinson e sintomas de parkinsonismo induzidos por fármacos, como alguns antipsicóticos.

Ressonância magnética funcional

A técnica de ressonância magnética funcional (RMf) é semelhante a um exame convencional dessa modalidade. A diferença principal deve-se à particularidade de se obter informações relativas a determinada função cerebral. Assim, a RMf tem sido empregada para o estudo de funções cerebrais em pacientes com transtornos mentais (por exemplo, fluência verbal em pacientes com esquizofrenia).

O princípio da RMf é a oxigenação sanguínea. Em áreas com maior atividade neuronal, há oferta de oxigênio maior que o consumo local. Isso causa aumento da concentração regional de hemoglobina saturada de oxigênio (oxi-hemoglobina). Essa molécula tem propriedades magnéticas diferentes da hemoglobina não saturada (desoxi-hemoglobina). Assim, utilizando técnicas especiais, podem ser observadas pequenas variações de intensidade do sinal devidas à ativação cerebral.

A principal vantagem é a possibilidade de repetir várias vezes cada estudo em um mesmo paciente, já que não há radiação ionizante, como na TC, ou necessidade de injeção de contraste, como na PET e na SPECT. O exame é feito de modo a obter imagens do cérebro durante a execução da atividade que se quer estudar e outras imagens-controle, quando essa tarefa não é executada. Dessa forma, o indivíduo realiza uma série de atividades enquanto o aparelho adquire as imagens, que serão analisadas posteriormente. Atualmente, as aplicações da RMf em psiquiatria são essencialmente em pesquisa.[15]

AVANÇOS EPIDEMIOLÓGICOS

Os resultados de estudos epidemiológicos são importantes para estabelecer prioridades na área de saúde pública, projetar e avaliar intervenções nesse contexto, bem como examinar a apresentação dos principais transtornos mentais e seu relacionamento com fatores genéticos, psicossociais, econômicos e de outros tipos.

Estudos de prevalência

Estudos epidemiológicos conduzidos pela Organização Mundial da Saúde estimam que a prevalência de ponto dos transtornos está em torno de 10% da população geral. Isso quer dizer que, em certo momento, uma em cada 10 pessoas apresenta determinado transtorno mental. A prevalência ao longo da vida, ou seja, a ocorrência de um transtorno mental em algum momento da vida do indivíduo, é de 25%.[16]

Os estudos têm chegado à conclusão de que a prevalência de transtornos mentais é parecida entre homens e mulheres. A diferença entre eles existe, na verdade, no que diz respeito à distribuição diferencial dos transtornos, sendo, por exemplo, a depressão mais comum entre as mulheres e a dependência de drogas mais frequente entre os homens.

Estudos do impacto dos transtornos mentais

Os transtornos mentais exercem importante impacto sobre os indivíduos, seus familiares e a comunidade. Estudos sugerem que uma em cada quatro famílias apresenta pelo menos uma pessoa com transtorno mental.

Em 1990, estimava-se que os transtornos mentais e neurológicos representavam 30,8% de todos os anos vividos com incapacidade, em geral. A depressão causa maior proporção de incapacidade, representando cerca de 12% do total. Cinco transtornos mentais situavam-se entre as 20 principais causas de incapacidade no mundo: depressão, transtornos relacionados ao uso de álcool, esquizofrenia, transtorno afetivo bipolar e demências.[16]

Alguns estudos para avaliar os custos econômicos dos transtornos mentais foram conduzidos, especialmente em países desenvolvidos. Nos Estados Unidos, estima-se que os custos agregados na área de saúde mental correspondam a cerca de 2,5% do Produto Nacional Bruto. No final da década de 1990, na Holanda, a proporção dos gastos com saúde mental, quando comparados com os demais gastos na área de saúde, era de 23,2%; no Reino Unido, de 22%.[16]

Estudos de determinantes dos transtornos mentais

Genéticos

Conforme apresentado anteriormente, os estudos genético-epidemiológicos realizados com famílias, gêmeos e filhos adotivos têm demonstrado a participação do componente genético no aparecimento dos transtornos mentais.

Pobreza

A pobreza e as condições a ela relacionadas, como desemprego, baixo nível de instrução, ausência de domicílio e analfabetismo, estão presentes de maneira significativa nos países subdesenvolvidos e em algumas regiões dos países ricos. Há uma prevalência total maior de transtornos mentais entre indivíduos de condições socioeconômicas menos favorecidas, de acordo com o World Health Organization Consortium International of Psychiatric Epidemiology.[17]

Dados de pesquisas transculturais mostram que a prevalência de transtornos mentais é significativamente maior em países pobres, quando comparados aos ricos. Mesmo em países ricos, como os Estados Unidos, observou-se que crianças de famílias mais pobres apresentavam risco maior para a apresentação de transtornos mentais.[17]

Conflitos e desastres

Indivíduos que vivem em áreas de conflito e desastres apresentam maior prevalência de transtornos mentais. Os quadros mais comuns são transtornos do estresse pós-traumático, depressão e ansiedade. Muitos desses indivíduos não chegam a preencher os critérios para transtornos mentais, mas apresentam importantes sintomas psicológicos.[16]

Recente estudo conduzido em uma comunidade rural na China mostrou elevada taxa de sintomas psicológicos e baixa qualidade de vida entre indivíduos sobreviventes de terremotos. O mesmo trabalho mostrou, no entanto, que o apoio psicológico às vítimas foi efetivo na melhora de sua condição de vida.[18]

Cannabis e esquizofrenia

Pacientes com esquizofrenia apresentam maior uso de *Cannabis* quando comparados à população geral. No entanto, persistia a dúvida se a *Cannabis* aumentava o risco para o aparecimento do quadro ou se os pacientes a utilizavam para diminuir alguns dos sintomas causados pelo transtorno.

A partir de um estudo sueco,[19] surgiram as primeiras evidências relacionando o uso de *Cannabis* como fator de risco para a esquizofrenia. Entretanto, somente pelos estudos epidemiológicos conduzidos a partir de 2000 é que se começou a acumular dados mais consistentes de que a *Cannabis* não só piorava a evolução clínica da esquizofrenia, como também contribuía como fator de risco para o seu desenvolvimento.[20]

Tempo de psicose não tratada e prognóstico

O tempo de psicose não tratada ou DUP (*duration of untreated psychosis*) é definido pelo período entre o aparecimento dos primeiros sintomas psicóticos (delírios e alucinações) e o primeiro tratamento psiquiátrico.

Estudos recentes apresentam resultados consistentes que afirmam existir uma associação entre o DUP e o prognóstico, ou seja, quanto maior esse período, pior o prognóstico do cliente. Os sintomas psicóticos são caracterizados por atividade dopaminérgica aumentada. Essa hiperatividade tem sido considerada biologicamente "tóxica", de modo que a presença de sintomas psicóticos por períodos prolongados pode causar deterioração de determinadas funções cerebrais, resultando em prognóstico desfavorável para o paciente, por exemplo, com quadro de esquizofrenia.

Alguns dados sugerem que ausência de suporte social, funcionamento pré-mórbido prejudicado e baixo nível socioeconômico possam estar envolvidos com aumento do DUP. Os estudos mostram que esse período de psicose não tratada pode variar de dias a anos.

Embora existam divergências entre alguns estudos, grande parte das descobertas confirma a existência da associação entre DUP e prognóstico, configurando um problema de saúde pública. Países desenvolvidos têm instituído programas de detecção precoce de psicoses, visando ao tratamento precoce na tentativa de reduzir o DUP e suas consequências.[21]

AVANÇOS TERAPÊUTICOS

Psicofarmacologia

Nos últimos anos, diversos medicamentos novos foram lançados para o tratamento dos mais variados transtornos mentais. A grande vantagem trazida por esses novos fármacos está na diminuição dos efeitos colaterais, que, em geral, eram mais frequentes entre os medicamentos mais antigos.

No que diz respeito, por exemplo, à eficácia da medicação, à diminuição do período de latência (tempo que vai da introdução do medicamento ao início da resposta clínica), os novos medicamentos não têm trazido muita melhora quando comparados aos mais antigos.[22]

NEUROMODULAÇÃO

Nos últimos anos, várias técnicas que modulam a atividade cerebral (aumentando ou diminuindo) têm sido investigadas, com o objetivo de avaliar o seu efeito no tratamento de pacientes com transtornos mentais. A ideia por trás dessas abordagens de neuromodulação é que, como os transtornos mentais cursam com aumento ou diminuição na atividade de determinadas áreas do cérebro, técnicas que modificam tais fenômenos podem ser utilizadas no tratamento desses indivíduos. A seguir, serão apresentadas algumas dessas técnicas de neuromodulação, sendo que uma delas já se encontra aprovada para uso terapêutico em alguns contextos clínicos psiquiátricos.

Estimulação magnética transcraniana

O eletromagnetismo consiste na produção de campos magnéticos por meio da movimentação de cargas elétricas. Esse princípio é o ponto central da estimulação magnética transcraniana (EMT), uma nova e promissora técnica para o tratamento de pacientes com transtornos mentais.

Os campos magnéticos passam facilmente através de materiais isolantes, como os ossos, de tal forma que a corrente elétrica induzida dentro do crânio altera o funcionamento de áreas subjacentes do cérebro. A estimulação com EMT pode tanto aumentar, como diminuir a atividade do tecido cerebral cortical. Assim, a EMT pode ser capaz de permitir a modulação de diferentes partes do cérebro, com efeitos facilitadores e inibidores do seu funcionamento. A EMT oferece um novo caminho para influenciar de forma não invasiva a atividade de regiões corticais.

A técnica é bastante segura. Quando da utilização dos primeiros protocolos, alguns casos de crises convulsivas foram relatados. No entanto, o uso dos protocolos mais contemporâneos diminuiu substancialmente esse risco.

Diante das crescentes evidências dos resultados da EMT no tratamento de determinados transtornos mentais, em 2011 o Conselho Federal de Medicina aprovou a utilização da EMT na prática clínica para as seguintes situações: depressões (uni/bipolar), alucinações auditivas (esquizofrenia) e planejamento de neurocirurgia. No momento, as pesquisas com a técnica avançam também em relação a outros transtornos mentais. Entretanto, ainda são necessárias mais evidências para o seu uso clínico nessas outras condições médicas.[23,24]

Estimulação transcraniana por corrente contínua

A estimulação transcraniana por corrente contínua (ETCC) é uma técnica que estimula focalmente uma área cerebral. Durante o procedimento, uma corrente de baixa amplitude é aplicada na cabeça, a partir de eletrodos variáveis em tamanho. Quanto menor a área do eletrodo, mais focal é a estimulação. Embora a calota craniana e o couro cabeludo tenham alta resistência, estudos têm demonstrado que uma quantidade suficiente de corrente elétrica penetra no cérebro e modifica os potenciais de ação transmembrana, influenciando os níveis de excitabilidade cortical e modulando os potenciais de ação dos neurônios.

Configurando-se uma montagem de baixo custo, o aparelho de ETCC é composto por dois eletrodos (um positivo, o ânodo; outro negativo, o cátodo), um amperímetro (que mede a intensidade da corrente elétrica), um potenciômetro (registro variável que controla a tensão entre os eletrodos, permitindo controlar a intensidade do campo elétrico e, assim, a intensidade da corrente aplicada), e, por fim, um jogo de baterias.

Nesse sentido, os parâmetros de estimulação da ETCC podem ser ajustados em relação ao posicionamento e tamanho dos eletrodos, à intensidade da corrente elétrica, à duração da estimulação, ao número total de sessões e ao intervalo entre elas. Configurações de diferentes combinações desses parâmetros geram efeitos fisiológicos distintos e, portanto, atitude terapêutica diferente. No que tange ao posicionamento dos eletrodos, os estudos têm revelado que o eletrodo anódico conduz a um aumento na atividade cortical, ao passo que o cátodo diminui essa atividade, provavelmente por hiperpolarização das células do córtex onde ele foi posicionado. Tem-se demonstrado, ainda, que os neurônios ao longo do córtex não são modulados de forma homogênea, e os que estão situados em regiões mais profundas são, geralmente, inibidos pelo ânodo e estimulados pelo cátodo.

Apesar de as pesquisas com ETCC apresentarem resultados bastante animadores no tratamento de pacientes com transtornos mentais, como depressão, seu uso clínico ainda não foi autorizado no país.[24,25]

Estimulação dos pares cranianos

A estimulação de nervos cranianos consiste em um conjunto de técnicas de fácil operação, baixo custo e grande acessibilidade. Ainda que esteja em fase inicial de construção de evidências científicas, essas técnicas podem representar grande avanço na abordagem terapêutica de pacientes com transtornos mentais. Estudos iniciais têm abordado a estimulação dos nervos vago e trigêmeo. Diferentemente das técnicas de neuromodulação descritas anteriormente, a estimulação dos nervos cranianos é fundamentada na teoria da estimulação *bottom up* (de baixo para cima). Quando se trata da estimulação do nervo vago, duas técnicas de estimulação são utilizadas. A primeira delas é cruenta, ou seja, o nervo é dissecado e estimulado diretamente. Na outra técnica, o nervo é estimulado de modo transcutâneo, ou seja, terminações cutâneas do nervo vago são estimuladas, em geral na região auricular, pela colocação sobre a pele do paciente. No caso do nervo trigêmeo, a estimulação tem sido realizada apenas por meio transcutâneo. Assim, terminações faciais do nervo trigêmeo são estimuladas na região facial, também pela colocação de eletrodos sobre a pele. Por meio desses nervos, pode-se estimular determinadas áreas do cérebro com as quais eles mantêm contato.[26]

Estimulação cerebral profunda

A abordagem neurocirúrgica no tratamento de pacientes com transtornos mentais foi realizada pela primeira vez por Gottlieb Burckhardt, por meio da retirada de tecido cerebral cortical de pacientes psicóticos, em 1889. Essa técnica é conhecida como topectomia. Nascia aí a psicocirurgia. Após essa primeira experiência, na tentativa de aprimoramento da técnica operatória, Egas Moniz, médico português descreveu, em 1935, seus primeiros casos utilizando a lobotomia. Devido às deficientes abordagens terapêuticas existentes na época, a psicocirurgia foi utilizada em grande escala nos Estados Unidos e em muitos países da Europa. No entanto, a partir da década de 1970, em decorrência do aparecimento de uma gama enorme de efeitos colaterais advindos da realização da psicocirurgia, do surgimento de psicofármacos eficazes no tratamento dos mais variados tipos de transtornos mentais, bem como da pressão social motivada pelo uso muitas vezes indiscriminado desse tipo de procedimento, a psicocirurgia passou a ser utilizada em situações muito mais restritas. Contudo, mais recentemente, técnicas menos invasivas e com indicações bem mais precisas começaram a ser descritas, especialmente com a utilização da estereotaxia.

O surgimento de técnicas modernas de neuromodulação, para o tratamento de pacientes com distúrbios de movimento (como a doença de Parkinson), por meio da implantação direta de eletrodos no cérebro dos pacientes, impulsionou a utilização dessas técnicas também para o tratamento de pacientes com transtornos mentais. A estimulação cerebral profunda (DBS: *deep brain stimulation*) apresenta importante vantagem diante das técnicas mais antigas, que provocavam lesão cerebral. A DBS permite que sejam realizados ajustes dos parâmetros de modulação cerebral com possibilidade de controlar a frequência, a amplitude, a intensidade do estímulo, sendo possível estimular ou inibir neurônios de uma mesma região cerebral, bem como controlar a extensão da abrangência da modulação. Além disso, talvez um dos pontos mais importantes, a DBS é uma técnica reversível de neuromodulação, pela qual as lesões cerebrais são mínimas, não ocorrendo comprometimento da circuitaria cerebral.

No entanto, em que pesem as vantagens da DBS sobre as técnicas neurocirúrgicas antigas, sua realização é regulamentada pelo Conselho Federal de Medicina, sendo que sua liberação ocorre pelos conselhos regionais, que examinam caso a caso, antes de darem o seu parecer. No momento, as principais indicações de DBS são depressão e transtorno obsessivo-compulsivo refratários a todos os tratamentos disponíveis na psiquiatria.[27]

CONSIDERAÇÕES FINAIS

As pesquisas na área de saúde fornecem cada vez mais subsídios para a melhor compreensão dos transtornos mentais, em seus mais variados aspectos – desde os relacionados à sua etiopatogenia, até aqueles que dizem respeito às técnicas de tratamento dos pacientes. Com isso, as perspectivas abertas são bastante promissoras para pacientes, familiares e profissionais que trabalham na área.

PROPOSTAS PARA ESTUDO

1. Leia o prontuário de um paciente e destaque um aspecto para estudo.
2. Procure no Medline um artigo recente sobre o aspecto escolhido e discuta o conteúdo encontrado com colegas à luz dos avanços do conhecimento em saúde mental e psiquiatria.

REFERÊNCIAS BIBLIOGRÁFICAS

1. Van den Bree MB, Owen MJ. The future of psychiatric genetics. Ann Med. 2003;35:122-34.
2. Malhotra AK, Murphy Jr GM, Kennedy JL. Pharmacogenetics of psychotropic drug response. Am J Psychiatry. 2004;161:780-96.
3. Gottesman I. Schizophrenia genesis: the origins of madness. New York: WH Freeman; 1991.
4. Fanous AH, Kendler KS. Genetic heterogeneity, modifier genes, and quantitative phenotypes in psychiatric illness: searching for a framework. Mol Psychiatry. 2005;10:6-13.
5. Prescott CA, Gottesman II. Genetically mediated vulnerability to schizophrenia. Psychiatr Clin North Am. 1993;16:245-67.
6. Vallada H. Aspectos genéticos da doença de Alzheimer. In: Forlenza OV, Caramelli P. Neuropsiquiatria geriátrica. São Paulo: Atheneu; 2000. p. 459-65.
7. Tanzi RE. A genetic dichotomy model for the inheritance of Alzheimer's disease and common age-related disorders. J Clin Invest. 1999;104:1175-9.
8. Pericak-Vance MA, Bebout JL, Gaskel Jr PC, Yamaoka LH, Hung WY, Alberts MJ et al. Linkage studies in familial Alzheimer disease: evidence for chromosome 19 linkage. Am J Hum Genet. 1991;48:1034-50.

9. Scahrfetter J. Pharmacogenomics of dopamine receptors and response to antipsychotic drugs in schizophrenia – an update. Pharmacogenomics. 2004;5:691-8.
10. Meira-Lima IV, Sougey EB, Vallada HP. Farmacogenética do tratamento da depressão: busca de marcadores moleculares de boa resposta aos antidepressivos. Rev Psiq Clin. 2004;31:40-3.
11. McDonald C, Schulze K, Murray RM, Wright P. Schizophrenia: challenging the orthodox. London: Taylor & Francis; 2004.
12. Johnstonne E, Crow T, Frith C, Husband J. Cerebral ventricular size and cognitive impairment in chronic schizophrenics. Lancet. 1976;2:924-6.
13. Cordeiro Q, Fráguas Jr R, Lafer B, Elkis H. Ressonância nuclear magnética na depressão. In: Fráguas Jr R, Figueiró JAB. São Paulo: Atheneu; 2000. p. 55-9.
14. Costa DC, Oliveira JMAP, Bressan RA. PET e SPECT em neurologia e psiquiatria: do básico às aplicações clínicas. Rev Bras Psiquiatr. 2001;23:4-5.
15. Amaro Jr E, Yamashita H. Aspectos básicos de tomografia computadorizada e ressonância magnética. Rev Bras Psiquiatr. 2001;23:2-3.
16. Organização Mundial da Saúde. Relatório mundial da saúde: saúde mental nova concepção, nova esperança. Washington: OPAS/OMS; 2001.
17. WHO International Consortium in Psychiatric Epidemiology. Cross-national comparisons of the prevalences and correlates of mental disorders. Bulletin of the World Health Organization. 2000;78:413-26.
18. Wang X, Gao L, Zhang H, Zhao C, Shen Y, Shinfuku N. Post-earthquake quality of life an psychological well being: longitudinal evaluation in a rural community sample in Northern China. Psychiatry Clin Neurosci. 2000;54:427-33.
19. Andreasson S, Allebeck P, Engstrom A, Rydberg U. Cannabis and schizophrenia. A longitudinal study of Swedish conscripts. Lancet. 1987;26:1483-6.
20. Arseneault L, Cannon M, Witton J, Murray RM. Causal association between cannabis and psychosis: examination of the evidence. Br J Psychiatry. 2004;184:110-7.
21. Johannessen JO, McGlashan TH, Larsen TK, Horneland M, Joa I, Mardal S et al. Early detection strategies for untreated first-episode psychosis. Schizophr Res. 2001;51:39-46.
22. Kramer TA. Choosing which drug to prescribe. Med Gen Med. 2003;5:19.
23. Shiozawa P, Silva ME, Carvalho TC, Cordeiro Q, Brunoni AR, Fregni F. Transcutaneous vagus and trigeminal nerve stimulation for neuropsychiatric disorders: a systematic review. Arq Neuropsiquiatr. 2014;72:542-7.
24. Shiozawa P, Fregni F, Benseñor IM, Lotufo PA, Berlim MT, Daskalakis JZ, et al. Transcranial direct current stimulation for major depression: an updated systematic review and meta-analysis. Int J Neuropsychopharmacol. 2014;17:1-10.
25. Shiozawa P, Marçal C, Enokibara M, Santos MMSA, Piovesan F, Pellegrinelli A, et al. Estimulação transcraniana por corrente contínua (ETCC) em psiquiatria: revisão da literatura. Rev Debates Psiquiatr. 2013;3:14-19.
26. Shiozawa P, Cordeiro Q. Trigeminal nerve stimulation for clinical trials in neuropsychiatry. J ECT. 2015;31:29-30.
27. Delaloye S, Holtzheimer PE. Deep brain stimulation in the treatment of depression. Dialogues Clin Neurosci. 2014;16:83-91.

8

Funções psíquicas – psicopatologia

Ilza Marlene Kuae Fukuda
Maguida Costa Stefanelli
Renato Teodoro Ramos

PONTOS A APRENDER

1. Apresentar uma visão global da terminologia utilizada em psicopatologia descritiva.
2. Oferecer subsídio para a identificação de manifestações patológicas, segundo as diferentes funções psíquicas.
3. Oferecer elementos para a compreensão das manifestações de comportamento do paciente.

PALAVRAS-CHAVE

Funções psíquicas, psicopatologia.

ESTRUTURA DOS TÓPICOS

Introdução. Consciência. Atenção. Orientação. Memória. Sensopercepção. Pensamento. Impulsividade. Afetividade e emotividade. Atividade. Vontade. Sono. Inteligência. Julgamento e raciocínio. Propostas para estudo. Referências bibliográficas.

INTRODUÇÃO

O ser humano se distingue de outros seres vivos por possuir linguagem articulada, atividade psíquica identificável e capacidade de raciocínio desenvolvida. Além disso, tais capacidades se desenvolvem em dimensões biológicas, psicológicas, sociais, culturais, espirituais e intelectuais sendo altamente integradas entre si. No curso de sua vida, todo indivíduo experimenta emoções, sentimentos, percepções, pensamentos, recordações, desejos e impulsos, de forma integrada, como resultado de suas funções psíquicas. A vivência desses fenômenos é parte do viver saudável do ser humano.

Essas funções se fazem presentes em todos os atos da pessoa. Quando o profissional está realizando um procedimento técnico, estão presentes, além das condições físicas próprias do momento, a habilidade motora, a percepção, a memória, a atenção, a cognição, o raciocínio, entre outras.

O ser humano deve ter funcionamento harmonioso em suas dimensões biológica, comportamental, psicodinâmica, interpessoal e social como resultado do funcionamento organizado de suas funções psíquicas. A psicopatologia estuda as alterações dessas funções.

Considerando a interação existente entre as diversas dimensões do ser humano, pode-se dizer que a psicopatologia tem posição única entre as disciplinas científicas, estudando, de forma integrada, os aspectos físicos e mentais do comportamento humano. Autores discutem se seria pertinente falar em teoria da mente, na fase atual da psiquiatria científica, com os avanços da psiquiatria biológica e da neurociência, mas concluem que o psiquismo não existe de forma isolada. Ele é inerente à pessoa e, portanto, exige um estudo integrativo.[1]

As alterações mentais mais comuns são apresentadas de forma descritiva e separadas por tipos de funções apenas por questões didáticas, pois a sua expressão se dá de forma integrada ou resulta de associação de duas ou mais áreas, considerando entre elas a somática ou a biológica. Destaca-se que nem sempre as alterações psíquicas isoladas representam condições patológicas.

Em psicopatologia, tem-se de estar atento também à terminologia utilizada. Esse cuidado é fundamental para evitar confusões conceituais, ambiguidades existentes em determinados conceitos e prejuízos para o processo de ensino-aprendizagem sobre o assunto.[2]

O conteúdo apresentado a seguir é um condensado didático e descritivo das alterações das diversas funções psíquicas que compõem o psiquismo do ser humano, segundo diversos autores e a Organização Mundial da Saúde (OMS).[3-11]

Alguns termos apresentados são mais especificamente usados nas descrições psicopatológicas e não são utilizados com frequência na prática clínica diária.

CONSCIÊNCIA[3-14]

A consciência pode ser conceituada como o cenário no qual os fenômenos psíquicos acontecem.[7] Dessa forma, diz-se que todas as outras funções psíquicas só podem ser avaliadas adequadamente após a verificação do chamado estado da consciência ou nível de alerta. É essa avaliação que permite ao examinador saber o quanto a pessoa está apta neurologicamente para interagir com o seu mundo externo, o quanto ela está acordada, alerta ou vigilante.[9] A amplitude da consciência vai do despertar completo ao estado de coma profundo.

Alterações quantitativas

- Coma é o grau profundo de inconsciência ou total ausência de atividade psíquica, no qual a pessoa não demonstra conhecimento de si e do meio externo, não respondendo aos estímulos do ambiente. Há escalas para a avaliação do nível do coma, como a escala de coma de Glasgow.[11]
- Hipervigilância é o estado de intensa clareza da consciência, com aumento da capacidade de apreensão de impressões pela percepção.
- Obnubilação é o estado de redução da clareza da atividade psíquica, em geral associada à sonolência e à lentidão do curso do pensamento.

Alterações qualitativas

- Delirium é o rebaixamento prolongado do nível da consciência, porém sem anulação da capacidade de interagir. Esse fenômeno tem origem orgânica, e não psicológica.[9]
- Estado crepuscular é o estreitamento da consciência com conservação mais ou menos coordenada da atividade. A percepção do mundo exterior é inadequada ou inexistente. Pode acompanhar-se de alucinações ou de delírio. A amnésia em relação à vivência desse estado está presente.
- Desrealização é a vivência de que o ambiente que cerca a pessoa é percebido por ela como irreal, desconhecido e diferente, originando a sensação de estranheza.[4,9]
- Despersonalização é a vivência na qual a pessoa percebe a si mesma como irreal e estranha, como se houvesse algo diferente nela que não é possível explicar. Em geral, a desrealização está associada à despersonalização. Às vezes, um indivíduo afirma ser outra pessoa, como se representasse um papel.[4,9]
- A desrealização e a despersonalização ocorrem com frequência na presença de ansiedade, sem rebaixamento do nível de consciência.

ATENÇÃO[3-14]

A atenção permite à pessoa concentrar a atividade psíquica sobre um evento do ambiente. Esse evento pode ser uma sensação, uma percepção, uma representação, um afeto ou um desejo. A pessoa pode, desse modo, selecionar percepções, representações, significados e conceitos. Essa função está diretamente relacionada ao nível de consciência e nem sempre depende da vontade.

Alterações quantitativas

- Aprosexia é a abolição da atenção.
- Hipoprosexia é o enfraquecimento ou a diminuição da concentração da atenção. Pode ocorrer por redução do interesse, *déficit* intelectual ou alteração da consciência, entre outros.
- Hiperprosexia é o aumento da atenção, que leva a pessoa a atender, simultaneamente, a vários estímulos sensoriais.
- Paraprosexia é a exaltação da atenção espontânea e a diminuição da atenção voluntária ou exaltação da voluntária e diminuição da espontânea.

Alterações qualitativas

- Atenção espontânea é a que acontece naturalmente, em face de determinados estímulos, externos ou internos, que atraem a atenção independentemente da vontade da pessoa.
- Atenção voluntária ou ativa é a capacidade de escolher um ponto de interesse por vontade própria e de mantê-lo em foco pelo tempo desejado. Exige esforço da pessoa para concentrar a atividade psíquica em determinado foco. Pode estar aumentada ou diminuída.
- Distração é a dificuldade em se concentrar e manter a atenção em um único objeto ou evento de forma voluntária.

ORIENTAÇÃO[3-10,13,14]

É a capacidade de a pessoa situar-se adequadamente em relação ao tempo e ao espaço, a si mesma e ao ambiente em que se encontra. A orientação é o resultado da coordenação das funções da atenção, da memória, da percepção, da consciência e da inteligência.

Alterações qualitativas

- Desorientação autopsíquica é a incapacidade de fornecer dados sobre si: seu nome, o que faz, entre outros.

- Desorientação alopsíquica é a incapacidade de reconhecer o ambiente em que se encontra e as pessoas de seu relacionamento.
- Desorientação temporal é a incapacidade de se localizar temporalmente ou no tempo cronológico (hora, dia, mês e ano).
- Desorientação espacial é a impossibilidade de determinar o local em que se encontra.

MEMÓRIA[3-10,14,15]

Memória é a função psíquica que permite registrar, fixar e recuperar informações ou fatos armazenados no cérebro. As alterações dessa área são chamadas dismnésias ou paramnésias.

Modalidades

- Memória de fixação (anterógrada) é a que capta, fixa e conserva os fatos novos no campo mnêmico.
- Memória de evocação (retrógrada) é a capacidade de trazer fatos armazenados no campo mnêmico à consciência.
- Memória cronológica é a que permite a localização dos fatos no tempo.
- Memória declarativa é a capacidade de a pessoa armazenar e evocar informações, tanto de cunho visual, como semântico/verbal ou episódico, acontecidas anteriormente.
- Memória de procedimento (*work memory*) é a que permite à pessoa sustentar as informações e os procedimentos necessários para realizar atividades cognitivas ou motoras. Em certas condições clínicas, o indivíduo pode ter sua memória de procedimento preservada, mas ser incapaz de descrever seus conteúdos verbalmente, por não se lembrar do que aprendeu anteriormente.[12]

Alterações quantitativas

- Hipermnésia é o aumento da capacidade mnéstica de evocar lembranças com grande vivacidade e detalhe. É válido ressaltar que a hipermnésia pode ocorrer nos chamados gênios e nos portadores de retardo mental.
- Hipomnésia é a redução da capacidade mnéstica de evocar lembranças.
- Amnésia é a ausência ou a abolição da capacidade de recordar dados armazenados na memória, de origem orgânica ou emocional.
- Amnésia total é a incapacidade de recordar as experiências vividas.
- Amnésia parcial é a incapacidade de recordar as experiências de certo período da vida.

Alterações qualitativas

- Criptomnésia é um súbito esquecimento de um período da vida.
- Ecmnésia é a recordação muito intensa, às vezes de duração breve, de lembranças anteriores que pareciam esquecidas.
- Imagens eidéticas são recordações visuais com nitidez muito intensa, quase alucinatória.
- *Jamais-vu* é uma sensação ou situação vivida anteriormente pela pessoa, que, no entanto, ela não reconhece como tal.
- *Déjà-vu* é uma sensação ou situação nunca vivenciada pela pessoa, porém reconhecida por ela como já experimentada.
- Falso reconhecimento é a identificação de uma pessoa por outra, inclusive com troca de nome.
- Confabulação é o preenchimento inconsciente e fantasioso de lacuna da memória, mas aceito como real por quem o faz.

Regressão da memória ou Lei de Ribot

Com o envelhecimento, podem surgir perturbações da memória ligadas ou não a processos demenciais, que evoluem de acordo com a chamada lei da regressão da memória (Lei de Ribot).

- As vivências mais novas são esquecidas antes das mais antigas.
- Ocorre um recuo progressivo ao passado.
- As noções complexas são esquecidas antes das simples.
- As noções abstratas são esquecidas antes das concretas.

SENSOPERCEPÇÃO[3-14]

É o processo mental de reação psicológica a um estímulo físico que possibilita a tomada de consciência dos objetos que se apresentam aos órgãos dos sentidos. É a informação psicológica do estímulo físico. As alterações dessa função são associadas às alterações das outras funções psíquicas.

Alterações quantitativas

- Hiperestesia é a capacidade de colher impressões que passam despercebidas à média das pessoas.
- Hipoestesia ou hipopercepção é a diminuição da sensibilidade aos estímulos. Colhe menos impressões que a média das pessoas, em número e intensidade.

- Anestesia é a insensibilidade total ou diminuição da sensibilidade aos estímulos dolorosos.

Alterações qualitativas

- Ilusão é a percepção deformada ou errônea de estímulos sensoriais externos. Portanto trata-se de um estímulo real e presente, corrigível pela atenção, quando ela funciona adequadamente.
- Alucinação é a percepção sem objeto, não associada a um estímulo real, porém vivida com corporalidade, como uma percepção real, concreta e verdadeira, e não como se fosse apenas obra da imaginação.
- Alucinação cinestésica ou motora é aquela relacionada à movimentação do aparelho locomotor.
- Alucinação cenestésica ou somática é a sensação em relação aos órgãos internos.
- Alucinação sinestésica é a associação de sensações; a sinestesia refere-se à presença simultânea de sensações de diferentes órgãos sensoriais. Por exemplo, um estímulo sonoro ou visual desperta um estímulo sensorial olfativo.
- Alucinação extracampina é a que ocorre fora do campo sensorial. A pessoa diz estar vendo outras pessoas ou objetos que estão fora de seu campo visual.
- Alucinação liliputiana é a sensação de estar vendo objetos em dimensões muito reduzidas.
- Pseudoalucinação é a nítida impressão de ouvir ou ver algo, mas não propriamente com a convicção de estar perante o objeto. É como se os estímulos partissem do interior da mente ("Vem de dentro da minha cabeça"). Trata-se, portanto, de uma representação mental e não de uma experiência perceptiva.
- Alucinose é constituída por alucinações dotadas de grande nitidez sensorial, mas com preservação da consciência, orientação e capacidade de crítica. A pessoa as reconhece como um fenômeno patológico.
- Sensação de transformação corporal é a experiência na qual a pessoa sente o corpo ou parte dele transformado. Por exemplo, o paciente diz que seu braço é de gesso, que seu rosto é de cera, ou que sua perna está totalmente verde ou com sua forma alterada.

PENSAMENTO[1-3,13,14,16]

Pensamento é a sucessão de ideias ou representações mentais expressas por meio da linguagem. Destacam-se a associação de ideias e sua ordenação segundo um objetivo, uma tarefa ou um interesse. Uma ideia evoca outras ideias armazenadas anteriormente. A esse fenômeno dá-se o nome de associação de ideias. Para compreender esse processo, é necessário considerar seu curso, sua forma e seu conteúdo.

Distúrbio da velocidade do curso de pensamento

- Aceleração do pensamento ou taquipsiquia é a aceleração do curso do pensamento na qual as ideias se sucedem rapidamente, não dando ao indivíduo tempo suficiente para concluir seu raciocínio e expressá-las adequadamente. Tão logo a ideia aparece no campo da consciência, é substituída por outra; a pessoa passa rapidamente de um tema a outro. Em decorrência, a expressão das ideias não ocorre de modo completo nem em sequência lógica.
- Arborização do pensamento é resultante da perda de direção e objetivo final. A pessoa muda de um assunto para outro sem concluir seu raciocínio.
- Fuga de ideias é expressa por mudanças súbitas de assunto decorrentes do grande volume de ideias, podendo haver certa ligação compreensível entre elas.
- Salada de palavras é a mistura de palavras e frases sem significado para quem ouve.
- Lentidão do pensamento ou bradipsiquia é a lentidão do curso do pensamento, caracterizada pela sensação subjetiva da incapacidade de pensar.

Alterações da forma do pensamento

- Prolixidade é caracterizada pela descrição repetitiva de ideias, com a introdução de palavras ou frases supérfluas. Há dificuldade para distinguir o essencial do supérfluo.
- Bloqueio do pensamento é a interrupção súbita do processo do pensamento com cessação do discurso sem retomada posterior.
- Inserção é a vivência da introdução de ideias na mente da pessoa que experimenta a sensação de quebra ou rompimento do raciocínio. Ela informa que as ideias foram introduzidas por radares, telepatia ou forças extraterrenas.
- Roubo do pensamento é a sensação de que os pensamentos são retirados de sua mente por outras pessoas.
- Eco do pensamento, sonorização ou irradiação do pensamento é a sensação de que os pensamentos se repetem fora da mente ou de que outras pessoas podem ouvi-los.
- Condensação é a fusão de diversos conceitos ou ideias em um só.
- Neologismo é a criação de novas palavras e, em geral, surge da condensação de ideias.

- Desagregação do pensamento é a perda da unidade, da sintaxe e do fluxo do discurso. Há perda da ligação entre as ideias, tornando o pensamento sem nexo e sem sentido, porém com velocidade normal.
- Incoerência é a ausência da ligação compreensível entre as ideias expressas.

Alguns autores discutem a dificuldade para apresentar os conceitos a seguir; outros dizem não haver uma diferença formal.[2,7]

- Ambivalência ideativa é a coexistência de pensamentos contraditórios.
- Ecolalia é a repetição imitativa e persistente de palavras ou frases ouvidas pela pessoa e pronunciadas quase sempre com a mesma entonação.
- Verbigeração é a repetição de palavras de modo estereotipado e aparentemente sem significado. Pode ser por assonância ou sob a forma de rimas ou trocadilhos.
- Mutismo é a abolição total e temporária da linguagem falada.
- Logorreia é a expressão sem coerência lógica do fluxo acelerado de ideias.
- Estereotipia verbal é a repetição de uma mesma palavra ou estribilho ao longo de uma conversação.
- Mussitação é caracterizada por movimentos automáticos de lábios, em que o paciente murmura ou emite sons ininteligíveis.
- Coprolalia é a verbalização compulsiva de palavras obscenas ou de baixo calão.

Alterações do conteúdo do pensamento

- Pobreza do pensamento ocorre quando o pensamento é vago, com repetições que nada acrescentam ao seu conteúdo ou à clareza dele.
- Ideia supervalorizada é uma ideia ou crença compreensível e aceitável, porém com dimensões além do razoável, em geral associada a alterações da personalidade.
- Ideia obsessiva é constituída de pensamentos ou imagens recorrentes e persistentes com caráter intenso e inadequado, que se impõem involuntariamente à pessoa, gerando ansiedade intensa e sofrimento. Apesar de ser reconhecida como absurda e irracional, não se consegue suprimi-la por vontade própria.
- Delírio é um conjunto de falsas ideias e crenças acompanhadas de convicção e certeza, resistentes à argumentação lógica, porém fora do contexto social ou cultural do indivíduo.

Os mecanismos de formação do delírio podem servir de base sensoperceptiva (alucinatória), passional ou reivindicativa, interpretativa e imaginativa. O conteúdo dos delírios pode se manifestar de várias formas, sendo mais comuns as descritas a seguir.

- Delírio bizarro é a crença totalmente implausível, absurda e muito estranha. Por exemplo, a crença de que a casa está sendo habitada por seres extraterrenos.
- Delírio persecutório é a sensação de estar sendo perseguido e enganado por inimigos imaginários. Às vezes, a pessoa pode identificá-los entre seu círculo familiar, social ou profissional.
- Delírio de grandeza ou megalomania é a crença de que a pessoa é muito importante, rica, descendente de famílias nobres, grande inventor, reformador do mundo, entre outros.
- Delírio de referência é a crença de que os fatos giram em torno de si ou que outras pessoas falam sobre ela.
- Delírio de influência é a crença de ser vítima de influência ou de controle externo.
- Delírio de culpa ou de autoacusação é a crença de ser o responsável por atos que geram remorso e culpa. A pessoa diz ser responsável por crimes, faltas, desgraças alheias e calamidades.
- Delírio místico é a preocupação excessiva com assuntos relacionados ao sobrenatural, à religião e à superstição.
- Delírio de controle é a falsa crença de que seus pensamentos e sentimentos estão sendo controlados por alguém. Como desdobramento, alguns autores incluem na descrição desse delírio a inserção, o roubo e o eco ou a sonorização do pensamento.
- Delírio de ciúme ou ciúme patológico é a crença na infidelidade do companheiro.
- Delírio erotomaníaco ou erótico: a pessoa tem a crença de que é amado por alguém. Em geral, o objeto de seu amor ocupa posição de destaque social.
- Delírio hipocondríaco é a preocupação em grau extremo com a saúde. A pessoa acredita estar acometida por doenças incuráveis, terríveis, porém sem comprovação orgânica.
- Delírio de negação é a crença na inexistência das coisas, das pessoas e da própria existência. Às vezes, o paciente diz que morreu há vários anos, que não tem órgãos internos nem nome.
- Delírio de transformação corporal é a sensação de ter se transformado em animal ou em coisas inertes, podendo chegar à despersonalização.
- Delírio niilista é a sensação que a pessoa experimenta de que ela própria e o mundo não existem ou estão acabando.

IMPULSIVIDADE[3-12,14,17,18]

Impulsos são necessidades inatas para determinado comportamento. Quando excessivos ou intensos, podem escapar ao controle dos indivíduos. Pela influência do processo de aprendizagem, os impulsos sexuais e a agressividade evoluem para motivações secundárias, como necessidade de poder, de posse, entre outros. Os transtornos da impulsividade podem ser descritos como de autopreservação, atos impulsivos sistemáticos e sexuais.

Alterações mais comuns de autopreservação

- Episódios bulímicos consistem no ato de ingerir quantidade excessiva de alimentos (hiperfagia) sem controle sobre a sua ação, em quantidade maior do que a média que as pessoas ingere num mesmo período. Há, entretanto, uma preocupação exagerada com o ganho de peso, o que dá origem a vômitos autoinduzidos, uso de laxantes, diuréticos e à prática excessiva de exercícios.
- Anorexia nervosa é uma situação clínica na qual a pessoa não se alimenta, em decorrência da distorção da imagem corporal, mesmo quando está com peso muito abaixo do normal, pelo menos 15% abaixo do esperado ou com índice de massa corporal (IMC) de Quetelet em 17,5% ou menos. Ela usa purgativos, diuréticos, anorexígenos e provoca vômitos.
- A disfunção dos mecanismos de saciedade constitui um dos pontos fundamentais da obesidade. Em geral, o obeso não come de forma precipitada ou extremamente voraz. Sua característica é comer de forma contínua, enquanto houver alimentos, não conseguindo controlar o impulso de comer.[12]
- Pica ou malácia é o ato de ingerir substâncias extravagantes não alimentícias, como sabão, tijolo, terra, tinta de parede, cacos de vidro, entre outros.

Atos impulsivos sistemáticos

Atos impulsivos sistemáticos são aqueles que as pessoas repetem de forma sistemática, sem controle sobre a ação, experimentando tensão antes do ato e alívio depois.

- Piromania é o impulso que leva a pessoa a atear fogo, experimentando a tensão antes do ato e a sensação de alívio depois.
- Cleptomania é a prática reiterada de furtos, sem considerar o valor e a utilidade do objeto.

- Impulso homicida é o ato pelo qual uma pessoa mata outra sem motivo aparente.
- Ritual é a atividade automática de natureza compulsiva, derivada de impulsos obsessivos, para reduzir a ansiedade.
- Jogo patológico é o ímpeto de jogar compulsivamente, sem fins lucrativos, porém com prejuízos para si, para a família e para a profissão. A pessoa contrai dívidas, mas é incapaz de parar de jogar por vontade própria. Vale-se de qualquer subterfúgio para jogar.
- Tricotilomania é o ato impulsivo de arrancar os cabelos e pode dar origem à alopécia (queda dos cabelos) autoinduzida.

Alterações do funcionamento sexual

Transtornos da identidade sexual

- Transexualismo é caracterizado pelo desejo intenso de viver e pertencer ao sexo oposto sendo aceito como tal. Há o desejo intenso de tornar seu corpo o mais semelhante possível ao do sexo preferido.
- Travestismo caracteriza-se pelo uso de roupas do sexo oposto para vivenciar temporariamente ser do outro gênero.

Transtorno de preferência sexual

- Fetichismo é a realização do ato sexual envolvendo o uso de algum objeto inanimado, como peça do vestuário, acessórios ou parte do corpo (fetiche).
- Pedofilia é a realização do ato sexual de um adulto com uma criança, do mesmo ou de outro gênero.
- Voyeurismo é a tendência persistente de olhar pessoas enquanto elas se despem ou estão em atividade sexual, com prática simultânea da masturbação, experimentando prazer sexual.
- Exibicionismo é caracterizado pela exposição dos genitais em público. Há a tendência de repetição estereotipada desse ato, chegando ao prazer sexual pela masturbação e a sensação de que a vítima sentiu-se molestada.
- Sadismo é a obtenção de prazer sexual por meio da dor e do sofrimento impostos ao parceiro; é mais comum no homem.
- Masoquismo é a obtenção do prazer sexual por meio da dor, da humilhação, da submissão e da passividade durante o ato sexual. Esses dois últimos, em geral, aparecem associados, resultando no *sadomasoquismo*.
- Zoofilia ou sodomia é o ato sexual com animais.
- Necrofilia é a realização do ato sexual com cadáver.

AFETIVIDADE E EMOTIVIDADE[3-12,14,19]

Afetividade é a capacidade de experimentar e expressar sentimentos e emoções que independem da vontade. Os estados afetivos compreendem humor ou ânimo, emoções, sentimentos e paixões. Por meio da afetividade, o ser humano imprime ao que conhece um tom de dor ou de prazer, que depende de sua situação como ser biopsicossocial. Tais oscilações determinam o estado de humor, que pode variar de tristeza profunda, com presença de ideação suicida, euforia ou elevação com supervalorização dos afetos, expansão do eu com sensação subjetiva de grandeza e poder.[2]

Distúrbios quantitativos

- Hipertimia é o estado de ânimo aumentado, que vai, desde a euforia, até uma exaltação afetiva francamente patológica.
- Hipotimia é a diminuição das manifestações afetivas.

Distúrbios qualitativos (paratimias)

- Embotamento, indiferença ou anestesia afetiva é a ausência ou a diminuição da capacidade de sentir emoções.
- Anestesia afetiva dolorosa é a incapacidade de amar a quem quer que seja, o que causa sofrimento à pessoa que a experimenta.
- Ambivalência afetiva é a coexistência de estados afetivos antagônicos.
- Labilidade emocional ou do humor é a oscilação rápida de estados de humor.
- Anedonia é a perda do interesse ou do prazer em qualquer atividade.
- Incontinência emocional é caracterizada por efusões que podem ser desencadeadas por estímulo insuficiente ou inadequado, geralmente exteriorizado com riso ou pranto incontroláveis.
- Ausência de ressonância afetiva é a incongruência emocional apresentada na resposta ao estímulo externo.
- Apatia é a não manifestação de sentimentos, interesse ou emoção diante dos acontecimentos no entorno da pessoa.
- Ansiedade é o sentimento de apreensão provocado pela antecipação de uma ameaça ou um perigo interno ou externo. Essa reação é caracterizada por perturbação emocional (irritabilidade), perturbação cognitiva (dificuldade de concentração) e sintomas somáticos (fadiga, tensão muscular) vivenciados ante o perigo iminente desconhecido ou novo frente às situações novas.

- Angústia é a sensação intensa de sofrimento psíquico acompanhada de componentes fisiológicos e comportamentais, em geral, com queixa de intensa opressão no peito ligada a estados ansiosos ou depressivos.
- Fobia é o medo irracional, persistente e patológico de algum objeto ou situação específica, resistente a qualquer argumentação lógica; a pessoa evita, de forma consciente, entrar em contato com a situação temida.

ATIVIDADE[3-12,20]

- *Atividade* é a realização de um ato. Nessa operação, estão envolvidos vários processos psíquicos, como percepção, representação, ideias e sentimentos que determinam a ação. É o conjunto de atos de uma pessoa.
- Pragmatismo é a capacidade para realizar atividades úteis e guarda dependência com a volição.

Distúrbios quantitativos

- Atividade nula é a abolição motora, com falta de reação à solicitação externa.
- Hipoatividade é a diminuição e a lentidão na execução de um ato, com afrouxamento volitivo.
- Hiperatividade é a exaltação da atividade motora, em níveis mais elevados do que o esperado para o ambiente e para a etapa do desenvolvimento da pessoa. É caracterizada pela multiplicidade de movimentos, como falar, gesticular, rasgar as vestes, quebrar objetos e gritar. Outras vezes, o ato pode ser desordenado, extravagante e impetuoso.

Distúrbios qualitativos

- Apraxia é a impossibilidade de executar tarefas específicas ou um ato adequado ao seu objetivo.
- Apragmatismo é a perda da capacidade para o trabalho útil.

VONTADE[3-12,17]

Vontade é a disposição da pessoa para a eleição de um impulso, um desejo ou uma motivação, entre vários deles. A vontade não produz desejos ou impulsos. Nessa ação, há a participação de fatores sociais, culturais e educacionais e os atos são voluntários, isto é, podem ser controlados pelo indivíduo.

Distúrbios quantitativos

- Abulia é a incapacidade para realizar o ato voluntário.
- Hipobulia é a diminuição do impulso volitivo.
- Hiperbulia é a exaltação ou o aumento do impulso volitivo. Qualquer estímulo constitui uma motivação.

Distúrbios qualitativos (parabulia)

- Ambivalência volitiva é a coexistência de desejos opostos para a realização de um ato.
- Sugestibilidade é a receptividade e a submissão às influências externas exercidas por outras pessoas.
- Automatismo para comandos ou obediência automática é a realização de maneira passiva e imediata de ordens que são comunicadas à pessoa, mesmo que isso implique sensações e consequências desagradáveis. A pessoa executa imediatamente os atos ordenados de forma automática.
- Negativismo é a oposição ou a resistência imotivada às solicitações externas. No negativismo ativo, a pessoa faz exatamente o contrário do que lhe é solicitado; no passivo, não executa o que lhe é solicitado.
- Maneirismo é a repetição estereotipada de movimentos extravagantes ou rebuscados.
- Tiques são movimentos reflexos, não controlados pela vontade, espasmódicos, repetidos involuntariamente em intervalos variáveis. Envolve grupamento muscular, sem objetivo determinado.
- Atos automáticos são atos com participação motora mínima ou nula, como repetir certas palavras, fazer operações matemáticas e ler os números das placas de automóveis.
- Estereotipia motora é a repetição automática de movimentos executados de forma constante e uniforme, sem razão plausível, nem objetivo conhecido.
- Atos compulsivos ou compulsão é a repressão do impulso no qual a pessoa se sente compelida a realizar um ato sem razão lógica, em resposta a uma obsessão, com o objetivo de reduzir a ansiedade ou evitar a situação temida. Quando há tentativa de interrupção do ato, a pessoa experimenta ansiedade intensa.
- Flexibilidade cérea é o estado no qual o paciente oferece inicialmente certa resistência quando colocado em determinadas posições; mesmo se incômodas ou dolorosas, ele as mantém por tempo indeterminado. Ao movimentar os membros do paciente, a pessoa que o faz tem a sensação de que ele é feito de cera.

- Estupor catatônico é a cessação do movimento voluntário, que pode chegar à imobilidade total. Essa condição pode estar acompanhada de rigidez muscular, palidez, pele fria e diminuição do ritmo cardíaco e respiratório.

SONO[3-12,21]

Sono é o estado fisiológico caracterizado pela supressão reversível da atividade perceptiva, com modificação do nível de consciência e da motricidade voluntária. Tem função reparadora e homeostática do organismo.

Distúrbios quantitativos

- Insônia é a abolição do sono. Ela pode ser:
  - Inicial, quando há dificuldade para adormecer.
  - Lacunar, quando há interrupção periódica do sono.
  - Terminal, quando há interrupção do sono antes do horário normal de despertar.
- Hipossônia é a diminuição do sono.
- Hipersônia é o aumento no período/tempo/curso do sono acima do que é considerado normal para determinada pessoa.

Distúrbios qualitativos

- Abalos pré-sônicos caracterizam-se por movimentos bruscos e involuntários que a pessoa apresenta ao adormecer.
- Síndrome das pernas inquietas é a necessidade irresistível de movimentar as pernas, em geral antes do início do sono, por sensações desagradáveis nas pernas.
- Parassônia é um fenômeno indesejável que ocorre no curso do sono ou na fronteira entre o sono e a vigília. Inclui pesadelo, terror noturno e sonambulismo.
- Sonambulismo é o fenômeno caracterizado pelo fato de a pessoa, durante o sono, levantar-se, deambular, podendo executar ação motora às vezes complexa, com expressão vazia, não respondendo aos estímulos externos e apresentando amnésia do episódio ao despertar.
- Narcolepsia é caracterizada por sonolência excessiva e crônica. O sono pode surgir abruptamente, levando a pessoa a dormir em locais e momentos inadequados. O sono quase sempre começa e termina de maneira súbita, sem causa aparente.

- Terror noturno, em geral, apresenta-se em crianças nas formas de medo intenso e súbito, com expressão mímica correspondente. Na maioria das vezes, inicia-se com um grito súbito e estridente, seguido de taquicardia, taquipneia, sudorese. Não responde aos esforços alheios ou acorda aterrorizada, sem se lembrar do ocorrido após o despertar.
- Pesadelo é uma experiência onírica pela qual a pessoa experimenta ansiedade e pavor, que posteriormente relata com detalhes ao despertar.

INTELIGÊNCIA[3-10,15]

É a integração de conceitos anteriores no enfrentamento de novas situações, construindo novos conceitos que enfeixam a integração das funções cognitivas, de linguagem, da motricidade e da competência social. Esta última sofre forte influência cultural e social.

Alterações

Retardo mental é a interrupção do desenvolvimento intelectual. Pode ser congênito ou adquirido precocemente. Essa deficiência da inteligência é estimada por escalas. O Quadro 8.1 mostra os diferentes níveis do retardo mental, segundo a faixa de QI (quociente de inteligência), de acordo com o CID-10[3].

Pessoas com retardo mental em seus diferentes níveis, em geral, só são atendidas em serviços de atendimento à saúde mental/psiquiatria se apresentarem manifestações de comportamento decorrentes de alterações de outras áreas do psiquismo.

Quadro 8.1. Tipo de retardo mental segundo a faixa de QI

Tipo de retardo mental	Faixa de QI
Leve	50 a 69
Moderado	35 a 49
Grave	20 a 34
Profundo	Abaixo de 20

JULGAMENTO E RACIOCÍNIO[3-12,22]

Julgamento é a capacidade para avaliar situações corretamente e agir de modo adequado conforme o contexto envolvido e correspondente à idade da pessoa, com o propósito de decidir sobre o curso de uma ação. Se a decisão é consoante com a realidade e está de acordo com os padrões de maturidade de um adulto, o julgamento é considerado normal. Para comparar ou avaliar alternativas, o ser humano vale-se de seus juízos de valor. Quando ele compreende a conexão objetiva e necessária entre as proposições, é capaz de avaliar e escolher, entre as diferentes alternativas, a mais adequada ao contexto em que o fenômeno ocorre. A esse processo dá-se o nome de julgamento crítico ou raciocínio (*insight*). Resumindo, crítica ou *insight* é a capacidade de compreender o evento, a causa e o significado de uma experiência na realidade tal qual ela se apresenta.

Alterações qualitativas

- Julgamento autoritário é o desempenho reflexo de uma ação.
- Julgamento prejudicado é a redução da capacidade para avaliação de uma situação e para agir adequadamente no contexto vivenciado.
- Crítica ou *insight* prejudicado é a redução na capacidade de compreender objetivamente a realidade.

O enfermeiro, ao prestar cuidado ao paciente com distúrbio mental, precisa identificar as funções psíquicas alteradas, os sintomas presentes e, principalmente, as manifestações de comportamento decorrentes para poder determinar com segurança suas ações.

Torna-se explícito, portanto, que para a compreensão do todo da pessoa com transtorno mental é necessária uma observação acurada do seu comportamento para conhecer suas diferentes dimensões. Para tal, é preciso observar o que ela pensa, faz, diz, suas emoções, seus afetos, como ela se relaciona consigo mesma e com os outros, como tudo isso é expresso ou acontece e quais influências biológicas, culturais, ambientais, espirituais interferem no seu modo de ser no mundo.

Essa percepção integrada do ser humano evidencia que físico e psíquico estão de tal forma integrados que permite a afirmação de que não há manifestações isoladas.

PROPOSTAS PARA ESTUDO

1. A partir da observação das manifestações de comportamento expressas pelo paciente que está sob seus cuidados, tente identificar a psicopatologia e as áreas do psiquismo que possam estar provocando o comportamento dele como um ser humano único.
2. Discuta com seus pares, colegas e supervisor.

REFERÊNCIAS BIBLIOGRÁFICAS

1. Marmer SS. Teoria da mente e psicopatologia. In: Hales BE, Yudofsky SC. Tratado de psiquiatria clínica. 4.ed. São Paulo: Artmed; 2006. p. 116-59.
2. Osório CMS, Goldim JR, Albrecht, RB, Machado, AM, Eizirik CL. Pesquisa e ensino de psicopatologia: confusões conceituais e ambiguidades no conceito de incoerência e desagregação do pensamento. Rev Latinoam Psicopat Fund. 2006;9(1):44-63.
3. Organização Mundial da Saúde. Classificação de transtornos mentais e de comportamento da CID-10: critérios diagnósticos para pesquisa. Porto Alegre: Artes Médicas; 1998.
4. Kaplan HI, Sadock BJ, Gregg JA. Compêndio de psiquiatria; ciências do comportamento e psiquiatria clínica. 9.ed. São Paulo: Artmed; 2009. p. 306-18.
5. Mota T, Yuan-Pang W, Del Sant R. Funções psíquicas e sua psicopatologia. In: Louzã Neto MR, Mota T, Yuan-Pang W, Elkis H. Psiquiatria básica. Porto Alegre: Artes Médicas; 1995. p. 33-52.
6. Fontana AM. Manual de clínica em psiquiatria. São Paulo: Atheneu; 2005. p. 21-65.
7. Jasper K. Psicopatologia geral. 2.ed. Rio de Janeiro: Atheneu; 1985.
8. Paim I. Curso de psicopatologia. 10.ed. São Paulo: EPU; 1986.
9. Ramos R. O exame psíquico: aparência, comportamento, consciência, atenção, orientação, memória, sensopercepção, pensamento, afetividade, juízo, crítica e pragmatismo. In: Abreu CN, Salzano FT, Vasques F, Cangelli Filho R, Cordás TA et al. Síndromes psiquiátricas. Porto Alegre: Artmed; 2006. p. 25-9.
10. Toy EC, Klamen B. Casos clínicos em psiquiatria. Porto Alegre: Artmed; 2006.
11. Dalgalarrondo P. Psicopatologia e semiologia dos transtornos mentais. Porto Alegre: Artmed; 2000.
12. Elkis H, Dalgalarrondo P. Exame psíquico. In: Louzã Neto MR, Elkis H. Psiquiatria básica. 2.ed. Porto Alegre: Artmed; 2007. p. 122-7
13. Marchetti RL, Carvalho VB. Consciência e atenção. In: Miguel EC, Gentil V, Gattaz WF. Clínica psiquiátrica. Barueri: Manole; 2011. p. 451-68.
14. Del Sant R, Marchetti RL, Tavares H, Wang YP, Teng CT, Cordás T. Avaliação psicopatológica ao longo da vida. In: Forlenza OV, Miguel EC. Compêndio de clínica psiquiátrica. Barueri: Manole; 2012. p. 43-76.
15. Teng CT, Falcão MI, Taveira A. Alteração das funções cognitivas: memória e inteligência. In: Miguel EC, Gentil V, Gattaz WF. Clínica psiquiátrica. Barueri: Manole; 2011. p. 469-88.
16. Wang Y-P, Biondo M, Machado BH, Loch AA. Alterações do pensamento (forma e conteúdo) e linguagem. In: Miguel EC, Gentil V, Gattaz WF. Cínica psiquiátrica. Barueri: Manole, 2011. p. 504-18.
17. Tavares H. Psicopatologia da volição: impulso, instinto e vontade. In: Miguel EC, Gentil V, Gattaz WF. Clínica psiquiátrica. Barueri: Manole; 2011. p. 543-9.
18. Tavares H. Impulsividade e transtornos do controle do impulso. In: Miguel EC, Gentil V, Gattaz WF. Clínica psiquiátrica. Barueri: Manole, 2011. p. 1038-50.
19. Nakata ACG, Teng CT. Afetividade. In: Miguel EC, Gentil V, Gattaz WF. Clínica psiquiátrica. Barueri: Manole; 2011. p. 533-42.

20. Sallet PC, Gordon PC. Alterações da psicomotricidade. In: Miguel EC, Gentil V, Gattaz WF. Clínica psiquiátrica. Barueri: Manole, 2011. p. 550-61.
21. Aloé F, Azevedo AP. Transtornos do sono. In: Miguel EC, Gentil V, Gattaz WF Clínica psiquiátrica. Barueri: Manole; 2011. p. 994-1014.
22. Bogochvol A, Motta T. In: Miguel EC, Gentil V, Gattaz WF. Clínica psiquiátrica. Barueri: Manole; 2011. p. 519-32.

Unidade

3

Padrões de enfermagem em saúde mental e psiquiátrica

9

Padrões de assistência de enfermagem e o processo de enfermagem em saúde mental e psiquiátrica

Maguida Costa Stefanelli
Ilza Marlene Kuae Fukuda
Evalda Cançado Arantes

PONTOS A APRENDER

1. Conceituar os padrões de assistência de enfermagem.
2. Refletir sobre a importância dos padrões de cuidado de enfermagem.
3. Conceituar o processo de enfermagem.
4. Discorrer sobre as etapas do processo e as ações relacionadas a cada uma delas.
5. Refletir sobre a importância do diagnóstico de enfermagem.
6. Implementar as etapas do processo, de acordo com o nível de formação.
7. Descrever as ações específicas realizadas em cada etapa.
8. Avaliar a utilização do processo de enfermagem no cuidado à pessoa com transtorno mental ou na promoção de sua saúde.
9. Identificar os padrões de desempenho profissional.

PALAVRAS-CHAVE

Enfermagem em saúde mental e psiquiátrica, padrões de assistência de enfermagem, processo de enfermagem.

ESTRUTURA DOS TÓPICOS

Introdução. Condições essenciais para a implementação de padrões. Padrões de cuidado. Padrões de desempenho profissional. Considerações finais. Propostas para estudo. Referências bibliográficas.

INTRODUÇÃO

O enfermeiro tem de manter-se alerta para acompanhar as evidências científicas, com o objetivo de aplicá-las na prática em seu papel terapêutico específico. Para tal, ele tem de conhecer ou identificar os parâmetros que garantem a qualidade de suas ações – os padrões de assistência de enfermagem.

Há padrões definidos em outros países, por exemplo, os padrões da prática de enfermagem em saúde mental e psiquiátrica,[1,2] que, com as adequações necessárias quanto aos recursos humanos, à infraestrutura e às diferenças culturais, são passíveis de serem utilizados na enfermagem brasileira.[3] Poderão, também, constituir o ponto de partida para delineamento da criação de padrões a serem utilizados pelos enfermeiros brasileiros. O enfermeiro especialista na enfermagem em saúde mental e psiquiátrica precisa desenvolver suas atividades segundo padrões de assistência de enfermagem preestabelecidos, não só para assegurar a qualidade mas também para permitir sua avaliação.

Os padrões de assistência de enfermagem são parâmetros que determinam as ações de enfermagem e os limites de atuação do enfermeiro. São eles que permitem uma avaliação mais objetiva da prática de enfermagem, garantindo assim a qualidade.

Os padrões de enfermagem mais conhecidos são os elaborados pela American Nurses Association (ANA).[1] Os seis primeiros recebem a denominação padrões de cuidado[1,2] e correspondem às seis fases do processo de enfermagem: avaliação inicial, diagnóstico de enfermagem, identificação dos resultados, planejamento, implementação e avaliação final.

O processo de enfermagem, em saúde mental e psiquiátrica, é a estrutura que oferece o embasamento científico para assegurar a qualidade da prática de enfermagem nessa área. Ele será apresentado em suas diferentes etapas, a partir da estrutura teórica citada.[1,2]

Consideraram-se também os trabalhos de outros autores internacionais da área[4-7] e o estudo brasileiro,[3] realizado com enfermeiras de uma instituição psiquiátrica, sobre as ações preconizadas pelos padrões da ANA,[1] no qual foi evidenciado que a execução delas é viável nosse meio, desde que sejam oferecidas as condições exigidas e realizadas as adaptações necessárias.

Nesse contexto, o desenvolvimento do processo exige competência em comunicação terapêutica e no processo de relacionamento terapêutico enfermeiro-paciente, pois esse é o papel crucial do enfermeiro especialista na área em foco. É chamado também de aprendizagem pela experiência ou de psicoterapia do cotidiano, voltada para o cuidado das manifestações de comportamento do paciente em sua vivência diária.

O enfermeiro generalista tem de ter conhecimento sobre os princípios do relacionamento terapêutico e o domínio do uso da comunicação terapêutica, fatores fundamentais para tornar terapêuticas as interações com o paciente, transformando-as em cuidado competente e de cunho humanista.[2-4]

Com frequência, os pacientes atendidos em hospital geral, ambulatório, centro de saúde e unidade básica de saúde podem apresentar, em algum momento, manifestações de comportamento decorrentes de medo, ansiedade, depressão, agitação, confusão mental, pânico, fobia, obsessão-compulsão, dependência química, entre outros transtornos emocionais e mentais. O enfermeiro especialista na área tem a responsabilidade de promover a educação continuada em serviço sobre o desenvolvimento do processo de enfermagem junto a pacientes com transtorno mental, para os enfermeiros de outras especialidades e de hospital geral.

O conteúdo dos programas de educação continuada em serviço deve englobar, além dos temas específicos sobre saúde e doença mental, temas sobre comunicação humana, princípios de comunicação terapêutica e de relacionamento enfermeiro-paciente, para que o enfermeiro não especialista possa desenvolver as interações interpessoais terapêuticas com o paciente.

É com o conhecimento necessário que o enfermeiro conseguirá obter dados fidedignos do paciente, como ele vivencia o estado atual que o leva em busca da promoção e recuperação de sua saúde ou tratamento para seus agravos – anseios, problemas, distúrbios ou doenças. Torna-se claro, portanto, que é necessário um trabalho conjunto ou em parceria entre enfermeiro e paciente, tanto no nível primário como no secundário ou terciário de intervenção e de reabilitação social, considerando-se também a parceria com a família nesses movimentos.

A apresentação dos padrões será centrada nas ações de enfermagem de saúde mental e psiquiátrica para atuação do enfermeiro, em serviços de saúde de modo geral ou de outras especialidades, quando o paciente manifestar comportamento de transtorno mental. Serão descritos apenas os padrões de cuidado, aqueles relativos ao desempenho profissional; embora a denominação de alguns seja comum a outras áreas, o conteúdo de cada um é mais atinente ao âmbito de especialistas e será apresentado de forma sintética.

Além de profissionais devidamente capacitados, há uma série de condições que têm de ser destacadas[1-3] para que os padrões da prática da enfermagem sejam implementados durante a atividade.

CONDIÇÕES ESSENCIAIS PARA A IMPLEMENTAÇÃO DE PADRÕES

O local de trabalho deve oferecer *programas de educação continuada* sobre a área específica e sobre pesquisas em relação aos avanços do conhecimento e dos modelos assistenciais. Só assim os enfermeiros poderão incorporar novos conhecimentos e tecnologia à sua prática.

Recursos bibliográficos pertinentes devem estar à disposição dos enfermeiros no local da prática ou na biblioteca da instituição.

Recursos materiais compatíveis com os padrões preconizados também devem fazer parte da infraestrutura do local, com impressos adequados que facilitem o trabalho dos registros necessários sobre o paciente: admissão, observação, tratamentos específicos, evolução, incidentes, entre outros – tanto de enfermagem como de outras áreas. Eles têm de ser anexados ao prontuário do paciente para permitir o intercâmbio de informações, entre os diferentes profissionais que compõem a equipe interdisciplinar, o seu tratamento e os cuidados a ele dispensados.

> Programas de educação continuada em serviço, recursos bibliográficos e recursos materiais impressos adequados são essenciais para a implementação dos padrões.

PADRÕES DE CUIDADO

O enunciado de cada padrão será apresentado tendo como sustentação os da ANA[1] e dos autores já citados,[2-7] com adaptações e ajustes julgados necessários.

Padrão I – Avaliação inicial

> O enfermeiro especialista na enfermagem em saúde mental e psiquiátrica colhe dados pertinentes à situação e à saúde do paciente.

O enfermeiro coleta informações de forma contínua durante o desenvolvimento do processo. A obtenção inicial dos dados sobre o paciente é efetuada por meio da entrevista e da observação de seu comportamento, as quais exigem o uso efetivo de comunicação adequada. É necessário o conhecimento dos aspectos culturais e linguísticos para a obtenção de dados fidedignos. Tem-se de contemplar as dimensões biopsicossocial, cultural, espiritual e intelectual do paciente e de sua família.

A prioridade de obtenção de dados, após sua validação com o paciente e seus familiares, é determinada pelas condições ou necessidades imediatas do paciente. Eles dão suporte ao enfermeiro para que faça um julgamento clínico e planeje intervenções apropriadas.

Os dados incluem a história e a evolução do estado emocional e mental do paciente, considerando também os aspectos de sua saúde física. Essas informações contêm elementos subjetivos e objetivos. Os subjetivos são constituídos pela história e pela observação do paciente; os objetivos, pelo estado mental, emocional e as condições físicas identificadas.

Síntese das ações de enfermagem nessa etapa:

- Observação, descrição e avaliação das manifestações de comportamento – condições físicas e mentais (Anexos 9.1 a 9.3).
- Obtenção de dados com o paciente e seus familiares.
- Histórico de enfermagem.
- Validação dos dados com o paciente e sua família.
- Seguimento dos regulamentos da instituição para assegurar os direitos do paciente na coleta de dados.
- Organização e síntese descritiva dos dados.

Tem-se de fazer o registro diário ou anotação do comportamento do paciente no prontuário, em todos os turnos do serviço. Ele inclui: sono, higiene, aparência, alimentação e hidratação, ideias expressas, atividades e intercorrências.

Padrão II – Diagnóstico de enfermagem

O diagnóstico de enfermagem é fundamental para a seleção e a provisão das intervenções de enfermagem, a partir da identificação das necessidades de cada pessoa diante do transtorno mental existente e potencial para outros, além de comorbidades orgânicas.[8]

Os problemas são identificados e organizados por prioridades de atendimento. A avaliação é feita com base nos dados obtidos no padrão anterior. São estabelecidos o diagnóstico, os problemas existentes e em potencial, e os riscos à saúde e à segurança do paciente. Analisa-se o impacto de eventos estressores existentes na família, bem como as alterações provocadas na vida familiar. Os diagnósticos de enfermagem são, então, priorizados segundo a North American Nursing Diagnosis Association (NANDA)[8] e documentados para facilitar a identificação dos resultados esperados que direcionem a continuidade da assistência.

Síntese das ações de enfermagem nessa etapa:

- Identificação, listagem e priorização dos problemas (Anexo 9.3).
- Elaboração dos diagnósticos de enfermagem (Anexo 9.3).
- Priorização dos diagnósticos.
- Registro em impresso adequado.

Padrão III – Identificação dos resultados (objetivos)

> O enfermeiro especialista na enfermagem em saúde mental e psiquiátrica identifica os resultados esperados (objetivos) para a elaboração de um plano para cada paciente em particular.

O enfermeiro identifica os resultados esperados, segundo a Classificação dos Resultados de Enfermagem (NOC),[9] para conduzir com qualidade a assistência de enfermagem e avaliar a consecução dos objetivos em relação à saúde física e mental do paciente.[9] Para isso deve-se envolver o paciente, a família e os demais profissionais de saúde.

Os resultados esperados devem ser delineados da forma mais realista possível, de acordo com a capacidade atual e em potencial do paciente, levando em consideração o contexto da oferta de assistência. Eles devem ser fundamentados em conhecimento atualizado, estabelecidos a curto, médio e longo prazos, e refletir a evolução do conhecimento em relação à saúde mental. Os resultados esperados precisam ser avaliados constantemente e atualizados ou renovados de acordo com a evolução do comportamento do paciente.

Síntese das ações de enfermagem nessa etapa:

- Priorização dos problemas.
- Elaboração dos resultados esperados a partir dos problemas identificados.
- Registro dos resultados esperados no prontuário do paciente.

Padrão IV – Intervenções (Planejamento)

> O enfermeiro especialista na enfermagem em saúde mental e psiquiátrica desenvolve o planejamento dos cuidados para atingir os resultados esperados.

No planejamento,[10] o enfermeiro utiliza várias intervenções. Seleciona as mais adequadas para o paciente em foco e as prescreve de forma sistematizada em sintonia com o funcionamento do paciente. Considera sempre suas dimensões biopsicossocial, cultural, espiritual e intelectual de forma integrada. O foco será sempre voltado para todos os níveis de atenção à saúde.[2-4,10]

O planejamento das intervenções deve ser seguro, individualizado, apropriado e baseado em evidências. O aspecto interdisciplinar da assistência não pode ser esquecido, mas no plano de enfermagem são especificadas as ações do papel do enfermeiro. O trabalho dos demais membros da equipe é sempre considerado, e a discussão com eles é a melhor forma de contribuição para o sucesso da assistência de enfermagem integrada à interdisciplinaridade. Respeitam-se, assim, o paciente como ser integral, a priorização dos resultados a serem atingidos e o papel específico de cada profissional.

O planejamento é registrado de modo que facilite a consulta por parte dos demais membros da equipe e para que as modificações necessárias possam ser feitas por outros enfermeiros. Assegura-se assim a continuidade do cuidado.

Síntese das ações de enfermagem nessa etapa:

- Planejamento das intervenções de forma individualizada, fundamentado no conhecimento e em práticas atualizadas, centrado nas necessidades do paciente.
- Envolvimento da família do paciente e dos demais membros da equipe.
- Registro das intervenções em impressos próprios e adequados, tendo sempre em mente aspectos éticos da documentação.

Padrão V – Implementação

O enfermeiro especialista na enfermagem em saúde mental e psiquiátrica implementa as intervenções prescritas para atingir os resultados esperados.

O enfermeiro especialista implementa as intervenções prescritas para atingir os resultados esperados.[1-10] O enfermeiro não especialista poderá utilizar uma gama de intervenções.

A fase de implementação enfeixa as divisões do padrão em:[1,3]

- Coordenação do cuidado.
- Interações terapêuticas.
- Ambiente terapêutico.
- Atividades de autocuidado.
- Intervenções biopsicológicas.
- Orientação do paciente.

Na coordenação do cuidado, o enfermeiro prescreve o cuidado de enfermagem, orienta ou o executa em colaboração com a equipe de enfermagem, dependendo do nível de complexidade das ações e da gravidade das manifestações apresentadas pelo paciente. Asseguram-se a qualidade e a continuidade do cuidado.

O desenvolvimento de interações interpessoais terapêuticas tem como metas a independência e a interdependência saudável do paciente e seus familiares em sua vida diária. O enfermeiro utiliza de modo consciente as estratégias de comunicação terapêutica no cuidado integral do paciente (ver o capítulo 19).

No ambiente terapêutico, o enfermeiro provê ambiente seguro e propício ao desenvolvimento do paciente em colaboração com ele, sua família e outros profissionais de saúde. Utiliza o ambiente físico, as estruturas social e cultural, e os demais recursos disponíveis. Orienta o paciente sobre seus direitos e responsabilidades em relação ao tratamento e cuidados (ver o capítulo 22).

As atividades de autocuidado e intervenções biopsicológicas são descritas nas Unidades 4 a 7.

A educação para a saúde ajuda o paciente a atingir satisfação, tornar-se produtivo e desenvolver padrões saudáveis de vida. O enfermeiro identifica as necessidades de educação do paciente desde o primeiro encontro com ele. Ele, então, recebe orientação sobre princípios básicos de saúde física e mental, informações sobre enfrentamento, habilidades sociais, saúde e transtorno mental. Essa orientação visa estimular o paciente e a família dele para o cuidado da própria saúde, nos aspectos promocionais, de manutenção e recuperação da saúde mental e nos preventivos dos transtornos mentais.

Síntese das ações de enfermagem nessa etapa:

- Implementação das intervenções adequadas e atualizadas, que refletem o estado atual do desenvolvimento do conhecimento, de forma competente, com cunho humanista.
- Respeito dos aspectos legais e éticos na implementação do cuidado.

O enfermeiro especialista na enfermagem em saúde mental e psiquiátrica teria, ainda, como intervenções sob sua responsabilidade o desenvolvimento do relacionamento terapêutico com o paciente e a interconsulta com seus colegas especialistas ou com profissionais de outras especialidades ou de serviços voltados para a saúde em geral.

Padrão VI – Avaliação final

> O enfermeiro especialista na enfermagem em saúde mental e psiquiátrica avalia o progresso do paciente em relação à consecução dos resultados esperados.

O cuidado de enfermagem é um processo dinâmico que evolve mudanças no comportamento do paciente e no curso do tempo.

O enfermeiro realiza uma avaliação criteriosa, evolutiva e sistemática dos diagnósticos de enfermagem, dos resultados esperados, evidenciando os progressos do paciente e as necessidades emergentes. Surge a necessidade de novos diagnósticos de enfermagem que exijam mudanças no plano de cuidado. A avaliação é um processo contínuo para conferir o efeito das intervenções de enfermagem e do tratamento sobre o estado de saúde do paciente.

As pessoas significativas para o paciente são envolvidas na avaliação, para verificar o nível de satisfação do paciente com o cuidado e o custo-benefício associado ao processo de tratamento. A revisão dos diagnósticos é efetuada e documentada, assegurando-se a continuidade do cuidado. Documentam-se também as avaliações feitas.

Para os cuidados específicos relacionados aos transtornos mentais, sua identificação, diagnósticos de enfermagem, resultados esperados, planejamento, implementação e avaliação final, o leitor deverá reportar-se aos capítulos pertinentes deste livro, aos autores citados e, ainda, aos livros específicos sobre diagnóstico de enfermagem, resultados esperados e intervenções de enfermagem.[8-10]

PADRÕES DE DESEMPENHO PROFISSIONAL[1,2]

- Padrão I – Qualidade da prática
- Padrão II – Avaliação do desempenho
- Padrão III – Educação continuada
- Padrão IV – Supervisão
- Padrão V – Desenvolvimento de seus pares
- Padrão VI – Ética
- Padrão VII – Colaboração interdisciplinar
- Padrão VIII – Pesquisa
- Padrão IX – Uso dos sistemas comunitários de saúde

CONSIDERAÇÕES FINAIS

Uma visão sucinta dos padrões de cuidado de enfermagem em saúde mental e psiquiátrica foi apresentada para facilitar o desempenho do enfermeiro graduado que atua em serviço geral, área que exige conhecimento básico de enfermagem psiquiátrica e de saúde mental. São noções básicas que devem ser utilizadas pelo enfermeiro graduado e pelos alunos de graduação ao tratarem de pessoas que precisam de cuidados da competência da área em foco.

Ressaltam-se, aqui, a importância e a necessidade de os enfermeiros adquirirem o hábito de solicitar consulta aos colegas especialistas da área para poderem atuar com segurança, uma vez que já não é mais possível acompanhar a celeridade do conhecimento científico.

É mister aprender a aprender a melhor forma de oferecer cuidado embasado em conhecimento especializado a bem dos pacientes, de sua família e da comunidade.

PROPOSTAS PARA ESTUDO

1. Observe a assistência de enfermagem desenvolvida no serviço em que você estagia ou trabalha.
2. Quais padrões de cuidado de enfermagem você viu contemplados nas ações do enfermeiro?
3. Discuta os resultados com colegas, professores ou supervisores.

REFERÊNCIAS BIBLIOGRÁFICAS

1. American Nurses Association. Statement on psychiatric-mental health clinical nursing practice and standards of psychiatric-mental health clinical nursing practice. Washington: American Nurses; 1994.
2. Varcarolis EM. Assesment strategies and the nursing process. In: Varcarolis EM, Carson VB, Shoemaker NC. Foundations of psychiatric mental health nursing: a clinical approach. 5th ed. St. Louis: Saunders/Elsevier; 2006. p. 138-54.
3. Arantes EC, Stefanelli MC, Fukuda IMK, Forcella HT. Estudo preliminar sobre padrão de assistência de enfermagem psiquiátrica. Rev Bras Enf. 1984;37(2/4):205-17.
4. Stefanelli MC. Comunicação terapêutica. In: Stefanelli MC, Carvalho EC. A comunicação nos diferentes contextos da enfermagem. Barueri: Manole; 2005. p. 73-104.
5. Stuart GW, Laraia MT. Enfermagem psiquiátrica: princípios e prática. Porto Alegre: Artmed; 2001.
6. Townsed MC. Enfermagem psiquiátrica: conceitos de cuidado. Rio de Janeiro: Guanabara Koogan; 2002. p. 96-114.
7. Hutton AP, Parkison AR. The nursing process in psychiatric nursing. In: Rawlins RP, Williams SR, Beck CK. Mental health-psychiatric nursing: a holistic life-cycle approach. 3rd ed. St. Louis: Mosby; 1993. p. 134-65.
8. Diagnóstico de enfermagem da NANDA: definições e classificação 2005/2006. North American Diagnosis Association. Porto Alegre: Artmed; 2006.
9. Johnson M, Maas M, Moorhead S. Classificação dos resultados de enfermagem (NOC). 2. ed. Porto Alegre: Artmed; 2004.
10. Bulecheck GM, Butcher, McCloskey JC. Classificação das intervenções de enfermagem (NIC). 3. ed. Porto Alegre: Artmed; 2004.

Anexo 1

ROTEIRO PARA OBSERVAÇÃO DO COMPORTAMENTO DO PACIENTE

Observar o paciente nas diversas atividades, registrando o que ele aparenta, manifesta ou comunica. Assinalar o item que melhor descreve a manifestação observada.

Nome ....
Registro .... Idade .... Sexo ....
Estado civil .... Religião .... Escolaridade ....
Ocupação .... Peso .... Altura ....
Sinais vitais: T .... P: .... R: .... PA: ....

ITENS PARA OBSERVAÇÃO	DATA	DATA	DESCRIÇÃO/EVOLUÇÃO SEMANAL*
1. APARÊNCIA			
Aparentemente sadio			
Parece envelhecido para a idade			
Deformidade física			
Sinais de lesão física			
Sinais de doença física			
Outras observações			
1.1 Postura			
Nada em particular			
Permanece na mesma posição			
Fica em posições estranhas			
Parece cansado			

(continua)

ITENS PARA OBSERVAÇÃO	DATA	DATA	DESCRIÇÃO/EVOLUÇÃO SEMANAL*
Fica curvado e cabisbaixo			
Outras observações			
1.2 Higiene pessoal			
Limpo e vestido adequadamente			
Necessita de ajuda para tomar banho			
Negligente quanto ao seu aspecto			
Excessivamente exigente com sua aparência pessoal			
Suja a roupa com fezes ou urina			
Veste-se de modo bizarro			
Tem particularidade no modo de se vestir			
Usa vestuário inadequado			
Tem preocupação excessiva com sua limpeza			
1.3 Expressão facial			
Mímica facial inexpressiva			
Apresenta tiques			
Denota ansiedade			
Denota medo de alguma coisa			

(continua)

ITENS PARA OBSERVAÇÃO	DATA	DATA	DESCRIÇÃO/EVOLUÇÃO SEMANAL*
Denota preocupação			
Denota animação, alegria			
Denota zanga, cólera			
Denota tristeza			
Olha para as pessoas de modo particular			
Não encara as pessoas			
Outras observações			
2. ATIVIDADE GERAL			
Apresenta particularidades ao andar			
Repete os mesmos gestos ou movimentos			
Fica parado, completamente inativo			
Anda no corredor a maior parte do tempo			
Atividade não tem qualquer propósito			
Ocupa-se com atividades produtivas			
Participa de atividades quando solicitado			
Recusa-se a participar de qualquer atividade			
Outras observações			
3. COMPORTAMENTO GERAL			
3.1 Comportamento social			
Permanece isolado no quarto			

(continua)

ITENS PARA OBSERVAÇÃO	DATA	DATA	DESCRIÇÃO/EVOLUÇÃO SEMANAL*
Reservado e formal			
Quieto			
Turbulento			
Irrequieto			
Amistoso e cooperador			
Membro de um grupo especial de pacientes			
Não se mistura ao grupo			
Fica junto às pessoas sem demonstrar percebê-las			
Outras observações			
3.2 Interação social			
Mantém relacionamento estreito com outro paciente			
Excessivamente familiar com pessoa de outro sexo			
Evita pessoas do outro sexo			
Excessivamente familiar com pessoas do mesmo sexo			
Impopular (não aceito pelo grupo)			
Participa de atividades em grupo			
Só participa de atividades solitárias			

(continua)

ITENS PARA OBSERVAÇÃO	DATA	DATA	DESCRIÇÃO/EVOLUÇÃO SEMANAL*
Procura a companhia do pessoal de enfermagem			
Segue as rotinas da unidade			
Sai de seu quarto apenas após insistência			
Não interage com o pessoal de enfermagem			
Outras observações			
4. COMUNICAÇÃO VERBAL			
4.1 Fala			
Voz sem inflexão, monótona			
Fala vagarosamente, é reticente			
Murmura as palavras			
Usa palavras e frases estranhas			
Fala sozinho			
Fala sem parar			
Peculiaridades no modo de falar			
Dificuldade em pronunciar certas palavras			
Outras observações			
4.2 Expressão de pensamento			
Não consegue manter conversação			

(continua)

ITENS PARA OBSERVAÇÃO	DATA	DATA	DESCRIÇÃO/EVOLUÇÃO SEMANAL*
Expressa-se com lógica e clareza			
Limita-se a responder às perguntas que lhe são feitas			
Responde somente com monossílabos: sim, não			
Persiste no mesmo assunto			
Suas respostas são disparatadas			
Repete sempre as mesmas palavras, frases e ideias			
Minucioso ao relatar fatos			
Coloca-se como centro da conversação			
Desvia conversa de sua pessoa			
Conversa somente quando o assunto é neutro			
Usa linguagem vulgar			
Demonstra dificuldade para lembrar-se de fatos			
Demonstra dificuldade para prestar a atenção			
Demonstra dificuldade para orientar-se no tempo e no espaço			
Relata suas alucinações			

(continua)

ITENS PARA OBSERVAÇÃO	DATA	DATA	DESCRIÇÃO/EVOLUÇÃO SEMANAL*
Mostra-se sarcástico em seus comentários			
Outras observações			
4.3 Ideias que expressa			
Suas ideias estão em desacordo com a realidade			
Afirma haver pessoas que o perseguem			
Insiste em deixar o hospital			
Afirma que as pessoas são injustas com ele			
Nega estar doente			
Atribui seus distúrbios mentais a causas físicas			
Não aceita sua internação			
Demonstra consciência de sua doença			
Aceita sua internação			
Seus planos para o futuro estão fora da realidade			
Seus planos para o futuro estão dentro da realidade			
Faz comentários inadequados à situação			
Expressa ideias infantis			

(continua)

ITENS PARA OBSERVAÇÃO	DATA	DATA	DESCRIÇÃO/EVOLUÇÃO SEMANAL*
Expressa ideias de suicídio			
Suspeita das pessoas que o cercam			
Outras observações			
5. HUMOR			
Excessivamente alegre			
Excessivamente triste			
Desinteressado de tudo			
Parece estar sonhando acordado			
Dá demonstrações afetivas inadequadas			
Muda bruscamente de um estado de humor para outro			
Irrita-se com facilidade			
Aparenta serenidade			
Chora sem motivo aparente			
Outras observações			
6. COMPORTAMENTO EM SITUAÇÕES ESPECIAIS			
6.1 Atividades ocupacionais			
Recusa-se a fazer qualquer atividade			
Não consegue compreender as explicações			
Interessado em aprender coisas novas			

(continua)

ITENS PARA OBSERVAÇÃO	DATA	DATA	DESCRIÇÃO/EVOLUÇÃO SEMANAL*
Faz sempre o mesmo tipo de trabalho			
Completa os trabalhos que inicia			
Não completa os trabalhos que inicia			
Desinteressa-se logo pelo que está fazendo			
Não participa de atividades por longo tempo			
Outras observações			
6.2 Acontecimentos sociais			
Demonstra vontade de participar			
Indiferente aos acontecimentos			
Participa das atividades somente quando solicitado			
Recusa-se a comparecer às reuniões sociais			
Mantém-se isolado nas reuniões sociais			
Outras observações			
6.3 Visitantes			
Demonstra alegria ao receber visita			
Torna-se agitado, agressivo ou irritado			
Mantém-se indiferente, fala pouco			

(continua)

ITENS PARA OBSERVAÇÃO	DATA	DATA	DESCRIÇÃO/EVOLUÇÃO SEMANAL*
Mantém-se em mutismo			
Chora			
Exige que o retirem do hospital			
Recusa-se a receber visita			
Outras observações			
6.4. Tratamento			
Sabe qual tratamento está recebendo			
Demonstra medo do tratamento			
Esconde sua medicação			
Queixa-se muito das reações ao tratamento			
Quer falar com seu médico a todo instante			
Queixa-se a todos os médicos			
Recusa-se a falar com seu médico			
Outras observações			
6.5 Refeitório			
Apresenta modos adequados à mesa			
Recusa-se a comer			
Recusa determinados alimentos			

(continua)

ITENS PARA OBSERVAÇÃO	DATA	DATA	DESCRIÇÃO/EVOLUÇÃO SEMANAL*
Ingere quantidade insuficiente de alimentos			
Ingere quantidade excessiva de alimentos			
Dificuldade para mastigar ou deglutir			
Exige dieta especial			
Não se alimenta sozinho			
Outras observações			
7. NOITE			
Dorme durante a noite toda			
Deita-se cedo			
Deita-se muito tarde			
Dorme durante o dia			
Queixa-se de não conseguir dormir			
Tem sono agitado			
Sonâmbulo			
Não dorme, mas permanece na cama			
Não dorme e provoca distúrbios			
Consegue dormir só após ser medicado			
Dorme e queixa-se de que não dormiu			
Outras observações			

(continua)

ITENS PARA OBSERVAÇÃO	DATA	DATA	DESCRIÇÃO/EVOLUÇÃO SEMANAL*
8. PROBLEMAS SOMÁTICOS			
8.1 Queixas do paciente			
Boca seca			
Cansaço			
Cefaleia			
Desconforto gástrico			
Desconforto na região torácica			
Distúrbios visuais			
Dor à micção			
Dor de dente			
Dor de garganta			
Dor nas costas			
Dor nas extremidades			
Dores abdominais			
Dores musculares			
Formigamento nas extremidades			
Fraqueza			
Mal-estar geral			
Náuseas			
Obstipação			
Palpitações			
Sensação vertiginosa			
Sialorreia			
Tonturas			
Outras queixas			

(continua)

ITENS PARA OBSERVAÇÃO	DATA	DATA	DESCRIÇÃO/EVOLUÇÃO SEMANAL*
8.2 Observação			
Contorções			
Coriza			
Crise convulsiva			
Dificuldade de deglutição			
Dificuldade para andar			
Epistaxe			
Lipotímia			
Palidez			
Rubor			
Sialorreia			

* Se necessário, coloque data e descreva o item assinalado.

Anexo 2

AVALIAÇÃO DO COMPORTAMENTO DO PACIENTE

Atitude do paciente diante da situação vivenciada

Ao fim da descrição da observação, leia e releia o relato feito e assinale no quadro a seguir como você percebe a atitude do paciente em relação a cada item.

Atitude em relação:	1ª sem.		2ª sem.		3ª sem.		4ª sem.		5ª sem.		6ª sem.		7ª sem.		8ª sem.	
	+	−	+	−	+	−	+	−	+	−	+	−	+	−	+	−
A si mesmo																
À doença																
Ao tratamento																
À unidade de tratamento																
Aos pacientes da unidade																
Aos profissionais/ cuidador																
Aos familiares																
Aos amigos																
À escola																
À ocupação																
TOTAL																

Sem. = semana.

COMPORTAMENTOS

DATA	MANTIDOS*	MODIFICADOS

* As áreas do psiquismo que estão conservadas têm de ser estimuladas ao máximo de acordo com as condições do paciente.

DATA	DIAGNÓSTICO DE ENFERMAGEM

Anexo 3

MANIFESTAÇÕES DE COMPORTAMENTOS A SEREM MANTIDOS E MODIFICADOS

DATA	MANTIDOS*	MODIFICADOS

* As áreas do psiquismo que estão conservadas têm de ser estimuladas ao máximo, de acordo com as condições do paciente.

DIAGNÓSTICOS DE ENFERMAGEM

DATA	DIAGNÓSTICO

Unidade

4

Diferentes abordagens terapêuticas na assistência à pessoa submetida a tratamentos biológicos e complementares

10

Psicofarmacologia

Clarice Gorenstein
Monica L. Zilberman
Elaine D. Henna

PONTOS A APRENDER

1. Estado da arte em psicofarmacologia.
2. Terminologia atual e avanços do conhecimento sobre psicofarmacologia.
3. Assistência de enfermagem em pacientes submetidos a tratamento por drogas psicotrópicas.

PALAVRAS-CHAVE

Psicofármacos, hipnóticos e ansiolíticos, antidepressivos, estabilizadores do humor, antipsicóticos, fitoterápicos.

ESTRUTURA DOS TÓPICOS

Introdução. Aspectos gerais. Hipnóticos e ansiolíticos. Antidepressivos. Estabilizadores do humor. Antipsicóticos. Fitoterápicos. Propostas para estudo. Referências bibliográficas.

INTRODUÇÃO

O tratamento psicofarmacológico vem se tornando, cada vez mais, um componente crucial do atendimento psiquiátrico. Os profissionais que atuam em enfermagem psiquiátrica desempenham papel relevante no cuidado dos pacientes que necessitam desse tipo de tratamento. Além disso, como o arsenal terapêutico se multiplicou na última década, tornou-se ainda mais necessário o conhecimento sobre os conceitos básicos de psicofarmacologia e a administração dos principais medicamentos utilizados. O objetivo deste capítulo é revisar as principais classes de medicações psiquiátricas, bem como suas aplicações, seus efeitos esperados e seus efeitos colaterais.

ASPECTOS GERAIS

Psicofármacos são substâncias que alteram a atividade psíquica, aliviando sintomas de transtornos psiquiátricos ou promovendo alterações na percepção e no pensamento. A propriedade que os distingue das demais classes de drogas é a necessidade de atravessar a barreira hematoencefálica para exercerem seus efeitos. Vários fatores interferem no efeito de um psicofármaco. Características individuais (idade, sexo, peso, composição corpórea, alimentação, fatores genéticos), estados patológicos (disfunção hepática ou cardíaca, infecções) e padrão de uso (vias de administração, dose, ambiente em que o fármaco é usado, hora do dia em que a droga é administrada, interação medicamentosa, uso de álcool ou tabaco) são alguns fatores que podem alterar tanto a farmacocinética quanto a farmacodinâmica de psicofármacos.

Todo tratamento psicofarmacológico envolve as seguintes etapas principais: início, estabilização, manutenção e retirada (quando possível). Na fase inicial, é importante orientar o paciente e a família acerca dos efeitos e evolução esperados. Embora a resposta terapêutica demore alguns dias ou mesmo semanas, dependendo da medicação, os efeitos colaterais, quando ocorrem, podem surgir nos primeiros dias de uso ou nas ocasiões de aumento de dose. O conhecimento desse processo é fundamental para encorajar o paciente, contribuindo para melhor adesão à medicação. Tanto no hospital, quanto no atendimento domiciliar, o paciente tende a ter mais contato com o enfermeiro que com o médico, de modo que a monitoração e o ajuste da medicação dependem desse contato. Da mesma forma, a retirada da medicação (quando possível) deve ser feita de forma gradual, e os sintomas de retirada, monitorados.

HIPNÓTICOS E ANSIOLÍTICOS

Principais aspectos

Os benzodiazepínicos (BDZ) são assim chamados por terem um anel benzênico ligado a um anel diazepínico em sua estrutura.

São medicações amplamente utilizadas, apesar do risco de dependência associado ao uso prolongado, e devem ser prescritas em talonário azul, por serem de uso controlado. Os BDZ estão indicados como adjuvantes no tratamento de transtornos ansiosos e depressivos que surjam em conjunto com sintomas ansiosos. Ao contrário dos antidepressivos, esses medicamentos apresentam início rápido de ação, proporcionando o alívio de sintomas, como ansiedade e insônia, e aumentando a adesão ao tratamento antidepressivo. Também são utilizados no tratamento da síndrome de abstinência ao álcool (como anticonvulsivantes, hipnóticos, relaxantes musculares) no manejo de pacientes agressivos e nos quadros de catatonia. Em função do risco de dependência, não devem ser utilizados por períodos prolongados (mais de 8 semanas). Entretanto, principalmente por causa da automedicação, na prática, seu uso é muitas vezes contínuo. Após períodos maiores de uso, deve-se proceder à retirada gradual para amenizar os sintomas de ansiedade rebote. Entre seus efeitos colaterais, encontram-se problemas de memória e aprendizagem. O uso concomitante de álcool deve ser evitado por potencializar os efeitos depressores sobre o sistema nervoso central (SNC). Os BDZ de longa duração, mais frequentemente utilizados como ansiolíticos, incluem: clordiazepóxido (Psicosedin®, Limbitrol® – associado com o antidepressivo amitriptilina), diazepam (Dienpax®, Valium®), clorazepato (Tranxilene®), clobazam (Urbanil®) e clonazepam (Rivotril®), também utilizado como anticonvulsivante. Entre os BDZ de curta duração, mais utilizados como hipnóticos, estão: alprazolam (Frontal®, Altrox®, Apraz®), lorazepam (Lorax®, Lorazefast®, Mesmerin®), midazolam (Dormonid®, Dormire®), flurazepam (Dalmadorm®) e flunitrazepam (Rohypnol®). O zolpidem (Stilnox®, Lioram®) e o zopiclone (Imovane®) são hipnóticos não benzodiazepínicos com menor potencial de abuso. Além disso, eles têm início rápido de ação e pouco efeito residual, sendo bastante utilizados no tratamento da insônia.

A buspirona (Buspar®) é um ansiolítico não benzodiazepínico. Seu potencial de abuso também é menor que o dos benzodiazepínicos, mas seus efeitos terapêuticos ocorrem tipicamente em 2-4 semanas (de modo semelhante aos antidepressivos mais modernos), o que pode ser considerado um tempo longo para pacientes com ansiedade de maior intensidade.

Mecanismo de ação dos BDZ

Os BDZ potencializam a ação do ácido gama-aminobutírico (GABA), principal neurotransmissor inibitório do SNC. Os BDZ ligam-se a sítios de reconhecimento próprios, associados ao receptor GABA-A, que é um receptor ionotrópico (associado ao canal iônico). A ligação de um BDZ a seu sítio facilita a ligação do gaba ao receptor GABA-A, aumentando a frequência de abertura de canais de cloreto, hiperpolarizando a membrana e reduzindo a atividade neuronal. Uma das consequências clínicas da ação nos receptores GABA-A é a potencialização dos efeitos sedativos quando há administração simultânea de BDZ e álcool. O flumazenil é o principal antagonista BDZ, sendo muito útil para reversão da superdosagem por BDZ, associado ou não a outros fármacos.

Efeitos adversos, toxicidade e dependência

Os efeitos adversos mais comuns dos BDZ estão associados à depressão do SNC, como sonolência, cansaço, redução da atenção e diminuição da coordenação psicomotora. Além disso, pode ocorrer amnésia anterógrada, isto é, redução da lembrança de eventos ocorridos após a administração. Os efeitos adversos desaparecem ou diminuem acentuadamente após os primeiros dias de tratamento. Quando o cliente está exercendo atividades que envolvam risco ou que exijam atenção e precisão, é aconselhável o uso de doses iniciais baixas, já que, em associação com o álcool, ou mesmo isoladamente, os BDZ prejudicam os reflexos humanos especialmente para estímulos na periferia do campo visual, oferecendo perigo para quem dirige. Após o uso prolongado, mais raramente podem ocorrer ganho de peso, erupções cutâneas, prejuízo da função sexual, irregularidades menstruais e anomalias sanguíneas. Outro problema é que os BDZ podem agravar quadros de apneia do sono. Por isso, sua utilização deve ser cautelosa em pacientes com sintomas sugestivos dessa condição clínica (como sonolência diurna e ronco alto) e contraindicada nos casos de confirmação do diagnóstico.

Os BDZ apresentam alta margem de segurança, uma vez que não provocam depressão respiratória acentuada, daí sua popularização. As superdosagens não são fatais, exceto quando estão associados a outros depressores do SNC (principalmente o álcool), anticolinérgicos ou compostos cardiotóxicos, como os antidepressivos tricíclicos. O uso isolado de altas doses de BDZ pode ser letal por complicações secundárias, como infecções consequentes de coma prolongado em pacientes idosos ou debilitados. Os BDZ estão associados a dependência, que é mais frequente após uso prolongado e/ou após administração de doses superiores às terapêuticas. Os sintomas de abstinência incluem ansiedade, insônia, distúrbios de percepção, rigidez muscular, parestesias, disforia, fenômenos psicóticos e, em certos casos, convulsões e ataques de pânico. Esses sintomas são mais intensos após interrupção abrupta do que após interrupção gradual da droga.

ANTIDEPRESSIVOS

Principais aspectos

Os antidepressivos são utilizados para tratamento de quadros depressivos (unipolares, bipolares e aqueles associados à esquizofrenia e a quadros demenciais), transtornos ansiosos (transtorno do pânico, ansiedade generalizada, transtorno obsessivo-compulsivo e síndrome do estresse pós-traumático), incontinência urinária e síndromes caracterizadas por dor crônica, nevralgias, enxaqueca, além de bulimia nervosa, transtorno de déficit de atenção e hiperatividade. Devem ser prescritos em receituário carbonado contendo o endereço do paciente, sendo que a primeira via é retida na farmácia e a segunda permanece com o paciente para referência.

Os antidepressivos tricíclicos (como clomipramina: Anafranil®; imipramina: Tofranil®; amitriptilina: Tryptanol®; nortriptilina: Pamelor®) são utilizados há mais tempo. Apesar de serem eficazes, estão associados a uma quantidade maior de efeitos colaterais (ver a seguir) e ao risco elevado de toxicidade cardíaca no caso de superdosagem (sempre um risco a ser considerado em pacientes deprimidos, principalmente entre aqueles com ideação suicida). A mirtazapina (Remeron®) e a maprotilina (Ludiomil®) são antidepressivos tetracíclicos, com perfil semelhante ao dos tricíclicos.

Os inibidores da monoaminoxidase (IMAO – tranilcipromina: Parnate®) também são medicações mais antigas. Além de causarem efeitos colaterais mais intensos, seu uso requer restrição dietética do consumo de queijo, vinho e outros alimentos ricos em tiramina, a fim de evitar o desencadeamento de grave crise hipertensiva.

Mais recentemente, uma série de novas medicações foi desenvolvida (várias outras continuam em fase de testes). Dentre as medicações mais modernas, os inibidores seletivos da recaptação de serotonina têm sido os mais utilizados, e incluem: fluoxetina (Daforin®, Deprax®, Depress®, Eufor®, Fluoxetin®, Fluxene®, Prozac®, Psiquial®, Verotina®), sertralina (Serenata®, Seronip®, Tolrest®, Zoloft®), paroxetina (Aropax®, Cebrilin®, Pondera®, Roxetin®), citalopram (Alcytam®, Cipramil®, Denyl®, Procimax®), escitalopram (Lexapro®, Reconter®, Esc®) e fluvoxamina (Luvox®). Esses antidepressivos apresentam melhor tolerabilidade, com menos efeitos colaterais e menor risco de toxicidade em caso de superdosagem.

A nefazodona (Serzone®), além de bloquear a recaptura de serotonina (5-HT), bloqueia os receptores 5-HT2 e alfa-2-adrenérgicos. Podem, também, ser utilizados os inibidores da recaptação de serotonina e noradrenalina (NA), como venlafaxina (Efexor®, Venlift®), duloxetina (Cymbalta®, Velija®) e milnaciprano (Ixel®), e os inibidores seletivos da recaptação de noradrenalina (Reboxetina®, Prolift®) e antidepressivos atípicos, como trazodona (Donaren®) e bupropiona (Zyban®, Wellbutrin®) – este último bastante utilizado como auxiliar no tratamento do tabagismo e para potencializar a ação de outros antidepressivos.

Todos os antidepressivos potencializam os efeitos do álcool sobre o SNC, de modo que os pacientes devem ser orientados a restringir o consumo de álcool.

Deve-se evitar a retirada abrupta dessas medicações a fim de minimizar sintomas como insônia, pesadelos, inquietação psicomotora e ansiedade rebote.

Mecanismo de ação dos antidepressivos

Os antidepressivos tricíclicos inibem a recaptação de neurotransmissores, principalmente noradrenalina e serotonina, e, em menor proporção, dopamina. Apesar de esses efeitos bioquímicos ocorrerem após a primeira administração, os efeitos clínicos têm latência de 2-3 semanas depois do início do tratamento. Cada droga dentro dessa classe possui afinidade diferente para inibição dos diversos transportadores. Por exemplo: a clomipramina tem ação mais serotoninérgica, enquanto a imipramina tem ação mais noradrenérgica.

Os primeiros inibidores da monoaminoxidase (IMAO) inibem a enzima que catalisa a desaminação oxidativa de aminas biogênicas, tais como dopamina, noradrenalina e serotonina, transformando-as em derivados farmacologicamente inativos. Produzem inibição irreversível e não seletiva da MAO tipos A e B. Com a interrupção do tratamento, a recuperação da atividade da MAO depende da síntese de nova enzima, o que ocorre em aproximadamente 10 dias. Já a moclobemida (Aurorix®) é um IMAO reversível e seletivo da MAO-A. A nomenclatura das classes farmacológicas dos demais antidepressivos já descreve seus mecanismos de ação, como os antidepressivos inibidores seletivos da recaptação de serotonina e os inibidores seletivos da recaptação de serotonina e noradrenalina. Entretanto, nenhum desses mecanismos de ação, que são efeitos bioquímicos agudos, explica a latência média de duas semanas para o início da ação antidepressiva. Atualmente, estuda-se a participação de eventos intracelulares (pós-receptores) envolvendo segundos mensageiros (aumento na produção de AMPc, alterações nas atividades de proteínas quinases em algumas células etc.) e fatores de transcrição que regulam a expressão gênica neuronal (p. ex., CREB), bem como os fatores tróficos (BDNF) no mecanismo de ação dos antidepressivos. Esses mecanismos parecem alterar a configuração dos receptores pós-sinápticos, tornando-os mais sensíveis aos neurotransmissores.

Efeitos colaterais dos antidepressivos

Os antidepressivos tricíclicos (ADT), por ação anticolinérgica, podem provocar boca seca, visão turva por dificuldade de acomodação visual, aumento da pressão intraocular, alterações cardiovasculares, diminuição do hábito intestinal, retenção urinária e disfunção sexual. O bloqueio dos receptores alfa-adrenérgicos está relacionado com hipotensão postural, taquicardia reflexa, tontura, vertigens, disfunção erétil e ejaculatória. As propriedades anti-histamínicas estão relacionadas com alteração do peso corporal e alterações de vigília. Em alguns casos, o aumento de peso está associado ao consumo exagerado de carboidratos. Por ação cardíaca direta, principalmente na superdosagem ou em pacientes com disfunção cardíaca preexistente, podem ocorrer alterações eletrocardiográficas e cardiovasculares, como aumento da frequência cardíaca, achatamento da onda T e, mais raramente, prolongamento do intervalo PR e aumento do complexo QRS. A administração de ADT pode, ainda, induzir o desencadeamento de episódios de mania (virada maníaca), principalmente em pacientes com transtorno bipolar. Em decorrência dos seus efeitos colaterais, os ADT são contraindicados para pacientes com glaucoma de ângulo fechado, íleo paralítico, alargamento da próstata, epilepsias e propensão para convulsões, distúrbios de equilíbrio, e para cardiopatas com bloqueios de ramo esquerdo, bloqueio atrioventricular total, alterações na condução intracardíaca e infarto agudo do miocárdio. Os principais sintomas da intoxicação acidental são: anúria, midríase, agitação, confusão, alterações de concentração, alucinações, hiperpirexia, hiper-reflexia, alteração da frequência cardíaca e vômitos. Em quadros mais graves, podem ocorrer convulsões, depressão respiratória, uma grande variedade de manifestações cardíacas e coma.

Os efeitos colaterais dos antidepressivos IMAO são semelhantes aos dos tricíclicos, com exceção da interação com tiramina e simpatomiméticos de ação indireta. Na presença dos IMAO, as aminas simpatomiméticas de ação indireta, como a tiramina, encontram teores elevados de NA acumulada nas terminações nervosas e disponíveis para liberação. Além disso, a degradação da tiramina, que ocorre via MAO hepática e intestinal, também está inibida. Assim, essa associação pode provocar atividade excessiva nas terminações adrenérgicas, influenciando a função cardiovascular, com consequente elevação da pressão arterial. Em alguns casos, essa reação hipertensiva pode conduzir a uma hemorragia intracraniana, que pode ser fatal. Os sintomas da crise hipertensiva são: cefaleia intensa, palpitações (ambos os sintomas prodrômicos), dor torácica intensa, dilatação das pupilas, taquicardia ou bradicardia, aumento da fotossensibilidade, possível aumento da sudorese, febre ou sensação de frio, pele viscosa, náusea ou vômitos e rigidez de nuca. Para evitar a ocorrência da crise hipertensiva durante o tratamento com os IMAO, é contraindicado o uso de medicamentos como descongestionantes nasais, broncodilatadores e anestésicos locais que contenham aminas simpatomiméticas. Também é necessário adotar dieta pobre em tiramina. Entre os alimentos a serem evitados estão queijos maturados ou envelhecidos, frios embutidos ou defumados, fígado, cerveja, vinho *chianti* etc. Como a atividade biológica devida à inibição irreversível da MAO é prolongada, os medicamentos proibidos e as restrições dietéticas devem ser mantidos mesmo após a interrupção de sua administração.

Os inibidores seletivos da recaptação da serotonina (ISRS) apresentam perfil mais tolerável a efeitos colaterais, provavelmente em razão de sua ação mais seletiva. Os principais efeitos colaterais incluem tontura, sonolência e mal-estar gástrico (que pode ser minimizado pela administração concomitante às refeições). Esses efeitos tendem a se atenuar com o tempo. Alteração de apetite (com ganho ou perda de peso) e disfunção sexual (particularmente disfunção orgástica) são outros efeitos colaterais frequentes. A prevalência desses efeitos não é a mesma com os diferentes fármacos. Por exemplo, os efeitos anticolinérgicos da paroxetina podem levar a uma maior incidência de obstipação intestinal e de disfunções sexuais; a fluoxetina parece estar mais associada à agitação, à insônia, à ansiedade e à ciclagem para a mania; a paroxetina e o citalopram foram associados ao ganho de peso, enquanto a fluoxetina e a sertralina, à inibição do apetite e à perda de peso. O escitalopram, o mais recente ISRS, é o isômero ativo do citalopram, ao qual têm sido atribuídos menos efeitos colaterais que o composto original.

Terapêutica da depressão

Apesar de existirem atualmente mais de 30 compostos antidepressivos comercializados, uma parcela considerável dos pacientes não responde adequadamente aos medicamentos disponíveis. Considera-se que os antidepressivos, administrados em doses adequadas, têm eficácia em aproximadamente 70% dos casos quando o objetivo é a remissão completa, isto é, o paciente eutímico, assintomático, funcional do ponto de vista profissional, ocupacional e social e sem recaídas. Estima-se que 40-50% dos clientes não atingem a remissão com o primeiro tratamento farmacológico e que 10-20% permanecerão sintomáticos mesmo após múltiplas tentativas medicamentosas ou até eletroconvulsoterapia. Destes, uma parcela atinge resposta parcial, isto é, a remissão não é completa, pois persiste uma sintomatologia residual. Esses pacientes têm chance 4,5 vezes maior de recaída em um ano em relação àqueles sem sintomas residuais.

Para ampliar o efeito terapêutico, algumas condutas são recomendadas nos consensos de especialistas. São preconizadas três fases de tratamento: 1) aguda – com duração de 6-12 semanas, com o objetivo de atingir remissão dos sintomas; 2) continuação – com duração de 4-9 meses, com o objetivo de atingir a recuperação total e impedir as recaídas; 3) manutenção – com duração de um ano ou mais, com o objetivo de impedir as recorrências. Episódios de depressão que não respondem satisfatoriamente a tratamentos adequados, isto é, em doses e tempo adequados de tratamento, podem preencher critério para depressão resistente. As condutas terapêuticas nos casos de resposta parcial ou ausência de resposta não são consensuais, sendo que muitos preferem a combinação de tratamentos, enquanto outros optam pela troca de medicação.

Indicações clínicas dos antidepressivos

Os inibidores seletivos da recaptação de serotonina têm sido os fármacos de primeira escolha no tratamento do transtorno depressivo. Quando não se obtém a resposta desejada, ou na impossibilidade de utilizá-los, dá-se preferência aos de ação dual, como venlafaxina e duloxetina. Em caso de resposta parcial com esse grupo, optam-se pelos tricíclicos, em vez dos IMAO, por causa do menor risco de crises hipertensivas. Os IMAO têm sido preconizados no tratamento das depressões atípicas.

Como todos os fármacos têm uma latência para o aparecimento dos efeitos terapêuticos, muitas vezes torna-se importante o uso de eletroconvulsoterapia para a obtenção do alívio imediato da depressão (como nas depressões graves com ideação suicida).

Interações medicamentosas com antidepressivos

Os antidepressivos tricíclicos potencializam os efeitos de fármacos anticolinérgicos, depressores centrais (hipnóticos, álcool, anestésicos gerais), fármacos simpatomiméticos vasopressores e anticoagulantes orais. Além disso, eles revertem os efeitos anti-hipertensivos de guanetidina, alfa-metildopa e clonidina, podendo até mesmo elevar a pressão a níveis perigosos. Os tricíclicos são suscetíveis à inibição enzimática por inibidores das enzimas do citocromo P450 (CYP), tais como as dos subtipos CYP1A2, CYP2D6, CYP2C19, CYP3A4, e à indução enzimática por vários anticonvulsivantes.

A terapia combinada de tricíclicos com inibidores da MAO pode estar associada à ocorrência de reações graves, que se caracterizam por hiperpirexia e encefalopatia hipertensiva, podendo evoluir para coma e óbito. Na combinação de tricíclicos com inibidores da recaptação de 5-HT, as concentrações plasmáticas dos tricíclicos podem aumentar a níveis tóxicos, devido à competição pelo metabolismo dos fármacos.

Os ISRS são inibidores seletivos das enzimas do citocromo P450 (sistema enzimático microssomal hepático): a fluoxetina é potente inibidor do CYP2D6 e moderado do CYP2C9 e do CYP3A4; a paroxetina é potente inibidor do CYP2D6; a fluvoxamina é potente inibidor do CYP1A2 e do CYP2C19, e moderado do CYP3A4 e CYP2C9; a sertralina e o citalopram são fracos inibidores dos CYP. As interações envolvendo os ISRS incluem a potencialização de fármacos metabolizados pelas isoenzimas CYP1A2 (por exemplo, cafeína, betabloqueadores, tricíclicos), CYP2C19 (barbitúricos, fenitoína e imipramina) e CYP3A3/4 (benzodiazepínicos, carbamazepina e muitos antidepressivos), entre outros.

A seletividade de ação dos ISRS aumenta o risco de interação com outras substâncias que afetam a transmissão serotoninérgica, levando ao aparecimento de sintomas descritos como síndrome serotoninérgica: alterações cognitivas e comportamentais (confusão, hipomania, agitação), do sistema nervoso autônomo (diarreia, febre, diaforese, efeitos na pressão arterial, náuseas e vômitos) e neuromusculares (mioclonias, hiper-reflexia, incoordenação e tremores). Ela é mais comum quando a associação envolve um IMAO, porém pode ocorrer também quando a combinação é entre um ISRS e um antidepressivo tricíclico.

ESTABILIZADORES DO HUMOR

Aspectos principais

Os estabilizadores do humor são utilizados, principalmente, na emergência ou na recorrência do transtorno afetivo bipolar. O lítio (Carbolitium®) é eficaz em 80% dos casos de mania aguda, porém seus efeitos colaterais são bastante incômodos para alguns pacientes. Os efeitos mais comuns incluem aumento do fluxo urinário e sede, náusea, ganho de peso, tremores de membros superiores e alterações da função tireoidiana. Efeitos colaterais menos frequentes são: cansaço, vômito e diarreia, visão embaçada, dificuldade de concentração, leve fraqueza muscular e acne. Esses efeitos habitualmente são leves e costumam diminuir com o tempo.

A ação do lítio demora cerca de duas semanas, e nesse intervalo pode ser necessária a associação com um neuroléptico no tratamento de pacientes em fase aguda de mania. Com frequência, a dose terapêutica é bastante próxima da dose tóxica, por isso o monitoramento dos níveis séricos para ajuste da dose deve ser periódico. Sintomas de intoxicação incluem diarreia, vômitos, sudorese, instabilidade da pressão arterial, arritmia cardíaca, distúrbios hidroeletrolíticos, e podem evoluir para convulsão e perda de consciência. O cliente deve ser orientado quanto aos riscos e cuidados necessários ao tratamento com lítio e, em caso de intoxicação, deve ser levado ao pronto-socorro com urgência.

Outros estabilizadores do humor bastante utilizados são os anticonvulsivantes, como a carbamazepina (Tegretol®) e o valproato (Depakene®, Depakote®, Valpakine®), que requerem monitoramento da função hepática. O valproato parece ser especialmente útil na manutenção de cicladores rápidos e estados mistos. Seus efeitos colaterais são: vertigem, náusea, visão borrada, leve queda de cabelo, ganho de peso e alterações do ciclo menstrual. Os efeitos colaterais da carbamazepina são semelhantes aos do valproato; efeitos mais raros são *rash* cutâneo e leucopenia.

Entre as medicações mais recentes estão: a lamotrigina (Lamictal®), particularmente útil para o tratamento de pacientes com predomínio de fases depressivas, a gabapentina (Neurontin®, Progresse®) e o topiramato (Topamax®). As duas últimas carecem de mais estudos sobre a avaliação da eficácia na manutenção de pacientes bipolares. Há evidências da eficácia da lamotrigina na depressão bipolar, e entre as reações adversas mais comuns estão: zumbido, vertigem, cefaleia e *rash* cutâneo. O *rash* está associado a aumento rápido da dose e costuma aparecer nas primeiras semanas de tratamento.

Os estabilizadores do humor devem ser mantidos como profiláticos nos portadores de transtorno bipolar, por serem eficazes na prevenção tanto das fases de mania quanto das de depressão.

Mecanismo de ação do lítio

O lítio é um elemento químico natural que existe em diminutas quantidades nos alimentos e na água, de modo que quase não é encontrado no corpo humano, onde não desempenha nenhuma função conhecida. O mecanismo de ação do lítio em relação ao seu efeito estabilizador do humor ainda é desconhecido. Sabe-se que esse íon substitui o sódio no compartimento intracelular, tornando a bomba de sódio pouco eficaz para efetuar sua troca com potássio. Desse efeito, ocorre uma despolarização prolongada, que produz diminuição da passagem de impulsos nas sinapses do SNC.

O lítio exerce diversas ações: interfere com neurotransmissores (por exemplo: NA, dopamina, GABA) e atua em segundos mensageiros intracelulares, o que pode acarretar diminuição dos níveis cerebrais de fosfoinositídeos (por exemplo: bloqueio da formação de trifosfato de inositol). Com tratamento crônico há depleção de fosfatidilinositol 4, 5-bisfosfato (PIP2), fonte dos segundos mensageiros trifosfato de inositol (IP3) e diacilglicerol (DAG), estes últimos envolvidos na degradação de proteínas do citoesqueleto neuronal. Esses efeitos ocorrem em cerca de 10 a 15 dias, tempo consistente com a latência para a melhora clínica.

Nível plasmático de lítio

Há uma boa correlação entre o nível plasmático de lítio e sua eficácia terapêutica e toxicidade. Uma vez que as reações adversas podem surgir em doses muito próximas das terapêuticas, a vigilância constante dos níveis plasmáticos é útil para garantir que a dose seja efetiva e segura. O nível terapêutico varia individualmente, mas em geral está entre 0,5-1,5 mEq/L para as fases agudas e entre 1,0-1,5 mEq/L na prevenção dos episódios. O aumento das concentrações séricas para níveis acima dos terapêuticos não melhora a eficácia, porém causa mais efeitos colaterais.

Efeitos adversos do lítio

As múltiplas ações exercidas pelo lítio explicam a variedade de efeitos colaterais que ele apresenta. Muitos deles não são intensos, mas facilmente reversíveis. Outros independem da concentração plasmática, sendo decorrentes da maior ou menor sensibilidade dos pacientes. Altos níveis plasmáticos acarretam efeitos tóxicos que podem comprometer a vida do paciente se não forem identificados e tratados a tempo.

A poliúria é um dos efeitos colaterais mais comuns, e acredita-se que seja consequência da inibição da ação do hormônio antidiurético. Esse efeito pode levar a perdas desproporcionais de lítio e à necessidade de administrar altas doses para manter os níveis terapêuticos. Ocasionalmente, a poliúria intensa pode conduzir a um distúrbio eletrolítico, levando o paciente a adquirir diabetes insípido nefrogênico. Nesses casos, é indicada a utilização conjunta de diuréticos tiazídicos, que aumentam a reabsorção proximal de íons, inclusive do lítio. A poliúria desaparece com a suspensão da terapêutica. O lítio interfere com a ação do hormônio estimulante da tireoide (TSH) e diminui a liberação de T3 e T4, podendo, em alguns casos, produzir hipotireoidismo e bócio. Essas ações parecem estar associadas ao bloqueio da formação de AMP cíclico. O lítio também atua no metabolismo de carboidratos e pode levar ao aumento de peso corpóreo durante o uso crônico. Efeitos neurológicos são comuns no início do tratamento e incluem fadiga, letargia e tremor das extremidades. Síndromes extrapiramidais ocorrem ocasionalmente durante o tratamento prolongado.

Intoxicação e tratamento

A intoxicação, em geral, estabelece-se gradualmente e deve ser diagnosticada o mais rápido possível. Pode ocorrer por causa do acúmulo de lítio, em decorrência de alguma alteração no estado do paciente, como dieta hipossódica, introdução inadvertida de diuréticos tiazídicos ou variação da função renal. Considerando-se o nível plasmático, são estabelecidos três graus de intoxicação. O primeiro (1,5-2 mEq/L) é caracterizado por sonolência, vômito, debilidade muscular, secura da boca, dor abdominal, letargia, vertigens, disartria e nistagmo. A intoxicação moderada (2-2,5 mEq/L) caracteriza-se por anorexia, náuseas persistentes e vômitos, visão turva, fasciculações musculares, movimentos clônicos, crises convulsivas, psicose, síncope, alterações do EEG, estupor e coma. Acima de 2,5 mEq/L, os sintomas progridem rapidamente, atingindo a fase mais grave, caracterizada por convulsões generalizadas e morte.

O tratamento da intoxicação concentra-se na restauração do equilíbrio hidroeletrolítico, em medidas que visam à remoção do íon do organismo e na manutenção das funções vitais. Pode-se acelerar sua excreção com infusão de solução salina, administração de diuréticos e diálise peritoneal. A hemodiálise é um dos meios mais eficazes para remover o íon do organismo e restabelecer o equilíbrio eletrolítico. É indicada quando a intoxicação é moderada a grave.

ANTIPSICÓTICOS

Principais aspectos

Conhecidos como tranquilizantes maiores, os antipsicóticos (ou neurolépticos) são usados no controle de delírios e alucinações em pacientes psicóticos. Eficazes no controle da agitação, os antipsicóticos são utilizados clinicamente em esquizofrenia, episódios de mania, estados mistos maníaco-depressivos, depressões psicóticas, comportamento de violência impulsiva, distúrbios de comportamento em mal de Alzheimer e Parkinson, e psicoses orgânicas.

Os neurolépticos típicos (ou tradicionais), tais como o haloperidol (Haldol®), a trifluoperazina (Stelazine®), a clorpromazina (Amplictil®), a tioridazina (Melleril®), a levomepromazina (Neozine®) e o pimozide (Orap®), são eficazes no combate de sintomas positivos (delírios e alucinações), mas apresentam efeitos colaterais que potencialmente comprometem a adesão dos clientes ao tratamento. Os principais efeitos colaterais são os extrapiramidais, como tremores, rigidez muscular, inquietação psicomotora e parkinsonismo. Para minimizar esses efeitos (que se iniciam precocemente no tratamento), recomenda-se o uso concomitante de anticolinérgicos (biperideno: Akineton®). Outros efeitos demoram mais a aparecer, como a discinesia tardia.

Os antipsicóticos atípicos (mais modernos) são eficazes também nos sintomas negativos (apatia e falta de motivação) e causam menos efeitos colaterais, sendo a medicação de escolha para a maioria dos clientes. Entre os atípicos, destacam-se a clozapina (Leponex®), a risperidona (Risperdal®), a olanzapina

(Zyprexa®), o aripiprazol (Abilify®), a ziprasidona (Geodon®), a azenapina (Saphris®), a paliperidona (Invega®) e a quetiapina (Seroquel®). Uma preocupação comum em relação a todos os antipsicóticos é o desenvolvimento de síndrome neuroléptica maligna, quadro grave que ocorre de forma imprevisível, independentemente da dose. A equipe, os familiares e os pacientes devem estar atentos ao aparecimento de hipertermia, tremores, alteração do nível de consciência e convulsões.

Mecanismo de ação dos antipsicóticos

Todos os antipsicóticos são antagonistas de receptores dopaminérgicos D2. Os antipsicóticos atípicos, além de bloquearem o receptor dopaminérgico (D4, no caso da clozapina), bloqueiam também o receptor serotoninérgico (5-HT2). Atribui-se o efeito terapêutico dos antipsicóticos ao bloqueio de receptores da via mesolímbica e mesocortical. Os sintomas positivos da esquizofrenia (por exemplo: delírios, alucinações e incoerência do pensamento) respondem melhor ao tratamento com antipsicóticos típicos que os sintomas negativos (embotamento afetivo, pobreza do discurso, empobrecimento funcional e isolamento social). Provavelmente, essa diferença está relacionada à ação serotoninérgica dos antipsicóticos atípicos. Atualmente, acredita-se que a proteção contra a ocorrência de sintomas extrapiramidais esteja associada à rápida velocidade de dissociação dos receptores D2, uma característica dos antipsicóticos atípicos.

Efeitos colaterais dos antipsicóticos

Os antipsicóticos típicos provocam sintomas motores devido ao bloqueio de receptores dopaminérgicos da via nigroestriatal. A síndrome extrapiramidal aguda consiste em tremor e rigidez, sintomas semelhantes aos do mal de Parkinson (parkinsonismo farmacológico); redução de movimentos, acinesia ou bradicinesia (o paciente parece mover-se em câmera lenta, indiferente aos estímulos); fraqueza muscular e máscara facial. Ela é reversível com a interrupção do tratamento. Esses sintomas praticamente não aparecem com os antipsicóticos atípicos.

Devido ao bloqueio dos receptores DA tuberoinfundibulares, pode ocorrer hiperprolactinemia com os seguintes sintomas: amenorreia e galactorreia (produção excessiva ou espontânea de leite), infertilidade, diminuição da libido e ginecomastia. Ainda por ação no sistema neuroendócrino, os antipsicóticos aumentam o apetite e determinam ganho de peso.

Alguns efeitos colaterais estão associados ao sistema nervoso autônomo, por bloqueio colinérgico (boca seca, perda da acomodação visual e constipação) e bloqueio α-adrenérgico (hipotensão ortostática, impotência, dificuldade de ejaculação).

Após a administração prolongada, os antipsicóticos podem provocar discinesia tardia, cujos sintomas são: prejuízo dos movimentos voluntários, movimentos involuntários estereotipados ou repetitivos da face (laterais de queixo, lábios), do tronco e dos membros. Cerca de 15 a 20% dos pacientes desenvolvem a síndrome, que é mais prevalente em idosos, sendo um quadro praticamente irreversível. Com a diminuição da dose, a discinesia a princípio piora e melhora nas semanas seguintes; com o aumento da dose, a discinesia melhora, mas em longo prazo os sintomas podem reaparecer. Acredita-se que a supersensibilização de receptores D2 estriatais, que pode ocorrer após a administração crônica de antipsicóticos, seja o mecanismo responsável pela discinesia tardia.

A síndrome neuroléptica maligna ocorre em 0,5 a 1% dos pacientes. Parece uma forma grave de parkinsonismo com catatonia, tremores e instabilidade do sistema autonômico (alterações na pressão arterial e frequência cardíaca). Em casos graves, diminui a sudorese e provoca hipertermia maligna. A mortalidade ocorre em 10% dos casos e o tratamento consiste na administração de anticolinérgicos de ação central.

A clozapina, o primeiro antipsicótico atípico, provoca discrasias sanguíneas (agranulocitose) em cerca de 2% dos pacientes, o que torna necessária a monitoração constante (contagem de glóbulos sanguíneos) durante sua administração. A maior incidência de agranulocitose ocorre nas primeiras 18 semanas de tratamento, sendo necessária a realização de hemogramas semanais. Caso seja detectada alguma alteração, a medicação deve ser interrompida para reverter o quadro.

Embora com melhor perfil de efeitos colaterais, os antipsicóticos atípicos podem desencadear síndrome metabólica, que consiste em hiperlipidemia, hiperglicemia, hiperprolactinemia, resistência à insulina, ganho de peso e obesidade abdominal.

FITOTERÁPICOS

Produtos naturais têm se tornado bastante populares entre os indivíduos, de forma geral. Além do controle de qualidade desses produtos ser precário, a população tende a vê-los como livres de contraindicações e interações com outras medicações (ditas alopáticas). Fitoterápicos à base de erva-de-são-joão (*Hypericum perforatum* – Iperisan®, Fiotan®, Hiperex®, Triativ®) e *kava* (Kavasedon®) são usados como adjuvantes no tratamento de quadros depressivos e ansiosos leves. O *Hypericum* (e, aparentemente, também a *kava*) funciona como um IMAO –

por isso os mesmos cuidados dietéticos devem ser tomados pelos pacientes. O uso concomitante de inibidores da recaptação de serotonina não é recomendado.

A valeriana (Calmit®, Sonhare®, Sonoripan®, Traminer®, Valdorm®, Valeriane®, Valerin®, Valerix®) é bastante utilizada como adjuvante no tratamento da insônia. Recomenda-se o uso em comprimidos, uma vez que o veículo líquido é o álcool, o que contribui para a sedação.

O *Ginkgo biloba* (Bioginkgo®, Gingiloba®, Tebonin®) é utilizado para melhorar sintomas como falta de memória e concentração, fadiga, depressão e ansiedade, principalmente em pacientes com demência senil.

PROPOSTAS PARA ESTUDO

1. Examine prontuário de um paciente e veja qual medicação tem sido prescrita nos últimos três meses.
2. Discuta em grupo, em sala de aula: os resultados esperados quanto à remissão dos sintomas e efeitos no comportamento do paciente e os possíveis efeitos colaterais esperados e não esperados.
3. Correlacione o comportamento geral do paciente com o tratamento que está sendo realizado atualmente.

REFERÊNCIAS BIBLIOGRÁFICAS

1. Agam G. Current hypotheses of lithium's mechanism of action as a neuropsychiatry medication. ACS Chem Neurosci. 2014;18;5(6):410.
2. Albrecht B, Staiger PK, Hall K, Miller P, Best D, Lubman DI. Benzodiazepine use and aggressive behaviour: a systematic review. Aust N Z J Psychiatry. 2014;48(12):1096-114.
3. Gardner DM. Competent psychopharmacology. Can J Psychiatry. 2014;59(8):406-11.
4. Gareri P, De Fazio P, Manfredi VG, De Sarro G. Use and safety of antipsychotics in behavioral disorders in elderly people with dementia. J Clin Psychopharmacol. 2014;34(1):109-23.
5. Gorenstein C, Marcourakis T, Markus RP. Introdução à psicofarmacologia. Farmacocinética e farmacodinâmica dos psicofármacos. In: Sena EP, Miranda-Scippa AMA, Quarantini LC, Oliveira IR (orgs.). Irismar: psicofarmacologia clínica. 3. ed. Rio de Janeiro: MedBook; 2011. p. 3-11.
6. Murru A, Popovic D, Pacchiarotti I, Hidalgo D, León-Caballero J, Vieta E. Management of adverse effects of mood stabilizers. Curr Psychiatry Rep. 2015;17(8):603.
7. Scrandis DA, Watt MW. Antidepressant medication management in primary care. J Nurse Pract. 2013; 9(7):449-57.
8. Stahl SM. Essential psychopharmacology: neuroscientific basis and practical applications. 4th ed. Cambridge: Cambridge University; 2014. 601 p.

11

Anticonvulsivantes eficazes no tratamento do transtorno bipolar

Ricardo Alberto Moreno
Diego Freitas Tavares
Doris Hupfeld Moreno

PONTOS A APRENDER

1. Discorrer sobre o uso de anticonvulsivantes no tratamento do transtorno bipolar.
2. Familiarizar o leitor com a terminologia atual e os avanços do conhecimento sobre anticonvulsivantes.
3. Descrever a importância do conhecimento sobre anticonvulsivantes para a assistência de enfermagem em saúde mental e psiquiátrica.

PALAVRAS-CHAVE

Transtorno bipolar, anticonvulsivantes, carbamazepina, oxcarbazepina, ácido valproico, lamotrigina, gabapentina, topiramato.

ESTRUTURA DOS TÓPICOS

Introdução. Os anticonvulsivantes no transtorno bipolar. Tratamento da fase aguda. Tratamento de manutenção. Considerações finais. Propostas para estudo. Referências bibliográficas.

INTRODUÇÃO

O transtorno bipolar (TB) é um dos quadros nosológicos mais consistentes ao longo da história da medicina, pelo menos para suas formas típicas (TB I). É uma doença frequente, potencialmente letal, que pode ser tratada, mas não curada. Trata-se de uma patologia psiquiátrica complexa, que envolve aspectos biológicos, psicológicos e sociais.[1] Caracteriza-se por cursar com variabilidade de sintomas, elevada taxa de abuso ou dependência de substâncias, comorbidade com transtornos de ansiedade e outras doenças médicas sistêmicas,[1,2] risco substancial de suicídio, baixa recuperação funcional e outros potenciais desfechos adversos. Os avanços no conhecimento têm trazido mudanças nos conceitos terapêuticos tradicionais, levando a novas recomendações e opções de tratamento farmacológico e psicológico baseadas em evidências de eficácia e tolerabilidade. O TB está associado ao prejuízo no neurotrofismo e na plasticidade celular, nas vias de resiliência e nos processos neurotróficos. Espera-se que os tratamentos voltados para a doença (estabilizadores ou moduladores do humor, principalmente o lítio, assim como alguns anticonvulsivantes e antipsicóticos atípicos), e não apenas para cada um dos tipos de episódios (hipomania/mania, misto e depressivo), restaurem essas alterações fisiopatológicas da doença bipolar, visando prevenir (interferir antes do início das alterações moleculares e celulares), tratar (minimizar a gravidade dos déficits ao longo do tempo) e corrigir (reverter déficits moleculares e celulares).[3]

> O tratamento medicamentoso visa prevenir (interferir antes do início das alterações moleculares e celulares), tratar (minimizar a gravidade dos déficits ao longo do tempo) e corrigir (reverter déficits moleculares e celulares) as alterações fisiopatológicas do transtorno bipolar, buscando controlar os sintomas agudos, normalizar o comportamento e evitar a ocorrência de novos episódios.

O racional do tratamento do TB é tratar a doença crônica, e não apenas as suas fases. Isso implica planejamento terapêutico amplo e de longo prazo. Neste capítulo, serão apresentadas as características das medicações anticonvulsivantes utilizadas no tratamento, diretrizes essenciais e evidências disponíveis acerca de estratégias de tratamento com essas medicações.

OS ANTICONVULSIVANTES NO TRANSTORNO BIPOLAR

Anticonvulsivantes aprovados para tratamento

Apenas três anticonvulsivantes receberam, até o momento, aprovação para serem utilizados no controle dos episódios de humor do TB: carbamazepina, ácido valproico e lamotrigina. A seguir, são descritos as características farmacocinéticas e farmacodinâmicas desses medicamentos e recomendações de manejo.

Carbamazepina

Farmacocinética

A carbamazepina (CBZ) pode ser encontrada no mercado brasileiro na forma de comprimidos convencionais de liberação imediata (200 e 400 mg), comprimidos de liberação prolongada (200 e 400 mg) e suspensão oral de 20 mg/mL. A absorção e as concentrações médias dos picos plasmáticos são alcançadas em 2 horas com a suspensão oral, em 12 horas com os comprimidos de liberação imediata e em 24 horas com os comprimidos de liberação prolongada; estes últimos apresentam concentração da substância ativa 25% mais baixa no plasma e biodisponibilidade 15% menor que os comprimidos convencionais. A ingestão de alimentos não interfere significativamente nas taxas de absorção. Cerca de 70 a 80% da droga está ligada às proteínas plasmáticas, o que tem importância quando administrada em indivíduos com déficits de proteínas (hipoalbuminemia). As concentrações plasmáticas no estado de equilíbrio da CBZ são atingidas em cerca de três semanas, em decorrência do fenômeno de autoindução enzimática, sendo recomendados após esse período a dosagem sérica da droga e o ajuste da posologia até obtenção do nível terapêutico preconizado (6-12 mcg/mL). A CBZ é metabolizada no fígado, onde a biotransformação via oxidação é a mais importante, e seus principais metabólitos são o derivado 10,11-trans-diol e seu glicuronídeo. O citocromo P450 3A4 foi identificado como o principal responsável pela metabolização da droga. A meia-vida média de eliminação da carbamazepina, após três semanas, é de aproximadamente 8 horas para as formulações de liberação imediata e de 12 horas para a formulação de liberação prolongada. A excreção da droga ocorre, principalmente, pela via renal (72%) e pelas fezes (28%)[4].

Farmacodinâmica

A carbamazepina bloqueia os canais de sódio pré-sinápticos voltagem-dependentes e tem afinidade pelos canais de cálcio inativados, aumentando o seu número. Acredita-se que o bloqueio dos canais de sódio e a ativação dos canais de cálcio inibam a liberação de glutamato na fenda sináptica, o que seria responsável pelo efeito anticonvulsivante da droga e pela diminuição da hiperexcitabilidade cerebral, mecanismo supostamente responsável pelos quadros de mania e hipomania.[4]

Modo de usar

O início do tratamento deve ser acompanhado da realização de avaliação laboratorial, que deve incluir hemograma, transaminases hepáticas (TGO e TGP), proteínas totais e albumina, sódio sérico, ureia, creatinina, TSH, T4 livre, T3 total e beta-HCG (mulheres em idade fértil).

As doses para o tratamento da mania aguda variam de 10 a 20 mg/kg/dia e 400 a 1.600 mg/dia. A dose deve ser individualizada, sendo recomendados inicialmente 200 mg à noite, com aumentos de 200 mg a cada dois dias até resposta clínica e de acordo com a tolerabilidade. A posologia recomendada é de 3x/dia para comprimidos de liberação imediata e 2x/dia para comprimidos de liberação prolongada.

Após três semanas de tratamento, recomenda-se a realização da dosagem sérica da CBZ (12 horas após a última tomada) para avaliar o ajuste da dose, devido ao fenômeno de autoindução da droga, objetivando-se um nível sérico entre 6-12 mcg/mL.[5]

Os principais efeitos colaterais da carbamazepina estão resumidos na Tabela 11.1.

Tabela 11.1. Efeitos colaterais da carbamazepina e sua administração (muito comum: ≥ 10%; comum: 1-10%; incomum: 0,1-1%; raro: < 0,1%)

Local	Efeitos colaterais	Manejo
Sistema nervoso central	MUITO COMUM: ataxia, vertigem e sonolência COMUM: cefaleia e diplopia INCOMUM: tremores	Geralmente estão relacionados a dose elevada ou incremento rápido; recomenda-se aumento lento e gradual. Diminuem em poucos dias, espontaneamente, ou após redução transitória da dose
Efeitos anticolinérgicos	COMUM: distúrbio de acomodação visual (visão borrada) INCOMUM: retenção urinária	Geralmente estão relacionados a dose elevada ou incremento rápido; recomenda-se aumento lento e gradual. Diminuem em poucos dias, espontaneamente, ou após redução transitória da dose Pacientes com aumento da pressão intraocular e retenção urinária devem ser rigorosamente observados durante a terapia
Trato gastrointestinal	MUITO COMUM: náuseas e vômitos; aumento de gama-GT benigno e transitório COMUM: boca seca; aumento de fosfatase alcalina benigno e transitório INCOMUM: diarreia; aumento de transaminases hepáticas benigno e transitório	Administrar às refeições e formulação prolongada Avaliar hepatotoxicidade (aumento > 3 vezes limite superior da normalidade) Usar com cautela, em caso de antecedentes de doenças hepáticas

(continua)

Tabela 11.1. Efeitos colaterais da carbamazepina e sua administração (muito comum: ≥ 10%; comum: 1-10%; incomum: 0,1-1%; raro: < 0,1%) *(continuação)*

Local	Efeitos colaterais	Manejo
Dermatológico	MUITO COMUM: urticária benigna RARO: síndrome de Stevens--Johnson e necrólise epidérmica tóxica	Investigar acometimento sistêmico clínica e laboratorialmente Suspender em casos graves
Hematológico	MUITO COMUM: leucopenia benigna e transitória COMUM: plaquetopenia e eosinofilia RARO: agranulocitose e anemia aplástica	Monitoramento clínico e laboratorial Suspender em casos graves
Endócrino	COMUM: edema, ganho de peso, hiponatremia e redução de osmolaridade do sangue (secreção inapropriada do ADH) RARO: síndrome dos ovários policísticos	Monitoramento clínico de sinais de hiponatremia (fraqueza muscular generalizada, tontura, cefaleia etc.) e laboratorial Suspender em casos graves
Cardiovascular	RARO: distúrbios da condução cardíaca	Monitoramento clínico e por ECG da frequência cardíaca

Fonte: Bezchlinbnyk-Butler.[6]

A superdosagem raramente é fatal e caracteriza-se por sintomas neurológicos, como diplopia, ataxia, disartria, vertigem, nistagmo, hipo/hiper-reflexia e coma. Durante as primeiras 12 horas deve-se proceder à lavagem gástrica e à utilização de carvão ativado, estando contraindicadas a diurese forçada, a hemodiálise e a diálise peritoneal.[7]

Interações medicamentosas

Em função da ação sobre o sistema P450, a carbamazepina apresenta elevado potencial de interações medicamentosas (Tabela 11.2), o que limita o seu uso, especialmente considerando-se que o tratamento do TB se caracteriza pela politerapia. De forma geral, as substâncias metabolizadas pelas isoenzimas CYP3A4 têm seus níveis séricos reduzidos na interação com a carbamazepina.

Tabela 11.2. Principais interações medicamentosas da carbamazepina

Substância	Efeito
Inibidores de 3A4 • Cetoconazol • Macrolídeos (eritromicina e claritromicina) • Doxiciclina • Nefazodona • Bloqueadores de canais de cálcio (verapamil e dialtiazem) • *Grapefruit* • Fluvoxamina	Aumentam a carbamazepina
Indutores de 3A4 • Fenobarbital • Fenitoína • Primidona • Carbamazepina (autoindução)	Diminuem a carbamazepina
Carbamazepina (indutora de 3A4)	Diminui drogas que são metabolizadas pelo citocromo 3A4: • Anticonvulsivantes: ácido valproico, lamotrigina, fenitoína e topiramato • Anticoncepcionais orais à base de estrógeno • Antipsicóticos: haloperidol, olanzapina, risperidona e clozapina • Benzodiazepínicos: exceto lorazepam • Antidepressivos: fluoxetina, tricíclicos

Fonte: Bezchlinbnyk-Butler.[6]

Contraindicações

- Hipersensibilidade conhecida à carbamazepina ou a fármacos estruturalmente relacionados (por exemplo, antidepressivos tricíclicos) ou a qualquer outro componente da formulação.
- Pacientes com bloqueio atrioventricular.
- Pacientes com histórico de supressão da medula óssea.
- Pacientes com histórico de porfirias hepáticas.
- Primeiro trimestre de gestação (teratogênico).
- Associação com IMAO (risco de depressão de SNC) e clozapina (risco de agranulocitose).
- Insuficiência hepática grave.
- Insuficiência renal grave.

Ácido valproico

Farmacocinética

O ácido valproico pode ser encontrado no mercado brasileiro na forma de ácido valproico (cápsulas de 250 mg), valproato de sódio (comprimidos de 300 e 500 mg; solução oral de 50 mg/mL), divalproato de sódio de liberação imediata (comprimidos de 250 e 500 mg) e divalproato de sódio de liberação prolongada (comprimidos de 250 e 500 mg). Após administração oral, a droga é completamente absorvida e apresenta biodisponibilidade próxima de 100% nas apresentações de liberação imediata e 20% menor na apresentação de liberação prolongada. O ácido valproico e o valproato de sódio atingem o pico sérico em aproximadamente 2 horas, enquanto o divalproato de sódio pode demorar 3 a 8 horas para atingir o pico sérico após a ingestão. A ingestão de alimentos reduz as taxas de absorção da droga. A droga está altamente ligada às proteínas plasmáticas (90%), sendo que mulheres, desnutridos, aqueles com dieta pobre em gordura e idosos podem requerer dose menor do medicamento. As concentrações plasmáticas no estado de equilíbrio são atingidas em cerca de quatro dias. A droga é metabolizada no fígado, sendo 50% por glicuronidação e 40% por oxidação pelo citocromo P450 2C9 e 2A6. A meia-vida média de eliminação é de 8 a 12 horas (formulação de liberação imediata) e de 24 horas (formulação de liberação prolongada). A excreção da droga ocorre pela via renal (85%) e pelas fezes (5%).[4]

Farmacodinâmica

O ácido valproico dissocia-se no íon valproato no trato gastrointestinal. O mecanismo de ação ainda não foi estabelecido, mas sua atividade parece estar relacionada com o aumento dos níveis do ácido gama-aminobutírico (GABA) no cérebro, inibindo seu catabolismo, aumentando sua liberação, diminuindo seu metabolismo e aumentando a densidade dos receptores GABA-B, além de aumentar a responsividade neuronal ao GABA. Além disso, parece inibir a função dos canais de cálcio e reduzir a ação excitatória do glutamato. Acredita-se que o aumento da atividade inibitória gabaérgica e a redução da atividade excitatória glutamatérgica seriam responsáveis pela diminuição da hiperexcitabilidade cerebral, mecanismo supostamente responsável pelos quadros de mania e hipomania.[4]

Modo de usar

O início do tratamento deve ser acompanhado da realização de avaliação laboratorial, que deve incluir hemograma, transaminases hepáticas (TGO e

TGP), proteínas totais e albumina, ureia, creatinina e beta-HCG (mulheres em idade fértil).

As doses para tratamento da mania aguda variam de 20-30 mg/kg/dia (para paciente de 70 kg, a 1.500-2.000 mg/dia) e a dose máxima recomendada é de 60 mg/kg. A dose deve ser individualizada, sendo recomendados inicialmente 500 mg/dia, com aumentos semanais de 10 mg/kg até obter-se uma resposta clínica e de acordo com a tolerabilidade. A posologia recomendada é de 3x/dia para comprimidos de liberação imediata e 1x/dia para comprimidos de liberação prolongada.[5]

Após cinco dias de tratamento pode ser realizada a dosagem sérica do ácido valproico (12 horas após a última tomada), sendo que o nível sérico recomendado varia de 45 a 125 mcg/mL, embora a resposta clínica deva guiar a adequação da dose.[8] A manutenção de níveis séricos na faixa terapêutica preconizada estaria associada à melhor resposta e tolerabilidade do que níveis inferiores ou superiores.[8] Doses de valproato equivalentes a 20 mg/kg/dia foram eficazes para indução de resposta rápida, com melhora significativa do quadro clínico em 3 a 5 dias.[9]

Os principais efeitos colaterais do ácido valproico estão resumidos na Tabela 11.3.

Tabela 11.3. Efeitos colaterais do ácido valproico e sua administração (muito comum: ≥ 10%; comum: 1-10%; incomum: 0,1-1%; raro: < 0,1%)

Local	Efeitos colaterais	Manejo
Sistema nervoso central	MUITO COMUM: sonolência e tremor INCOMUM: visão turva, ataxia, parestesias e incoordenação	Geralmente estão relacionados a dose elevada ou incremento rápido; recomenda-se aumento lento e gradual. Diminuem dentro de poucos dias, espontaneamente, ou após redução transitória da dose
Trato gastrointestinal	MUITO COMUM: dispepsia, inapetência, náuseas, vômitos e elevação benigna das transaminases hepáticas e desidrogenase lática (DHL) COMUM: diarreia e dor abdominal INCOMUM: hiperamonemia e pancreatite	Manter a medicação guardada em geladeira Administrar às refeições Trocar pelo divalproato de sódio ou divalproato de sódio de liberação prolongada Avaliar hepatotoxicidade (aumento > 3 vezes o limite superior da normalidade)

(continua)

Tabela 11.3. Efeitos colaterais do ácido valproico e sua administração (muito comum: ≥ 10%; comum: 1-10%; incomum: 0,1-1%; raro: < 0,1%) *(continuação)*

Local	Efeitos colaterais	Manejo
Dermatológico	MUITO COMUM: alopecia e encaracolamento dos cabelos INCOMUM: *rash* cutâneo benigno RARO: síndrome de Stevens-Johnson e necrólise epidérmica tóxica	Investigar accmetimento sistêmico clínica e laboratorialmente Suspender em casos graves
Hematológico	INCOMUM: plaquetopenia RARO: hipofibrinogenemia	Monitoramento clínico e laboratorial Suspender em casos graves
Endócrino	COMUM: aumento do apetite com ganho de peso e edema periférico RARO: hiponatremia e secreção inapropriada do hormônio antidiurético (SIADH); síndrome dos ovários policísticos e hipertrigliceridemia	Monitoramento clínico de sinais de hiponatremia (fraqueza muscular generalizada, tontura, cefaleia etc.) e laboratorial Suspender em casos graves

Fonte: Bezchlinbnyk-Butler.[6]

Interações medicamentosas

O ácido valproico apresenta metabolização por glicuronidação e oxidação do P450 (isoenzimas 2C9 e 2A6), conforme mostra a Tabela 11.4.

Contraindicações

- Hipersensibilidade conhecida ao fármaco ou a qualquer outro componente da formulação.
- Primeiro trimestre de gestação (teratogenicidade).
- Insuficiência hepática grave.
- Doenças pancreáticas graves.
- Deficiência enzimática de ornitina transcarbamilase (ciclo da ureia).

Lamotrigina

Farmacocinética

A lamotrigina pode ser encontrada no mercado brasileiro na forma de comprimidos de 25, 50, 100 e 200 mg. Após a administração oral, a droga é

Tabela 11.4. Principais interações medicamentosas do ácido valproico

Substância	Efeito
Anti-inflamatórios não hormonais: ácido acetilsalicílico (AAS), ibuprofeno e ácido mefenâmico Fluoxetina	Aumentam o ácido valproico
Carbamazepina Fenobarbital Fenitoína Etossuximida	Diminuem o ácido valproico
Ácido valproico	Aumenta o nível sérico de: • Anticonvulsivantes: lamotrigina (maior risco de *rash* cutâneo) • Antidepressivos tricíclicos (maior risco de efeitos colaterais) • Varfarina (maior risco de sangramento) • Benzodiazepínicos: exceto lorazepam

Fonte: Bezchlinbnyk-Butler.[6]

rápida e completamente absorvida pelo intestino, sem significativo metabolismo de primeira passagem. O pico de concentração plasmática ocorre aproximadamente 2,5 horas após a administração. O tempo necessário para que se atinja a concentração máxima é discretamente retardado após alimentação, porém a extensão da absorção não é afetada. O perfil farmacocinético é linear até a dose de 450 mg. Apresenta ligação de 55% às proteínas plasmáticas e é muito improvável que o seu deslocamento resulte em toxicidade. A metabolização ocorre exclusivamente no fígado através da conjugação à enzima UDP-glicuroniltransferase. A lamotrigina induz discretamente seu próprio metabolismo, dependendo da dose. Entretanto, não existem evidências de que afete a farmacocinética de outras drogas antiepilépticas. São pouco prováveis as interações entre a lamotrigina e substâncias metabolizadas pelas enzimas do citocromo P450. A meia-vida de eliminação média em adultos saudáveis é de 24-35 horas e pode ser significativamente afetada por outras medicações (ver a Tabela 11.6), sendo reduzida para aproximadamente 14 horas quando administrada com drogas indutoras de glicuronidação, como carbamazepina e fenitoína, e aumentada para uma média de aproximadamente 70 horas quando combinada com ácido valproico. A excreção da droga ocorre pela via renal (98%) e pelas fezes (2%).[4]

Farmacodinâmica

A lamotrigina atua nos canais de sódio sensíveis à diferença de potencial, estabilizando as membranas neuronais. Acredita-se que essa ação seja o mecanismo responsável pela estabilização do humor, principalmente dos quadros depressivos.[4]

Modo de usar

Em geral, é um medicamento bem tolerado, possui ampla janela terapêutica (100 a 400 mg/dia) e baixa toxicidade. A monitoração de seus níveis séricos não é necessária durante o tratamento. Inicia-se com 25 mg, 1x/dia (pela manhã, devido à possibilidade de ação antidepressiva da droga), na primeira semana, com aumentos de 25 mg/dia a cada semana até atingir 100 mg/dia. A partir daí, a dose pode ser aumentada em 100 mg por semana até chegar a 400 mg ou à dose máxima tolerada pelo paciente. Quando administrada em associação ao ácido valproico, eleva a sua meia-vida de eliminação para cerca de 60 a 70 horas, exigindo-se, nesses casos, uma progressão mais lenta na dose para minimizar os riscos de aparecimento de efeitos cutâneos adversos. Preconiza-se, nesses casos, iniciar a administração com 12,5 mg/dia a cada duas semanas, com um aumentos de 12,5 mg a cada semana até atingir a dose de 50 mg/dia. A partir de então, procede-se a incrementos de 50 mg/dia por semana até a dose máxima de 200 mg/dia.[5]

Os principais efeitos colaterais da lamotrigina estão resumidos na Tabela 11.5.

Tabela 11.5. Efeitos colaterais da lamotrigina e sua administração (muito comum: ≥ 10%; comum: 1-10%; incomum: 0,1-1%; raro: < 0,1%)

Local	Efeitos colaterais	Manejo
Sistema nervoso central	MUITO COMUM: cefaleia e visão turva COMUM: insônia, vertigem e tremores, ativação, irritabilidade e agressividade INCOMUM: ataxia	Geralmente estão relacionados a dose elevada ou incremento rápido; recomenda-se aumento lento e gradual. Diminuem dentro de poucos dias, espontaneamente, ou após redução transitória da dose
Trato gastrointestinal	MUITO COMUM: náuseas, vômitos COMUM: constipação intestinal	Administrar às refeições Associar antiemético

(continua)

Tabela 11.5. Efeitos colaterais da lamotrigina e sua administração (muito comum: ≥ 10%; comum: 1-10%; incomum: 0,1-1%; raro: < 0,1%) *(continuação)*

Local	Efeitos colaterais	Manejo
Dermatológico	MUITO COMUM: *rash* cutâneo benigno (eritema discreto e pápulas não confluentes, indolores, sem febre ou outros sinais de acometimento sistêmico, sem alterações inflamatórias laboratoriais) INCOMUM: *rash* cutâneo grave (exantema disseminado confluente), máculas purpúricas dolorosas associadas a sinais de acometimento sistêmico (febre, adenomegalia, anorexia, mialgia, faringite, prostração) e com alterações inflamatórias laboratoriais (leucocitose, elevação da PCR e do VHS) RARO: síndrome de Stevens--Johnson e necrólise epidérmica tóxica	*Rash* cutâneo benigno: investigar acometimento sistêmico de forma clínica e laboratorial. Reduzir a dose pela metade e aguardar uma semana para continuar o incremento com metade da dose padronizada. Associar anti-histamínico por via oral e corticoide tópico *Rash* cutâneo grave: investigar acometimento sistêmico de forma clínica e laboratorial. Suspender imediatamente a droga. Proceder à internação hospitalar. Introduzir anti-histamínico e corticoide sistêmico

Fonte: Bezchlinbnyk-Butler.[6]

São fatores que reduzem a incidência de *rash* cutâneo:

- Incrementos graduais de dose (25 mg a cada duas semanas).
- Reinício do esquema gradual de introdução após cinco dias sem o uso contínuo do medicamento.
- Introduzir o medicamento após duas semanas de quadros virais ou vacinação.
- Reduzir a velocidade de incremento de dose quando associada com ácido valproico.
- Usar em indivíduos com idade > 12 anos.

Interações medicamentosas

A lamotrigina apresenta metabolização em função do sistema de conjugação (ácido glicurônico). Na maioria das vezes, seu perfil farmacocinético sofre alterações na interação com outras substâncias que agem como indutores ou inibidores enzimáticos (Tabela 11.6).

Tabela 11.6. Principais interações medicamentosas da lamotrigina

Substância	Efeito
• Ácido valproico • Sertralina	Aumentam a lamotrigina
• Carbamazepina • Fenobarbital • Fenitoína • Primidona • Anticoncepcionais orais	Diminuem a lamotrigina

Fonte: Bezchlinbnyk-Butler.[6]

Contraindicações

- Hipersensibilidade conhecida ao fármaco ou a qualquer outro componente da formulação.
- Insuficiência hepática grave.
- Aleitamento materno (elevada excreção no leite).

Anticonvulsivantes não aprovados

Embora não tenham sido aprovados em monoterapia pelos órgãos reguladores internacionais para tratamento dos episódios de humor do TB, alguns anticonvulsivantes são utilizados em associação com estabilizadores de humor para o controle de sintomas associados (dor, ansiedade, impulsividade, agressividade, entre outros).

Oxcarbazepina

Farmacocinética

A oxcarbazepina pode ser encontrada, no mercado brasileiro, na forma de comprimidos de 300 ou 600 mg, e de suspensão oral (60 mg/mL). Após a administração oral, a droga é completamente absorvida e extensivamente metabolizada em seu metabólito farmacologicamente ativo (10-mono-hidroxi derivado, MHD). A absorção e as concentrações médias dos picos plasmáticos são alcançadas em 6 horas com a suspensão oral e em 4,5 horas com os comprimidos. As formulações comprimido e suspensão de oxcarbazepina são bioequivalentes. A ingestão de alimentos não tem influência significativa nas taxas de absorção. Apenas 40% da droga se liga às proteínas plasmáticas. As concentrações plasmáticas no estado de equilíbrio são atingidas em cerca de 2-3 dias. A farmacocinética do MHD é linear, significando proporcionalidade de dose na extensão da faixa terapêutica. A oxcarbazepina é metabolizada no fígado, onde a biotransformação ocorre por conjugação com ácido glicurônico. A meia-vida média de eliminação da oxcarbazepina é de 2 horas, e a do seu metabólito ativo é de 9 horas. A excreção da droga ocorre, principalmente, pela via renal (80%) e pelas fezes (4%).[4]

Farmacodinâmica

Acredita-se que o mecanismo de ação da oxcarbazepina seja baseado, principalmente, no bloqueio de canais de sódio voltagem-dependentes, resultando na estabilização de membranas neurais hiperexcitadas, mas também acontecem inibição da descarga neuronal repetitiva e diminuição da propagação de impulsos sinápticos. Adicionalmente, podem contribuir para os efeitos anticonvulsivantes e prováveis efeitos antimaníacos o aumento na condutância de potássio e a modulação de canais de cálcio voltagem-dependentes ativados. Não há, até o momento, evidência robusta que indique seu uso na mania, embora evidências fracas indiquem apresentar efeito antimaníaco semelhante ao da carbamazepina. Seu uso é comum quando há resposta à CBZ, porém a oxcarbazepina é mais bem tolerada e apresenta menos interações medicamentosas.[4]

Modo de usar

O início do tratamento deve ser acompanhado da realização de avaliação laboratorial que deve incluir hemograma, transaminases hepáticas (TGO e TGP), proteínas totais e albumina, sódio sérico, ureia, creatinina e beta-HCG (mulheres em idade fértil).

As doses para tratamento da mania aguda variam de 900-2.400 mg/dia. A dose deve ser individualizada, sendo recomendados inicialmente 300 mg à noite, com aumentos de 300 mg a cada três dias até resposta clínica e de acordo com a tolerabilidade. A posologia recomendada é de 2x/dia.[5]

Os principais efeitos colaterais da oxcarbazepina estão resumidos na Tabela 11.7.

Interações medicamentosas

A oxcarbazepina tem pequena metabolização pelo sistema P450, resultando em um perfil de interações medicamentosas baixo (Tabela 11.8).

Tabela 11.7. Efeitos colaterais da oxcarbazepina e sua administração (muito comum: ≥ 10%; comum: 1-10%; incomum: 0,1-1%; raro: < 0,1%)

Local	Efeitos colaterais	Manejo
Sistema nervoso central	MUITO COMUM: sonolência, vertigem e cefaleia COMUM: ataxia, tremor, nistagmo, concentração prejudicada, amnésia	Geralmente estão relacionados a dose elevada ou incremento rápido; recomenda-se aumento lento e gradual. Diminuem dentro de poucos dias, espontaneamente, ou após redução transitória da dose
Efeitos anticolinérgicos	COMUM: distúrbio de acomodação visual (visão borrada)	Geralmente estão relacionados a dose elevada ou incremento rápido; recomenda-se aumento lento e gradual. Diminuem dentro de poucos dias, espontaneamente, ou após redução transitória da dose
Trato gastrointestinal	MUITO COMUM: náuseas e vômitos COMUM: diarreia e dor abdominal INCOMUM: aumento de transaminases e fosfatase alcalina	Administrar às refeições Avaliar hepatotoxicidade (aumento > 3 vezes limite superior da normalidade)
Dermatológico	MUITO COMUM: *rash* cutâneo benigno; alopécia e acne INCOMUM: urticária benigna RARO: síndrome de Stevens-Johnson e necrólise epidérmica tóxica	Investigar acometimento sistêmico clínica e laboratorialmente Suspender em casos graves
Hematológico	INCOMUM: leucopenia RARO: agranulocitose e anemia aplástica	Monitoramento clínico e laboratorial Suspender em casos graves
Endócrino	COMUM: hiponatremia e redução de osmolaridade do sangue (secreção inapropriada do ADH)	Monitoramento clínico de sinais de hiponatremia (fraqueza muscular generalizada, tontura, cefaleia etc.) e laboratorial Suspender em casos graves

Fonte: Bezchlinbnyk-Butler.[6]

Tabela 11.8. Principais interações medicamentosas da oxcarbazepina

Substância	Efeito
Oxcarbazepina	Diminui drogas que são metabolizadas por glicuronidação: • Anticonvulsivantes: lamotrigina e topiramato • Anticoncepcionais orais à base de estrógeno

Fonte: Bezchlinbnyk-Butler.[6]

Contraindicações

- Hipersensibilidade conhecida à carbamazepina ou a fármacos estruturalmente relacionados (por exemplo, antidepressivos tricíclicos) ou a qualquer outro componente da formulação.
- Pacientes com bloqueio atrioventricular.
- Primeiro trimestre de gestação (teratogênico).

Gabapentina

Farmacocinética

A gabapentina pode ser encontrada no mercado brasileiro na forma de cápsulas (300 mg ou 400 mg) e comprimidos (600 mg). Os picos de concentração plasmática são observados 2 a 3 h após a administração oral. A biodisponibilidade absoluta é de aproximadamente 60% e não é proporcional à dose, isto é, quando a dose aumenta, a biodisponibilidade diminui. A alimentação, incluindo dietas ricas em gorduras, não tem efeito sobre a farmacocinética da droga. O perfil farmacocinético da droga é linear e a meia-vida de eliminação de 8 h, em média, independe da dose. A medicação não se liga a proteínas plasmáticas e, portanto, não é alterada por condições que interferem nos níveis de globulina e albumina. A droga é eliminada exclusivamente por excreção renal (100%). Não há evidência da ocorrência de metabolismo em seres humanos. Além disso, não induz as enzimas oxidases hepáticas, responsáveis pelo metabolismo de vários fármacos.[4]

Farmacodinâmica

Ao contrário do que se imagina (devido ao nome, GABApentina), a gabapentina não possui afinidade pelos receptores GABA-A ou B nem altera o metabolismo de GABA. Não se liga a outros receptores neurotransmissores do cérebro e não interage com os canais de sódio. Liga-se com alta afinidade à subunidade alfa-2-delta dos canais de cálcio voltagem-dependentes, que parece ter atividade anticonvulsivante por meio da redução da liberação de neurotransmissores excitatórios em regiões do sistema nervoso central. Também apresenta eficácia em vários modelos de dor. Propõe-se que a ligação específica da gabapentina à subunidade alfa-2-delta resulta em várias ações diferentes que podem ser responsáveis pela ação analgésica. Os efeitos analgésicos parecem ocorrer na medula espinhal, bem como em centros cerebrais superiores por meio de interações com as vias descendentes inibitórias da dor. Recentemente, observou-se, também, a eficácia da medicação em sintomas de ansiedade gerais, podendo ser uma medicação promissora nos sintomas de ansiedade no transtorno bipolar. A galapentina não se mostrou eficaz como droga antimaníaca.[4]

Modo de usar

O início do tratamento deve ser acompanhado da realização de avaliação laboratorial, que deve incluir hemograma, transaminases hepáticas (TGO e TGP), proteínas totais e albumina, ureia, creatinina e beta-HCG (mulheres em idade fértil). Em geral, é um medicamento bem tolerado, com ampla janela terapêutica (900 a 3.600 mg/dia) e baixa toxicidade. Inicia-se com a dose de 300 mg de 8 em 8 h (3x/dia) e aumentam-se 300 mg/dia por semana, com base na resposta ao tratamento e tolerabilidade de efeitos colaterais, até uma dose máxima de 3.600 mg/dia.[5]

Os principais efeitos colaterais da gabapentina estão resumidos na Tabela 11.9.

Tabela 11.9. Efeitos colaterais da gabapentina e sua administração (muito comum: ≥ 10%; comum: 1-10%; incomum: 0,1-1%; raro: < 0,1%)

Local	Efeitos colaterais	Manejo
Sistema nervoso central	MUITO COMUM: sonolência, vertigem, ataxia e fadiga COMUM: parestesias e visão turva	Geralmente estão relacionados a dose elevada ou incremento rápido; recomenda-se aumento lento e gradual. Diminuem dentro de poucos dias, espontaneamente, ou após redução transitória da dose
Trato gastrointestinal	MUITO COMUM: anorexia, flatulência e gengivite COMUM: diarreia leve	Monitoramento clínico e laboratorial
Endocrinológico	MUITO COMUM: ganho de peso COMUM: edema periférico	Monitoramento clínico e laboratorial

Fonte: Bezchlinbnyk-Butler.[6]

Interações medicamentosas

A gabapentina não é metabolizada no organismo e, portanto, apresenta um perfil de interações medicamentosas muito baixo (Tabela 11.10).

Tabela 11.10. Principais interações medicamentosas da gabapentina

Substância	Efeito
Gabapentina	Aumenta os níveis de morfina (risco de sedação excessiva e depressão respiratória)

Fonte: Bezchlinbnyk-Butler.[6]

Contraindicações

- Hipersensibilidade conhecida ao fármaco ou a qualquer outro componente da formulação.
- Primeiro trimestre de gestação (teratogenicidade).
- Insuficiência renal grave.

Topiramato

Farmacocinética

O topiramato pode ser encontrado, no mercado brasileiro, na forma de comprimidos de 25, 50 e 100 mg. Os picos de concentração plasmática são observados 2 a 3 horas após a administração oral. A biodisponibilidade absoluta após administração é de 80%. A alimentação não tem efeito sobre a farmacocinética da droga. O perfil farmacocinético da droga é linear e a meia-vida de eliminação é de 21 horas, em média. A medicação se liga a proteínas plasmáticas na proporção de 20%. Sofre metabolização hepática, principalmente por conjugação (via glicuronidação). A droga é eliminada por excreção renal (80%) e nas fezes (20%).[4]

Farmacodinâmica

O topiramato apresenta três propriedades que podem contribuir para a sua eficácia antiepiléptica: 1) bloqueia temporariamente potenciais de ação provocados repetidamente pela despolarização contínua de neurônios, sugerindo uma modulação de canais de sódio voltagem-dependentes; 2) aumenta a frequência com que o ácido gama-aminobutírico (GABA) ativa receptores GABA-A e aumenta a capacidade do GABA de induzir o fluxo de íons cloreto, potencializando a atividade desse neurotransmissor inibitório; 3) antagoniza a capacidade do cainato de ativar o subtipo AMPA/cainato (ácido alfa-amino-3-hidróxi-5-metilisoxazol-4-propiônico) do receptor de aminoácido excitatório (glutamato), mas não exerce nenhum efeito aparente na atividade do receptor N-metil-D-aspartato (NMDA). Todos esses mecanismos parecem contribuir também para os efeitos anti-impulsivos e anticompulsivos da medicação.[4]

Modo de usar

Inicia-se com a dose de 25 mg, 1x/dia (à noite), e aumentam-se 25 mg/dia por semana, com base na resposta ao tratamento e tolerabilidade de efeitos colaterais, até uma dose máxima de 400 mg/dia.[5]

Os principais efeitos colaterais do topiramato estão resumidos na Tabela 11.11.

Tabela 11.11. Efeitos colaterais do topiramato e sua administração (muitc comum: ≥ 10%; comum: 1-10%; incomum: 0,1-1%; raro: < 0,1%)

Local	Efeitos colaterais	Manejo
Sistema nervoso central	MUITO COMUM: sonolência, parestesias e prejuízo cognitivo (distraibilidade, dificuldade de concentração e prejuízo da memória de fixação) e visão turva COMUM: hipogeusia (dificuldade de discriminar o sabor dos alimentos)	Geralmente estão relacionados a dose elevada ou incremento rápido; recomenda-se aumento lento e gradual. Diminuem dentro de poucos dias, espontaneamente, ou após redução transitória da dose
Trato gastrointestinal	MUITO COMUM: anorexia e perda de peso COMUM: diarreia	Monitoramento clínico e laboratorial
Urológico	MUITO COMUM: nefrolitíase (inibição da anidrase carbônica)	Monitoramento clínico e laboratorial Suspensão nos casos graves
Endocrinológico	COMUM: acidose metabólica	Monitoramento clínico e laboratorial Suspensão nos casos graves

Fonte: Bezchlinbnyk-Butler.[6]

Interações medicamentosas

O topiramato apresenta um perfil de interações medicamentosas baixo (Tabela 11.12).

Tabela 11.12. Principais interações medicamentosas do topiramato

Substância	Efeito
Topiramato	Reduz os níveis de: • Anticoncepcionais orais (topiramato > 200 mg/dia) • Lítio (topiramato > 200 mg/dia) • Diltiazem • Digoxina
Ácido valproico	• Aumenta a incidência de hiperamonemia com ou sem encefalopatia associada

Fonte: Bezchlinbnyk-Butler.[6]

Contraindicações

- Hipersensibilidade conhecida ao fármaco ou a qualquer outro componente da formulação.
- Primeiro trimestre de gestação (teratogenicidade).
- Insuficiência renal grave.
- Glaucoma de ângulo fechado.
- Nefrolitíase.
- Associação com diuréticos inibidores da anidrase carbônica (acetazolamida).

TRATAMENTO DA FASE AGUDA

Episódios maníacos

O episódio maníaco se caracteriza por graves alterações no humor, atividade, percepção e cognição. Geralmente constitui uma urgência psiquiátrica, em função das potenciais consequências danosas da impulsividade, da agressividade e da falta de senso crítico, também características da mania aguda, sendo necessária, em muitos casos, a internação para garantir a segurança do paciente e para colocá-lo em ambiente mais propício para tratamento. Os objetivos do tratamento agudo da mania são a remissão dos sintomas e a estabilização da doença, com o menor risco possível de induzir ou exacerbar posteriormente uma depressão.

Como alternativas de tratamento, há os estabilizadores do humor (lítio, ácido valproico, carbamazepina, entre outros), os antipsicóticos típicos e, principalmente, os atípicos, e as intervenções neuromoduladoras, como a eletroconvulsoterapia (ECT) e a estimulação magnética transcraniana repetitiva (EMTr) isoladamente ou em associação. Entre os estabilizadores do humor anticonvulsivantes, oxcarbazepina, lamotrigina, gabapentina e topiramato foram testados, porém sem resultados contundentes.

Carbamazepina

O primeiro ensaio clínico multicêntrico, duplo cego, randomizado e controlado por placebo, mostrando a eficácia da carbamazepina no episódio maníaco agudo do transtorno bipolar, foi publicado em 2004[10] e replicado em 2005.[11]

A última diretriz da Sociedade Canadense de Transtornos de Humor e Ansiedade (CANMAT) e da Sociedade Internacional de Transtorno Bipolar (ISBD) recomenda a utilização da carbamazepina como agente de segunda linha (após tentativa de lítio, ácido valproico e antipsicóticos de segunda geração) no tratamento da mania aguda,[12] sem diferenças em termos de eficácia e em efeitos colaterais globais entre as formulações de liberação imediata e controlada,[13] porém com menor ocorrência de efeitos colaterais autonômicos e gastrointestinais com a formulação de liberação controlada[14] (Tabela 11.13).

Tabela 11.13. Indicações da carbamazepina no tratamento do TB I (CANMAT)

Indicações	Primeira linha	Segunda linha	Terceira linha	Não recomendado
Mania aguda		Carbamazepina	Carbamazepina + lítio	Carbamazepina + risperidona Carbamazepina + olanzapina
Depressão bipolar			Carbamazepina Carbamazepina + lítio Carbamazepina + lítio + ISRS + lamotrigina	
Manutenção		Carbamazepina + lítio Carbamazepina		

ISRS: inibidores seletivos de recaptação de serotonina.
Fonte: Yatham et al.[12]

Os fatores preditivos de boa resposta à carbamazepina na mania aguda são: resposta parcial ao lítio (ou, presumivelmente, a outros agentes de primeira linha), pacientes com comorbidade com doenças orgânicas neurológicas, diagnóstico de transtorno esquizoafetivo,[15] ausência de história familiar de TB, ciclagem rápida e episódios de mania disfórica.[16]

Oxcarbazepina

A oxcarbazepina é um composto cetoanálogo da carbamazepina. Embora existam poucos estudos controlados, sugere-se que ela apresente a mesma eficácia da carbamazepina na mania aguda, com menor potencial de interações medicamentosas, o que é importante, considerando-se que o tratamento do TB envolve a politerapia.[17,18] Além disso, apresenta um perfil de efeitos colaterais menor e mais bem tolerado do que a carbamazepina, embora com maior potencial de indução de hiponatremia dose-dependente. Entretanto, até o momento não há evidências robustas em diretrizes internacionais que suportem o seu uso no tratamento de primeira, segunda ou terceira linha do transtorno bipolar. As evidências científicas mais recentes não são convincentes quanto às propriedades antimaníacas da oxcarbazepina.[19] Entretanto, vários pequenos estudos não controlados sugerem que possa ser útil como medicação associada no tratamento da mania aguda.[20]

Ácido valproico

Uma revisão sistemática de 67 estudos, que embasou as diretrizes da Sociedade Canadense de Transtornos do Humor e Ansiedade (CANMAT), confirma a eficácia do ácido valproico no tratamento da mania aguda. O ácido valproico em monoterapia aparece como agente de primeira linha no tratamento da mania, com eficácia comparável ao lítio (Tabela 11.14).[12,21] Duas revisões sistemáticas também corroboraram o uso do ácido valproico associado ao lítio no tratamento da mania aguda.[22,23]

Dois grandes ensaios clínicos randomizados (ECR) com duração de 12 semanas confirmaram a eficácia e a tolerabilidade do ácido valproico em relação ao lítio no tratamento da mania aguda.[24,25] Outro ECR com duração de 12 semanas comparou o ácido valproico com a olanzapina no tratamento da mania aguda, e ele se mostrou ligeiramente menos eficaz e com tempo de efeito mais demorado no controle dos sintomas.[26] Evidências recentes já indicam o uso da formulação de liberação prolongada do divalproato de sódio no tratamento da mania aguda.[12]

Foram descritos como fatores preditivos de boa resposta ao valproato: presença de sintomas depressivos, episódios de humor com características mistas, ciclagem rápida, comorbidade com transtornos ansiosos, abuso de álcool e substâncias tóxicas, retardo mental, antecedentes de traumatismo craniano e de lesões neurológicas. Em contrapartida, sintomatologia mais grave, maior número de internações e início precoce da doença foram associados à pior resposta ao ácido valproico, na análise dos dados de dois estudos controlados.[9]

Tabela 11.14. Indicações do ácido valproico no tratamento do TB I (CANMAT)

Indicações	Primeira linha	Segunda linha	Terceira linha
Mania aguda	Divalproato Divalproato + risperidona Divalproato + olanzapina Divalproato + aripiprazol Divalproato + quetiapina	Divalproato + lítio Divalproato + asenapina	Divalproato + haloperidol
Depressão bipolar	Divalproato + ISRS Divalproato + bupropiona	Divalproato Divalproato + lamotrigina	Divalproato + venlafaxina Divalproato + tricíclicos Divalproato + ISRS + lamotrigina
Manutenção	Divalproato Divalproato + quetiapina	Divalproato + lítio Divalproato + olanzapina	

ISRS: inibidores seletivos de recaptação de serotonina.
Fonte: Yatham et al.[12]

Lamotrigina

A ação antimaníaca da lamotrigina é menos evidente que a antidepressiva.[27] Há poucos estudos controlados, com amostras pequenas e problemas metodológicos, como o emprego de doses baixas de lítio, por exemplo. Segundo esses estudos, não foram observadas diferenças significativas entre a resposta ao lítio e à lamotrigina ou entre a lamotrigina, a olanzapina e o lítio no tratamento de pacientes internados em episódios de mania.[28]

Gabapentina e topiramato

Uma revisão sistemática de 67 estudos, que embasou as diretrizes da Sociedade Canadense de Transtornos do Humor e Ansiedade (CANMAT), não demonstrou a eficácia de gabapentina ou topiramato em monoterapia nos episódios maníacos do transtorno bipolar.[21] No entanto, a gabapentina pode ser utilizada como terapia combinada no tratamento de quadros dolorosos e sintomas ansiosos, e o topiramato no controle da impulsividade e de compulsão alimentar associados aos episódios maníacos do transtorno bipolar.

Tabela 11.15. Indicações da lamotrigina no tratamento do TB I (CANMAT)

Indicações	Primeira linha	Segunda linha	Terceira linha	Não recomendado
Mania aguda				Lamotrigina (monoterapia)
Depressão bipolar	Lamotrigina	Lamotrigina + lítio Lamotrigina + divalproato	Lamotrigina + lítio + carbamazepina + ISRS Lamotrigina + divalproato + carbamazepina + ISRS	
Manutenção	Lamotrigina (profilaxia de depressão)	Lamotrigina + lítio		

ISRS: inibidores seletivos de recaptação de serotonina.
Fonte: Yatham et al.[12]

Tabela 11.16. Indicações da gabapentina e topiramato no tratamento do TB I (CANMAT)

Indicações	Primeira linha	Segunda linha	Terceira linha	Não recomendado
Mania aguda				Gabapentina (monoterapia) Topiramato (monoterapia)
Depressão bipolar				
Manutenção				

Fonte: Yatham et al.[12]

Episódios com características mistas

Os episódios de humor (mania ou depressão) com características mistas representam quadro agudo do TB de difícil diagnóstico, com curso e prognóstico reservados, maior número de comorbidades e, portanto, pior resposta ao tratamento. O tratamento se torna especialmente difícil nos casos em que sintomas de mania subsindrômicos não são identificados, e os pacientes são tratados com medicamentos antidepressivos, o que tende a piorar a sintomatologia do episódio.[29,30]

Estima-se que cerca de 30-40% dos bipolares apresentem episódios de humor com características mistas ao longo de sua evolução, e diversos estudos descrevem sua ocorrência mais frequente em mulheres e em adolescentes. É comum a associação com abuso de álcool e substâncias, incluindo sedativos e hipnóticos. Descreve-se, também, maior frequência de alterações neuropsiquiátricas (como anormalidades paroxísticas no eletroencefalograma, distúrbios do desenvolvimento, migrânea, convulsões, traumatismos cranioencefálicos e distúrbios neurológicos) e endocrinológicas, quando comparados com pacientes que desenvolvem manias puras.[31]

Os episódios de humor com características mistas estão, portanto, particularmente associados à resistência ao tratamento e à evolução desfavorável, e a resposta ao tratamento chega a ser 50% inferior à resposta em episódios maníacos puros.[32] Isso deve ser visto com atenção, pois as tentativas de suicídio são mais frequentes em pacientes com episódios mistos do que naqueles que apresentam manias eufóricas.[32]

O primeiro passo no tratamento dos episódios mistos é suspender o antidepressivo quando estiver sendo empregado.

Como a mania disfórica (ou mania com características depressivas) e as depressões com características maníacas não têm sido objeto de ensaios clínicos primários ou controlados até o momento, as evidências científicas de tratamento são muito limitadas e não é possível afirmar se há ou não superioridade de uma droga em relação a outra nesses tratamentos. Outro grande problema é que, quando uma medicação tem eficácia nos sintomas maníacos de um episódio com características mistas, isso não implica necessariamente a eficácia nos sintomas depressivos nem garantia de que possam eventualmente piorar esses sintomas depressivos. Análises secundárias de estudos antigos[33,34,35] indicam que o lítio apresenta baixa eficácia nesses quadros e que anticonvulsivantes como ácido valproico e carbamazepina, bem como antipsicóticos como olanzapina e risperidona, parecem ser mais eficazes.[36] Embora não haja evidência direta para falta de eficácia, a utilização de antipsicóticos típicos (especialmente em doses mais elevadas) pode exacerbar manias disfóricas ou sintomas depressivos nos episódios com características mistas e, por isso, devem ser evitados.[37]

Episódios depressivos

O tratamento dos episódios depressivos tem sido um dos focos de maior interesse nas pesquisas sobre o TB. Embora aspectos genéticos, biológicos e evolutivos sugiram diferenças na fisiopatologia das depressões unipolar e bipolar, os conhecimentos acerca do tratamento da depressão unipolar ainda embasam o tratamento da depressão bipolar.[38] Atualmente, entre os anticonvulsivantes, a lamotrigina se destaca como medicamento de primeira linha para o tratamento dos episódios depressivos.

Carbamazepina

O uso da carbamazepina no tratamento da depressão bipolar foi objeto de estudos abertos e controlados, com resposta moderada ou significativa em 55% dos pacientes.[39] Como fatores preditivos de boa resposta à carbamazepina foram descritos a refratariedade ao tratamento, a comorbidade com abuso ou dependência de álcool e o hipermetabolismo basal, evidenciado pela tomografia por emissão de pósitrons (PET).[40]

Estudos recentes demonstraram a eficácia da carbamazepina de liberação imediata e prolongada nos episódios depressivos do transtorno bipolar.[41,42] A ação antidepressiva da carbamazepina é obtida mais lentamente que a ação antimaníaca, com efeito máximo em 4 a 6 semanas, e está indicada em monoterapia como terceira linha nas diretrizes mais recentes (Tabela 11.13).[12]

Ácido valproico

Evidências recentes suportam o uso de ácido valproico associado a antidepressivos (ISRS ou bupropiona) como primeira linha no tratamento da depressão aguda e em monoterapia, ou associado à lamotrigina como segunda linha (Tabela 11.14).[12] Essa evidência se apoia em quatro ensaios clínicos randomizados controlados (porém com amostra pequena) e duas revisões sistemáticas que concluíram que o divalproato foi mais eficaz que o placebo no tratamento da depressão bipolar.[43,44]

Está indicado para pacientes que possuam comorbidade com transtornos ansiosos. Aparentemente, apresenta melhor resposta em episódios depressivos de bipolares tipo II.[45]

Lamotrigina

Evidências recentes suportam o uso da lamotrigina como primeira linha em monoterapia e como segunda linha associada ao lítio ou divalproato no tratamento da depressão aguda (Tabela 11.15).[12] Essa evidência se apoia em uma revisão sistemática com metanálise e metarregressão que avaliou a eficácia do medicamento isoladamente e em associação com outras medicações.[46]

TRATAMENTO DE MANUTENÇÃO

A manutenção da medicação é recomendada, em geral, após um episódio agudo de mania, em função do risco de 95% de recorrência ao longo da vida. O tratamento de manutenção também é apropriado para pacientes que tiveram novos episódios nos primeiros anos após um episódio agudo e em pacientes cronicamente doentes, que passaram por ciclos de longa duração e que não atingiram remissão suficiente dos sintomas agudos para serem considerados "recuperados". Psicoeducação é uma valiosa intervenção associada na manutenção da medicação.

A escolha do medicamento profilático será determinada de acordo com a história da doença em cada indivíduo e com as respostas a tratamentos anteriores. O objetivo da manutenção inclui prevenção de recaídas e recorrências, redução de sintomas subsindrômicos, do risco de suicídio, da frequência dos ciclos e da instabilidade do humor e melhora do funcionamento global.

Carbamazepina

Evidências suportam o uso da carbamazepina como agente de segunda linha, em monoterapia ou associada ao lítio, na terapia de manutenção visando à profilaxia, tanto de episódios de mania, como de depressão futuros (Tabela 11.13).[12] Uma revisão sistemática com metanálise de quatro ensaios clínicos randomizados mostrou eficácia similar à do lítio para as taxas de recaída.[47] Entretanto, devido aos problemas de tolerabilidade e ao grande potencial de interação farmacológica, a carbamazepina continua sendo recomendada como opção de segunda linha.

Ácido valproico

O uso de ácido valproico, em monoterapia ou associado à quetiapina, está indicado como agente de primeira linha na terapia de manutenção do transtorno bipolar (Tabela 11.14).[12] Com base em duas revisões sistemáticas sobre intervenções farmacológicas no tratamento de prevenção de recorrências do TB, uma com 34 ensaios clínicos controlados randomizados e quase randomizados,[48] e outra com 20 ensaios clínicos controlados e randomizados,[49] concluiu-se que o ácido valproico tem eficácia robusta na prevenção dos sintomas depressivos e maníacos.[49]

Lamotrigina

O uso da lamotrigina, em monoterapia, está indicado como agente de primeira linha na terapia de manutenção do transtorno bipolar, evitando recorrências de episódios depressivos (Tabela 11.15).[12] Um estudo recente demonstrou que o tempo médio de recorrência depressiva em pacientes que receberam lamotrigina, em comparação com o placebo (ambos associados a lítio), foi maior nos que tomaram lamotrigina (10 meses até a recorrência), que no grupo placebo (três meses até a recorrência).[50]

CONSIDERAÇÕES FINAIS

O tratamento da doença bipolar é complexo e requer um planejamento estratégico para englobar todos os fatores envolvidos na sua fisiopatologia, como aspectos genéticos, celulares, moleculares, biológico-físicos, sociais e psicológicos do paciente e sua família. A abordagem medicamentosa é mandatória e as demais, não menos importantes, são adjuvantes. A pesquisa de novas substâncias eficazes e bem toleradas é continua e, até o momento dispomos do lítio, alguns anticonvulsivantes (objeto deste capítulo), antipsicóticos atípicos e outras substâncias não consagradas (apenas experimentais). Neste capítulo foram enfatizados os aspectos farmacológicos, a posologia e o modo de uso, os cuidados clínicos a serem observados e as indicações do divalproato de sódio, carbamazepina e lamotrigina, de acordo com as diretrizes de tratamento dos principais anticonvulsivantes usados.

Cerca de 30% dos portadores de TB não apresentam resposta adequada ao tratamento com estabilizadores de humor e podem se beneficiar de novas alternativas de tratamento profilático, que têm sido objeto de estudo nos últimos anos e que deverão ser mais extensamente estudadas no futuro.

PROPOSTAS PARA ESTUDO

1. Escolha um paciente com manifestações de comportamento decorrentes de transtorno bipolar que esteja em tratamento com anticonvulsivante.
2. Observe o comportamento do paciente.
3. Leia o seu prontuário e identifique os dados relacionados ao tratamento que está recebendo.
4. Analise os dados obtidos juntamente com o comportamento observado à luz das informações contidas neste capítulo.
5. Reflita sobre a importância deste conteúdo para as intervenções de enfermagem para esse paciente.

REFERÊNCIAS BIBLIOGRÁFICAS

1. Moreno RA, Campos RN, Moreno DH. Transtorno bipolar: uma doença complexa que requer uma perspectiva mais ampla de abordagem. Revista Debates em Psiquiatria. 2012;26-32.
2. Campos RN, Santos DJ, Cordás TA, Angst J, Moreno RA. Occurrence of bipolar spectrum disorder and comorbidities in women with eating disorders. Int J Bipolar Disord. 2013;1-25.
3. Soeiro-de-Souza MG, Dias VV, Figueira ML, Forlenza OV, Gattaz WF, Zarate Jr CA, et al. Translating neurotrophic and cellular plasticity: from pathophisiology to improved therapeutics in bipolar disorders. Acta Psychiatr Scand. 2012;1-10.
4. Sadock BJ, Sadock VA (eds.). Kaplan & Sadock's comprehensive textbook of psychiatry. 9th edition. Philadelphia: Lippincott Williams & Wilkins; 2009.
5. Stahl SM. The prescriber's guide (Stahl's essential psychopharmacology). 4th edition. Cambridge University; 2011.
6. Bezchlinbnyk-Butler KZ, Jeffries JJ. Clinical handbook of psychotopic drugs. Toronto: Hogrefe & Huber; 2003. 313 p.
7. Macedo-Soares MB, Almeida KM, Moreno RA. Parte 4: Procedimentos terapêuticos. In: Moreno RA, Moreno DH (eds.). Da psicose maníaco-depressiva ao espectro bipolar. São Paulo: Segmento Farma; 2008.
8. Keck Jr PE, McElroy SL, Tugrul KC, Bennett JA. Valproate oral loading in the treatment of acute mania. J Clin Psychiatry. 1993;54:305-8.
9. Welge JA, Keck Jr PE, Meinhold JM. Predictors of response to treatment of acute bipolar manic episodes with divalproex sodium or placebo in 2 randomized, controlled, parallel-group trials. J Clin Psychopharmacol. 2004;6:607-12.
10. Weisler RH, Kalali AH, Ketter TA. A multicenter, randomized, double-blind, placebo-controlled trial of extended-release carbamazepine capsules as monotherapy for bipolar disorder patients with manic or mixed episodes. J Clinl Psychiatry. 2004;65:478-84.
11. Weisler RH, Keck Jr PE, Swann AC, Cutler AJ, Ketter TA, Kalali AH. Extended-release carbamazepine capsules as monotherapy for acute mania in bipolar disorder: a multicenter, randomized, double-blind, placebo-controlled trial. J Clin Psychiatry. 2005;66:323-30.
12. Yatham LN, Kennedy SH, Parikh SV, Schaffer A, Beaulieu S, Alda M, et al. Canadian Network for Mood and Anxiety Treatments (CANMAT) and International Society for Bipolar Disorders (ISBD) collaborative update of CANMAT guidelines for the management of patients with bipolar disorder: update 2013. Bipolar Disord. 2013;15:1-44.

13. El-Mallakh RS, Salem MR, Chopra A, Mickus GJ, Penagaluri P, Movva R. A blinded, randomized comparison of immediate-release and extended-release carbamazepine capsules in manic and depressed bipolar subjects. Ann Clin Psychiatry. 2010;22:3-8.
14. El-Mallakh RS, Salem MR, Chopra AS, Mickus GJ,Penagaluri P. Adverse event load in bipolar participants receiving either carbamazepine immediate-release or extended-release capsules: a blinded, randomized study. Int Clin Psychopharmacol. 2009;24:145-149.
15. Grunze H, Vieta E, Goodwin GM, Bowden C, Licht RW, Moller HJ, et al. The World Federation of Societies of Biological Psychiatry (WFSBP) guidelines for the biological treatment of bipolar disorders: update 2009 on the treatment of acute mania. World J Biol Psychiatry. 2010;10(2):85-116.
16. Goodwin GM. Consensus Group of the British Association of Psychopharmacology. Evidence-based macology. J Psychopharmacol. 2003;17(2):149-7.
17. Ghaemi SN, Berv DA, Klugman J, Rosenquist KJ. Oxcarbazepine treatment of bipolar disorder. J Clin Psychiatry. 2003;64:943-5.
18. Benedetti A, Lattanzi L, Pini S, Musetti L, Dell'Osso L, Cassano GB. Oxcarbazepine as add-on treatment in patients with bipolar manic, mixed or depressive episode. J Affect Disord. 2004;79:273-7.
19. Hirschfeld RM, Kasper S. A review of the evidence for carbamazepine and oxcarbazepine in the treatment of bipolardisorder. Int J Neuropsychopharmacol. 2004:7:507-22.
20. Popova E, Leighton C, Bernabarre A, Bernardo M, Vieta E. Oxcarbazepine in the treatment of bipolar and schizoaffective disorders. Expert Rev Neurother. 2007;7:617-26.
21. Cipriani A, Barbui C, Salanti G, Rendell J, Broun R, Stockton S, et al. Comparative efficacy and acceptability of antimanic drugs in acute mania: a multiple-treatments meta-analysis. Lancet. 2011;378:1306-15.
22. Correll CU, Sheridan EM, Del Bello MP. Antipsychotic and mood stabilizer efficacy and tolerability in pediatric and adult patients with bipolar I mania: a comparative analysis of acute, randomized, placebo-controlled trials. Bipolar Disord. 2010;12:116-41.
23. Tamayo JM, Zarate Jr CA, Vieta E, Vazquez G, Tohen M. Level of response and safety of pharmacological monotherapy in the treatment of acute bipolar I disorder phases: a systematic review and meta-analysis. Int J Neuropsychopharmacol. 2010;13:813-32.
24. Bowden C, Gogus A, Grunze H, Haggstrom L, Rybakowski J, Vieta E. A 12-week, open, randomized trial comparing sodium valproate to lithium in patients with bipolar I disorder suffering from a manic episode. Int Clin Psychopharmacol. 2008;23:254-62.
25. Bowden CL, Mosolov S, Hranov L, Chen E, Habil H, Kongsakon R, et al. Efficacy of valproate versus lithium in mania or mixed mania: a randomized, open 12-week trial. Int Clin Psychopharmacol. 2010;25:60-7.
26. Tohen M, Vieta E, Goodwin GM, Sun B, Amsterdam JD, Banov M, et al. Olanzapine versus divalproex versus placebo in the treatment of mild to moderate mania: a randomized, 12-week, double-blind study. J Clin Psychiatry. 2008;69:1776-89.
27. Calabrese JR, Bowden CL, Sachs GS, Ascher JA, Monaghan E, Rudd GD. A double-blind placebo controlled study of lamotrigine monotherapy in outpatients with bipolar I depression. J Clin Psychiatry. 1999;60:79-88.
28. Ichim L, Berk M, Brook S. Lamotrigine compared with lithium in mania: a double-blind randomizd controlled trial. Ann Clin Psychiatry. 2000;12:5-10.
29. Dilsaver SC, Swann AC. Mixed mania: apparent induction by a tricyclic antidepressant in five consecutively treated patients with bipolar depression. Biol Psychiatry. 1995;37:60-2.
30. Schwartzmann AM, Lafer B. Diagnóstico e tratamento dos estados mistos. Rev Bras Psiq. 2004;26(suppl. III):7-11.
31. Arnold LM, McElroy SL, Keck Jr PE. The role of gender in mixed mania. Compr Psychiatry. 2000;41:83-7.

32. Dilsaver SC, Swann AC, Shoaib AM, Bowers TC, Halle MT. Depressive mania associated with nonresponse to antimanic agents. Am J Psychiatry. 1993;150:1548-51.
33. Swann AC, Bowden CL, Morris D, Calabrese JR, Petty F, Small J et al. Depression during mania. Treatment response to lithium or divalproex. Arch Gen Psychiatry. 1997;54:37-42.
34. Himmelhoch JM, Garfinkel ME. Sources of lithium resistance in mixed mania. Psychopharmacol Bull. 1986; 2:613-20.
35. Secunda SK, Swann A, Katz MM, Koslow SH, Croughan J, Chang S. Diagnosis and treatment of mixed mania. Am J Psychiatry. 1987;144:96-8.
36. Benabarre A, Vieta E, Colom F, Martinez A, Reinares M, Corbella B. Treatment of mixed mania with risperidone and mood stabilizers. Can J Psychiatry. 2001;46:866-7.
37. Tohen M, Goldberg JF, Gonzalez-Pinto Arrillaga AM, Azorin JM, Vieta E, Hardy-Bayle MC et al. A 12-week, doubleblind comparison of olanzapine vs. haloperidol in the treatment of acute mania. Arch Gen Psychiatry. 2003;60:1218-26.
38. Lafer B, Macedo-Soares MB. O tratamento da depressão bipolar. Rev Psiq Clin. 2005;32(suppl. 1):49-55.
39. Post RM, Pazzaglia PJ, Ketter TA, Denicoff K, Weiss SRB, Hough C et al. Carbamazepine and nimodipine in refractory bipolar illness: efficacy and mechanisms. In: Halbreich U, Montgomery SA (eds.). Pharmacotherapy for mood, anxiety and cognition. Washington DC: American Psychiatric Press; 2000. p.77-110.
40. Post RM, Frye MA. Carbamazepine. In: Sadock BJ, Sadock VA (eds.). Comprehensive textbook of psychiatry. Philadelphia: Lippincott Williams & Wilkins; 2005. p. 2732-46.
41. El-Mallakh RS, Salem MR, Chopra A, Mickus GJ, Penagaluri P, Movva R. A blinded, randomized comparison of immediate-release and extended-release carbamazepine capsules in manic and depressed bipolar subjects. Ann Clin Psychiatry. 2010;22:3-8.
42. El-Mallakh RS, Salem MR, Chopra AS, Mickus GJ, Penagaluri P. Adverse event load in bipolar participants receiving either carbamazepine immediate-release or extended-release capsules: a blinded, randomized study. Int Clin Psychopharmacol. 2009;4:145-9.
43. Bond DJ, Lam RW, Yatham LN. Divalproex sodium versus placebo in the treatment of acute bipolar depression: a systematic review and meta-analysis. J Affect Disord. 2010;124: 228-34.
44. Smith LA, Cornelius VR, Azorin JM, Perugi G, Vieta E, Young AH, et al. Valproate for the treatment of acute bipolar depression: systematic review and meta-analysis. J Affect Disord. 2010;122:1-9.
45. Winsberg ME, DeGolia SG, Strong CM, Ketter TA, et al. Divalproex therapy in medication-naïve and mood stabilizer naïve bipolar II depression. J Affect Disord. 2001;67:207-12.
46. Geddes JR, Calabrese JR, Goodwin GM. Lamotrigine for treatment of bipolar depression: independent meta-analysis and meta-regression of individual patient data from five randomised trials. Br J Psychiatry. 2009;194:4-9.
47. Ceron-Litvoc D, Soares BG, Geddes J, Litvoc J, Lima MS. Comparison of carbamazepine and lithium in treatment of bipolar disorder: a systematic review of randomized controlled trials. Hum Psychopharmacol. 2009;24:19-28.
48. Beynon S, Soares-Weiser K, Woolacott N, Duffy S, Geddes JR. Pharmacological interventions for the prevention of relapse in bipolar disorder: a systematic review of controlled trials. J Psychopharmacol. 2009;23:574-91.
49. Vieta E, Gunther O, Locklear J, Ekman M, Miltenburger C, Chatterton MC, et al. Effectiveness of psychotropic medications in the maintenance phase of bipolar disorder: a meta-analysis of randomized controlled trials. Int J Neuropsychopharmacol. 2011;14:1029-49.
50. Van der Loos ML, Mulder P, Hartong EG, Blom MB, Vergoumen AC, van Noorden MS, et al. Long-term outcome of bipolar depressed patients receiving lamotrigine as add-on to lithium with the possibility of the addition of paroxetine in non-responders: a randomized, placebo-controlled trial with a novel design. Bipolar Disord. 2011;13:111-7.

12

Assistência de enfermagem à pessoa submetida à psicofarmacoterapia

Ilza Marlene Kuae Fukuda
Maguida Costa Stefanelli

PONTOS A APRENDER

1. Discorrer sucintamente sobre a evolução histórica dos tratamentos em psiquiatria.
2. Analisar a relação entre a descoberta dos psicofármacos e o papel do enfermeiro.
3. Discorrer sobre as ações de enfermagem em relação aos diferentes tipos de fármaco.
4. Descrever a orientação aos pacientes e familiares em tratamento com psicofármacos.
5. Discorrer sobre a importância de ter o paciente e os familiares como parceiros no tratamento.

PALAVRAS-CHAVE

Enfermagem em saúde mental e psiquiátrica, psicofarmacoterapia.

ESTRUTURA DOS TÓPICOS

Introdução. Assistência de enfermagem. Considerações finais. Propostas para estudo. Referências bibliográficas. Anexo.

INTRODUÇÃO

Até 1950, aproximadamente, o tratamento do doente mental limitava-se a algumas medidas físico-químicas, como insulinoterapia (atualmente não utilizada) eletroconvulsoterapia e fisioterapia. O enfermeiro utilizava a maior parte de seu tempo na contenção e vigilância dos pacientes. Após 1950, com a síntese da clorpromazina e sucessivas pesquisas sobre novos fármacos, e suas indicações no tratamento do doente mental e de indivíduo com qualquer distúrbio emocional, houve uma mudança radical no cenário dos hospitais psiquiátricos.[1,2]

O impacto causado pelos psicofármacos foi revolucionário. Os doentes, antes confinados em "quartos fortes" de grandes hospitais e asilos, passaram a andar livremente pelas enfermarias. Muitos desses pacientes tiveram seu tempo de internação abreviado e foram contemplados com a possibilidade de voltar à comunidade.

Essa situação trouxe uma euforia geral em torno dos psicofármacos e fez com que eles, muitas vezes, fossem usados de modo inadequado. Alguns autores, talvez com o objetivo de alertar sobre o mau uso, chegaram a afirmar que esses medicamentos passaram a ser uma nova forma de "camisa de força". Entretanto, os psicofármacos abreviaram o tempo de internação hospitalar, possibilitaram o tratamento em hospital-dia, ambulatorial e até de pessoa doente não hospitalizada, mantendo-a em convívio com seu grupo familiar e social. Além disso, os medicamentos proporcionam melhores condições ao paciente para que ele possa participar da psicoterapia, tanto individual quanto em grupo, bem como de atividades profissionais, educacionais, de lazer, entre outras. Pode-se dizer, portanto, que o tratamento com psicofármacos possibilita uma atuação mais intensa dos profissionais com a pessoa que tem um transtorno psiquiátrico, para conhecer suas reações ou comportamentos às diversas situações que experimenta com a presença do transtorno, de acordo com a multidimensionalidade do ser humano. Ressalte-se a importância do trabalho em parceria com pacientes e familiares, visando à recuperação da saúde mental e à reintegração social da pessoa.[2-5]

O enfermeiro que trabalhava em hospital psiquiátrico ou em hospital geral teve de adquirir mais conhecimento a respeito dos psicofármacos e das habilidades na sua ministração, para fazer frente a mais esse avanço científico e, consequentemente, prestar uma assistência de enfermagem adequada aos pacientes. Inclui-se, aqui, o enfermeiro de hospital geral, uma vez que esses fármacos são também utilizados em pronto-socorro, clínicas médicas, pediátricas, obstétricas ou cirúrgicas e em intervenções anestésicas, embora nem sempre com as mesmas finalidades.

A descoberta do psicofármaco propiciou a remissão mais efetiva dos sintomas do transtorno mental com menos risco aos pacientes. Os enfermeiros não tinham mais de dedicar grande parte de seu tempo à contenção e à vigilância de pacientes graves e agitados. Com mais tempo para estudar suas ações, tiveram a oportunidade de observar e perceber, no seu dia a dia, o efeito da comunicação entre eles e o paciente. Começaram a surgir estudos na área de enfermagem psiquiátrica na tentativa de reestruturar as ações que compunham as funções do papel do enfermeiro psiquiátrico, para que ele pudesse dedicar-se às atividades terapêuticas de sua função, que abrange as diversas dimensões do ser humano – biológica, psicológica, social, cultural, espiritual e intelectual.[2-4,6,7,9,10]

A assistência aos pacientes submetidos à psicofarmacoterapia teve um desenvolvimento considerável. A princípio, limitava-se à administração dos medicamentos e à observação das manifestações de comportamento do paciente, as quais foram refinadas à medida que o conhecimento científico a respeito evoluía até chegar às drogas de última geração, que apresentam mais eficácia e menos efeitos colaterais.

As intervenções de enfermagem são apresentadas a seguir, enfeixando os aspectos gerais e específicos.

ASSISTÊNCIA DE ENFERMAGEM

Intervenções gerais[2,3,6,9-11]

- Antes da prescrição do tratamento por psicofármaco, o paciente deve ter sido submetido a uma avaliação clínica completa, incluindo exames laboratoriais. O conhecimento dos resultados desses exames pelo enfermeiro é fundamental para a assistência ao paciente.
- As ações do cuidado de enfermagem ao paciente submetido a tratamento por psicofármacos exigem atenção à orientação e ao preparo do paciente e de sua família, pois a adesão do paciente ao tratamento depende da colaboração e da atitude positiva de toda a equipe.[2,3,6,9,10]
- Antes do início do tratamento, é necessário fazer o histórico de enfermagem, com uma observação completa do comportamento do paciente e além de uma acurada avaliação de suas condições gerais, o que pode exigir exames laboratoriais. A observação das manifestações de comportamento do paciente deve ser constante e sempre discutida entre os membros da equipe terapêutica. Essa é uma das tarefas mais importantes do enfermeiro, pois constitui um dos parâmetros para avaliar a manutenção, a suspensão ou a alteração da prescrição do psicofármaco. Daí decorre a necessidade de se fazer a observação completa do comportamento do paciente antes de iniciar o tratamento[2,3,6,9,10] (ver o capítulo 9).
- A observação do comportamento do paciente é um parâmetro para o acompanhamento da evolução do tratamento.
- Deve-se obter todos os dados relativos a gravidez, transtornos convulsivos, doença cardíaca, hepática ou renal e ao uso abusivo de drogas. Esse conhecimento é essencial para a prescrição e a continuidade dos psicofármacos. Há dados indicando que eles podem diminuir o limiar convulsígeno, que tem efeitos colaterais e que comprometem os aparelhos circulatórios, hepá-

tico e renal, tendo-se de considerar também a interação com outras drogas. Além desses efeitos, há riscos para o desenvolvimento do feto e do lactente durante o aleitamento materno. A paciente deve ser orientada a não se esquecer de informar ao médico sobre uma possível gravidez ou sobre a intenção de engravidar.

- Dados fisiológicos básicos do paciente devem ser conferidos e registrados de acordo com a especificidade da droga e do protocolo do serviço em que o tratamento é feito: pressão arterial (na posição sentada e em pé), pulso, respiração, temperatura, peso, padrão de sono e deambulação. Essas informações são essenciais, não só para a prescrição do psicofármaco e o ajuste da dosagem a cada paciente, mas também para a obtenção de parâmetros para a avaliação do paciente no curso do tratamento e para o cuidado de enfermagem.[2,3,6,9,10]
- Antes de ministrar a medicação prescrita e durante o período de tratamento, verificar os sinais vitais do paciente. Se houver alterações significativas, o enfermeiro não deverá ministrar o medicamento antes de uma avaliação mais acurada das condições do paciente e de uma discussão com o médico responsável por ele.
- No decorrer da psicofarmacoterapia, a responsabilidade pela monitoração das respostas fisiológicas do paciente é do enfermeiro. Para tanto, ele deve dominar o conhecimento sobre os diversos aspectos desse tratamento (sabendo identificá-los quando se manifestarem no comportamento do paciente) e sobre a conduta de enfermagem a ser adotada.[5-13] Exemplos do que é necessário saber:
  - Efeitos desejados.
  - Efeitos colaterais.
  - Efeitos adversos ou tóxicos.
  - Contraindicações.
  - Superdosagem.
- Para que o enfermeiro possa desempenhar seu papel, é fundamental que não só ele, mas todos da equipe responsável obtenham a confiança do paciente e de seus familiares. No preparo do paciente, devem ser ressaltadas a necessidade do tratamento e as qualidades positivas da droga. Um dos elementos facilitadores para o desenvolvimento da confiança é a utilização da comunicação terapêutica.[2-4]
- O enfermeiro precisa observar cuidadosamente o comportamento do paciente e ouvir suas queixas e relatos com atenção. As orientações a serem oferecidas a ele e a seus familiares devem ser discutidas e estabelecidas pela equipe interdisciplinar responsável pela assistência, levando-se em conta a avaliação clínica, a capacidade e o potencial deles para compreender as

informações recebidas. A tendência atual é de que as informações sejam oferecidas ao paciente e aos seus familiares.

- No surgimento de efeitos colaterais, assegurar ao paciente que eles eram previstos e oferecer condições para diminuir o desconforto. No caso de aparecimento de efeitos adversos ou tóxicos potencialmente graves, deve-se notificar imediatamente o médico.
- A verificação semanal do peso do paciente e o registro no prontuário devem ser observados para a avaliação das alterações ponderais, pois diversos psicofármacos podem provocá-las. Se essas alterações forem acentuadas, a verificação do peso deve ser feita com mais frequência e uma dieta adequada tem de ser providenciada, bem como a adoção/realização de exercícios físicos adequados às condições de cada paciente.
- A distribuição da dose do psicofármaco, prescrito para 24 horas, deve ser feita de acordo com as peculiaridades de cada serviço e com a necessidade do paciente, respeitando-se o horário de sono, sempre que possível.
- A construção de um quadro mensal ou semanal com o paciente e seus familiares, contendo o mês, dias da semana, nome, dosagem, dose e horário da ingestão do medicamento, é útil para que eles assinalem a ingestão ou a ministração do medicamento, mantendo-se, assim, o controle do tratamento (Anexo).
- O controle da ingestão do medicamento deve ser monitorado, pois muitos pacientes começam a rejeitá-lo, por temerem seus efeitos colaterais, ou a guardá-lo para uma tentativa de suicídio, tomando todo o medicamento acumulado de uma só vez. Para evitar essas situações, o enfermeiro deve conversar com o paciente logo após ministrar o medicamento, observando se ele não está retendo-o na boca.[2]
- Após receber um psicofármaco por via parenteral, o paciente precisa permanecer deitado por, aproximadamente, uma hora, a fim de prevenir incidentes decorrentes da hipotensão ortostática.
- A maioria dos psicofármacos provoca uma gama de efeitos colaterais que devem ser monitorados pelo enfermeiro. A seguir, apresentam-se os cuidados gerais de enfermagem que devem ser somados aos específicos:[2,3,6,13]
  - Boca seca. Oferecer água ao paciente com frequência e orientá-lo a fazer bochecho e higiene oral várias vezes ao dia. O paciente pode utilizar bala ou goma de mascar além de ingerir água.
  - Visão turva. Esclarecer ao paciente que esse sintoma deve regredir em algumas semanas; orientá-lo para não dirigir até a diminuição desse efeito; retirar objetos desnecessários das áreas de circulação.
  - Alterações cardiovasculares. Verificar e anotar sinais vitais regularmente.

- Diminuição do hábito intestinal. Estar atento à ingestão de alimentos ricos em fibra e à hidratação, além de estimular a atividade física e o uso do sanitário.
- Retenção urinária. Observar e registrar a ingestão, a eliminação de líquidos e a presença de edema.
- Disfunção sexual. Informar ao paciente que essa alteração é passageira.
- Hipotensão postural e tontura. Verificar e registrar a pressão arterial do paciente na posição deitada e em pé. Oferecer proteção ao paciente durante a deambulação e, se necessário, pedir a ele para que permaneça acamado ou sentado. Orientá-lo a levantar-se lentamente, apoiando-se na cama. O banheiro deve ter barras de apoio para evitar quedas e facilitar a movimentação. Orientar o paciente para evitar banho muito quente.

- As queixas do paciente nunca devem ser ignoradas, pois podem indicar o início de uma complicação clínica. Quando o paciente apresentar queixas e reações que guardem relação com os efeitos colaterais, o enfermeiro deve observá-las, avaliá-las, tomando as medidas cabíveis, e registrá-las.
- Os pacientes que fazem tratamento com psicofármacos deverão abster-se do uso de álcool (até mesmo em pouquíssima quantidade) porque pode ocorrer potencialização recíproca dessa substância.
- As atividades do paciente devem obedecer às suas condições e à evolução do tratamento. Sua socialização deve ser estimulada, aproveitando-se ao máximo os efeitos benéficos do tratamento.
- O paciente e seus familiares deverão ser orientados sobre a importância do controle ambulatorial e a necessidade de procurar assistência antes que o medicamento acabe, pois a suspensão abrupta da maioria dos psicofármacos provoca sintomas graves e desagradáveis.
- Considerando a interação medicamentosa, que pode oferecer riscos é importante esclarecer o paciente para não associar outra medicação, mesmo aquelas que são consumidas usualmente, como antieméticos, antitérmicos, analgésicos, fitoterápicos, entre outros, sem antes consultar o seu médico. Como exemplo, pode-se citar a interação entre antipsicóticos e anti-histamínicos, hipnóticos, entre outros, o que pode provocar uma depressão ainda maior do sistema nervoso central.[8,14]
- O paciente deve portar sempre consigo um cartão de identificação contendo os medicamentos que está tomando.
- O paciente e seus familiares deverão ser orientados sobre efeitos e evolução esperados. Alguns efeitos podem oferecer riscos em atividades como dirigir veículos e operar máquinas, colocando em perigo a integridade do paciente e de terceiros, por causa de alterações como visão turva, tontura, sonolência e hipotensão postural, comuns a vários psicofármacos. Algumas medica-

ções apresentam resposta terapêutica demorada, de dias ou semanas, porém os efeitos colaterais podem surgir nos primeiros dias de utilização do medicamento. Dessa forma, é muito importante que paciente e familiares sejam orientados para que haja adesão ao tratamento. É fundamental orientá-los também a procurar o médico, informá-lo dos sintomas indesejados e a jamais suspenderem o tratamento por iniciativa própria.

Intervenções específicas

Ter sempre em mente que as intervenções gerais têm de ser integradas às específicas.

Hipnóticos e ansiolíticos[2,3,6,9-11,14,15]

- O enfermeiro deve estar ciente de que o uso de benzodiazepínico em gestantes no primeiro trimestre pode provocar lábio leporino e deformidades congênitas. Se ministrado no final da gestação ou durante o período de aleitamento materno, os benzodiazepínicos podem provocar síndrome de flacidez ou sintomas de abstinência no recém-nascido, além de dificuldade de sucção e hipotonia.[7,16] Por isso é fundamental que a mulher informe o médico sobre possível gravidez ou intenção de engravidar.
- Se o benzodiazepínico for utilizado por via intravenosa, a administração deve ser feita de forma lenta, por aproximadamente um minuto. Não misturá-lo com solução salina ou dextrose porque pode haver precipitação do medicamento.[9]
- Observar rigorosamente a ingestão desses medicamentos, porque pode haver efeito cumulativo. Atentar-se para esse fato, mesmo em relação a pacientes que estão tomando o medicamento há algum tempo sem apresentar qualquer manifestação de efeito cumulativo dos hipnóticos.
- Estar atento aos sinais e aos sintomas de tolerância à droga. Uma das primeiras manifestações que chamam a atenção para esse fato é a diminuição das horas de sono e a necessidade de aumentar a dose do medicamento em uso para se conseguir o mesmo efeito.
- Orientar o paciente a não interromper bruscamente o tratamento, seja por iniciativa própria, seja por ter acabado a medicação, porque há casos registrados de aparecimento de parestesia, ansiedade, insônia, tremores, dificuldade de concentração, sintomas psicóticos[5] e, em certos casos, convulsões e pânico.
- Estar atento à integridade física do paciente, a fim de evitar lesões, contusões e queimaduras, pois elas podem passar despercebidas pela diminuição da sensibilidade provocada por esses medicamentos.

- Instruir o familiar para que ele esteja atento, pois o paciente pode apresentar efeitos colaterais após a ingestão do medicamento e deixar de relatá-los em decorrência de problemas de memória (amnésia anterógrada).
- Se houver queixas de amnésia dos fatos ocorridos após o início do tratamento, informar o paciente de que ela desaparece ou diminui após os primeiros dias de tratamento. A família deve estar alerta para evitar que o paciente tome o medicamento mais de uma vez ou esqueça de tomá-lo. Uma das medidas para evitar que isso aconteça é o uso do quadro semanal de medicação (Anexo).
- Se o paciente apresentar efeitos colaterais, como sonolência, cansaço, amnésia, entre outros, esclarecer que eles, em geral, diminuem após os primeiros dias de tratamento. Deve-se estimular a participação em atividades, tentando atender suas preferências, evitando que ele permaneça no leito por muito tempo. Essas atividades, porém, não devem exigir grande esforço de evocação da memória para serem realizadas.
- A pessoa que faz tratamento com esses psicofármacos não deve dirigir, pois pode apresentar os efeitos adversos relacionados à redução da atenção e da coordenação psicomotora, com redução dos reflexos, sonolência, amnésia anterógrada mais acentuados em relação aos estímulos na periferia do campo visual, que podem ocorrer com o uso de psicofármacos de forma isolada ou em associação com bebida alcoólica. O consumo concomitante de bebida alcoólica potencializa os efeitos depressores sobre o sistema nervoso central.[17]
- O paciente deve evitar bebidas que contenham cafeína, pois elas podem diminuir o efeito ansiolítico da droga.[17]
- Informar ao paciente que ganho de peso, erupção cutânea, prejuízo da função sexual e irregularidade menstrual são efeitos decorrentes do tratamento, mas são passageiros. Tomar as medidas cabíveis segundo a gravidade de cada alteração.
- Orientá-lo a não fazer uso desnecessário da droga para evitar dependência.
- Avisar pacientes e familiares de que o médico deve ser informado se o paciente apresentar quadro de apneia do sono e sonolência diurna, pois esses sintomas podem ser agravados com o uso de benzodiazepínicos. Embora seja mais rara, a ataxia pode ocorrer. Por isso, é preciso estar alerta para evitar quedas, principalmente em idosos.[16]

Antidepressivos

Antidepressivos tricíclicos (ADT)[2,3,6,9-12,18,19]

- Ao elaborar o histórico de enfermagem, o enfermeiro deverá identificar dados sobre a existência de glaucoma, íleo paralítico, aumento de próstata, epilepsia e propensão para convulsão, distúrbio de equilíbrio e de qualquer alteração cardíaca, pois podem constituir contraindicação para os antidepressivos tricíclicos.[16]

- Pacientes e familiares deverão ser orientados no sentido de que o tratamento é prolongado e os seus efeitos desejados surgem somente após algum tempo. Em geral, eles surgem entre 2 e 3 semanas após o início do início do tratamento. É fundamental explicar-lhes sobre a necessidade da manutenção do tratamento, mesmo após o desaparecimento dos sintomas.
- Com o início do efeito terapêutico da substância antidepressiva, o enfermeiro deverá atentar-se para o risco da tentativa de suicídio porque, tão logo se inicie o efeito do psicofármaco, o paciente pode sentir-se capaz de elaborar formas para colocar em prática sua ideia, antes que ocorra o desaparecimento dos sentimentos depressivos.[2,3,9,18]
- O comportamento do paciente deve ser observado porque pode seguir-se uma agitação após a fase de depressão, devendo o tratamento ser modificado.
  - Algumas vezes, podem surgir fotossensibilidade e fotofobia. Nestes casos, deve-se recomendar à pessoa o uso de protetor solar, óculos de sol e roupas adequadas ao se expor ao sol.[6,19]
  - Todos os antidepressivos tricíclicos potencializam os efeitos do álcool sobre o sistema nervoso central. Portanto, paciente e seus familiares devem ser orientados a evitar o consumo de bebida alcoólica (ver o capítulo 10).
  - Pacientes e familiares devem ser alertados sobre o risco da suspensão abrupta da medicação para minimizar sintomas de insônia, pesadelos, inquietação psicomotora e ansiedade rebote (ver o capítulo 10).

Antidepressivos IMAO[2,3,6,9-12,18-20]

Não se deve oferecer alimentos que contenham tiramina quando o paciente recebe tratamento por drogas IMAO, porque a associação dos dois tipos de medicamento pode provocar uma grave crise hipertensiva. Os sinais indicativos dessa crise são cefaleia, rigidez de nuca, rubor facial, taquicardia, sudorese, náusea e vômito. Na presença desses sintomas, a pessoa deve procurar atendimento médico imediatamente. Fenômeno semelhante ocorre quando são associados ao IMAO descongestionantes nasais, broncodilatadores e anestésicos locais que contenham aminas simpatomiméticas. O enfermeiro deve, por essa razão, orientar os pacientes e familiares sobre essas interações, lembrando-os de que é essencial avisar o nutricionista, o odontólogo, o clínico geral, o cirurgião ou outros profissionais da saúde de que eles fazem uso de IMAO. Essa observação deve ser considerada mesmo após a interrupção do tratamento, por aproximadamente 15 a 20 dias, segundo critério clínico.[5,16,18]

ALIMENTOS COM ALTO TEOR DE TIRAMINA

Queijos fermentados ou envelhecidos, embutidos (salsicha, linguiça, salame etc.) ou defumados, feijão-fava, fígado de gado e de aves, peixes ou aves em conserva ou defumados, vinhos (principalmente chianti), cerveja, extratos de carne, polpa de laranja, sopa instantânea, entre outros.

- Antes de iniciar qualquer outro tratamento é preciso aguardar 15-20 dias após a suspensão dos IMAO.
- O enfermeiro deve dedicar atenção especial aos pacientes diabéticos porque, apesar de previamente controlados com insulina, podem apresentar hipoglicemia acentuada quando recebem IMAO.

Antidepressivos inibidores seletivos da recaptação da serotonina (ISRS)[6,9,18]

- Ministrar ISRS durante as refeições, pois eles causam mal-estar gástrico.
- Estar atento para o aparecimento de reações indicativas da síndrome serotoninérgica (confusão mental, hipomania, agitação, diarreia, febre, alterações da pressão arterial, náuseas e vômitos, mioclonias, hiper-reflexia, incoordenação e tremores). Em geral, essa síndrome surge quando associada aos IMAO, podendo ocorrer também na associação com os tricíclicos. Observar quando há mudança de prescrição de medicamentos e, na presença desses sinais e sintomas, comunicar o médico responsável pelo paciente e tomar as medidas gerais de enfermagem adequadas, de acordo com as manifestações apresentadas pelo paciente.[5,16,21]

Estabilizadores do humor

Lítio[2,3,5,6,9-11,22-24]

- É essencial observar constantemente os efeitos do lítio (Li) no paciente porque essa é uma droga cuja toxicidade exige monitoração por meio de exames laboratoriais da dosagem de lítio no sangue (litemia), função tireoidiana, renal e cardíaca.
- O enfermeiro deverá informar o paciente sobre a importância da litemia periódica e dos demais exames, de acordo com a periodicidade necessária, pois pode haver limitação da liberação do hormônio tireoidiano, com risco de hipotireoidismo e bócio. Também deverá monitorar os resultados dos exames de dosagem de Li no sangue.

- O enfermeiro deve acompanhar os resultados da litemia, pois a dose terapêutica varia de pessoa para pessoa (0,5-1,2 mEq/L) e é muito próxima da dose tóxica, podendo ser decorrente tanto da sensibilidade individual quanto dos níveis plasmáticos do Li.
- A coleta de sangue para a litemia deve ser realizada entre 10 e 14 horas após a ingestão da última dose.[6,16,22]
- O enfermeiro deve manter-se atento à presença de efeitos colaterais (Quadro 12.1) e sinais e sintomas indicativos de toxicidade (Quadro 12.2) que requeiram intervenção imediata, a fim de evitar complicações mais graves, como convulsão e morte.[5,16,23]

Quadro 12.1 Efeitos colaterais

Polidipsia, poliúria
Náuseas, gosto metálico na boca, dor estomacal e fezes amolecidas
Alterações da função tireoidiana
Tremor fino nas mãos
Sonolência
Aumento de apetite e ganho de peso
Diminuição da atividade sexual
Acne
Leucocitose
Achatamento ou inversão da onda T
Alterações renais em longo prazo

Quadro 12.2 Sinais e sintomas de intoxicação

Litemia: 1,5-2 mEq/L • Boca seca, náusea, vômito e diarreia mais frequentes, dor abdominal, tremores intensos nas mãos e nas pernas, letargia, sonolência, fraqueza generalizada, tontura, disartria e ataxia. Às vezes, ocorre agitação e nistagmo
Litemia: 2-2,5 mEq/L: intoxicação moderada a grave • Náusea e vômito persistentes, visão turva, ataxia, hipertonia muscular, fasciculações, hipotensão arterial, arritmia cardíaca, estupor, convulsão e coma
Litemia: acima de 2,5 mEq/L • Evolução rápida, oligúria, convulsão generalizada e morte

Diante dos tremores nas mãos, orientar o paciente sobre a redução desses sintomas com o passar do tempo. Se os tremores interferirem no desempenho das atividades diárias, o médico deve ser informado para uma possível associação a outra medicação. O consumo excessivo de chá, café, refrigerante e chocolate pode piorar o tremor.

Se o paciente apresentar sonolência e tontura, avisá-lo de que elas diminuem com o tempo; alertar também sobre a recomendação de que ele não deve dirigir e operar máquinas que exijam concentração e atenção, enquanto persistirem os sintomas.

O enfermeiro tem de estar atento ao ganho de peso do paciente, pesando-o e registrando essa informação antes e depois do início da litioterapia, com a frequência que se fizer necessária.

Deve-se orientar o paciente sobre a necessidade de dieta adequada e que o satisfaça, com baixa caloria, evitando bebidas calóricas, como sucos e refrigerantes não dietéticos. Ministrar o lítio após as refeições para minimizar as queixas gastrointestinais, como náuseas e irritação gástrica.[5] Informar que a sensação de sede ou "boca seca" melhora com o tempo e com a ingestão de líquidos. Não praticar exercícios físicos que provoquem sudorese intensa, pois pode acarretar desidratação e, consequentemente, aumentar a litemia.[5]

Caso o paciente apresente poliúria, observar os resultados de dosagem de lítio, pois pode haver aumento da litemia. Hidratar o paciente de acordo com sua necessidade e avisá-lo para não suspender a ingestão de líquidos a fim de reduzir a poliúria, pois ela é um efeito colateral esperado e que persiste no curso do tratamento.

É importante esclarecer o paciente sobre a necessidade da ingestão adequada de sódio. Com idosos e hipertensos, tem-se de verificar se eles ingerem dieta hipossódica e se há aumento da diurese. Nesse caso tem-se de comunicar a equipe médica responsável, pois essa situação interfere na litemia.

O médico deve ser avisado sempre que o paciente estiver tomando ou necessitando de diuréticos e anti-inflamatórios, porque alguns deles não devem ser ingeridos concomitantemente ao lítio, já que reduzem a sua depuração e, consequentemente, aumentam a litemia.[5]

A mulher deve estar ciente de que o lítio oferece riscos de anormalidade cardíaca do feto. Ela deve ser orientada a avisar o médico se estiver grávida ou planejando engravidar. Pode haver danos também à criança que recebe aleitamento materno, pois há riscos de intoxicação, sendo, portanto, contraindicado o aleitamento. A paciente precisa ser orientada a seguir a recomendação de seu médico acerca do período da gestação em que poderá tomar lítio e também quanto à conduta no aleitamento. Em geral, a suspensão da amamentação é recomendada.[5,10,11,16,25]

O paciente deve ser orientado a procurar o médico imediatamente se apresentar sinais ou sintomas diferentes dos habituais, pois eles podem ser manifestações de efeitos colaterais ou de intoxicação.

Antipsicóticos (neurolépticos)[2,3,5,6,9-13,16,26]

- Se o paciente tiver necessidade de se expor ao sol deve-se orientá-lo a usar roupas adequadas, óculos de sol, chapéu ou boné e protetor solar, devido à fotossensibilidade que os antipsicóticos provocam.[13]
- É preciso estar atento ao aparecimento de sinais de icterícia, febre, náusea e vômito, que podem surgir entre a segunda e a quarta semana de tratamento.
- Agir com cautela, caso seja necessário aquecer esses pacientes, porque eles podem apresentar parestesia e há risco de queimaduras.
- Estar alerta para as queixas de mal-estar, sinais de hipertermia, lesões da mucosa bucal e do trato respiratório superior. Esses sintomas podem indicar agranulocitose, que constitui emergência e precisa ser detectada precocemente, pois nesse estágio é reversível. Ela aparece mais com o uso da clozapina. O enfermeiro deve monitorar os resultados semanais de exame de sangue.
- Estar atento para os sintomas de moléstias físicas e para os efeitos colaterais de outras drogas que o paciente estiver tomando porque o efeito antiemético dos fenotiazínicos, por exemplo, pode mascarar os sintomas ou sinais de problemas orgânicos ou de superdosagem de outras drogas.
- Se o paciente estiver fazendo o uso de antiácido ou antidiarreico, pode haver diminuição na absorção dos antipsicóticos. O enfermeiro deverá observar o comportamento do paciente para identificar, o mais cedo possível, as suas mudanças de comportamento – indicativas da presença de manifestações de sintomas e sinais da doença.
- Orientar o paciente sobre os sintomas e sinais que indicam a presença de efeitos colaterais, como amenorreia, galactorreia, ginecomastia, boca seca e ganho de peso, além dos sintomas e sinais da síndrome extrapiramidal, como tremores, rigidez muscular, inquietação psicomotora, bradicinesia, fraqueza muscular, máscara facial, entre outros. Tais efeitos podem surgir a qualquer momento, dependendo da suscetibilidade de cada paciente e do tipo e da dose do antipsicótico utilizado.
- A orientação sobre os efeitos colaterais tem de ser feita em consonância com a conduta adotada pela equipe interdisciplinar. Deve-se explicar ao paciente que esses efeitos são passageiros, decorrentes do medicamento e que desaparecerão gradativamente após o término do tratamento. Lem-

brar que a tendência atual é a orientação sobre esses aspectos ao paciente e sua família.

- Quando os efeitos colaterais forem muito acentuados ou desagradáveis, o enfermeiro deverá notificar o médico do paciente, que poderá prescrever medicamentos específicos para os sintomas e atender o paciente nas limitações decorrentes. Embora possa ocorrer, essa síndrome já não é tão frequente no cenário da psiquiatria atual, pois é rara entre os antipsicóticos atípicos. Deve-se tentar ocupar o paciente em atividades de acordo com sua preferência e possibilidades, além de interagir com o paciente, colocando-o, quando possível, junto a outros pacientes em melhores condições.
- Estar atento para perceber as manifestações de discinesia tardia, movimentos hipercinéticos estereotipados, involuntários e estranhos da face e da região orolingual e dos membros, pois podem tornar-se irreversíveis.[5,16,26] Nesse caso, a equipe médica tem de ser avisada imediatamente.
- Quando o paciente apresenta acatisia[16,26] caracterizada por inquietação motora contínua, a pessoa não consegue ficar sentada e, quando está em pé, movimenta-se como se estivesse marchando. O médico deve ser avisado para adotar a conduta que julgar mais adequada. Orientar o paciente de que essa manifestação é um efeito esperado, de caráter passageiro e que há medicação para combatê-lo.
- Estar alerta para o aparecimento da síndrome neuroléptica maligna porque, embora seja rara, ela é potencialmente letal. Há mortalidade em 10 a 20% dos casos, exigindo, portanto, tratamento imediato. Essa síndrome é mais comum no gênero masculino, na proporção de 3:2, sendo considerada uma situação de emergência, reversível se detectada e tratada imediata e adequadamente. A síndrome, em geral, se instala de forma aguda e imprevisível, no início, nas primeiras doses ou quando há aumento da dose durante o tratamento. Porém, sua ocorrência independe da dose.[5,16,26] É fundamental que o enfermeiro controle os sinais vitais do paciente, uma vez que os sintomas predominantes são hipertermia grave (em torno de 40ºC), taquicardia, taquipneia e variações da pressão arterial. Também podem surgir tremores, rigidez muscular, sudorese, bradicinesia, complicações renal e respiratória, rebaixamento do nível de consciência, convulsão e até morte. Tem-se de comunicar o médico aos primeiros sinais e sintomas, prestar os cuidados exigidos pelas condições clínicas presentes e seguir a nova conduta clínica prescrita. Não esquecer de registrar todas as ações de enfermagem.
- Lembrar que, durante o tratamento, o paciente poderá se tornar dependente da equipe de enfermagem, até mesmo em relação aos cuidados mais elementares. O enfermeiro pode aceitar essa dependência, demonstrando interesse genuíno pelo paciente sem, contudo, alimentá-la.

- Considerar que o objetivo do tratamento não é provocar sonolência no paciente, fazendo com que ele durma o dia todo. O enfermeiro tem de tentar mantê-lo desperto, ocupando-o a maior parte do tempo possível em atividades que sejam de seu interesse, de recreação, de terapia ocupacional, ou atividades físicas programadas, entre outras. Assim, colabora-se para a obtenção do efeito máximo da droga na redução dos sintomas psicóticos, para a recuperação da independência e da autonomia de cada um, respeitando suas peculiaridades.

CONSIDERAÇÕES FINAIS

Na assistência de enfermagem ao paciente submetido a tratamento por psicofármacos, todos os cuidados descritos neste capítulo são essenciais, mas da atitude positiva dos profissionais depende em grande parte o sucesso desejado.

A integração da utilização de psicofármacos com psicoterapias vem sendo preconizada, porque tanto a saúde como o transtorno mental envolvem as diferentes dimensões do ser humano.[5] Outras terapias ou intervenções complementares – terapia cognitiva comportamental, atividade física programada, grupo de educação para a saúde, programas psicoeducacionais, englobando pacientes e suas famílias, amigos e profissionais, entre outros – têm papel importante no tratamento. A participação do paciente nessas atividades, bem como a aquisição de conhecimento sobre o tratamento, propicia melhor adesão e também o desenvolvimento da responsabilidade compartilhada com a família. Todos esses fatores são importantes para o sucesso do tratamento.[27,28]

PROPOSTAS PARA ESTUDO

1. Escolha um paciente, veja qual medicação ele está recebendo e elabore o processo de enfermagem.
2. Discuta o processo elaborado com colegas e, se possível, em equipe interdisciplinar para respeitar o princípio da multidimensionalidade do paciente.

REFERÊNCIAS BIBLIOGRÁFICAS

1. Louzã Neto M, Elkins H. Antipsicóticos. 2ª ed. Porto Alegre: Artmed; 2007. p. 536-46.
2. Fukuda IMK, Stefanelli MC, Arantes EC. Assistência de enfermagem a paciente submetido a tratamento por droga psicotrópica. Rev Esc Enferm USP. 1977;11(3):331-46.

3. Rolim MA, Machado AL, Arantes EC, Forcella HT, Colvero LA, Teixeira MB. Os cuidados de enfermagem no tratamento farmacológico dos transtornos mentais no Brasil. Genebra: Organização Mundial da Saúde; 1997. p. 93-110.
4. Stefanelli MC. Comunicação com o paciente: teoria e ensino. São Paulo: Robe; 1993.
5. Sadock BJ, Sadock VA. Compêndio de psiquiatria: ciências do comportamento e psiquiatria clínica. 9ª ed. São Paulo: Artmed; 2007. p. 1033-46.
6. Townnsend MC. Enfermagem psiquiátrica: conceitos de cuidado. 3ª ed. Rio de Janeiro: Guanabara Koogan; 2002. p. 232-55.
7. Elkis H, Louzã Neto MR. Psicofarmacologia em psiquiatria: antipsicóticos. In: Miguel EC, Gentil V, Gattaz WF. Clínica psiquiátrica. Barueri: Manole; 2011. p. 1176-90.
8. Gorenstein C, Marcourakis T, Asbahr FR, Hototin SR. Princípios gerais de farmacocinética de psicofármacos e interações medicamentosas. In: Forlenza OV, Miguel EC. Compêndio de clínica psiquiátrica. Barueri: Manole; 2012. p. 531-40.
9. Laraia MT. Psicofarmacologia. In: Stuart GW, Laraia MT. Enfermagem psiquiátrica: princípios e prática. 6ª ed. Porto Alegre: Artmed; 2001. p. 607-39.
10. Lafer B, Nery FG, Brietzke E. Estabilizadores do humor. In: Forlenza OV, Miguel EC. Compêndio de clínica psiquiátrica. Barueri: Manole; 2012. p.1191-207.
11. Moon EJ, Karb VB. Psychotropic medications. In: Rawllins RP, Williams SR, Beck CK. Mental health – psychiatric nursing: a holistic lifecycle approach. 3th ed. Saint Louis: Mosby; 1993. p. 480-503.
12. Varcarolis EM. Biological basis for understanding psychotropic drugs. In: Varcarolis EM, Carson VB, Shoemaker NC. Foundations of psychiatric mental health nursing: a clinical approach. 5th ed. St. Louis: Saunders/Elsevier; 2006. p. 34-62.
13. Varcarolis EM. Schizophrenias. In: Varcarolis EM, Carson VB, Shoemaker NC. Foundations of psychiatric mental health nursing: a clinical approach. 5ª ed. Saunders/Elsevier; 2006. p. 384-421.
14. Amaral JAMS, Tamada RS, Lafer B. Interações medicamentosas em psiquiatria. In: Cordás TA, Moreno RA. Condutas em psiquiatria. São Paulo: Lemos; 2001. p. 273-95.
15. Varcarolis EM. Anxiety disorders. In: Varcarolis EM, Carson VB, Shoemaker NC. Foundations of psychiatric mental health nursing: a clinical approach. 5th ed. St. Louis: Saunders/Elsevier; 2006. p. 228-51.
16. Sadock BJ, Sadock VA. Manual de farmacologia psiquiátrica. 3ª ed. São Paulo: Artmed; 2002. p. 86-98.
17. Nardi AE. Benzodiazepínico e hipnóticos. In: Cordás TA, Moreno RA. Condutas em psiquiatria. São Paulo: Lemos; 2001. p. 245-72.
18. Varcarolis EM. Mood disorders: depression. In: Varcarolis EM, Carson VB, Shoemaker NC. Foundations of psychiatric mental health nursing: a clinical approach. 5th ed. St. Louis: Saunders/Elsevier; 2006. p. 326-58.
19. Moreno RA, Moreno DH. Antidepressivos tricícilicos. In: Cordás TA, Moreno RA. Condutas em psiquiatria. São Paulo: Lemos; 2001. p. 141-78.
20. Cordás TA, Negrão AB, Neves JEP. Inibidores da monoaminoxidase (IMAO). In: Cordás TA, Moreno RA. Condutas em psiquiatria. São Paulo: Lemos; 2001. p. 199-209.
21. Asbahr FR, Segal A, Cordás TA, Moreno RA. Inibidores seletivos da recaptação de serotonina (ISRS) e antidepressivos de nova geração. In: Cordás TA, Moreno RA. Condutas em psiquiatria. São Paulo: Lemos; 2001. p. 385-406.
22. Soares MBS, Almeida CM, Moreno RA. Tratamento médico-clínico. In: Moreno RA, Moreno DH. Transtorno bipolar do humor. São Paulo: Lemos; 2002. p. 267-322.
23. Moreno RA, Moreno DH. Estabilizadores do humor. In: Cordás TA, Moreno RA. Condutas em psiquiatria. São Paulo: Lemos; 2001. p. 211-44.
24. Guerra ABG, Calil HM. O transtorno bipolar na mulher. Rev Psiq Clin. 2005;2(sup.I):110-6.

25. Varcarolis EM. Mood disorders: bipolar. In: Varcarolis EM, Carson VB, Shoemaker NC. Foundations of psychiatric mental health nursing: a clinical approach. 5th ed. St Louis: Saunders/Elsevier; 2006. p. 359-83.
26. Louzã Neto MR. Antipsicóticos. In: Cordás TA, Moreno RA. Condutas em psiquiatria. São Paulo: Lemos; 2001. p. 115-39.
27. Takeda OH. Contribuição da atividade física no tratamento do portador de transtorno mental grave e prolongado em hospital-dia[dissertação]. São Paulo: Escola de Enfermagem da USP; 2006.
28. Stefanelli MC, Moreno RA, Girade MG, Souza MG, Oliveira AR, Taveira AC, et al. Comprendiendo el significado de la presencia del trastorno bipolar en la familia. Libro de ponencias. II Congreso Iberoamericano de Investigación Cualitativa en Salud, 2005. Madrid: Instituto Carlos III. 2005. p. 39-40.

Anexo

Quadro semanal de monitoração da medicação

Dia da semana		Segunda	Terça	Quarta	Quinta	Sexta	Sábado	Domingo
Data		/ /	/ /	/ /	/ /	/ /	/ /	/ /
Horário								
Medicamento Dosagem	Dose							

Assinalar o dia e o horário correspondentes sempre que tomar medicação.

13

Assistência de enfermagem a pacientes submetidos à eletroconvulsoterapia

Maguida Costa Stefanelli
Ilza Marlene Kuae Fukuda
Elizabeth da Costa Jóia
Cristina Emiko Igue

PONTOS A APRENDER

1. Adquirir informações embasadas em conhecimento científico sobre a eletroconvulsoterapia.
2. Comentar as crenças e as ideias preconcebidas em relação à eletroconvulsoterapia.
3. Examinar a própria atitude em relação à eletroconvulsoterapia.
4. Descrever os procedimentos da assistência de enfermagem ao paciente submetido à eletroconvulsoterapia.

PALAVRAS-CHAVE

Enfermagem, saúde mental/psiquiátrica, eletroconvulsoterapia, assistência de enfermagem.

ESTRUTURA DOS TÓPICOS

Introdução. Mecanismos de ação. Indicações. Contraindicações. Número e frequência. Equipe de tratamento. Avaliação pré-tratamento. Ambiente e equipamento de tratamento. Técnica. Duração da crise. Reações adversas. Estimulação magnética transcraniana (EMT). Considerações éticas. Papel do enfermeiro na eletroconvulsoterapia. Considerações finais. Propostas para estudo. Referências bibliográficas. Anexo.

INTRODUÇÃO

O uso da eletroconvulsoterapia (ECT) tem gerado muita controvérsia no meio médico, mas hoje ela é considerada um tratamento atual, seguro, econômico e de eficácia comprovada para algumas patologias psiquiátricas. Muitas vidas já foram salvas com esse método.[1-7] Observa-se que alguns profissionais da área da saúde e familiares que antes combatiam o uso da ECT atualmente a procuram como tratamento adequado, expressando livremente a aceitação do tratamento para si próprio. Destaca-se, ainda, a satisfação verbalizada por pacientes e familiares após o tratamento.[2,8,9]

A indicação da ECT provoca muita polêmica entre diversos clínicos.[10,11] Para alguns psiquiatras, a discussão sobre a ECT não existe no meio médico-científico, estando presente com mais frequência na área política e ideológica.[2] Embora o estigma, o preconceito e os mitos sejam exaltados pela divulgação de informações errôneas na mídia sobre a utilização da ECT na terapêutica psiquiátrica, muitos autores afirmam que sua eficiência e sua segurança são indiscutíveis.[3-5]

A história da psiquiatria revela as muitas tentativas de tratar pessoas acometidas de algum transtorno de ordem psíquica ou de comportamento. São citados na literatura, por exemplo, comoção cerebral como meio de provocar a recuperação da lucidez do paciente; indução do sono, já que os cientistas acreditavam que o sonho revelava ao paciente o que era necessário para obter a melhora; uso da cânfora para provocar convulsão; banhos reconfortantes; malarioterapia; lobotomia pré-frontal e insulinoterapia.[3,4,12-14]

Em 1934, o neuropsiquiatra húngaro Ladislas Joseph Von Meduna observou a existência de um antagonismo biológico entre os portadores de epilepsia e de esquizofrenia. Ele percebeu que pacientes epilépticos não eram esquizofrênicos. Assim, levantou a hipótese de que a indução de crise convulsiva em paciente esquizofrênico pudesse trazer benefícios em relação aos sintomas apresentados. Para induzir o paciente à crise convulsiva, Von Meduna utilizou, inicialmente, a cânfora e, mais tarde, pentilenotetrazol, cardiazol e metrazol.[4,5,11-16] Esse método, no entanto, provocava muitos efeitos colaterais no paciente e gerava dificuldades no controle da crise. Por esse motivo, os pesquisadores começaram a investigar outros métodos para provocar a convulsão.

Em 1934, Ugo Cerletti fez experimentos com animais, estimulando a crise convulsiva, mas eles morriam durante a passagem da corrente elétrica pelo coração. Então, Lucio Bini, em 1937, sugeriu a colação de eletrodo na têmpora do animal, para evitar que a corrente elétrica passasse pelo coração. Em 1938, Cerletti e Bini aplicaram pela primeira vez a corrente elétrica na têmpora de um paciente esquizofrênico para provocar uma crise convulsiva, e obtiveram resultados satisfatórios em termos de redução de sintomas.[4,5,11-14]

A ECT passou a ser utilizada com grande frequência, porém era vista como um método de tratamento agressivo e desumano, principalmente com o surgimento das primeiras drogas psicotrópicas, em 1950, consideradas menos agressivas. Por essa razão, passou a ser indicada com menor frequência no tratamento dos pacientes, embora vários autores acreditassem que, em determinadas situações, não houvesse droga que a substituísse.[4,10-14]

Os psiquiatras e os pesquisadores da área observaram algumas limitações na utilização das drogas psicotrópicas no tratamento de alguns doentes mentais, tais como a demora no início da ação terapêutica da medicação, seus inúmeros efeitos colaterais e, por vezes, a ineficácia da droga.[4]

Com isso, a atenção dos pesquisadores voltou-se para a ECT novamente. No intuito de amenizar as dores musculares e o desconforto provocados pelas fortes convulsões, os pesquisadores foram aprimorando a técnica de aplicação da ECT até chegar ao seu uso com anestesia, oxigenação, relaxamento muscular, introdução de mecanismos para monitoração eletroencefálica e eletrocardiológica. Os aparelhos de aplicação da ECT também foram aprimorados.[4,11-16]

Com pesquisas científicas que comprovam a eficácia e a eficiência desse tratamento, houve um aumento crescente no número de pacientes submetidos a ele. Estima-se que cerca de 50 a 100 mil pacientes/ano sejam tratados também com ECT nos Estados Unidos. Não há uma estimativa para o Brasil.[4,10-16]

A ECT está regulamentada pelo Conselho Federal de Medicina, mas ainda há poucos serviços que disponibilizam esse tratamento como preconizado internacionalmente. É um instrumento terapêutico de resultados valiosos, quando indicado de modo preciso e aplicado com a técnica correta.[17]

MECANISMOS DE AÇÃO

A ECT, segundo trabalhos clássicos, consiste na indução de uma crise convulsiva generalizada pelo uso de corrente elétrica, fator fundamental para proporcionar a melhora do quadro. Apesar do reconhecimento dos benefícios para o paciente, o mecanismo de ação, contudo, ainda não é totalmente conhecido. Há diversas teorias que tentam explicá-lo. Alguns autores fazem restrição a essas teorias,[10] outros descrevem apenas uma ou duas – mas todos são enfáticos ao recomendar mais estudos científicos. Dentre as diversas teorias sobre o mecanismo de ação da ECT, as mais citadas são a teoria dos neurotransmissores, a teoria neuroendócrina e a teoria anticonvulsiva.[10,13,16,18-20]

Teoria dos neurotransmissores

A ECT tem ação semelhante ao antidepressivo tricíclico, pois aumenta a neurotransmissão de noradrenérgicos, serotoninérgicos e dopaminérgicos. A ECT ativa sistemas adrenérgicos, aumentando a sensibilidade dos receptores dopaminérgicos, reduzindo a captação de serotoninas, ativando o sistema nervoso periférico e a liberação da secreção de glândulas endócrinas.

Teoria neuroendócrina

Os defensores dessa teoria consideram que a ECT libera hormônios hipotalâmicos ou hipofisários que resultam em ação antidepressiva.

Teoria anticonvulsiva

Essa teoria está relacionada à potente ação anticonvulsiva da ECT, uma vez que o limiar convulsivo aumenta e a duração das convulsões diminui no decorrer do tratamento.[21]

Essas três teorias são algumas das tentativas de explicar o efeito da ECT nos transtornos mentais.

INDICAÇÕES

A ECT é um tratamento eficaz e seguro, desde que indicado com critérios definidos. Estas são as principais indicações:[11,21,22]

- Depressões graves com risco de suicídio, refratárias a tratamento com drogas antidepressivas e pessoas que não podem utilizar medicamentos.
- Psicoses agudas acompanhadas de delírios e alucinações.
- Mania aguda de espectro bipolar.
- Esquizofrenia catatônica.
- Síndrome neuroléptica maligna.
- Agitação psicomotora na demência.
- Doença de Parkinson.

CONTRAINDICAÇÕES

Para diversos autores, não há contraindicação absoluta para a ECT. Deve-se considerar, porém, as situações que podem oferecer riscos ao paciente.[11-19,22-23]

As contraindicações são:

- Processos expansivas intracranianos (hipertensão intracraniana).
- Aneurisma ou malformação vascular.
- Doença coronariana crônica.
- Infarto do miocárdio recente.
- Hipertensão arterial não controlada.
- Glaucoma.
- Deslocamento de retina.

- Acidente vascular recente.
- Feocromocitoma e tireotoxicose.
- Luxação ou subluxação cervical.
- Patologias cardiovasculares agudas ou crônicas descompensadas.
- Arritmias.
- Isquemias coronarianas.
- Outras situações de contraindicação de uso anestésico.

Embora não haja contraindicação oficial para o uso de ECT durante a gravidez, exige-se avaliação clínica acurada, principalmente no terceiro trimestre da gestação.

Há situações clínicas que não constituem contraindicações formais, mas que requerem atenção especial quando da indicação da ECT. Entre elas estão:

- Uso de marca-passo cardíaco.
- Arritmias.
- Valvopatia.
- Osteoporose e doenças ósseas.
- Hipertensão arterial sistêmica.
- Doença pulmonar.
- Diabetes.

NÚMERO E FREQUÊNCIA

O número total de aplicação da ECT varia de acordo com o quadro clínico do paciente e do critério médico. Em geral, é de 6 a 12, podendo chegar a 20 sessões.[11,15,18]

A frequência do tratamento geralmente varia de 2 a 3 vezes por semana, em dias alternados, o que proporciona melhor recuperação cognitiva.

Alguns autores observam redução na taxa de recaída quando o tratamento de continuação é utilizado. Em alguns casos há necessidade de tratamento de manutenção, que pode ser feito inicialmente em intervalos semanais, diminuindo-se as aplicações para cada 4-12 semanas, dependendo do quadro clínico do paciente e da tolerância aos efeitos colaterais, principalmente os da esfera cognitiva.[11-15,18]

EQUIPE DE TRATAMENTO

A equipe de um serviço de ECT deve ser composta por psiquiatra, anestesista, clínico, enfermeiro especialista, psicólogo e técnico de enfermagem. O número de profissionais depende da quantidade média de pacientes atendidos por dia.[23,24]

Antes de compor a equipe, faz-se necessário um alerta, não só aos que a integram, mas aos administradores e aos gerenciadores desse serviço. Os profissionais, antes de assumirem um trabalho em ECT, devem avaliar sua atitude, e analisar seus sentimentos e suas reações em relação ao tratamento, pois deles dependem a aceitação e a participação efetiva do paciente e familiares.[24]

AVALIAÇÃO PRÉ-TRATAMENTO

O paciente deve ser submetido a uma avaliação clínica completa antes do início do tratamento, composta por uma avaliação neurológica, psiquiátrica e odontológica, complementadas por exames laboratoriais, como hemograma, tempo de protrombina e tempo de trompoplastina, glicemia de jejum, sódio, potássio, ureia, creatinina, enzimas hepáticas séricas, radiografia de tórax, eletrocardiograma, hormônios tireoidianos.[14,15,25]

AMBIENTE E EQUIPAMENTO DE TRATAMENTO

Um serviço de ECT deve ter, no mínimo, um espaço físico contendo secretaria e sala de espera com sanitário; e uma antessala com vestiário para o paciente externo efetuar a troca de suas vestes. A cama na qual o paciente aguarda tratamento deve ter rodas e protetores laterais, para evitar possíveis quedas. Também é necessário haver uma sala de tratamento equipada como uma unidade de terapia intensiva, contendo aparelhos de ECT e de eletrocardiograma (ECG) com monitores, oxímetro, aspirador e material completo para atender a uma parada cardiorrespiratória, como desfibrilador, cardioscópio, oxigênio, medicações anestésicas e de emergência, além de material para entubação. Por fim, deve haver uma sala de recuperação anestésica, anexada à de tratamento, com monitores cardíacos e oxigênio.[15,23,26]

TÉCNICA

A crise convulsiva pode ser estimulada por diferentes ondas elétricas. Mais recentemente, são utilizadas ondas em pulsos de correntes separadas por breves períodos sem atividade elétrica basal. Essas ondas têm eficácia adequada na indução da convulsão e guardam maior semelhança com os sinais elétricos endógenos do cérebro.[15,25]

Os aparelhos de ECT de última geração possibilitam ao médico ajustar a voltagem e o tempo de passagem da corrente elétrica pelo cérebro. A voltagem utilizada varia e deve ser ajustada de acordo com cada paciente. Em média, oscila entre 70 e 110 V, porém é possível ajustá-la para menos se as condições do paciente assim o exigirem. Quanto menor a voltagem utilizada, maior a preservação da memória.[22]

Colocação dos eletrodos

A ECT pode ser realizada com os eletrodos posicionados em diferentes regiões da cabeça, de modo uni/bilateral, conforme o critério médico.[15,18,26,27]

Quando o modo é bilateral, comumente os eletrodos são colocados frontotemporalmente; quando é unilateral, um eletrodo estimulador é colocado na região frontotemporal não dominante – geralmente à direita – e o outro na região centroparietal não dominante, 5 cm à direita do vértice do crânio.

DURAÇÃO DA CRISE

O início da convulsão deve ocorrer em 20 a 40 s após a aplicação. Caso a crise não ocorra, o que é chamado de crise frustra, o médico deve fazer uma nova aplicação.

A duração preconizada para a crise convulsiva é, em geral, de 20 s para se obter uma resposta motora, e de 25 s para uma resposta eletroencefalográfica.

Para se obter resposta terapêutica adequada, a ECT unilateral pode exigir tanto parâmetros maiores que esses, como também carga suficiente acima do limiar de convulsão do paciente.[14,26]

Os equipamentos de última geração, utilizados nos centros especializados, têm mecanismos para a realização da ECT durante o tratamento que acusam a duração da crise, bem como outros mecanismos para o monitoramento cardíaco e a oxigenação.

REAÇÕES ADVERSAS

Apesar da eficácia e da segurança oferecidas pela ECT, algumas pessoas podem apresentar efeitos colaterais, como alterações cognitivas temporárias, principalmente da memória, porém não decorrente de lesão cerebral.[14,15,23,28,29] Entre eles podem surgir:

- Confusão mental passageira.
- Cefaleia.
- Dores musculares.
- Náusea.
- Mudança súbita para estado de mania ou misto.

- Ocorrência de sonolência e de confusão mental logo após a aplicação da ECT, às vezes com agitação, desaparecendo após 20 a 30 min.

ESTIMULAÇÃO MAGNÉTICA TRANSCRANIANA (EMT)

A estimulação magnética transcraniana é fundamentada no princípio da indução eletromagnética. É considerada um tratamento indolor, não invasivo e seguro, de baixo risco. Atua modulando a excitabilidade cortical do cérebro humano e é aplicada no tratamento de patologias cerebrais com alteração da excitabilidade cortical. Pesquisas sobre o uso da EMT têm mostrado resultados promissores para algumas doenças neurológicas e psiquiátricas, como Parkinson, epilepsia, depressão, esquizofrenia, entre outras.[30] Existe ampla revisão de literatura sobre o assunto.[30]

A aplicação desse método em alguns transtornos psiquiátricos tem sido estudada criteriosa e exaustivamente. Apesar dos resultados promissores encontrados, ainda não há evidências suficientes para a aplicação de EMT na prática clínica.

CONSIDERAÇÕES ÉTICAS

As considerações éticas[6,29,30] não devem se restringir apenas ao preconizado por normas ou resoluções e incluem avaliações periódicas dos benefícios da ECT, fundamentadas em metodologia científica e realizadas pela equipe interdisciplinar do serviço, para abranger todas as áreas do conhecimento envolvidas no tratamento. Os resultados desses estudos devem ter ampla divulgação a fim de contribuir de modo seguro com a regulamentação da utilização da ECT e com os "modos de argumentar pró ou contra o procedimento",[10] propiciar uma orientação segura aos pacientes e familiares.[8,24]

O respeito aos preceitos éticos é observado por meio de:[18,22,29,31]

- Obtenção do termo de consentimento livre e esclarecido, que deve ser observado rigorosamente. A compreensão do conteúdo deve ser validada tanto com o paciente quanto com a família ou o responsável. Só depois deverão assinar o termo citado. Se as condições clínicas do paciente não permitirem, um familiar ou responsável poderá assiná-lo.
- Realização de avaliação clínica acurada.
- Procedimentos anestésicos, os quais devem obedecer ao determinado pela Lei n. 1.640/2002 do Conselho Federal de Medicina.[17]

PAPEL DO ENFERMEIRO NA ELETROCONVULSOTERAPIA

Em relação ao ambiente e ao equipamento, é responsabilidade do enfermeiro:[8,24,31,32]

- Verificar a existência de todo o material necessário:
  - Aparelho de ECT com eletrodos;
  - Gel ou pasta condutora; algodão com álcool; eletrodos para o EEG;
  - Protetor das arcadas dentárias e da língua (suficientemente consistentes, para evitar mordeduras de língua e problemas dentários) feito com algodão envolto em gaze;
  - Cânula de Guedel;
  - Esfigmomanômetro;
  - Estetoscópio;
  - Aspiradores com cateteres;
  - Máscaras de oxigenação descartáveis ou esterilizadas;
  - Cateteres nasais;
  - Seringas e agulhas para preparo e aplicação de medicação intravenosa e intramuscular;
  - Material de contenção, caso ocorra agitação intensa após o tratamento.
- Testar o funcionamento de todos os equipamentos.
- Preparar os eletrodos dos aparelhos de ECT, ECG e EEG.

Ações do enfermeiro junto ao paciente e à família antes de iniciar o tratamento[8,9,20,28-31]

- Preparar o paciente e os familiares tão logo seja tomada a decisão sobre a indicação do tratamento. Além das informações transmitidas, deve-se distribuir um guia ou *folder* de orientação para o paciente e seus familiares com a finalidade de esclarecer dúvidas, mitos e receios (Anexo). O modo como o enfermeiro faz a orientação influencia na reação e na aceitação do tratamento.
- Evitar comentários inadequados, bem como o uso de termos técnicos não conhecidos pelo paciente, pois ele pode não entendê-los, não só em decorrência do medo do desconhecido e da ansiedade em relação ao tratamento, mas também por causa da sonolência e do período de confusão que ocorrem logo após a sessão de ECT.
- Informar ao paciente e à família que eles poderão conhecer previamente o local onde o tratamento será realizado e os profissionais que lá trabalham. O objetivo dessa ação é diminuir o medo.

- Orientar a ambos sobre a necessidade do jejum e de o paciente vir sem maquiagem, principalmente batom e esmalte, para facilitar a observação da circulação periférica, com cabelos limpos e secos, usando roupas confortáveis, com blusa ou camisa abotoada na frente.
- Se paciente externo, orientar para a necessidade de acompanhante adulto.

Ações do enfermeiro no dia da primeira aplicação[8,9,20,28-30]

- Certificar-se de que o termo de consentimento livre e esclarecido foi assinado pelo paciente e pela família. Esclarecer as dúvidas sobre o tratamento, caso ainda existam.
- Manter ambiente terapêutico, oferecer apoio, facilitar a interação com os demais pacientes, familiares e membros da equipe durante todo o processo de tratamento, para que eles se sintam seguros e confiantes.
- Obter informações sobre o comportamento do paciente, se ele for externo.
- Observar e registrar o comportamento do paciente antes do início do tratamento para que a equipe tenha parâmetros fidedignos de avaliação.
- Assegurar-se de que o paciente está em jejum e mantê-lo assim até sua recuperação anestésica para evitar refluxo, vômitos e, consequentemente, risco de aspiração. O tratamento deve ser realizado o mais cedo possível para evitar o desconforto do desjejum e da espera.
- Conduzi-lo ao sanitário, pois o tratamento pode provocar relaxamento dos esfíncteres anal e uretral. Observá-lo para que não ingira água nesse momento.
- Verificar as vestes do paciente. Ele pode usar as próprias vestes ou as do hospital, de acordo com as normas existentes em cada instituição. Devem ser confortáveis, com abotoamento na frente, para facilitar o monitoramento e o atendimento de emergência.
- Verificar se os cabelos estão limpos e secos.
- Retirar esmalte e maquiagem caso os esteja usando.
- Solicitar ao paciente que retire óculos, lentes de contato, prótese ocular, auditiva e dentária (móvel) ou dentadura. Retirar adornos de cabelo, relógio ou qualquer outro objeto de metal.
- Deixar o paciente com o acompanhante, se paciente externo.
- Quando se tratar de paciente internado na instituição, seguir as rotinas estabelecidas.
- Levar o paciente para a antessala do tratamento e acomodá-lo na cama apropriada, na qual será conduzido à sala de tratamento.
- Verificar sinais vitais. Se houver qualquer alteração ou queixa clínica, discutir com a equipe de ECT sobre a pertinência da realização da sessão.

Ações do enfermeiro durante o tratamento[8,9,19,20,31,32]

- Conduzir o paciente até a sala de tratamento, mantendo-o em decúbito dorsal, com os pés descobertos, para facilitar a observação da crise.
- Auxiliar o anestesista quando necessário (puncionando veia, aspirando vias aéreas e em outras intercorrências).
- Instalar os eletrodos do ECG no paciente.
- Colocar o manguito desinsuflado para monitoramento da pressão arterial, mantendo os tubos conectores livres.
- Instalar o oxímetro para observar a saturação do oxigênio.
- Efetuar a limpeza da região frontotemporal para facilitar a passagem da corrente elétrica.
- Colocar gel condutor nos eletrodos para facilitar a condução da corrente.
- Colocar o protetor das arcadas dentárias e segurar ou apoiar com firmeza a mandíbula do paciente.
- Observar e registrar no prontuário do paciente o tipo de crise, a duração e as intercorrências durante o tratamento.
- Manter-se atento aos parâmetros vitais até a sua normalização.
- Retirar o *scalp*.
- Encaminhar o paciente para a sala de recuperação pós-anestésica.

Ações do enfermeiro na recuperação pós-anestésica[8,9,20,31,32]

- Vigilância constante durante o período em que ele ainda estiver sob efeito do anestésico.
- Mantê-lo no leito com protetores laterais, em decúbito lateral, para evitar aspiração de vômito, se houver.
- Aferir sinais vitais e avisar o anestesista sobre qualquer alteração, registrando-os no prontuário.
- Ouvir as queixas do paciente, sendo a mais comum a cefaleia, seguindo os procedimentos de rotina para o atendimento delas.
- Demonstrar aceitação do medo e da ansiedade manifestados pelo paciente, explicando-lhe o que está ocorrendo, de acordo com suas condições para assimilar a orientação.
- Permanecer ao lado do paciente até que ele esteja desperto e seja capaz de orientar-se para o cuidado de si mesmo.
- Dar informações para orientar o paciente sobre data, hora, local onde está e o que está acontecendo. Perguntar apenas o que for essencial, em razão do período confusional e do distúrbio amnésico, que duram aproximada-

mente 30 minutos após o tratamento, lembrando-o de que esse estado é passageiro.

- Após a liberação pelo anestesista, levá-lo para a sala do desjejum, oferecendo ao paciente o café da manhã, porém sem forçar a aceitação, observando e anotando a quantidade ingerida.
- Anotar no prontuário do paciente as observações sobre as condições clínicas e psíquicas, e possíveis intercorrências na ECT.
- Orientar a família para observar o comportamento diário do paciente quando se tratar de paciente externo, fazer um relatório semanal e trazer no dia do tratamento. O relatório deve englobar aspectos da vida diária, como sono, higiene, alimentação, queixas, relacionamento com familiares, amigos e colegas, além das atividades ocupacionais, sociais e intercorrências. Anexar o relatório ao prontuário.

CONSIDERAÇÕES FINAIS

Com a utilização de aparelhos de última geração para a aplicação da ECT e o monitoramento do paciente, houve diminuição dos riscos desse tratamento. O uso de anestésico propiciou a redução da ansiedade e do medo, os quais geravam desconforto para o paciente e para a família no início do convívio com a ECT, evitando a rejeição ao tratamento.

A ECT pode ser utilizada em pacientes não internados, desde que tenham condições para comparecerem às sessões de aplicação na periodicidade indicada. Esse fato contribui para a manutenção do vínculo entre paciente e família, a interação com os profissionais e, dependendo do horário do tratamento, até do vínculo de trabalho. Relatos de famílias e pacientes, e resultados de pesquisas realizadas com essa população, têm mostrado que, com a competência técnico-científica e com a atitude positiva em relação ao tratamento, valendo-se de sentimento empático na relação com o paciente, com a família e com os membros da equipe de saúde, o enfermeiro contribui para a mudança de valores, crenças e atitudes em relação à ECT.[8,9,33-36]

A ECT, ministrada com alta qualidade por profissionais competentes e equipe capacitada para tal, "faz a diferença entre saúde e doença, ou mesmo vida e morte entre milhares de pessoas",[2] o que é reconhecido por aqueles que assistem pacientes com graves transtornos mentais, fundamentados em evidências científicas.[8,9,33-36]

PROPOSTAS PARA ESTUDO

1. Antes de observar o tratamento, analise suas crenças em relação a ele.
2. Observe um paciente durante o tratamento e as ações de enfermagem realizadas.
3. Discuta em sala de aula o que foi observado, identificando e analisando seus sentimentos e reações.
4. Elabore as intervenções de enfermagem a paciente em ECT.

REFERÊNCIAS BIBLIOGRÁFICAS

1. Rigonatti SP. Introdução. In: Rigonatti SP, Rosa MA. Indicação e prática da eletroconvulsoterapia. São Paulo: Lemos; 2000. p. 13-5.
2. Gentil Filho V. Prefácio. In: Rigonatti SP, Rosa MA. Indicação e prática da eletroconvulsoterapia. São Paulo: Lemos; 2000. p. 11-2.
3. Kaplan HI, Sadock BJ. Synopsis of psychiatry: behavioral sciences/clinical psychiatry. 8th ed. Eletroconvulsive therapy. 2006. p. 1115-22.
4. Rosa MA, Rigonatti SP, Rosa MO. Histórico. In: Rigonatti SP, Rosa MA, Rosa MO. Eletroconvulsoterapia. São Paulo: Vetor; 2004. p. 13-22.
5. Perizzolo J, Berlim MT, Szobot CM, Lima AF, Schestatsky S, Fleck MPA. Aspectos da prática da eletroconvulsoterapia: uma revisão sistemática. Rev Psiquiatr RS. 2003;25(2):327-34.
6. Brasil MAA. Apresentação. In: Rigonatti SP, Rosa MA, Rosa MO. Eletroconvulsoterapia. São Paulo: Vetor; 2004. p. 11-2.
7. Soares MBM, Moreno RA, Moreno DH. A Eletroconvulsoterapia no tratamento da mania resistente: relatos de casos. Rev Hosp Clin. 2002;57(1):31-8.
8. Stefanelli MC, Arantes EC. A assistência de enfermagem a paciente submetido à eletronconvulsoterapia. Rev Esc Enferm USP. 1983;17(2):45-52.
9. Stefanelli MC, Igue CE, Bellegarde IMT, Jóia EC, Rigonatti SP. Mudança de atitude em relação à eletroconvulsoterapia. Curitiba: XXXIV Congresso Brasileiro de Psiquiatria; 25-28 out. 2006.
10. Sonenreich C. Prefácio. In: Rigonatti SP, Rosa MA, Rosa MO. Indicação e prática da eletroconvulsoterapia. São Paulo: Lemos: 2004. p. 7-10.
11. Moreno DH, Moreno RA, Rigonatti SP, Mussi CC, Oliveira ICA, Rosa MA. A eletroconvulsoterapia. In: Rigonatti SP, Rosa MA. A eletroconvulsoterapia. In: Indicação e prática da eletroconvulsoterapia. São Paulo: Lemos; 2000. p. 17-36.
12. Cretaz E, Rigonatti SP, Aratangy EW. Eletoconvulsoterapia. In: Miguel EC, Gentil V, Gattaz WF. Clínica psiquiátrica. Barueri: Manole; 2011. p.1303-18
13. Aratangy EW, Rigonatti SP, Cretaz E. Eletroconvulsoterapia. In: Barros DM, Bonini G. Psiquiatria forense: interfaces jurídicas, éticas e clínicas. Rio de Janeiro: Elsevier; 2015. p. 75-9.
14. Sadock BJ, Sadock VA. Compêndio de psiquiatria, ciências do comportamento e psiquiatria clínica. 9ª ed. São Paulo: Artmed; 2007. p. 36-223.
15. Fontana AM, Salim J. Tratamentos por meios biológicos. In: Manual de clínica em psiquiatria. São Paulo: Atheneu; 2005. p. 113-63.
16. Ramos RT, Cordas TA. Tratamentos biológicos em psiquiatria. In: Louzã Neto MR, Motta T, Yuan-Pang W. Psiquiatria básica. Porto Alegre: Artes Médicas; 1995. p. 307-414.

17. Brasil. Conselho Federal de Medicina. Resolução n. 1.640/2002. Dispõe sobre prática da eletroconvulsoterapia e dá outras providências. Brasília-DF: Diário Oficial da República Federativa do Brasil, 10 jul. 2002.
18. Baeza FLC, Fleck M PA. Eletroconvulsoterapia. In: Prática psiquiátrica no hospital geral interconsulta e emergência, 2012. p.641-57
19. Rosa MA, Rigonatti SP, Rosa MO. Mecanismo de ação. In: Rigonatti SP, Rosa MA, Rosa MO. Eletroconvulsoterapia. São Paulo: Vetor; 2004. p. 23-8.
20. Haq AU, Sitzmann AF, Goldman ML, Maixner DF, Mickey BJ. Response of depression to electroconvulsive therapy: a meta-analysis of clinical predictors. J Clin Psychiatry. 2015;76:10.
21. Rumi DO, Takada JY, Solimene MS, Rigonatti SP. Indicações e contraindicações. In: Rigonatti SP, Rosa MA, Rosa MO. Eletroconvulsoterapia. São Paulo: Vetor; 2004. p. 43-51.
22. Lopes AC, Marcolin MA, Mansur CGS, Marra HLD, Cretaz E, Rigonatti SO. Terapias biológicas: eletroconvulsoterapia, estimulação magnética transcraniana e neurocirurgia. In: Forlenza OV, Miguel EC. Compêndio de clínica psiquiátrica. Barueri: Manole; 2012. p. 541-51.
23. Rosa MA, Rigonatti SP. Curso do tratamento. In: Rigonatti SP, Rosa MA, Rosa MO. Eletroconvulsoterapia. São Paulo: Vetor; 2004. p. 93-100.
24. Rigonatti SP, Rosa MA, Caires MAF, Mussi CC. Eletroconvulsoterapia. In: Cordás TA, Moreno RA. Condutas em psiquiatria. São Paulo: Lemos; 2001. p. 297-318.
25. Jóia EC, Bellegarde IMT, Stefanelli MC. O papel da equipe de enfermagem psiquiátrica no serviço de eletroconvulsoterapia. In: Rigonatti SP, Rosa MA, Rosa MO. Eletroconvulsoterapia. São Paulo: Vetor; 2004. p. 101-10.
26. Rumi DO, Takada JY, Solimene MS, Rigonatti SP. Avaliação pré-ECT e situações especiais. In: Rigonatti SP, Rosa MA, Rosa MO. Eletroconvulsoterapia. São Paulo: Vetor; 2004. p. 53-69.
27. Rosa MA, Rigonatti SP, Rosa MO. Técnica. In: Rigonatti SP, Rosa MA, Rosa MO. Eletroconvulsoterapia. São Paulo: Vetor; 2004. p. 29-42.
28. Shiozawa P, Netto GTM, Cordeiro Q, Ribeiro RB. Eletroconvulsoterapia para o tratamento de depressão psicótica refratária em paciente com desnutrição grave: estamos esquecendo a ECT? Revista Debates Psiquiatria, Associação Brasileira de Psiquiatria. 2014;4(4).
29. Rosa MA, Rigonatti SP, Rosa MO. Efeitos adversos. In: Rigonatti SP, Rosa MA, Rosa MO. Eletroconvulsoterapia. São Paulo: Vetor; 2004. p. 87-91.
30. Marcolin MA, Rigonatti SP, Fregni F, Rumi DO, Mansur CGS, Santos CM et al. Estimulação magnética transcraniana: o futuro dos tratamentos biológicos? In: Rigonatti SP, Rosa MA, Rosa MO. Eletroconvulsoterapia. São Paulo: Vetor, 2004. p. 119-40.
31. Rigonatti SP, Serafim AP. Considerações éticas. In: Rigonatti SP, Rosa MA, Rosa MO. Eletroconvulsoterapia. São Paulo: Vetor; 2004. p. 111-8.
32. Jóia EC, Bellegarde IMT. Enfermagem e a eletroconvulsoterapia: evolução e assistência. Rev Enf Complexo HC. 1998;1(3):18-21.
33. Stuart GW. Terapias somáticas. In: Stuart GW, Laraia MT. Enfermagem psiquiátrica: princípios e prática. Porto Alegre: Artmed; 2001. p. 640-53.
34. Townsend MC. Enfermagem psiquiátrica: conceitos de cuidados. In: Eletroconvulsoterapia. Rio de Janeiro: Guanabara Koogan; 2002. p. 256-63.
35. Campos CJG, Higa CMH. Opinião e conhecimento de familiares sobre o uso da convulsoterapia: implicações para a enfermagem. Rev Esc Enferm USP. 1997;31(2):191-205.
36. Moser C, Lobato MI, Belmonte-de-Abreu P. Evidências da eficácia da eletroconvulsoterapia na prática psiquiátrica. Rev Psiquiatr RS. 2005;27(3):302-10.

Anexo – Orientação para eletroconvulsoterapia

A eletroconvulsoterapia é considerada um tratamento seguro e confiável, realizada sob anestesia geral de curta duração, e proporciona bons resultados.

Há vários trabalhos científicos que mostram a satisfação de pacientes e familiares que já passaram pela experiência de conviver com esse tratamento.

Fazem parte da equipe: psiquiatra, anestesista, enfermeiro e técnico de enfermagem.

Seu primeiro contato será com a secretária do serviço de ECT para agendar a data de início do tratamento e a data dos retornos.

Você e seus familiares poderão conhecer previamente o local onde é realizado o tratamento e os membros da equipe que lá trabalham.

Após o tratamento, você ficará na sala de recuperação até se sentir bem para tomar o desjejum.

Para fazer o tratamento, você deve seguir as orientações abaixo:

- Venha sempre acompanhado de um responsável maior de 18 anos, que deverá esperá-lo até o término do tratamento.
- Compareça em jejum para o tratamento no dia agendado. Alimente-se na véspera do tratamento só até às 22 horas.
- Caso faça tratamento para hipertensão, não deixe de tomar seu remédio 4 horas antes da ECT só com um gole de água.
- Se tiver qualquer tipo de alergia, avise seu médico.
- Venha com os cabelos limpos e secos.
- Não fume no dia do tratamento.
- Venha com roupas limpas, confortáveis e abotoadas na frente.
- Traga roupa para trocar, caso seja necessário.
- Não use esmalte nem maquiagem no dia do tratamento para facilitar a observação da coloração da pele e das extremidades.

- Antes do tratamento, retire óculos ou lentes de contato, próteses auditivas e dentárias móveis.
- Retire também grampos e adornos de cabelo, relógio, joia ou qualquer outro objeto de metal que estiver usando. Esses objetos ficarão com o seu acompanhante.
- Após o tratamento, pode ocorrer dificuldade para recordar-se de algum fato ou nome de objetos, mas isso é passageiro.
- Se tiver dor de cabeça ou outra queixa, avise o enfermeiro da equipe.
- Você e seu familiar sairão acompanhados pelo auxiliar de enfermagem até a portaria, de acordo com as normas de cada serviço.
- Alguém de sua família deve fazer um relatório semanal sobre seu sono, sua higiene e alimentação, suas queixas e seu relacionamento com familiares, amigos e colegas de trabalho ou escola. Entregue-o para um profissional de enfermagem.

Qualquer dúvida, procure o médico ou o enfermeiro do serviço de eletroconvulsoterapia.

14

Terapia cognitivo-comportamental

Francisco Lotufo Neto
José Gilberto Prates
Cristina Emiko Igue
Fabiana Saffi

PONTOS A APRENDER

1. Discorrer sobre conceitos teórico-práticos da terapia comportamental cognitiva.
2. Identificar a aplicabilidade das diferentes modalidades de terapia comportamental cognitiva na assistência de enfermagem.

PALAVRAS-CHAVE

Terapia cognitivo-comportamental, terapia comportamental, terapia cognitiva, papel do enfermeiro.

ESTRUTURA DOS TÓPICOS

Introdução. Terapia comportamental: fundamentos teóricos. Comportamento operante. Aprendizagem social. Abordagem clínica. Terapias cognitivas. Terapias cognitiva e cognitivo-comportamental. Terapia cognitivo-comportamental. Terapia cognitivo-comportamental em grupo. Indicação da TCC. Papel do enfermeiro na TCC. Propostas para estudo. Referências bibliográficas.

INTRODUÇÃO

A visão teórica da terapia cognitiva está baseada na ideia de que os sentimentos e os comportamentos das pessoas estão associados ao modo como elas estruturam e interpretam o mundo. Dessa forma, o objetivo do terapeuta que trabalha com terapia cognitivo-comportamental (TCC) é produzir modificações cognitivas, ou seja, alterações no pensamento e nas crenças do paciente com o intuito de provocar mudanças emocionais e comportamentais duradouras.[1] Os terapeutas cognitivos utilizam, com frequência, os princípios da terapia comportamental e, quando necessário, usam conceitos e técnicas provenientes das diversas teorias da aprendizagem. Daí o nome TCC.[2,3]

Na TCC, a pessoa aprende a detectar, analisar e modificar pensamentos e comportamentos disfuncionais, corrigindo-os quando necessário. Pensar e agir de modo realista e adaptado reduz os sintomas e melhora os problemas psicológicos.

O terapeuta é treinado para fazer a conceituação cognitiva e a análise funcional. Na primeira, por meio de entrevistas e questionários, faz o levantamento dos dados relevantes da história de vida, das crenças, das regras e das estratégias que, em situações de vulnerabilidade ou estresse, dão origem a pensamentos negativos automáticos. Esses pensamentos, muitas vezes, causam problemas, sofrimento e emoções patológicas. Na análise funcional, os antecedentes e as consequências de comportamentos são identificados de modo a se planejarem as abordagens terapêuticas mais adequadas para aquela pessoa.

Para a compreensão da TCC é necessário, portanto, adquirir conhecimento sobre as teorias e as terapias comportamental e cognitiva.

TERAPIA COMPORTAMENTAL: FUNDAMENTOS TEÓRICOS

A terapia comportamental é "a aplicação do conjunto dos conhecimentos psicológicos, adquiridos segundo os princípios da metodologia científica, à compreensão e solução de problemas clínicos".[4] Nela, são aplicados principalmente os conhecimentos derivados da teoria da aprendizagem. A elaboração terapêutica segue os preceitos do método científico na análise e na mensuração dos problemas do cliente, na adaptação de técnicas e métodos a seus problemas específicos, na avaliação dos resultados e na depuração das técnicas ao essencial. Há a preocupação, juntamente com as terapias cognitivas, de que seus resultados e fundamentos sejam baseados em evidências.

Os principais fundamentos teóricos da terapia comportamental são: condicionamento respondente/reflexo condicionado de Pavlov, comportamento operante de Skinner, aprendizagem social de Bandura e terapêuticas advindas de uma abordagem clínica, para as quais se procurou posteriormente justificativa teórica.

Condicionamento respondente/reflexo condicionado de Pavlov

Estudando a fisiologia do sistema digestivo, Pavlov notou que os animais salivavam ao encontrar alguns objetos do laboratório, incluindo os próprios pesquisadores. Ele observou que isso não era casual e descreveu o reflexo condicionado, cujo âmbito de ação é extremamente variado, envolvendo músculos lisos, estriados e glândulas. Pavlov e sua escola estudaram os princípios e as leis que regem os reflexos condicionados.

Os clínicos procuraram aplicar esses conceitos teóricos no tratamento dos pacientes. Nem todas as aplicações foram bem-sucedidas, mas ilustram bem os problemas enfrentados.[5]

Condicionar um novo estímulo a uma resposta antiga

Em pacientes com bexiga neurogênica e perda da capacidade de controlar a emissão de urina, frequentemente a urina permanece estagnada na bexiga, levando à infecção. Esse é um dos principais fatores de mortalidade. Ince propôs uma técnica de condicionamento para restabelecer o controle vesical. O primeiro passo foi colocar o arco reflexo da porção sacral da medula espinhal, que controla a bexiga, sob controle externo. O estímulo incondicionado consistiu em uma corrente elétrica aplicada ao abdome inferior, de intensidade suficiente para provocar uma contração de seus músculos, aumentando, assim, a pressão vesical e levando à emissão de urina. O estímulo condicionado consistiu em uma corrente elétrica de fraca intensidade na porção interna da coxa, abaixo da região comprometida pela lesão medular, e aplicada pelo próprio paciente por meio de uma bateria portátil. Adquiriu-se algum controle sobre a emissão de urina, mas, como a teoria previa, logo ocorreu a extinção.[5]

Outro exemplo é a restauração do controle sobre o ato de evacuar no tratamento da obstipação intestinal. Associou-se o efeito dos laxantes a uma corrente elétrica suave que, por condicionamento, passou a eliciar o evacuar. A seguir, a corrente elétrica foi pareada com o café da manhã, de modo que o paciente passou novamente a controlar o reflexo. O controle dos movimentos intestinais foi transferido ao estimulador elétrico, que permitiu a evacuação na presença dos sinais de estômago cheio. Com a remoção da corrente elétrica, o controle foi transferido para os estímulos internos adequados.[5]

Condicionar uma nova resposta a um estímulo antigo

A expressão "resposta condicionada" foi criada com base na compreensão de que os estímulos que ocorrem ao mesmo tempo que a resposta tendem, quando repetidos, a reeliciá-la. Para se quebrar um hábito, outro deve ser conectado ao estímulo. Isso foi chamado de "contracondicionamento".[6]

Com base nesses princípios, na clínica é possível:

- Introduzir o estímulo gradualmente, de modo a não eliciar a resposta, aumentando sua intensidade quando a nova resposta estiver presente e instalada.
- Apresentar o estímulo com intensidade total, impedindo a ocorrência da resposta antiga.

A seguir, dois exemplos de aplicação clínica desses conceitos.

1. Dessensibilização sistemática:
   Uma das principais técnicas de tratamento de fobias foi desenvolvida por estudiosos da área.[7] Faz-se uma hierarquia de situações fóbicas em que o primeiro degrau elicia pouca ansiedade e o último desencadeia o medo de maior intensidade. Ensina-se ao paciente uma resposta incompatível com a ansiedade, em geral uma técnica de relaxamento pareada com cada degrau da hierarquia. Passa-se para o degrau seguinte, quando, ao imaginar uma cena fóbica, a ansiedade deixa de acontecer. Gradualmente, chega-se à situação de maior medo, que é, assim, substituída pelo relaxamento.
2. Prevenção de resposta:
   Outro exemplo, mas já do segundo tipo de apresentação do estímulo, é a "prevenção de resposta" no tratamento das compulsões de limpeza. O estímulo desencadeante do ritual de limpeza é apresentado e o paciente é impedido de realizá-lo, até que não sinta mais ansiedade. Ao mesmo tempo, o terapeuta, agindo como modelo, mostra uma resposta normal, por exemplo, como a mão deve ser lavada ou como proceder durante o banho.

COMPORTAMENTO OPERANTE

Operante significa que a resposta age ou interage no ambiente, de modo a modificá-lo. As consequências do comportamento retroagem sobre ele e isso altera a probabilidade de o comportamento ocorrer novamente. Se a presença de determinada consequência aumenta a frequência de um comportamento, ela é denominada reforço positivo. Se for sua retirada que aumenta a frequência, é chamada de reforço negativo. O reforço pode ser primário, se necessário à sobrevivência do organismo, e secundário, se adquiriu essa propriedade por associação ao primário (por exemplo, dinheiro, vales, etc.). Os reforços naturais são os mais importantes para o aprendizado e, entre eles, destaca-se o reforço social (elogio, afeto e contato físico).

Estudos sobre comportamento operante descrevem suas leis e características como encadeamento, modelagem, generalização, extinção, modo de administração, reforços, estímulos discriminativos, punição, fuga, esquiva, comportamento verbal, entre outros.[8] Essa teoria tem imensa aplicação no tratamento de problemas humanos, permitindo identificar a gênese de problemas neuróticos e de outras dificuldades humanas, além de entender as dificuldades enfrentadas pelo paciente e pelo terapeuta na sua modificação.

Esses conhecimentos têm se mostrado úteis na educação de crianças com deficiência mental e autismo e auxiliam no tratamento de pessoas com depressão grave e fobia social. O terapeuta procura modificar as contingências de reforço por meio de atividades leves e estruturadas com grande possibilidade de sucesso, demonstrando que a pessoa pode fazer algo por sua melhora, motivando-a para o tratamento.

Economia de fichas

Na enfermaria, a "economia por fichas" permite ajudar as pessoas a modificarem comportamentos que interfiram em seu tratamento. Isso é feito administrando-se reforços, modelando e extinguindo comportamentos. Nela, é definido com o paciente um objetivo, um comportamento que seria importante tornar mais frequente ou que se queira extinguir. Um exemplo do primeiro tipo seria cuidar da higiene pessoal, como por exemplo escovar os dentes após a refeição. No segundo, a diminuição de comportamentos agressivos. Definem-se os comportamentos desejáveis e os que dele se aproximam. Ao realizá-los, o paciente recebe reforços positivos, chamados de fichas, ou cartões, que podem ser trocados por algo que seja realmente reforçador para aquela pessoa: passeio, guloseimas, licença no final de semana. O reforço deve ser imediato ao comportamento, exigindo integração ao trabalho da equipe.

Terapia analítico-funcional

A maior contribuição à clínica foi da terapia analítico-funcional, proposta por especialistas da área.[9] Aplicam-se na psicoterapia os princípios de Skinner, identificando com precisão os comportamentos com relevância clínica e os princípios que regem a boa prática terapêutica. Muitos comportamentos são instalados por meio das descrições de contingências, sem que o indivíduo tenha contato direto com elas. São as chamadas regras, que também controlam o comportamento pelas consequências.

Com a aplicação da terapia analítico-funcional, os conhecimentos derivados das leis do comportamento operante podem beneficiar os portadores dos mais diversos problemas e patologias humanas.

Métodos aversivos

Antigamente, a terapia comportamental era conhecida pelas tentativas de uso de métodos aversivos. Eles foram abandonados por serem ineficazes e por sua questionabilidade ética. Apenas uma técnica aversiva continua sendo utilizada: a "sensibilização encoberta" – útil para melhorar o autocontrole de pacientes com parafilias. Consiste, primeiramente, em identificar os sinais iniciais ou os estímulos da excitação sexual (uma criança com certas características ou uma situação propícia) para indivíduos com pedofilia ou exibicionismo, por exemplo. A seguir, deve-se treiná-los para imaginar uma cena aversiva (sentir náusea e vomitar; depor sobre seu comportamento na delegacia; simular a descoberta do seu comportamento pela família). Essa fantasia é usada sempre que estímulos iniciais são identificados, bloqueando a excitação e impedindo a grave sequência de comportamentos indesejáveis. Isso controla o aspecto emergente do problema, permitindo a abordagem de outras dificuldades por meio da psicoterapia.

Medicina comportamental

A aplicação dos princípios do comportamento operante é crucial para o tratamento, a prevenção de doenças e a promoção de saúde. Diversas doenças são fruto de comportamentos inadequados: obesidade, dependência de drogas, doenças sexualmente transmissíveis, acidentes automobilísticos, etc. Modificar esses comportamentos tem grande impacto sobre a saúde. A medicina comportamental estuda como atingir esse objetivo. No tratamento da dor crônica, a técnica da TCC tem muita aplicação.[10]

APRENDIZAGEM SOCIAL

Boa parte do comportamento humano é adquirida por imitação. Associado a reforços inadequados em família, isso pode originar distúrbios importantes, como desvios sexuais ou delinquência.[11]

Alguns pacientes com problemas de orientação sexual têm os pais como modelos de comportamento sexual, os quais querem impô-los à criança. Por exemplo: a valorização desse comportamento é feita com demonstrações de afeto, frequentemente sob a forma de contato físico e manutenção do comportamento por reforço continuado. Alguns comportamentos delinquentes podem ser explicados com o seguinte modelo: a recompensa material obtida e a importância adquirida no grupo (gangues, por exemplo). Além disso, observou-se na história desses indivíduos a rejeição familiar de qualquer comportamento de dependência. Qualquer outro modo de lidar com problemas, que não a agressão, era visto como sinal de fraqueza ou dependência. Isso leva à rejeição da atenção dos outros, o que torna o tratamento muito difícil, porque os reforços usuais possuem significado negativo.

ABORDAGEM CLÍNICA

Muitas contribuições importantes vieram do estudo e do tratamento de pacientes.[12]

Exposição

Para produzir resultados, deve-se ter um objetivo terapêutico claro, permanecer na situação de desconforto por tempo prolongado e repetir o exercício sistematicamente.

Treino de habilidades sociais

O treino de habilidades sociais melhora a qualidade de vida de pacientes com esquizofrenia e outros transtornos graves. O treino de autoafirmação trabalha a dificuldade de expressar claramente sentimentos, desejos e necessidades, problemas dos mais comuns em terapia. Terapeutas podem ser treinados também no desenvolvimento de empatia, habilidade social fundamental para a eficácia terapêutica.

TERAPIAS COGNITIVAS

Diversos terapeutas e pesquisadores contribuíram para formar esse corpo de terapias. Ao longo do tempo, elas têm se modificado bastante, seguindo as seguintes ênfases: diálogo com a clínica, neurociências, coragem de mudar a teoria quando há desacordo com as evidências científicas e possibilidade de trabalho multidisciplinar.

Muitos terapeutas cognitivos trabalham com princípios da terapia comportamental e denominam seu modo de trabalhar como cognitivo-comportamental.[2,3]

TERAPIAS COGNITIVA E COGNITIVO-COMPORTAMENTAL

A TCC deriva de uma diversa gama de atividades científicas e formas de atuação clínica.[13] Sua forma mais conhecida teve início na década de 1960, sendo desenvolvida por Aaron T. Beck, nos Estados Unidos (Universidade da Pensilvânia). No início era "uma psicoterapia breve, estruturada, orientada ao presente, para depressão, direcionada a resolver problemas atuais e a modificar os pensamentos e os comportamentos disfuncionais".[1,14] Com o passar do tempo, ocorreram mudanças realizadas pelo próprio Beck e por alguns colaboradores, adaptando a abordagem para outros transtornos psiquiátricos e outras populações. Essas transformações aconteceram no foco e na duração, sem mudar os pressupostos teóricos.[1]

Atualmente, estudos mostram que essa abordagem abrange amplos aspectos dos problemas humanos e patologias psiquiátricas, como o tratamento de dor crônica, hipertensão arterial, cefaleias, fobias, transtorno de pânico, reabilitação neuropsicológica, entre outras.[10,15-20]

O modelo seguido por essa linha de terapia é o cognitivo. Ele trabalha com a hipótese de que a percepção que o indivíduo tem dos acontecimentos de sua vida influencia suas emoções e seus comportamentos, isto é, seu sentimento é determinado pelo modo como ele vê e interpreta a situação.[21] A visão teórica da TCC está baseada na ideia de que os sentimentos e os comportamentos do indivíduo são determinados pelo modo como ele estrutura o mundo – suas cognições. Assim, o objetivo do terapeuta cognitivo-comportamental é produzir mudanças cognitivas, ou seja, modificações no pensamento e nas crenças do paciente com o intuito de promover uma mudança emocional e comportamental duradoura.[1]

Definições de termos da TCC

Inicialmente, é necessário definir alguns termos muito utilizados na TCC:

- Cognição é o conteúdo do pensamento e os processos envolvidos no ato de pensar. Representa a síntese de estímulos internos e externos e evidencia o modo como a pessoa avalia uma situação. Reflete a visão da pessoa sobre si mesma, seu mundo, seu passado e seu futuro. As alterações em seu conteúdo afetam o estado afetivo e o padrão comportamental.
- Pensamentos automáticos são pensamentos breves e involuntários que surgem de modo inesperado. São mensagens específicas, discretas, que parecem taquigrafadas, compostas por palavras curtas e essenciais. Muitas vezes, a pessoa não consegue perceber esses pensamentos, tendo apenas conhecimento da emoção que se segue. Pode-se "aprender, no entanto, a identificar [...] pensamentos automáticos prestando atenção às suas mudanças de afeto".[22] Quando surge o pensamento automático, deve-se avaliar a sua validade; se ele estiver descompassado com a realidade (pensamento automático negativo ou disfuncional), tenta-se corrigi-lo. Se o indivíduo for bem-sucedido, pode ocorrer a mudança de humor. Colocando em termos cognitivos, como Beck, "quando pensamentos disfuncionais são sujeitos à reflexão racional, nossas emoções em geral mudam".[22] O conteúdo dos pensamentos automáticos disfuncionais normalmente é distorcido, catastrófico, negativo e autorreferente. Portanto, são inúteis, pois não ajudam a pessoa a superar suas dificuldades e seus problemas.
- Crenças. Outro conceito da TCC refere-se às crenças, ou pensamentos "tão fundamentais e profundos que as pessoas frequentemente não os articulam, sequer para si mesmas, [...] são considerados [...] como verdades absolutas".[22] A diferença entre os pensamentos automáticos e as crenças centrais está no modo como ocorrem. As crenças centrais acontecem em um nível

mais profundo, são rígidas e supergeneralizadas. Já os pensamentos automáticos são específicos a determinadas situações e fazem parte do nível mais superficial da cognição. Entre esses dois níveis (pensamentos automáticos e crenças centrais) estão as crenças intermediárias, isto é, atitudes, regras e suposições que interferem no modo como a pessoa enxerga determinada situação e, portanto, em seus sentimentos e comportamentos.[22] As crenças são formadas pela interação com o mundo e com as outras pessoas, ou seja, por meio da educação que se recebe e dos modelos que se aprende.[1] Em função desse pressuposto, é necessário fazer uma entrevista adequada no início do processo terapêutico, a fim de configurar, do modo mais claro possível, as experiências relevantes na vida do paciente e como foi o seu processo de interação com o mundo e com outras pessoas. Enfim, a entrevista serve para reconstruir a história do paciente em termos cognitivos.

Descrevendo o modelo cognitivo (Figura 14.1), tem-se o seguinte: as crenças centrais influenciam as crenças intermediárias, que, por sua vez, influenciam os pensamentos automáticos, os quais também recebem influência de determinada situação vivida. Esses pensamentos automáticos afetam a emoção, o comportamento e as respostas fisiológicas.

Quando a pessoa é capaz de alterar o pensamento automático, consequentemente a emoção, o comportamento e as respostas fisiológicas se alteram. Lidar com pensamentos automáticos disfuncionais também ajuda a identificar as crenças.

Há uma forma de ilustrar a hierarquia desses conceitos do modelo cognitivo. Imagine uma árvore com uma grande copa. Quando se olha de longe veem-se apenas as folhagens. Isso representa a emoção, o comportamento e as respostas fisiológicas. Chegando mais perto, é possível visualizar o tronco com todas as suas ranhuras e marcas. O tronco representa os pensamentos automáticos, que estão no nível mais básico da cognição, portanto, só se tem acesso a

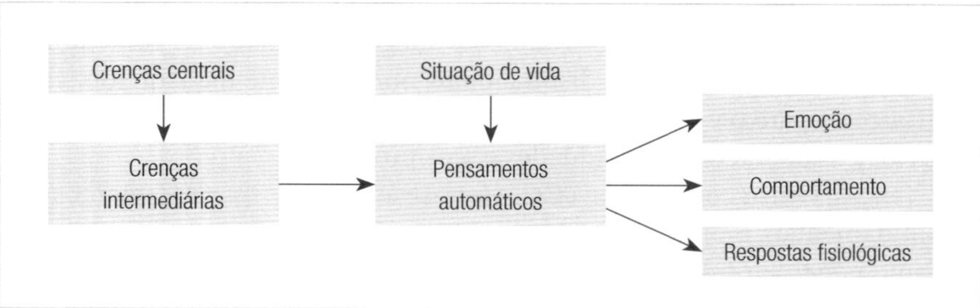

Figura 14.1. Modelo cognitivo.

eles, quando deles se aproximam. Logo abaixo do tronco estão as raízes. Elas são as crenças. As mais superficiais são as intermediárias, e as mais profundas, as centrais. Para ver as raízes da árvore é necessário remover a terra. Do mesmo modo, para acessar as crenças é necessário ir além da superficialidade, daquilo que se mostra em um primeiro momento. Sem as raízes, a árvore não vive, assim como não existe uma pessoa que não tenha crenças.

TERAPIA COGNITIVO-COMPORTAMENTAL

Por meio da TCC, o paciente pode identificar as distorções cognitivas, modificá-las e, consequentemente, apresentar melhora clínica por reavaliar e corrigir seus pensamentos. Ele é ajudado a pensar e a agir de modo mais realista e adaptado sobre seus problemas psicológicos, reduzindo os sintomas.

O primeiro passo do processo terapêutico nessa abordagem é explicar o modelo cognitivo, o que são pensamentos automáticos e como identificá-los. Ao avaliar se os pensamentos automáticos são funcionais (condizentes com a situação) ou disfuncionais (com conteúdo distorcido), pode-se modificar os últimos, o que gera um alívio dos sintomas. Após aliviar os sintomas, o foco principal do tratamento passa a ser as crenças (intermediárias e centrais), principalmente aquelas que são disfuncionais. É importante ressaltar que "a modificação profunda de crenças mais fundamentais torna os pacientes menos propensos a apresentarem recaída no futuro".[22]

Outro ponto importante para a abordagem cognitivo-comportamental é conceituar as dificuldades em termos cognitivos, levando em conta alguns aspectos, como: dados relevantes da infância, problemas da vida atual, crenças centrais, crenças e regras condicionais, estratégias compensatórias, situações vulneráveis, pensamentos automáticos, emoções, comportamentos e integração de todos os outros itens,[22] em que o terapeuta "monta uma história" sobre o paciente com base em todas as informações levantadas. Para isso, é essencial realizar uma boa entrevista para abordar esses pontos.

Durante o processo terapêutico, várias técnicas são ensinadas ao paciente para que ele possa, por exemplo, identificar pensamentos, emoções e situações, resolver problemas e identificar pensamentos automáticos (funcionais e disfuncionais).

Técnicas utilizadas na TCC

I. Identificação de pensamentos, sentimentos e situações: entregar uma lista ao paciente, que contenha vários pensamentos, sentimentos e situações para que ele possa discriminá-los.

II. Realização de diários. É solicitado ao paciente que anote em um diário determinada situação, o que sentiu naquele momento e o pensamento automático que teve.
III. "Questionamento socrático". Encorajar o paciente a contemplar, avaliar e sintetizar diversas informações, por meio de perguntas que o levem a pensar, promovendo, assim, clareza e tomadas de decisão racionais por suas próprias conclusões.
IV. Identificar as vantagens e desvantagens de continuar ou parar com o comportamento inadequado.
V. "Tempestade de ideias". Diante de um problema, elencar livremente o maior número possível de soluções. As alternativas de "soluções" não devem ser criticadas – vale qualquer ideia; quanto mais, melhor. Em seguida, eliminar as soluções que não dependem da atitude do paciente. Das soluções restantes, levantar as consequências positivas e negativas para cada solução apresentada e pontuar da seguinte maneira:

- Se a consequência for pessoal: dois pontos.
- Se a consequência for social: um ponto.
- Se a consequência for de longo prazo: dois pontos.
- Se a consequência for de curto prazo: um ponto.

Somar os pontos de cada solução/consequência e verificar se as positivas superam as negativas. A estratégia que tiver maior pontuação nas consequências positivas é a que deverá ser colocada em prática.

VI. "Soluções de problemas". Com base na afirmação de que problemas não são situações impossíveis, mas decorrentes de soluções inapropriadas, tem-se a seguinte técnica:
   1. Identificar situações problemáticas, situações nas quais as respostas são inapropriadas e envolvem diversas áreas, como saúde, problemas econômicos, trabalho, problemas domésticos, relações sociais, lazer, família, aspectos emocionais, entre outras.
   2. Descrever com detalhes o problema e a resposta habitual a esse problema, respondendo as questões a seguir.

      - Problema
        A. Situação: descrever.
        B. Quem está envolvido.
        C. Onde ocorre.
        D. Quando acontece: momento do dia, frequência e duração.

E. Como acontece: regras que parece seguir, estados de ânimo no momento do fato.
F. Por que acontece: razões que você mesmo atribui para o que ocorre e razões que outras pessoas atribuem.

- Resposta habitual
  A. Resposta: escrever o que você faz ou o que quer fazer.
  B. Onde você está?
  C. Quando: tempo de reação, duração da resposta.
  D. Como se sente? Raiva, tristeza, alegria ou outro sentimento.
  E. Por que há essa resposta? Teorias sobre isso.
  F. O que você quer? Objetivos: o que tem de acontecer para saber se o problema está resolvido.

Após responder às perguntas, montar as seguintes frases:

O problema não é ___(b)___ o problema é ___(B)___
O problema não é ___(a)___ o problema é ___(C)___
O problema não é ___(e)___ o problema é ___(D)___
O problema não é ___(f)___ o problema é ___(E)___
O problema não é ___(a)___ o problema é ___(A)___

Algumas frases ficam sem sentido, outras não. Das que formam sentido, montar objetivos alternativos.

3. Fazer uma lista com alternativas, usando a técnica "tempestade de ideias" para cada objetivo alternativo e verificar as consequências de cada item, conforme pontuação do exercício. A estratégia que tiver maior pontuação nas consequências positivas é a que deve ser colocada em prática.
4. Avaliar os resultados, verificando se está ou não satisfeito com o resultado, principalmente na prática. Se não estiver satisfeito, refazer o exercício.

TERAPIA COGNITIVO-COMPORTAMENTAL EM GRUPO

O trabalho em grupo é utilizado em instituições nas quais existe demanda muito grande de atendimentos e poucos profissionais para realizá-los, ou quando se pretende trabalhar o déficit gerado no relacionamento interpessoal. Esse tipo de abordagem não consiste apenas em agrupar pessoas com características comuns, pois isso não configura um grupo, mas um agrupamento. O grupo é um agrupamento de pessoas que têm um objetivo comum.

É necessário que o profissional que utiliza essa abordagem tenha conhecimentos específicos, base teórica sobre o processo grupal e um referencial a ser seguido.[15]

Caballo descreveu, em 1999, as vantagens de se trabalhar com grupo. Um autor[23] assim as apresentou: "maior possibilidade de observação das interações estabelecidas e dos comportamentos interpessoais; o grupo pode ser um espaço adequado para aprender a se relacionar; melhor relação custo-eficácia; permissão de que os elementos identifiquem problemas semelhantes aos seus pares; prevenção sobre situações por ouvi-las de outros; permissão de maior possibilidade de dar e receber *feedback* sobre a forma de relacionar-se; e possibilidade de surgirem no cenário mais soluções para os problemas".[15]

Outro ponto importante refere-se ao fato de os membros do grupo aceitarem com mais facilidade observações feitas por seus pares do que pelo terapeuta.[15] Das técnicas apresentadas, várias podem ser utilizadas em grupo e algumas podem se tornar até mais eficazes em grupo, pois permitem que ideias e possibilidades que determinado paciente não poderia vislumbrar sozinho sejam apontadas por outro membro.

O primeiro passo do trabalho em grupo é a definição do contrato de trabalho daquele grupo particular, ou seja, quais são as regras, o tempo de duração e os objetivos. Em seguida, por meio de técnicas específicas, deve ser feita a integração dos componentes para a formação do grupo (porque, até então, o que se tem é um agrupamento de pessoas, mas não um grupo). Os próximos passos seguem o modelo de atendimento descrito no tópico "Terapia cognitivo-comportamental", sempre adaptando-os para o trabalho grupal.

O importante é ressaltar que nunca se pode esquecer que o trabalho é em grupo, e não individual. Quando determinado membro levanta um tema sobre algo que o está afligindo, essa discussão deve ser compartilhada pelo restante do grupo. Por exemplo: em um grupo formado apenas por homens que estão longe de sua família, um dos componentes começa dizendo que recebeu uma notícia que o deixou com muita raiva – sua filha adolescente sofrera uma tentativa de estupro na semana anterior. O terapeuta deve aproveitar um fato individual e particular como esse para abrir a discussão aos outros participantes do grupo. Algum outro membro já passou por uma situação parecida? O que fizeram nessa situação? O que sentem e pensam quando ouvem uma notícia como essa? O que fariam se encontrassem a pessoa que tentou estuprar a adolescente?

Por fim, o grupo reproduz situações do cotidiano e os componentes interagem entre si, como o fazem fora dessa situação delimitada.[24]

Técnica grupal de atendimento na resolução de problema

Entre os vários métodos desenvolvidos na terapia cognitivo-comportamental, destaca-se a técnica de solução de problemas, um processo pelo qual o terapeuta ensina o paciente a identificar um problema e as várias possibilidades de lidar com a situação-problema.

Pesquisas clínicas em instituições de saúde têm mostrado resultados satisfatórios no atendimento de pacientes com sintomas depressivos, ansiedade, estresse pós-traumático e qualquer sentimento que possa gerar comportamento disfuncional. Em síntese, a resolução de problema é um processo pelo qual se procura encontrar uma solução eficaz para uma situação-problema.[25]

Para uma efetiva resolução, são usados procedimentos que encorajem o aparecimento de uma nova resposta que trará uma solução.[8]

No behaviorismo, a resolução de problema é comportamento, visto que as características discriminativas da situação definem o problema e a consequência reforçadora do comportamento é a solução do problema.[26]

Um problema ocorre quando falta uma resposta no repertório da pessoa que seja capaz de gerar uma condição que lhe será reforçadora.[8]

Conceito da técnica

Uma das formas mais fáceis de proporcionar ao paciente ou qualquer pessoa que esteja sob seus cuidados a aprendizagem da técnica de resolução de problemas é a utilização do ensino grupal, pelo qual as pessoas envolvidas vivenciam uma situação-problema trazida pelo grupo e isso é discutido e vivenciado por todos.

A solução de problemas baseia-se na apresentação de situações abertas e sugestivas que exijam das pessoas envolvidas atitude ativa ou um esforço para buscar suas próprias respostas e seu próprio conhecimento. O ensino da técnica de solução de problemas pressupõe promover nas pessoas o domínio de procedimentos, assim como a utilização dos conhecimentos disponíveis, para dar resposta a situações variáveis e diferentes.[27]

Sendo assim, quando se ensina em um grupo a técnica de resolução de problemas, deve-se desenvolver a capacidade que esse grupo tem de aprender a aprender, habituando-se a determinar por si próprio respostas às questões que o inquieta, sejam questões da vida cotidiana, sejam situações singulares que um membro do grupo traz para discussão.

Antes de ensinar a resolver problemas, é importante aprender a identificar um problema e trabalhar com assertividade para solucioná-lo. Nesse caso pode-se incentivar o paciente, em atendimento grupal, a trazer ou propor situações-problema (partindo da realidade que o cerca), que mereçam dedicação e treinamento.

Trabalhar em grupo a problematização e a busca de respostas de suas próprias indagações e questionamentos é uma forma de aprender, e contribui muito no processo de aprendizado de todas as pessoas envolvidas.[8]

A resolução de problemas tem grande poder motivador para quem está participando de um grupo, pois envolve situações novas e diferentes atitudes e conhecimentos.

Para que seja possível a resolução de um problema, são necessárias várias habilidades:

- Saber identificar um problema.
- Ter dados do problema que possam ajudar na elaboração de estratégias para resolução.
- Tentar lembrar-se de problemas semelhantes ao apresentado e como foram resolvidos.
- Pensar em estratégias que possam ser úteis para o problema.
- Pedir ajuda a pessoas de seu grupo de relação.
- Sempre perguntar a si mesmo se a conduta escolhida está sendo assertiva.

Em enfermarias psiquiátricas onde exista esse tipo de atendimento, é comum os pacientes relatarem melhora significativa em sua vida após aprenderem a técnica de resolução de problema. Essas melhoras são atribuídas à capacidade que o paciente pode vir a desenvolver para reconhecer e enfrentar os problemas que surgem no dia a dia. Sendo assim, a estratégia de resolução de problemas pode ser um ponto de partida para tratamentos de doenças psiquiátricas crônicas. Ainda assim, é preciso maior investimento em pesquisas que evidenciem a eficácia dessa técnica.

Ativação do comportamento

Os sintomas depressivos estão relacionados ao desaparecimento de fontes estáveis de reforço positivo. Assim, a depressão está associada a ausência de reforços positivos, excesso de reforços negativos e punição, intensos comportamentos respondentes (emoções e reações físicas desagradáveis) e ganho secundário. O ambiente pode ser pouco reforçador/aversivo, ou a pessoa não tem em seu repertório comportamentos que facilitem a obtenção de reforços.[28]

Caso o paciente tenha perdido as fontes principais de reforço positivo, o tratamento deve focar o restabelecimento de contato com os reforçadores (agendá-los de forma ativa) e ensinar as habilidades necessárias para obter e manter contato com fontes estáveis de reforço (treino de habilidades sociais), isto é, o que dá sentido, valor e propósito à vida.[29]

A ativação do comportamento ajuda a pessoa com depressão a monitorar os comportamentos que está realizando, o grau de prazer que sente quando os realiza e quando está inativo, estimula a identificação de fontes de reforço positivo e a incluí-las em sua vida. Ela procura identificar seus valores, refletir sobre o que é realmente importante em sua vida e estabelecer alvos concretos. Se o repertório não é adequado, ela treina as habilidades sociais necessárias.[30]

O modelo de Lewinsohn foi incorporado à terapia comportamental cognitiva e é, por si só, uma das formas importantes de trabalho terapêutico.[31]

Terapia de aceitação e compromisso

Outra modalidade com base nos conceitos cognitivos e comportamentais é a terapia de aceitação e compromisso (ACT), desenvolvida por Steven Hayes. É uma intervenção psicológica com base empírica, que usa a aceitação do sofrimento e estratégias de meditação, juntamente com compromisso e mudanças comportamentais, para desenvolver a flexibilidade psicológica. Essa modalidade de terapia é baseada em orientação filosófica, denominada contextualismo funcional, e na teoria de quadros relacionais (teoria sobre linguagem e cognições baseada na análise do comportamento). Nela, a pessoa é ensinada a não tentar controlar seus pensamentos e sentimentos, mas apenas observá-los e aceitá-los. A ACT procura ajudar a pessoa a ter seus valores claros e agir para conseguir atingi-los, dando sentido e vitalidade à sua vida. Essa abordagem encara os processos psicológicos da mente humana como prejudiciais, levando a esquiva, fusão cognitiva e rigidez psicológica, mantendo o sofrimento e impedindo uma solução. A ACT tem sido usada com sucesso no tratamento de transtornos de personalidade, mas há apenas estudos com poucos casos e resultados preliminares de ensaios clínicos.[32]

Terapia analítica funcional

Proposta por Kohlemberg e Tsai,[33,34] a terapia analítica funcional possibilitou a aplicação dos princípios da teoria da aprendizagem (comportamento operante e behaviorismo radical) à psicoterapia. Nessa abordagem, a mudança clínica é obtida a partir da interação entre paciente e terapeuta. Para isso, são descritas três categorias de comportamentos clinicamente relevantes (CCR). A primeira (CCR 1) diz respeito aos comportamentos-problema representativos das dificuldades do paciente que ocorrem durante a sessão. A segunda (CCR

2), aos comportamentos que o paciente usa na sessão para lidar com esses problemas. Finalmente, a terceira (CCR 3) inclui as afirmações ou regras que o paciente formula sobre suas mudanças positivas. Os CCR 2, quando acontecem na sessão de terapia, devem ser valorizados e receber reforço natural imediato, de forma a aumentar a sua frequência e facilitar sua generalização a situações da vida real. Essas respostas contingentes enfraquecem os CCR 1. O tratamento não é mecanicista e ajuda a estabelecer relacionamentos psicoterapêuticos muito intensos e transformadores. Os seus princípios podem ser usados em qualquer forma de terapia, havendo evidências de que melhoram o resultado.

INDICAÇÃO DA TCC

A TCC é útil para tratar praticamente todos os problemas de saúde e comportamento que fazem parte do campo de atuação do psiquiatra ou psicoterapeuta: fobias, transtornos ansiosos, transtorno obsessivo-compulsivo, dificuldades de relacionamento interpessoal, reabilitação de doentes crônicos, disfunções sexuais problemas de comportamento na infância e adolescência, depressão, abuso e dependência de álcool e drogas, transtornos alimentares.

PAPEL DO ENFERMEIRO NA TCC

Muito se discute sobre o papel do enfermeiro psiquiátrico na era contemporânea. A literatura mostra que, no decorrer do processo saúde-doença, algumas manifestações comportamentais apresentadas pelas pessoas nem sempre são decorrentes dos sinais e dos sintomas das patologias psiquiátricas. Elas decorrem também do significado que esses sinais têm para cada pessoa, cada família e para a sociedade na qual estão inseridas.

A preocupação do enfermeiro que atua em saúde mental tem sido buscar entender melhor o comportamento humano, ajudar a pessoa a expressar seus pensamentos e sentimentos e a modificar seus comportamentos porque, direta ou indiretamente, eles acabam interferindo de forma negativa no cotidiano. Essa afirmação é corroborada pela literatura sobre comunicação terapêutica e sua importância para o cuidado ao paciente.

> No dia a dia da assistência de enfermagem e no relacionamento terapêutico entre enfermeiro e paciente, o profissional busca, em parceria com o próprio paciente e seus familiares, encontrar novos mecanismos facilitadores de comportamentos mais saudáveis. A utilização de técnicas de TCC é um desses mecanismos utilizados para promover, manter e recuperar a saúde mental do paciente.

A TCC vem se destacando como referencial para intervenções terapêuticas, pois permite o uso de diversas técnicas, tanto no atendimento individual quanto no atendimento em grupo. Diante do amplo espectro de suas indicações, é dever do enfermeiro adquirir conhecimento sobre a sua teoria e a aplicabilidade de suas diferentes técnicas para melhor utilizá-las na prática diária.

Outro fator importante a ser levado em consideração é a curta duração da TCC e a relação custo-eficácia que o tratamento oferece. Diversos profissionais, como médicos, psicólogos, terapeutas ocupacionais e enfermeiros, podem usar a TCC, trabalhando de forma integrada e complementar. O enfermeiro, frequentemente, utiliza os recursos de relaxamento, economia de fichas, exercícios de respiração diafragmática, dessensibilização e solução de problemas para intervir em manifestações de comportamentos de seus pacientes e ajudá-los a se recuperar e caminhar rumo à independência. A solução de problemas é tradicional na enfermagem, pois remete o enfermeiro ao denominado método científico para a resolução de problemas em enfermagem. Como exemplo da utilização da TCC pelo enfermeiro há trabalhos realizados em pacientes com dor crônica, hipertensão arterial, depressão, entre outros.[10,15,36]

É importante ressaltar que desde a década de 1950, nos Estados Unidos, já havia relatos de enfermeiros que atuavam como terapeutas comportamentais. Na Inglaterra, na década de 1970, deu-se início aos programas de treinamento em TCC a profissionais enfermeiros.[37-39] No Brasil, há relatos, desde a década de 1990, do envolvimento de enfermeiros com assistência de enfermagem na saúde mental e psiquiátrica, o que indica o interesse desse profissional em aprender e aplicar as técnicas de TCC.[5,36]

A pessoa, ao adquirir novo repertório de comportamentos, passa a ser "terapeuta de si mesma". Aprende a monitorar seus problemas e a encontrar as melhores alternativas. As sessões no ambulatório ou na enfermaria visam a ensinar e supervisionar tarefas que ela realizará em casa e no seu dia a dia. A escolha da técnica a ser utilizada depende de vários fatores, como aceitação do tratamento, estabelecimento de vínculo entre terapeuta e paciente e disponibilidade para executar as tarefas propostas, além de ambiente adequado, os quais também são inerentes à função do enfermeiro.

O enfermeiro utiliza técnicas de TCC associadas ao seu papel. Para utilizá-las, ele tem de adquirir a formação necessária.

PROPOSTAS PARA ESTUDO

1. Escolha no Medline um artigo sobre terapia comportamental cognitiva na enfermagem em saúde mental e psiquiátrica.
2. Leia o artigo e discuta em grupo sobre a indicação, a técnica utilizada e as mudanças ocorridas no comportamento do paciente com a utilização da TCC.
3. Tente simular a aplicação de alguma técnica em sala de aula sob supervisão de um enfermeiro ou outro profissional com formação em TCC.

REFERÊNCIAS BIBLIOGRÁFICAS

1. Beck JS. Terapia cognitiva: teoria e prática. Porto Alegre: Artes Médicas; 1997.
2. Knapp P. Terapia cognitivo-comportamentral na prática psiquiátrica. Porto Alegre: Artmed; 2004.
3. Rangé B. Psicoterapias cognitivo-comportamentais: um diálogo com a psiquiatria. Porto Alegre: Artmed; 2001.
4. Bouchard M, Granger R, Ladoucer R. Historique et principes. In: Ladoucer R, Bouchard M, Granger R. Thérapies behaviorales. Quebec: Edisen; 1979.
5. Kalish HI. From behavioral science to behavior modification. New York: McGraw Hill; 1981.
6. Guthrie ER. The psychology of learning. New York: Harper & Row; 1935.
7. Wolpe J. Behavior therapy in psychiatric practice. New York: Pergamon; 1976.
8. Skinner BF. Ciência e comportamento humano. São Paulo: Martins Fontes; 1982.
9. Kohlenberg RJ, Tsai R. Terapia analítico-funcional. Santo André: Esetec; 2001.
10. Pimenta CAM. Dor crônica, terapia comportamental e o enfermeiro. Rev Psiq Clin. 2001;28(6):288-94.
11. Bandura A. Modificação do comportamento. Rio de Janeiro: Interamericana; 1979.
12. Mares I. Fears, phobias and rituals. New York: Academic Press; 1987.
13. Carvalho MR. Terapia cognitivo-comportamental através da arteterapia. Rev Psiq Clin. 2001;28(6):318-21.
14. Beck AT. Cognitive therapy and the emotional disorders. New York: Plume; 1979.
15. Cade NV. Terapia de grupo para clientes com hipertensão arterial. Rev Psiq Clin. 2001;28(6):300-4.
16. Fernandes A. Terapia cognitivo-comportamental e cefaleias. Rev Psiq Clin. 2001;28(6):305-8.
17. Falcone EO. O processamento cognitivo da ansiedade na fobia social. Rev Psiq Clin. 2001;28(6):309-12.
18. Ito L. Abordagem cognitivo-comportamental do transtorno de pânico. Rev Psiq Clin. 2001;28(6):313-7.
19. Alvarez AM, Ávila R, Carvalho IAM. Reabilitação neuropsicológica na doença de Alzheimer. Rev Psiq Clin. 2001;28(6):286-7.
20. Gouveia P, Bolognani S, Brucki S, Fabrício A, Bueno O. Metodologia em reabilitação neuropsicológica de clientes com lesão cerebral adquirida. Rev Psiq Clin. 2001;28(6):295-99.
21. Ellis A. Reason and emotion in psychotherapy. New York: Lyle Stuart; 1962.
22. Beck AT, Rush AJ, Shaw BF, Emery G. Terapia cognitiva da depressão. Porto Alegre: Artes Médicas; 1993.
23. Caballo, VE. Manual de técnicas e modificação de comportamento. São Paulo: Santos; 1999.
24. Vinogradov S, Yalom ID. Manual de psicoterapia de grupo. Porto Alegre: Artes Médicas; 1992.
25. Maia DS, Lobo BOM. O desenvolvimento da habilidade de solução de problemas interpessoais e a convivência na escola. Belo Horizonte: Psicologia em Revista. 2013;19(1):17-29.
26. Cade NV, Prates JG. Treinamento em solução de problemas: intervenção em mulheres com depressão. Rev Esc Enferm USP. 2001;35(3):223-9.

27. Pozo JI, Echeverría MDPP. Aprender a resolver problemas e resolver problemas para aprender. Porto Alegre: Artes Médicas, 1998.
28. Ferster CB. A functional analysis of depression. American Psychologist. 1973;28:857-870.
29. Lewinsohn PM. In: Friedman e Katz. Psychology of depression: Contemporary theory and research, 1974.
30. Lewinsohn PM, Graf M. Pleasant activities and depression. Journal of Consulting and Clinical Psychology. 1973;41:161-268.
31. Kanter, Busch, Rusch. Behavioral Activation. London: Routledge; 2009.
32. Hayes SC, Strosahl, Wilson KG. Acceptance and commitment therapy – An experiential approach to behavior change. New York: Guilford; 1999.
33. Kohlemberg RJ, Tsai M. Terapia analítico-funcional. Santo André: Esetec; 2000.
34. Tsai M, Kohlemberg RJ, Kanter JW, Kohlemberg B, Follette WC, Callaghan GM. A guide to functional analytic psychotherapy: Awareness, courage, love, and behaviorism. New York: Springer; 2009.
35. Stefanelli MC. Estratégias de comunicação terapêutica. In: Stefanelli MC, Campos EC. A comunicação nos diferentes contextos de enfermagem. Barueri: Manole; 2005. p. 73-104.
36. Cade NV, Prates JG. O treinamento em solução de problemas aplicado em mulheres com depressão. Rev Esc Enferm USP. 2001;35(3):223-9.
37. Adams N, Poole H, Richardson C. Psychological approaches to chronic pain management: part 1. J Clin Nurs. 2006;15(3):290-300.
38. Gournay K, Denford L, Parr AM, Newell R. British nurses in behavioural psychotherapy: a 25-year follow--up. J Adv Nurs. 2000;32(2):343-51.
39. Heifner C. Cognitive therapy for the suicidal patient: a case study. Perspect Psychiatr Care. 1998;34(4):26-31.

15

Psicoterapia de grupo: fundamentos básicos

Eduardo Ferreira-Santos

PONTOS A APRENDER

1. Discorrer sobre o conceito de psicoterapia de grupo.
2. Descrever os diferentes tipos de grupos.
3. Citar as diferentes indicações e contraindicações.
4. Identificar os princípios básicos das terapias de grupo.

PALAVRAS-CHAVE

Psicoterapia de grupo, grupo operativo, psicoterapia breve, estresse pós-traumático.

ESTRUTURA DOS TÓPICOS

Conceito de psicoterapia de grupo. Breve histórico das grupoterapias. Objetivos e aplicações da psicoterapia de grupo. Critérios de inclusão. Indicações e contraindicações. Tipos de grupos. Cuidados básicos e condução dos trabalhos. Propostas para estudo. Referências bibliográficas.

CONCEITO DE PSICOTERAPIA DE GRUPO

A psicoterapia de grupo, em seu aspecto geral, tem como base a identificação de um indivíduo com a história, a vivência, a atitude, os fracassos e as vitórias de seu semelhante. Por meio dessa identificação, é oferecida a possibilidade de reflexão sobre conflitos e inseguranças, levando a mudanças internas e à tentativa de explorar externamente tais mudanças. Isso significa uma real utilização dos recursos adquiridos nas sessões e na vida prática do paciente.

Sob a orientação de um psicoterapeuta previamente treinado, as pessoas se reúnem em grupo e trocam experiências, tendo a oportunidade não só de aprender com a vivência alheia, como também de identificar, em si mesmas, características antes atribuídas apenas aos outros.

BREVE HISTÓRICO DAS GRUPOTERAPIAS

Há controvérsias na literatura sobre quando e como teria sido criada a psicoterapia de grupo. A versão adotada neste capítulo é a norte-americana, que atribui o pioneirismo da técnica a Joseph H. Pratt, que, em 1905, como clínico geral no ambulatório do Massachusetts General Hospital, criou um programa de assistência aos doentes de tuberculose que não tinham como custear suas internações. Ele reunia esses pacientes em grupos de, no máximo, 25 pessoas e realizava uma espécie de assistência coletiva, na qual prescrevia os cuidados clínicos e, sobretudo, falava da importância de adotar uma postura positiva no enfrentamento da doença. Parece que o fato de compartilhar suas experiências e perceber que seu sofrimento não era único fez com que os pacientes experimentassem sensação de melhora significativa em menos tempo.[1-4]

O empirismo de Pratt e seu trabalho quase intuitivo proporcionaram a descoberta de novas possibilidades no atendimento múltiplo, beneficiando os participantes daqueles grupos, não só com informações a respeito dos aspectos técnicos do tratamento da doença, mas também com a abordagem em conjunto de componentes emocionais e sociais do problema. O método dessas reuniões ficou conhecido como classes coletivas – elas eram compostas por uma aula sobre o tema central (no caso, a tuberculose), seguida de questões e uma discussão livre com o médico. Assim, a base fraternal entre os clientes e todo o apoio estrutural recíproco entre iguais passaram a compor o espectro que hoje denomina-se função continente do grupo.[2]

Cronologicamente, o registro seguinte provém de Marsh, um sacerdote que atuava em um hospital psiquiátrico e descreveu a utilização, entre 1909 e 1912, de trabalho em grupo com os clientes da instituição. Mais tarde, já formado em medicina, utilizou os modelos metodológicos observados no Exército da Salvação, no Sanatório de Tuberculose Trudeau e no trabalho de Lazell. Este último, em 1920, reportou na Washington Society for Nervous and Mental Disease sua atuação junto a um grupo de esquizofrênicos utilizando uma base psicanalítica para conduzir discussões coletivas sobre assuntos variados, como homossexualidade, medo da morte e sentimento de inferioridade, entre outros. Lazell notou, inclusive, que mesmo os participantes que não se manifestavam naqueles momentos específicos o procuravam posteriormente para um atendimento individual, apresentando os argumentos ouvidos e aprendidos nas sessões de grupo.[1]

A expressão análise de grupo foi cunhada em 1925 por Burrow (um dos fundadores da American Psychoanalytic Association), que, ao contrário de Marsh e Lazell, empregava a técnica de forma ambulatorial com pacientes não psicóticos. Nessas sessões, ele ressaltava a necessidade de atentar para o conteúdo implícito nas colocações de cada um dos membros do grupo, e não apenas para o conteúdo manifesto. Ele também foi um dos pioneiros na aplicação da técnica em consultório particular – prática muito rara naquela época.[1] Nesse mesmo período, o médico Jacob Levy Moreno chegava aos Estados Unidos com uma expressiva bagagem adquirida na Europa, em razão de trabalhos de encenações com crianças em parques e, em outro extremo, grupos de discussão e dramatização com prostitutas e presidiários. Moreno criou a expressão terapia de grupo em 1930 e é conhecido como o pai do psicodrama, técnica terapêutica muito difundida até os dias de hoje.[2]

Na década de 1930, a psicoterapia de grupo continuou se desenvolvendo. Uma clara tendência foi a procura por uma adequação dos conceitos psicanalíticos – principal influência teórica corrente – à realidade da demanda de aplicação da técnica em pacientes internados, com frequência os mais beneficiados pelo trabalho. Wender e Schilder foram dois nomes de grande expressão na época, ambos tendo empregado essa modalidade terapêutica em pacientes com psicopatologias leves. Outra figura de projeção foi Slavson (fundador da American Group Psychotherapy Association, em 1948, e do International Journal of Group Psychotherapy, em 1951) que desenvolveu reconhecido trabalho com grupos em uma instituição voltada para crianças e adolescentes. O psicólogo alemão Kurt Lewin também merece menção, sendo um dos mais importantes pesquisadores dos fenômenos grupais e relacionamentos humanos de todos os tempos.[1]

Na década de 1940, com o advento da Segunda Guerra Mundial, a assistência psicológica foi deixando de ser vista como auxílio destinado a doentes mentais, ou seja, deixou de ser um estigma. Os militares, e até mesmo civis que haviam sofrido traumas de guerra, passaram a encontrar alívio nas práticas psicoterápicas. Houve rápida expansão da psicoterapia de grupo, uma vez que sua maior vantagem era poder atender a um maior número de pessoas necessitadas a cada sessão.[1]

Nas décadas de 1950 e 1960, a psicoterapia de grupo passou por um processo de expansão teórica, uma vez que, a partir do período imediatamente anterior, começou a ser produzida uma série cada vez maior de pesquisas e publicações. A partir de 1970, houve uma fase de consolidação do trabalho e, nas duas décadas seguintes, o amadurecimento de seus conceitos e sua consagração definitiva como alternativa à psicoterapia individual. Nos últimos anos, diversas técnicas têm sido desenvolvidas, inclusive visando a grupos mais específicos de pacientes, como portadores de transtorno obsessivo-compulsivo, depressão pós-parto, transtorno de estresse pós-traumático e pessoas que sofreram abuso sexual na infância.[1]

Com o decorrer dos anos e o seu desenvolvimento, a psicoterapia de grupo foi dividida e estudada em múltiplas vertentes.[2] Algumas delas são:

- Grupo operativo. A partir das postulações de Pichón-Rivière, tem como finalidade realizar tarefas específicas e bem determinadas a cada sessão.
- Psicodramática. Tendo como idealizador o médico Jacob L. Moreno, estabelece dramatizações de assuntos eleitos a cada sessão e enfatiza a troca de papéis sociais.
- Psicanalítica. Tendo como principais influências Freud, Foulkes e Bion, utiliza técnicas psicanalíticas para fazer emergir conteúdos inconscientes. Bernardo Blay é considerado o introdutor da psicoterapia de grupo psicanalítica no Brasil.
- Cognitivo-comportamental. Preconiza o claro conhecimento do cliente sobre sua conduta social e propõe variadas técnicas comportamentais de reeducação.
- Gestáltica. Fundada por Pearls, baseia-se no fato de que um grupo se comporta como catalisador: a emoção de um desencadeia emoções nos outros e é amplificada por sua presença.
- Constelação familiar. Bert Hellinger é o criador de uma nova abordagem da psicoterapia sistêmica em grupo, que se propõe tornar visível a dinâmica normalmente oculta dos sistemas de relacionamento familiar. Em outras palavras, trata-se de trabalhar projetos, culpas e posicionamentos que uma pessoa pode estar adotando em sua vida e que, na verdade, são apenas cognições inconscientes "herdadas" de seus antepassados.

Estudos importantes, realizados em 1980, confirmaram a superioridade da psicoterapia em relação à não aplicação do tratamento em uma situação de demanda. Mais que isso, os estudos confirmam que não há superioridade de uma abordagem em relação a outra, independentemente do modelo teórico e de técnicas pertinentes, porque todas obtêm resultados satisfatórios e importantes.

No Brasil, há importantes nomes trabalhando com psicoterapia de grupo. O primeiro trabalho publicado no país sobre psicoterapia de grupo focal breve foi apresentado no 2º Congresso Brasileiro de Psicodrama.[5]

Uma forma bastante eficaz de trabalhar com grupos é a que utiliza um número predeterminado de sessões, a chamada psicoterapia breve. Essa modalidade pressupõe um terapeuta mais ativo, um foco específico a ser trabalhado e um planejamento para o tratamento, tendo em vista que essa tríade pode aumentar a eficácia no alcance dos objetivos estabelecidos no grupo.[6] Por fim, a psicoterapia breve exerce, também, grande motivação para o tratamento e um grau de desistência muito menor, pois tem prazo preestabelecido. Além disso, o participante é um ser plenamente ativo nos trabalhos, não apenas um sujeito passivo que espera a melhora por meio do terapeuta como suposto agente da cura.

OBJETIVOS E APLICAÇÕES DA PSICOTERAPIA DE GRUPO

Em relação aos objetivos terapêuticos da maior parte dos grupos, o que se tem, de maneira genérica, é a manutenção do funcionamento psicossocial apropriado do indivíduo, a fim de mantê-lo o mais adaptado possível em sua trajetória de vida em sociedade. Quando as interações do indivíduo com o mundo – ou mesmo a percepção que ele tem delas – passam a ser distorcidas, emerge a necessidade de rearranjar os conceitos com o intuito de evitar ou sanar o sofrimento que pode advir dessas falhas de interpretação. Na psicoterapia de grupo, busca-se a participação colaborativa da pessoa com outras, para que ela possa obter "satisfações interpessoais no contexto de relacionamentos realistas mutuamente gratificantes – em resumo, possibilitar que leve uma vida mais rica e gratificante".[3]

Para atingir essa meta, é necessário avaliar as necessidades básicas de cada um dos membros e planejar os trabalhos, definindo claramente os objetivos gerais e específicos daquele agrupamento de pessoas em especial. Há, por exemplo, grupos de treinos de habilidades sociais e alguns especializados em autoajuda, que oferecem apoio e ensino de técnicas de socialização à pessoa. Os grupos de curta duração, em sua maior parte, focam o trabalho terapêutico nos sintomas e têm como objetivo a alteração de comportamentos específicos, como por exemplo transtornos alimentares ou tabagismo.[3]

CRITÉRIOS DE INCLUSÃO

A participação em uma psicoterapia de grupo exige muita disponibilidade interna da pessoa. Diferentemente da psicoterapia individual, em que o indivíduo pode chegar para uma sessão e ficar calado durante todo o período, no trabalho em grupo há exigência por parte dos integrantes da participação constante, tanto nas exposições, quanto nas intervenções. A formação de um grupo deve sempre ser motivo de muita atenção, pois o critério de seleção dos participantes é importante e fundamental para que o grupo se torne coeso. Há, portanto, critérios de inclusão e contraindicações a serem observados para que uma pessoa possa vir a integrar um grupo de psicoterapia.

INDICAÇÕES E CONTRAINDICAÇÕES

Entre as indicações, podem ser citados alguns aspectos fundamentais, como a capacidade de desempenhar tarefas em conjunto, o espectro de conflitos compatíveis com os do grupo e a disponibilidade emocional para enfrentar o que está por vir. Além disso, considerando o caráter da psicoterapia breve como coadjuvante no tratamento, é altamente recomendável que o indivíduo tenha capacitação perceptiva das interpretações que ele próprio faz de tudo o que ocorre consigo mesmo, seja no mundo externo (concreto), seja em seu universo emocional (abstrato). Como contraindicações, é possível citar a incapacidade para assumir o *setting* grupal, a tendência a abraçar um papel desviante, a falta de motivação para mudanças internas e os transtornos de personalidade, entre outros. Nesses casos, a terapia individual é mais indicada.

TIPOS DE GRUPOS

Não é necessário haver homogeneidade, como em um grupo de psicóticos ou tabagistas. Os grupos também podem ser heterogêneos, inclusive no que se refere à faixa etária (o que, aliás, enriquece as interações entre as pessoas), desde que não comprometa a proposta preestabelecida. O que se nota, porém, é a inviabilidade de manter no grupo um membro evidentemente diferente dos demais. Há também os grupos livres ou temáticos, sendo que nos livres não há direcionamento quanto ao tema nem assuntos a serem discutidos, e a proposta de trabalho é mais flexível, dando conta do conteúdo emergente. Por exemplo: o terapeuta dá início ao trabalho sem se manifestar quanto ao assunto do dia; ele deixa o conteúdo emergir e trabalha o aqui e o agora. Nos grupos temáticos, como o próprio nome diz, há um assunto específico a ser abordado, como uma experiência traumática que tenha afetado a todos em algum momento da vida. Pode-se citar também os grupos de alcoolistas, ex-presidiários, mães solteiras, vítimas de estupro e pessoas com relacionamentos de codependência, entre outros.

CUIDADOS BÁSICOS E CONDUÇÃO DOS TRABALHOS

Em psicoterapia de grupo, é necessário estabelecer o número mínimo e máximo de participantes, podendo ter a presença de um ou dois terapeutas com formação adequada atuando juntos, em sintonia e colaboração. Alguns profissionais trabalham com observadores, que presenciam as sessões e se encarregam de efetuar o registro de suas impressões para uma análise posterior e troca de ideias. Um aspecto importante desse trabalho em conjunto, seja com um coterapeuta seja com um observador, é a sinergia entre os terapeutas, pois uma relação conflituosa entre os que conduzem ou medeiam a discussão pode levar à derrocada do grupo e comprometer toda a base do trabalho. Considera-se também imprescindível uma boa experiência clínica antes da realização sistemática de atendimentos a grupos, pois o terapeuta, nessa ocasião, precisa estar preparado para realizar intervenções adequadas no momento oportuno, considerando as várias expectativas, ansiedades e angústias reunidas em um mesmo *setting*. Essas intervenções buscam refletir o conteúdo emergente do grupo por inteiro, sem fragmentar o conjunto de ideias, nem privilegiar um dos membros em detrimento de outro, a fim de não criar os chamados "buracos" no tecido relacional.

A conduta do terapeuta engloba mediar, auxiliar, atuar como agente de promoção de *insight* e ser continente de eventuais crises dentro do grupo. Esse trabalho é bem mais intenso que a psicoterapia individual, pois lida com exposição o tempo todo e demanda atenção extrema por parte de quem conduz o processo grupal. O terapeuta não deve impor suas ideias, muito menos atuar como professor em sala de aula ou, ainda, como "catequizador". Ele deve dar voz ao grupo e, paulatinamente, "traduzir" ou decodificar sua percepção do que é falado, ajudando em uma elaboração ou esclarecimento dos conteúdos manifestos. Assim como, às vezes, há conflitos naturais nas relações humanas, um grupo também pode experimentar momentos de tensão. Talvez haja conflitos de pensamentos, opiniões, motivações internas e interesses. Do mesmo modo que, em situações cotidianas, nos vemos inclinados a perceber, observar, refletir e encontrar soluções, em grupo a proposta é a mesma. O terapeuta realiza a intervenção no sentido de propiciar ao grupo a oportunidade de crescimento e de dar mais um passo em direção ao seu objetivo, tornando positivo o que poderia ser catastrófico, dependendo da interpretação dos envolvidos.

Como descrito anteriormente, deve ser feita uma seleção cuidadosa dos participantes (por meio de sessões de anamnese prévias e individuais com cada um dos pacientes) com o objetivo de mensurar a disponibilidade e mesmo a motivação deles quanto às possibilidades desse tipo de abordagem. Após essa etapa do trabalho, fundamental para aumentar as chances de sucesso do grupo, realiza-se a primeira sessão. Nesse momento, há um acordo sobre os termos de funcionamento do grupo, os quais se reúnem por meio de contrato. Diferentemente da acepção convencional da palavra, o contrato na linguagem psicológica é uma combinação verbal que conta com a participação dos membros e envolve detalhes práticos, como estabelecimento do número de sessões, datas, horários, limites de faltas e suas justificativas. A assiduidade é uma premissa para o sucesso do trabalho, não apenas pelo motivo óbvio dos efeitos do tratamento, mas também para preservar o vínculo grupal e evitar interpretações equivocadas, muito comuns. Em uma explicação mais detalhada, quando se trabalha em grupo há um forte compromisso com todos os envolvidos e, muitas vezes, a falta de determinados membros é interpretada pelos outros como fuga ou fraqueza em assumir suas dificuldades relativas ao tema em questão. Além disso, com frequência, eles se sentem pessoalmente atingidos ou rejeitados, quase como se um pacto sagrado de cura tivesse sido quebrado.

Outros dois aspectos fundamentais são o sigilo e o respeito. É explicitada a necessidade de não comentar com terceiros o que se ouve nas sessões; além disso, não são aceitos juízos de valor, discriminações, julgamentos ou críticas agressivas por parte de qualquer um dos membros. A liberdade de expressão é cultivada, desde que sejam mantidos os limites do respeito pelo outro e por qualquer assunto ou situação expostos. O que se pode observar é que raramente eclodem momentos nos quais a interação entre os membros é violenta. No entanto, alguns conteúdos são carregados de forte apelo emocional e, algumas vezes, tornam-se insuportáveis para alguém, fazendo com que este acabe projetando seu desespero nos colegas. Uma vez decodificada, a situação torna-se clara para o atingido e ele se sente aliviado por ter sido compreendido, e não rechaçado. Esse é um exemplo do que pode ocorrer e, como benefício básico de situações como essa, todos os outros podem também acompanhar a trajetória da ocorrência e seu processo, contribuindo para a elaboração individual da questão.

Algumas características técnicas de condução dos encontros são variáveis, como o local das reuniões, o número de integrantes, o período de tratamento e a duração de cada sessão. O lugar ideal para abrigar esse tipo de trabalho é uma sala espaçosa, que ofereça privacidade e tenha assentos confortáveis e passíveis de disposição em círculo – é fundamental que todos possam visualizar uns aos outros – ou, ainda, de afastamento caso alguma dinâmica requeira espaço maior. A quantidade de membros está diretamente relacionada ao objetivo e à caracterização do grupo em questão. Por exemplo: organizações que se fundamentam em orientações, sugestões ou mudança de comportamento de seus participantes podem ser realizadas a fim de beneficiar um grande número de pessoas, como os grupos de autoajuda, semelhante à dos Alcoólicos Anônimos. Porém, para um grupo com meta psicoterápica que demande maior interpessoalidade de seus membros, um número de 7 a 8 pessoas – nunca ultrapassando 10 – é o ideal. Com número maior, talvez não haja a oportunidade de todos se expressarem e, em contrapartida, um número menor de participantes pode não oferecer massa crítica suficiente para a obtenção dos resultados desejados.[3] Além disso, em um grupo muito reduzido pode acontecer de, na eventualidade de desistência de um membro, haver o comprometimento do equilíbrio grupal.

Em relação à frequência das reuniões, há, também, uma ampla gama de possibilidades. Por exemplo, em uma clínica voltada para o tratamento da drogadição, os encontros podem até mesmo ser diários. Em outro extremo estão os chamados grupos de manutenção, que podem, após um período regular de sessões semanais, contar com sessões mensais ou até semestrais para atualização. A opção por reuniões semanais é a mais frequente e é bastante eficaz, principalmente quando há um número já predeterminado de sessões. Quanto ao tempo de duração das sessões, a modalidade aqui abordada não pode ter a mesma duração de uma sessão individual, pois deve ser levado em conta um tempo mínimo – cerca de 20 a 30 minutos – para o "aquecimento" do grupo. Assim, uma duração entre 60 e 120 minutos é a desejável, uma vez que em tempos maiores pode haver redundância nos assuntos discutidos, além da natural exaustão do terapeuta, em razão do grande esforço de acompanhar tudo atentamente e fazer as intervenções pontuais. Uma última variável é o uso de grupos abertos ou fechados, opção intimamente ligada aos objetivos, às características clínicas e ao prazo estabelecido para a duração do grupo. Os abertos são bastante flexíveis e permitem maior flutuação de participantes, enquanto os fechados, de cunho fortemente interpessoal, não admitem interferências externas após algum tempo de funcionamento, uma vez que se trata de um processo, uma caminhada a ser percorrida em conjunto, com número certo de sessões e agenda específica para cada uma delas. O trabalho com grupos abertos, normalmente, é mais orientado para um conjunto maior de objetivos terapêuticos, sem definição precisa de sua duração.[3]

Contrato estabelecido, o terapeuta pode começar se apresentando e falando em linhas gerais sobre o trabalho a ser desenvolvido, inclusive expondo claramente os objetivos do tratamento para evitar a criação de expectativas utópicas em torno dos resultados. Em seguida, todos são convidados a falar um pouco de si e do porquê de sua presença no grupo. A ordem de participação é voluntária, ou seja, os próprios integrantes se organizam para determinar quem vai falar primeiro. No caso de um silêncio inicial prolongado, o terapeuta deve intervir para quebrar o gelo, incitando-os a participar. Com o tempo, é praticamente inevitável que todos passem a se conhecer melhor e que a interação fique cada vez mais rica. Essa é a magia do grupo. Ele se torna uma entidade com dinâmica e funcionamento próprios, dignos de admiração pelo seu grande potencial de troca afetiva e pela cumplicidade entre seus membros, além de uma boa possibilidade de resposta ao estímulo do tratamento proposto.

O Grupo Operativo de Resgate à Integridade Psíquica (Gorip), que existiu no Serviço de Psicoterapia do Instituto de Psiquiatria do Hospital das Clínicas da Faculdade de Medicina da USP – equipe de profissionais engajados na assistência a vítimas de sequestro ("relâmpago" e com cativeiro) –, até 2010 verificou que há melhora surpreendente no quadro do cliente quando ele consegue compartilhar suas experiências e, sobretudo, perceber que não está só. Após uma situação que envolve a possibilidade de morte da pessoa, ferimento sério ou grave ameaça à sua integridade física – ou mesmo de outros ao seu redor –, não é raro que ela desenvolva o transtorno de estresse pós-traumático (TEPT), uma psicopatologia capaz de abalar os alicerces emocionais da vítima, muitas vezes prejudicando sua vida pós-evento em diversos aspectos. Entre seus sintomas estão: perturbações no sono, lembranças intrusivas e perturbadoras do fato traumático, irritabilidade, medo extremo, hipervigilância, surtos de raiva, sentimento de revivência da experiência e sensação de afastamento em relação a outras pessoas.[7] Esses clientes tratados no Gorip permitiram a confirmação na prática, ao longo do tempo, do que inúmeros capítulos teóricos afirmam: o trabalho com grupos psicoterápicos é, de fato, altamente eficaz. O que talvez não se tenha lido com tanta frequência, mas que ficou fortemente marcado na trajetória do grupo, é que essa modalidade terapêutica pode realmente proporcionar a terapeutas e clientes experiências riquíssimas e lições de vida inesquecíveis.

Idealizado e implantado em 2002 pelo psiquiatra Eduardo Ferreira-Santos, o Gorip inicialmente teve como objetivo o atendimento de vítimas da violência urbana em geral. Porém, em função da curva ascendente do crime de sequestro praticado principalmente no estado de São Paulo, a assistência tornou-se exclusiva para essa população, considerando os estragos psíquicos profundos – e possivelmente permanentes – percebidos nas vítimas desse tipo de crime.

No Gorip, os grupos foram sempre conduzidos por dois terapeutas, com a proposta de superar os sintomas decorrentes do fato traumático vivenciado por seus membros. As sessões são semanais, com duração de 120 min, e número de integrantes entre 6 e 10 pessoas triadas do universo de clientes que procuram o serviço.

Como se trata de um trabalho de psicoterapia breve orientada para o tratamento do TEPT, caracterizado aqui como um momento de crise, eram realizadas de 12 a 15 sessões (número recomendado pela Organização Mundial da Saúde como suficiente para sanar a crise) e em grupos fechados.

A partir de uma experiência como a de sequestro, observa-se frequentemente nas vítimas o sentimento de medo profundo em relação aos mais diversos elementos que compõem o seu cotidiano. Diante disso, muitas delas adotam comportamento disfuncional, com atitudes como deixar de sair de casa, dirigir, trabalhar, entre outros. Como alternativa de tratamento, via de regra, é proposto um trabalho de consolidação e fortalecimento de aspectos individuais saudáveis para que, dessa forma, o cliente possa sair do papel de refém do medo e se desligar do cativeiro autoimposto, retomando a sua rotina. A cada encerramento do trabalho com um grupo, é acordada com os pacientes a continuidade da assistência com sessões de manutenção. No caso do Gorip, esse cronograma de apoio e atualização é estabelecido por meio de encontros trimestrais no primeiro ano, semestrais no segundo e, finalmente, uma sessão de encerramento no terceiro ano. Esse complemento do tratamento visa evitar possíveis recaídas e, também, contribuir para a continuidade de nossa produção científica sobre o TEPT, transtorno que vem recebendo cada vez mais atenção por parte da comunidade científica mundial.

A psicoterapia de grupo surgiu da observação do quanto era valioso para pacientes clínicos poderem trocar entre si informações a respeito de suas doenças e das implicações de uma internação hospitalar em sua vida.

O enfermeiro devidamente formado em psicoterapia de grupo pode ter papel crucial no acompanhamento de pacientes sob sua responsabilidade, não apenas no âmbito de enfermarias, mas também em âmbito ambulatorial.

Ressalta-se que, assim como é exigida formação especializada em psicoterapia de grupo para psiquiatras e psicólogos, também deve-se exigir para o enfermeiro. Essa formação é essencial para que o enfermeiro psiquiátrico possa trabalhar no seu dia a dia com grupos de pacientes, em grupos operativos e reuniões de grupo com pacientes e familiares para educação sobre saúde e cuidados à pessoa com transtorno mental, valendo-se de princípios da psicoterapia de grupo.

PROPOSTAS PARA ESTUDO

1. Procure o programa de três cursos sobre terapias de grupo para profissionais de saúde.
2. Analise o conteúdo dos cursos e discuta com seus colegas ou pares.
3. Avalie em grupo, com o professor ou supervisor quais as contribuições dos cursos analisados para o desempenho do enfermeiro.

REFERÊNCIAS BIBLIOGRÁFICAS

1. Bechelli LPC, Santos MA. Psicoterapia de grupo: como surgiu e evoluiu. Rev Latino-am Enferm. 2004;12(2):242-9.
2. Zimerman DE. Fundamentos básicos das grupoterapias. Porto Alegre: Artmed; 2000.
3. Vinogradov S, Yalom ID. Manual de psicoterapia de grupo. Porto Alegre: Artmed; 1992.
4. Ferreira-Santos E. Psicoterapia breve: abordagem sistematizada de situações de crise. 5ª ed. São Paulo: Agora; 2013.
5. Ferreira-Santos E, Bonnetti N. Estudo sobre a indicação de psicoterapia breve em um grupo de vestibulandos. Rev Bras Psicodrama. 1980;3(1):1.
6. Pontes RLL. Psicoterapia de grupo breve focal: atualidade e viabilidade de uma nova proposta terapêutica [dissertação]. Rio de Janeiro: Pontifícia Universidade Católica do Rio de Janeiro; 1998.
7. American Psychiatric Association (APA). Manual diagnóstico e estatístico de transtornos mentais DSM-V. 5ª ed. Porto Alegre: Artmed; 2014.

16

Intervenção psicoeducacional: orientação e educação em saúde mental

Ricardo Alberto Moreno
Maguida Costa Stefanelli

PONTOS A APRENDER

1. Descrever os objetivos das intervenções psicoeducacionais.
2. Discorrer sobre os elementos que compõem o programa de intervenções psicoeducacionais.
3. Citar os conteúdos gerais que devem ser considerados em um programa psicoeducacional.
4. Discorrer sobre a importância da intervenção psicoeducacional em saúde mental.

PALAVRAS-CHAVE

Psicoeducacional, psicoeducação, educação em saúde, enfermagem em saúde mental, enfermagem psiquiátrica.

ESTRUTURA DOS TÓPICOS

Introdução. Histórico. Conceito. Metodologia. Metas. Objetivos. Sugestões de conteúdo. Alguns resultados. Organização de programa de intervenção psicoeducacional. Considerações finais. Propostas para estudo. Referências bibliográficas.

INTRODUÇÃO

Formas de educação e orientação em saúde para pacientes, famílias e comunidade devem ser consideradas um dos pontos cruciais na abordagem da saúde, para que os três níveis de assistência sejam implementados com eficiência, facilitando a reintegração social e aumentando as chances de alcançar resultados positivos.

Os programas de orientação, em geral, são fundamentados principalmente nas características do transtorno e nas necessidades identificadas pelos profissionais de saúde segundo sua percepção e o que é vivenciado pelos pacientes, por suas famílias e pela comunidade. O foco deve ser direcionado às necessidades vividas por aqueles que apresentam o transtorno, para aqueles que compartilham a vivência da doença e para os que estão em busca de mais saúde.

Esses programas de orientação exigem a interface da pedagogia com os programas psicoeducacionais sobre saúde, como já constatado por autores no transtorno de déficit de atenção e hiperatividade, esquizofrenia, transtorno do humor, entre outras áreas da saúde.[1-2]

Para o desenvolvimento desses programas, também devem ser integrados os princípios de educação para adultos, uma vez que constituem a maioria do público-alvo. Quando se trata de programas voltados a crianças e adolescentes, recursos psicopedagógicos devem ser adequados.[2] A necessidade de os pacientes e suas famílias obterem conhecimento sobre diagnóstico, tratamento, reconhecimento de sinais prodrômicos e mudanças no estilo de vida para evitar recaídas ou recorrências justifica a necessidade da integração dessas estratégias.

A coordenação do programa deve ser feita por um médico, enfermeiro ou psicólogo. Além destes, outros profissionais capacitados, como terapeuta ocupacional, assistente social, professor de educação física, nutricionista, arteterapeuta, entre outros, que atuam na área específica, podem e devem contribuir para as exposições sobre os assuntos programados. Isso funciona muito bem dentro de um clima de interdisciplinaridade, com respeito ao que constitui o cerne do papel de cada profissional. É essencial que pacientes e familiares aprendam sobre o transtorno e o respectivo tratamento, como gerenciar a situação criada pela sua presença e como cuidar da pessoa com transtorno mental no cotidiano, organizando suas atividades e seu estilo de vida.[3-6]

HISTÓRICO

As primeiras publicações sobre programa psicoeducacional surgiram na década de 1970. As abordagens de tratamento, à época, não evidenciavam resultados satisfatórios em relação à qualidade de vida dos pacientes e de seus familiares ou esta não era uma variável considerada nos estudos.[7] A psicoeducação evoluiu a partir da pesquisa de modelos de crenças acerca da saúde e sua influência no prognóstico, em ampla variedade de doenças físicas crônicas. Essa abordagem foi o pilar para o manejo psicológico de diabete, asma e câncer.[8] Trabalho realizado em pacientes com esquizofrenia aponta o impacto da emoção expressa, isto é, das atitudes negativas ou do envolvimento acentuado de familiares em relação à pessoa com transtorno mental. Foi constatado que, quanto mais intenso o grau de emoção expressa, maior o índice de recaída. A seguir, foram criados estudos psicossociais voltados aos aspectos educativos e de apoio, direcionados às pessoas com diferentes transtornos mentais e seus familiares. As abordagens psicoeducacional, interpessoal e cognitivo-comportamental direcionadas a pacientes e familiares passaram a ser implementadas juntamente com o tratamento farmacológico.[7]

Com esses programas, a ansiedade dos pacientes e de seus familiares é reduzida e as falhas de conhecimento por parte das famílias são atenuadas ou eliminadas.[7] Eles se percebem como pessoas capazes e com forças para enfrentar a diversidade de situações surgidas em sua vida.[5] As sessões e os encontros dos programas psicoeducacionais facilitam o aparecimento e o esclarecimento de dúvidas acerca da doença, do tratamento e de possíveis problemas, além de outros aspectos eventualmente experimentados.

É importante promover a interação entre todos os participantes, para que eles consigam expressar seus sentimentos ou pensamentos e descrever as experiências que os desencadearam. Como afirmado na teoria interpessoal da psiquiatria,[8] uma vez descrita a experiência, o paciente experimenta alívio da ansiedade intensa, torna-se menos defensiva e mais suscetível à ajuda que lhe é oferecida. Além disso, os familiares começam a perceber sua parcela de responsabilidade para com a pessoa que apresenta o transtorno.

CONCEITO

Não há dúvida de que o tratamento da maioria dos transtornos mentais é prioritariamente farmacológico. Entretanto, quando ficou evidente o impacto da doença mental na qualidade de vida e no funcionamento social, cognitivo e ocupacional dos pacientes e de sua família, exigiu-se que os objetivos da terapêutica fossem além da recuperação sintomática, incluindo também a recuperação funcional. Além disso, fatores relacionados às causas e às consequências dos episódios respondem bem a intervenções psicológicas.

A intervenção psicoeducacional é uma forma de intervenção psicológica utilizada por profissionais da área da saúde mental. Constitui um processo de ensino-aprendizagem de forma compartilhada com pacientes, família e demais interessados em determinado transtorno mental, seu tratamento e técnicas que auxiliam a lidar com comportamentos, dificuldades e problemas decorrentes.[6,9,10]

Estimula-se, dessa forma, o processo de reabilitação por meio do aprendizado sobre eventos do transtorno mental e do desenvolvimento de habilidades de enfrentamento de situações associadas que poderão ajudar os pacientes a experimentarem uma vida mais saudável na sociedade. O processo também ajuda a equipe profissional a atender o direito da pessoa com transtorno mental e de sua família de serem informados acerca da doença e do tratamento.[2-6,13,14]

A intervenção psicoeducacional é mais que promover a ampliação do conhecimento. É um modo de ajudar pacientes e familiares a compreenderem e a darem sentido à experiência vivida e ao impacto psicológico inicial que as informações recebidas causam, engajando-os no uso dessa compreensão em seu cotidiano, valorizando a vida e preocupando-se com ela.[7]

> O conceito de intervenção psicoeducacional não é consensual, mas abrange pontos comuns e tem como metas: prover o paciente e familiares com informações teóricas e práticas e facilitar a percepção e a compreensão dos envolvidos para promover o entendimento e o enfrentamento das consequências da doença.

Os objetivos iniciais da psicoeducação são reduzir taxas de recaída e de hospitalizações e melhorar a evolução funcional por meio do incremento de conhecimento acerca da doença, promovendo a identificação precoce de sintomas prodrômicos, aumentando a adesão ao tratamento farmacológico e prevenindo comportamentos de risco ou suicidas. Outros aspectos da psicoeducação incluem a promoção de hábitos saudáveis de sono, como medida para prevenir recaída, e a melhora da qualidade global de vida pela redução de estigma e culpa, pelo aumento da autoestima e do bem-estar, e pela redução de comorbidades e mudanças nos estilos de vida que induzam ao estresse.

A integração dos tratamentos clínico e psicológico com o fornecimento de informações objetivas e atualizadas sobre a doença, seu tratamento e o compartilhamento dessas informações entre pacientes e familiares com profissionais e outras pessoas que se encontram em situações semelhantes possibilitam a percepção de que eles não estão sozinhos e não são os únicos a conviverem com o transtorno mental. A intervenção psicoeducacional, além de promover aumento da adesão ao tratamento farmacológico e redução de recaídas, leva à diminuição do sofrimento associado ao comportamento do paciente e à reação dos familiares ao transtorno.[5,6,13,14] Considerando como exemplo o transtorno bipolar (TB), os princípios da psicoeducação englobam o desenvolvimento de atitudes e aptidão comportamental que visam ao ajuste no estilo de vida para lidar com o TB e, consequentemente, beneficiar sua evolução, mais que a simples transmissão de informações acerca da doença. Isso inclui tomada de consciência acerca da doença, adesão ao tratamento e detecção precoce de sinais ou sintomas de recaída, além de evitar fatores potencialmente prejudiciais, como uso indevido de drogas, privação de sono, entre outros.[8,12,13]

METODOLOGIA

A intervenção psicoeducacional pode ser realizada em grupos fechados ou abertos. O grupo fechado geralmente é formado por poucos integrantes e durante determinado período. Esse tipo de grupo permite a utilização de outras dinâmicas, como jogos educativos e grupo focal, que estimulam discussões sobre assuntos que os familiares e os pacientes ficariam intimidados para abordar em grandes grupos ou, ainda, os despertam para refletir sobre algum tópico sobre os quais não haviam pensado.[13]

A ampliação do conceito para programa psicoeducacional aberto dirigido a populações maiores, enfeixando pacientes, amigos, familiares e demais interessados, constituiu experiência inovadora, em âmbito nacional. É de baixo custo, de fácil aplicação, abrange população maior e pode ser facilmente utilizado em serviços públicos de saúde e, em especial, na saúde mental.[6,14-16]

Resumindo, a psicoeducação é a intervenção-chave para propiciar e aumentar a adesão ao tratamento e para melhorar o desfecho em longo prazo, não somente em transtornos mentais, como no transtorno bipolar e em outras condições psiquiátricas, mas também em transtornos orgânicos graves, como doença cardíaca, diabetes, asma, entre outras.[17]

METAS

As principais metas dos programas psicoeducacionais são:[6,7,12,13,15,18]

1. Desenvolvimento de convivência saudável entre pacientes, familiares e comunidade na busca de melhor qualidade de vida, apesar da doença.
2. Prevenção de recaídas por meio do desenvolvimento de atitudes e aptidão comportamental que visam ao ajuste de estilo de vida para lidar com a doença e, consequentemente, beneficiar sua evolução:
   - Melhora da consciência (discernimento) acerca da doença.
   - Adesão ao tratamento de base, farmacológico ou não.
   - Detecção precoce de sinais ou sintomas de recaída.
   - Evitar fatores potencialmente prejudiciais, como uso indevido de drogas, privação de sono, entre outros.[8-11,13,14]

OBJETIVOS

Para atingir as metas, têm-se como objetivos:[6,7,12,13,15-18]

- Informar o paciente e sua família sobre como se manifesta o transtorno: sinais e sintomas.
- Orientar o paciente e sua família de que as alterações de comportamento do cliente são a expressão de sinais e sintomas.

- Capacitar família e paciente para a aceitação de que o indivíduo tem um transtorno mental expresso pelas manifestações de comportamentos que causam impacto no seu estilo de vida.
- Orientar a família, e principalmente o paciente, sobre a mudança de papéis que ocorre na presença da manifestação aguda do transtorno.
- Ensinar familiares e interessados a identificarem as manifestações de comportamento indicativas de sinais prodrômicos de recaídas.
- Orientar paciente e familiares a procurarem ajuda profissional o mais rápido possível.
- Obter a cooperação de familiares e pacientes nos planos terapêuticos (tratamento e cuidados).
- Transmitir às famílias e aos pacientes que eles não estão sozinhos em sua experiência de vida.
- Analisar com as famílias seus sentimentos de culpa, frustração, raiva e ansiedade.
- Ajudar as famílias a perceberem seu potencial e possibilidades para atuarem como parceiros no tratamento, na recuperação, na reinserção social e na obtenção de melhor qualidade de vida.
- A partir da experiência adquirida, elaborar folhetos informativos e educativos, com linguagem clara e objetiva, para distribuir à população de futuros psicoeducacionais e nos serviços de saúde mental.
- Atender ao direito fundamental dos pacientes e de seus familiares de serem informados sobre a doença.

SUGESTÕES DE CONTEÚDO

Há uma série de questões que precisam ser abordadas em relação ao programa psicoeducacional em saúde mental. Elaboraram-se sugestões de conteúdo, após análise dos diversos trabalhos citados a respeito e com base na experiência dos autores:[3-7,12, 15]

- O que é o transtorno em si.
- Etiologia.
- Curso natural da doença.
- Mudanças nos padrões de vida.
- Psicofarmacoterapia: efeitos desejados, potenciais efeitos colaterais.
- Terapias complementares.
- Informações sobre os riscos associados ao uso de substâncias psicoativas ilícitas, como cocaína, derivados de anfetaminas, entre outras, e substâncias lícitas, como medicamentos, álcool, tabaco ou café.

- Papel da família no curso da doença.
- Problemas da não adesão ao tratamento.
- Sinais, sintomas e manifestações prodrômicas de recaídas e sua administração.
- Mecanismos de enfrentamento e estratégias de solução de problemas.
- Gerenciamento do estilo de vida considerando a influência do estigma, do preconceito, da rejeição, entre outros.
- Recursos da comunidade.
- Importância das associações de pacientes, familiares, amigos e demais interessados no transtorno em foco.
- Avaliação final da consecução dos objetivos do programa de intervenção psicoeducacional.

ALGUNS RESULTADOS

Vários estudos apontam resultados positivos com o uso dessa abordagem, como maior adesão ao tratamento; aceitação das mudanças necessárias ao estilo de vida; identificação de sinais e sintomas prodrômicos e as manifestações de comportamento decorrentes deles; e aumento do intervalo de tempo entre recaídas, com consequente redução do número de internações. Além desses, a compreensão da doença e das mudanças de comportamento ocorridas e o aumento do desempenho social e ocupacional dos clientes participantes também constituem resultados benéficos relevantes.[5-7,13,16]

Deve-se considerar, ainda, o fato de as famílias sentirem-se amparadas e com a oportunidade de expressar suas dúvidas, seus sentimentos e seus medos, além de poderem discutir e compartilhar com profissionais especializados e com pessoas que vivem os mesmos desafios, em datas preestabelecidas.[12,17-19]

Várias pesquisas são apresentadas em livros e artigos sobre programa psicoeducacional direcionado a pessoas com diferentes transtornos psiquiátricos e clínicos gerais, evidenciando os resultados positivos da intervenção psicoeducacional, inclusive para pessoas com esquizofrenia, na prevenção de recaídas.[1,6,7,12,16,18,20-22]

Exemplo de grupo psicoeducacional fechado foi a psicoeducação de clientes com esquizofrenia e seus familiares, realizada em 1987, em ambulatório de uma instituição psiquiátrica, elaborada e implementada por uma enfermeira que contou com o apoio de um psiquiatra.[23,24] O conteúdo foi elaborado a partir de solicitações apontadas pelos familiares e os resultados evidenciaram a contribuição do programa desenvolvido.

O psicoeducacional fechado, realizado com pacientes que faziam uso abusivo de substâncias psicoativas, em uma comunidade de Curitiba, é outro exemplo que utiliza a integração de abordagens psicopedagógicas e de estratégias de comunicação terapêutica para sua realização.[16] O enfermeiro adotou como técnicas o grupo focal e o jogo educativo, contendo frases reticentes ou em aberto para estimular a reflexão sobre o uso abusivo de substâncias psicoativas, seus efeitos e prejuízos, o tratamento, a recuperação e o papel da família, a responsabilidade de ambos na situação atual e na recuperação. A população do estudo ressaltou a importância dos encontros ocorridos e de assumir a responsabilidade por seu comportamento, com ênfase na possibilidade de retornar à família e repensar sua vida.[16]

O psicoeducacional aberto é uma experiência inovadora e tem sido realizada com resultados satisfatórios, porém ainda necessita de mais estudos sobre medidas de avaliação da efetividade.[14]

Um dos estudos foi desenvolvido pelo Instituto de Psiquiatria (IPq) do Hospital das Clínicas da Faculdade de Medicina da USP e pelo Grupo de Doenças Afetivas (Gruda) do IPq, financiado pela Fundação de Amparo à Pesquisa do Estado de São Paulo (Fapesp). Participaram desse estudo pacientes com transtorno bipolar e seus familiares, amigos e outros interessados. Foram destacados aspectos como conflitos na convivência familiar, relações extrafamiliares prejudicadas, estigma e preconceito, rotinas diárias alteradas, repercussões no orçamento familiar e a importância do psicoeducacional em sua vida. Destacou-se como tema central o desenvolvimento da angústia inicial ao enfrentamento e à obtenção de melhor qualidade de vida. As famílias perceberam que o programa psicoeducacional aberto constitui uma forma rica de aprendizado sobre a enfermidade e sobre as formas de ajuda necessárias para atingir a estabilização do humor, quando associado ao tratamento farmacológico. Contou-se, na plateia, com a presença de outros profissionais da saúde, da própria área ou de outras especialidades.[5,6,13]

Em outra pesquisa sobre o programa psicoeducacional em si, os resultados indicaram que orientação e informação objetiva sobre o transtorno e seu tratamento promoveram, no paciente e nos seus familiares, mudanças cognitivas e psicológicas no modo de enfrentarem e conviverem com a doença, portanto no estilo de vida. Os autores concluíram, também, que o programa psicoeducacional atua como forma segura para facilitar mudanças exigidas nos padrões de vida, propiciando meios para uma convivência saudável.[6]

Outro estudo permitiu concluir que as exposições e os debates gerais sobre o transtorno em si e a vivência com a intervenção psicoeducacional dos clientes e de seus familiares foram importantes na perspectiva educacional para promover o intercâmbio de experiências entre os participantes, em um clima de respeito à individualidade de cada um. Houve, ainda, o estímulo à utilização do conhecimento adquirido na prevenção de recaídas e dos prejuízos psicossociais.[10] O histórico dos programas de psicoeducação promovidos pelo Gruda e seus respectivos resultados podem ser encontrados no livro *Aprendendo a viver com o transtorno bipolar: manual educativo*, que reúne 18 anos de trabalho e pesquisa e discute as principais dúvidas que pacientes, familiares e amigos de portadores do TB tiveram.[9]

A descrição da estrutura do núcleo familiar de jogadores patológicos e a análise de seu funcionamento, após frequentarem um programa psicoeducacional, evidenciaram que o familiar e o jogador percebem a responsabilidade do último na situação gerada pelo seu comportamento e que a participação no programa propiciou mudanças consistentes no funcionamento familiar. O caráter informativo do programa psicoeducacional pode ter contribuído em alguns momentos para minimizar o estresse, porém, em outros, parece não ter gerado êxito.[20]

A utilização dos programas psicoeducacionais deve ser amplamente difundida para que se possa contribuir para a efetivação dos diferentes níveis de assistência à saúde mental, considerando sua relevância nas diversas áreas da saúde e, em especial, da saúde mental, para se obter:

- Adesão ao tratamento como busca por melhor qualidade de vida.
- Aprendizado, por meio da utilização de mecanismos de enfrentamento aprendidos de forma compartilhada com profissionais capacitados e famílias que enfrentam situações semelhantes.
- Encontro de um novo sentido para a vida, apesar da doença.

ORGANIZAÇÃO DE PROGRAMA DE INTERVENÇÃO PSICOEDUCACIONAL

Para a organização de programas de intervenções psicoeducacionais deve-se considerar a especificidade do público-alvo a que se destina, o interesse dos participantes, os conteúdos a serem abordados, o formato, o cronograma, a divulgação, o local de realização e o material didático. Caso não haja recursos próprios para viabilizar o programa, deve-se buscar apoio da comunidade local.

Elaboração do conteúdo

Inicialmente, procurar saber junto à população-alvo quais assuntos os participantes gostariam que fossem abordados nos encontros do programa, quais suas dúvidas, suas queixas e quais desafios têm enfrentado na convivência com a pessoa com transtorno mental no seu cotidiano de cuidado pessoal, familiar, educacional, profissional e social. Com base nos dados obtidos, elabora-se o conteúdo do programa específico procurando integrá-lo aos sugeridos, os quais já foram testados previamente. O programa deve ter 11 ou 12 itens, apresentados no curso de um ano, prevendo-se o encerramento com uma confraternização.[6,12,15,18]

Formato

Quanto ao formato, é necessário estipular o palestrante e o tempo destinado a ele e ao depoente, se houver. Se incluir depoimento de paciente ou familiar, deve-se agendar previamente e esclarecer ao depoente todos os dados do encontro, como data, hora, local e tempo que ele dispõe. Ambos devem ser informados sobre os recursos audiovisuais e de informática disponíveis.

Estipular o tempo para a troca de conhecimento e das situações vividas entre portador, familiares e profissionais, e entre todos ao final do programa, com o oferecimento de um lanche. A finalidade maior do lanche é promover um momento para integração entre todos de forma mais descontraída. Segundo a experiência dos autores, tem-se observado que pessoas que, às vezes, não fazem perguntas durante o tempo de debate o fazem espontaneamente nesse momento.

Um formato que tem dado bons resultados é o adotado pelo Gruda (www.progruda.com) e pela Associação Brasileira de Familiares, Amigos e Portadores de Transtornos Afetivos (Abrata: www.abrata.org.br).[6,9,15]

Quadro 16.1. Formato adotado pelo Gruda e pela Abrata

20 minutos para o médico
20 minutos para outro profissional
20 minutos para depoimento: para que a pessoa que se manifestar espontaneamente possa fazê-lo de acordo com o tema abordado em cada encontro
50 minutos de atividade interativa entre participantes e profissionais para perguntas e debates, sendo do profissional a responsabilidade pelo oferecimento de oportunidade para que diversas pessoas possam participar, não polarizando a atenção apenas para uma pessoa ou um grupo
10 a 20 minutos de atividade interativa livre, que pode ser acompanhada por um lanche

No total, considera-se que duas horas são suficientes para a consecução do objetivo de cada encontro, mas pode-se adequar o tempo a cada situação, tema ou local.

O profissional tem de estar atento ao linguajar utilizado durante a exposição, que tem de ser acessível a todos os participantes. O oferecimento de reforço positivo à participação dos presentes a cada encontro deve ser sempre lembrado para estimular os demais a dar sua contribuição ao debate. Outra forma de estimular a participação é por meio de perguntas por escrito para facilitar a contribuição daqueles que têm dificuldades de se expressar publicamente.

Divulgação

Uma ampla divulgação, por meio de cartazes, *folders* e outras mídias, é fundamental para atingir o público-alvo, seja a pessoa com transtorno mental e seus familiares, sejam as instituições de ensino ou de atendimento à saúde geral ou mental, secretarias de saúde ou outros serviços públicos e privados do local e da região que tenham interesse ou afinidade com o assunto. Os cartazes e *folders* devem conter a programação do ano, com ênfase nos encontros mensais, e informações sobre o número do telefone para os interessados fazerem sua inscrição gratuitamente e solicitarem eventuais informações.

Para agilizar o processo e mantê-lo com baixo custo operacional, os cartazes e *folders* podem ser enviados por *e-mail*, solicitando aos destinatários a colaboração para sua ampla divulgação. O apoio da mídia nessa divulgação é um instrumento valioso. É preciso ter um responsável pela divulgação entre os coordenadores do programa.

CONSIDERAÇÕES FINAIS

A adoção do psicoeducacional em programas que atendem a políticas de saúde pública deve tornar-se realidade para que se possa cumprir o compromisso dos profissionais de saúde em todos os níveis da assistência à saúde.

O enfermeiro está em posição privilegiada para orientar e encaminhar familiares aos programas de intervenção psicoeducacional existentes na comunidade. Caso não existam, o enfermeiro deve esforçar-se para criá-los em parceria com médicos, psicólogos e outros profissionais, além do envolvimento de líderes da comunidade.

A ênfase deve ser dirigida tanto à exposição do profissional quanto ao depoimento e à discussão geral. É a integração dessas unidades que possibilita não apenas o esclarecimento de dúvidas, mas, principalmente, a troca de informações sobre as vivências de pacientes, familiares e profissionais ao lidarem com os desafios – do reconhecimento do transtorno à necessidade de encontrar formas mais seguras para lidar com ele, enfim, como utilizar o que foi aprendido para conviver com a situação existente, obtendo a melhor qualidade de vida possível.

PROPOSTAS PARA ESTUDO

1. Visite as associações existentes de apoio ao cidadão com transtornos da saúde em uma comunidade na qual não haja intervenções psicoeducacionais na área da saúde mental (www.progruda.com; www.abrata.org.br; aplicativo para celular de distribuição gratuita: Gruda).
2. Identifique se há necessidade de se criar um programa de intervenção psicoeducacional voltado para a saúde mental.
3. Colha as informações necessárias e leve os dados para discussão com seus colegas ou pares, professor e responsável pelo serviço.
4. Faça um projeto de orientação à comunidade.

REFERÊNCIAS BIBLIOGRÁFICAS

1. Proposta de uma abordagem psicoeducacional em grupos para pacientes adultos com transtorno de déficit de atenção/hiperatividade. Rev Psiquiatr RS. 2003;25(3):446-52.
2. Stefanelli MC, Cadete MMM, Aranha MI, Pinheiro JG, Santos AM. Programa educativo sobre prevenção do HIV/aids. Rev Gaúcha Enferm. 1999;20(2):110-30.
3. Shoemaker NC, Lala CM. Therapeutic groups. In: Varcarolis EM, Carson VB, Shoemaker NC. Foundations of psychiatric mental health nursing: a clinical approach. 5th ed. St. Louis: Saunders/Elsevier; 2006. p. 718-29.
4. Sundeen SJ. Reabilitação psiquiátrica. In: Stuart, GW, Laraia, MT. Enfermagem psiquiátrica: princípios e prática. Porto Alegre: Artmed; 2001. p. 274-95.
5. Stefanelli MC, Moreno RA, Sousa MGG, Oliveira RA, Taveira ACA, Gentil V. Compreendendo el significad del transtorno bipolar en la família. Madrid: Libro de ponencia do II Congreso Iberoamericano de Investigación Cualitativa em Salud; 20-25 de junio de 2005; 2005. p. 39-40.
6. Moreno RA, Stefanelli MC, Sousa MGG, Oliveira KC, Taveira ACA, Gentil V. Psychoeducational program for bipolar patients and their families. Bipolar Disord. 2005;7(Suppl 2):162.
7. Andrade ACF. A abordagem psicoeducacional no tratamento do transtorno bipolar. Rev Psiq Clin. 1999;26(6):303-8.
8. Popovic D, Scott J, Colom F. Cognitive behavioral therapy and psychoeducation. In: Yildiz A, Ruiz P, Nemeroff CB. The bipolar book: history, neurobiology and treatment. New York: Oxford University Press; 2015; p. 435-44.
9. Moreno RA, Moreno D, Bio DS, David DP. Aprendendo a viver com o transtorno bipolar: manual educativo. Porto Alegre: Artmed; 2015. p. 208.
10. Barros Pellegrinelli K, Costa LFO, Silval KID, Dias VV, Roso MC, Bandeira M, et al. Efficacy of psychoeducation on symptomatic and functional recovery in bipolar disorder. Acta Psychiatr Scand. 2013;127:153-158.
11. Sullivan HS. The interpersonal theory of psychiatry. New York: Norton; 1953.
12. Colom F, Vieta E. Melhorando o desfecho do transtorno bipolar usando estratégias não farmacológicas: o papel da psicoeducação. Rev Bras Psiquiatr. 2004;26(suppl. 3):47-50.
13. Stefanelli MC, Moreno RA, Taveira AAC, Sousa MGG, Oliveira KC, Gentil V. Psychoeducational program: how patients with affective disorders and their families perceive it. J Affec Disord. 2006;91(suppl 1):79.
14. Roso MC, Moreno RA, Costa EMS. Intervenção psicoeducacional nos transtornos do humor: a experiência do Grupo de Estudos de Doenças Afetivas (Gruda). Rev Bras Psiquiatr. 2005;27(2):165.

15. Roso MC, Moreno RAM, Moreno DH. Aspectos psicossociais da terapêutica. In: Moreno RAM, Moreno DH. Da psicose maníaco-depressiva ao espectro bipolar. São Paulo: Segmento Farma; 2005. p. 383-405.
16. Correa RG. Visualizando possibilidades de recuperação do usuário de drogas em grupos focais. [Dissertação.] Santa Catarina: Universidade Federal de Santa Catarina; 2000.
17. Scott J, Colom F. Psychosocial treatments for bipolar disorders. Psychiatr Clin North Am. 2005;28(2):371-84.
18. Yacubian J, Lotufo Neto F. Psicoeducação familiar. Fam Saúde Desenv. 2001;3(3):98-108.
19. Knapp P, Isolan L. Abordagens psicoterápicas no transtorno bipolar. Rev Psiq Clin. 2005;32(suppl 1):98-104.
20. Mazzoleni MHB. Funcionamento familiar e eficácia de um programa psicoeducacional em familiares de jogadores patológicos. [Dissertação.] São Paulo: Universidade de São Paulo; 2005.
21. Rummel-Kluge C, Pitschel-Walz G, Bäuml J, Kissling W. Psychoeducation in schizophrenia – results of a survey of all psychiatric institutions in Germany, Austria, and Switzerland. Schizophrenia Bulletin. 2006; 32(4):765-75.
22. Pitschel-Walz G, Bauml J, Bender W, Engel RR, Wagner M, Kissling W. Psychoeducation and compliance in the treatment of schizophrenia: results of the Munich Psychosis Information Project Study. J Clin Psychiatry. 2006;67(3):443-52.
23. Paiva SMA. Orientação de familiares de pacientes com diagnóstico de esquizofrenia. [Dissertação.] São Paulo. Universidade São Paulo; 1989.
24. Paiva SMA, Stefanelli MC, Arantes EC. Grupo familiar na convivência com o doente mental: programa de educação em saúde. Fam Saúde Desenv. 2000;2(1):21-9.

17

Proposta de cuidado profissional às famílias com base na teoria de Bronfenbrenner e nos cinco campos da vida familiar de Anderson

Ingrid Elsen
Wanda Beatriz Elsen Barcellos

PONTOS A APRENDER

1. Conceitos de família como sistema de saúde familiar e seus processos, cuidado familiar e cuidado profissional de enfermagem com as famílias.
2. Ações de cuidado profissional visando a um processo de vivência familiar saudável frente à convivência com um de seus membros portador de transtorno mental (PTM), com base no modelo ecológico de Bronfenbrenner.

PALAVRAS-CHAVE

Cuidado familial, cuidado profissional de enfermagem, sistema de saúde familiar, modelo bioecológico.

ESTRUTURA DOS TÓPICOS

Introdução. Proposta teórica. O sistema de saúde familiar: os cinco campos da vida familiar. Por que a opção pelo modelo bioecológico? Aplicação do modelo proposto a estudos sobre a vivência de famílias com um dos membros PTM. O modelo aplicado em relatos de cuidados de enfermagem ao PTM e sua família. Reflexões sobre os cuidados de enfermagem/saúde a famílias e seus membros PTM na perspectiva do modelo ecológico de Bronfenbrenner. Considerações finais. Proposta para estudo. Referências bibliográficas.

INTRODUÇÃO

A enfermagem com famílias, como subárea do conhecimento, tem merecido maior atenção a partir das últimas décadas. Em um curto espaço de tempo, aumentou-se consideravelmente a produção científica sobre a temática, principalmente em decorrência dos cursos de mestrado e doutorado, que implantaram linhas de pesquisa em enfermagem familiar.

Como as famílias estão presentes ao longo do processo de vida das pessoas, desempenhando papel significativo no processo saúde-doença de seus membros, sua presença nos serviços de saúde, acompanhando os familiares, tornou-se uma constante. Tem-se constatado, ainda, que o posicionamento da equipe de saúde vem se modificando gradativamente frente às famílias. A presença destas nas unidades de internação – inicialmente considerada obstrução ao trabalho dos membros da equipe, questionando-os e muitas vezes sendo exigente – vem aos poucos se modificando. Nos serviços psiquiátricos, segundo a literatura, as famílias foram vistas, durante um longo período como as principais causadoras da doença em seus membros.[1]

Com a expansão dos conhecimentos sobre as famílias, seu viver e conviver, e seu cuidado familial[2] como crença e prática culturalmente aceita, a enfermagem está entre as principais profissões da área da saúde a incluí-las como foco do cuidado profissional. Inicialmente, a maior receptividade foi na enfermagem pediátrica e obstétrica, mais tarde expandiu para as demais especialidades.

É importante ressaltar a diferença entre o significado de a enfermagem assumir o cuidado à família como contexto e o de família como unidade/sistema a ser cuidado. No primeiro caso, a atuação profissional se concentra em orientar a família sobre os cuidados que ela deverá desenvolver em relação à saúde de seus membros. Selecionada geralmente a pessoa como mediadora entre a família e os serviços de saúde é a mãe ou outra figura feminina que assume com frequência o papel de cuidadora principal. Cabe esclarecer que a relação entre profissional e família/cuidador geralmente se caracteriza como unidirecional; o profissional orienta e a família ouve e aplica os conhecimentos no cotidiano familiar.

Por outro lado, a família como unidade a ser cuidada apresenta como principais características: 1) o levantamento dos dados que se referem à vida familiar em seu cotidiano e em suas diferentes dimensões, sendo o processo saúde-doença um entre os demais; 2) os integrantes da família são considerados em interação, e uns em relação com os outros; 3) o cuidado familial é valorizado e há um interesse genuíno por parte do profissional em conhecê-lo, para que possam, família e profissional, estabelecer pontes entre ambos, o cuidado prestado pela família e o cuidado profissional à família; 4) as forças da família são identificadas e reconhecidas como importantes para o crescimento e o desenvolvimento dos seus membros, assim como para o enfrentamento nas dificuldades, levando ao empoderamento do sistema familiar; 5) a família é reconhecida como inserida em uma relação com pessoas/equipes/outras famílias que lhes são significativas e com as quais compartilha informações, ajuda, apoio, entre outros, compondo sua rede de apoio informal, que difere de outros tipos de rede da qual também possa participar, desempenhando outros papéis; 6) as famílias fazem parte de outros ambientes sociais que influenciam o seu viver e que podem ser por elas influenciados.

Outra característica que merece atenção especial é a relação que se estabelece entre o profissional de saúde e as famílias, quando a família é compreendida como o foco do cuidado profissional, relação em que é parceira do profissional ao longo do processo de cuidar. As famílias desempenham papel ativo, trocando informações, tomando decisões, optando entre diferentes possibilidades identificadas em comum, enriquecendo o cuidado familial com elementos do saber científico, enfim, saindo fortalecidas do encontro. Com base nas experiências de parceria família-profissional, as expressões "enfermagem com famílias" e "cuidado coparticipativo" começam a ser citadas.[3]

Neste capítulo, as autoras descrevem inicialmente uma proposta teórica para o cuidado profissional com famílias que convivem com um de seus membros portador de transtorno mental (PTM), fundamentada no modelo bioecológico de Bronfenbrenner[4] e nos cinco campos da vida familiar.[5] A fim de examinar a sua viabilidade, a abordagem sugerida foi aplicada a trabalhos já publicados que relatavam as vivências de famílias e, no momento seguinte, a estudos igualmente publicados, que apresentavam cuidados profissionais e desenvolvidos com famílias em serviços de saúde e projetos de extensão universitária.

PROPOSTA TEÓRICA

Discutiu-se aqui o referencial teórico para abordar o cuidado com as famílias que convivem com um de seus membros portador de transtorno mental, fundamentado nos trabalhos de Bronfenbrenner[2,4,6] e nos cinco campos da vida familiar.[5]

Bronfenbrenner, psicólogo e autor da teoria a ser apresentada, foi um imigrante de guerra que se dedicou a estudar o desenvolvimento humano para influenciar positivamente as políticas sociais e as práticas que garantissem os direitos humanos e a qualidade de vida das pessoas e do ambiente. Os resultados o levaram à criação de um modelo teórico-metodológico complexo, interativo e processual do desenvolvimento humano, que apresenta a intrínseca ligação que a pessoa estabelece com a sua família e como as características de ambas se afetam mutuamente, e, por sua vez, influenciam o seu crescimento e desenvolvimento. A dinâmica dos dois organismos (pessoa e família) ao interagirem com contextos externos influencia e é influenciada por ambos. Segundo o autor, os processos são considerados uma "via de mão dupla", ocorrendo entre os organismos e os ambientes que fazem parte do contexto maior – a sociedade.

O desenvolvimento humano é um processo que ocorre na reciprocidade de relações, no afeto genuíno, no equilíbrio de poder, em uma continuidade de tempo e envolvendo mudanças nas características biopsicológicas das pessoas em interação, não apenas no seu ciclo de vida, mas através de gerações.[4]

O processo de desenvolvimento que dá início ao ciclo de vida da pessoa leva a uma progressão gradual de interações e de mudanças, ou seja, de sua família para a comunidade, a escola, a universidade, o trabalho, entre outros. A cada passo dado nessa direção, ocorre o que os autores denominam "transição ecológica". As transições são acomodações progressivas que podem tanto ser positivas, quando a pessoa se sente apoiada pela sua rede de suporte social, quanto negativas, quanto mais isolada e desvalorizada ela se sente. Para os autores, a capacidade de desenvolvimento da pessoa depende do tipo, da quantidade e da qualidade das inter-relações que ocorrem entre os diferentes contextos em que se insere.

Além disso, há um movimento crescente no processo de desenvolvimento, agilizado por processos proximais que são considerados produtores ou fatores que influenciam no desenvolvimento mais diretamente, ou seja, a pessoa participa ativamente de determinadas atividades/rotinas do seu cotidiano por um período longo e contínuo, que considera sua especificidade na interação e que precisa apresentar-lhe crescente complexidade e aprofundamento.[4] Assim, na dependência da presença ou ausência de um desses fatores, os processos podem levar a pessoa à competência ou à disfunção de comportamento. A aquisição da competência ocorre quando ela adquire conhecimento e domínio crescente das situações, ao contrário da disfunção, que resulta em desorganização do comportamento e na dificuldade em manter sua integração e domínio da situação. Nessas situações, é importante a figura do adulto que faz o papel de cuidador e mediador, oferecendo suporte e orientação adequados.

Outros fatores emergem nos processos proximais que auxiliam ou dificultam o crescimento e o desenvolvimento, como as características da pessoa – por exemplo, sua responsividade e sua disposição, que influenciam na interação com o outro e, consequentemente, na aquisição dos processos proximais que ocorrem no seu cotidiano.[4] Também há componentes biopsicossociais, genéticos ou adquiridos, que influenciam igualmente na capacidade da pessoa de incluir-se nas atividades rotineiras, condição que pode dificultar ou facilitar a ocorrência dos processos proximais.

Com relação ao processo-contexto, ele é composto pela interação da pessoa com os outros ambientes e o produto construído nessa interação. Dessa forma, é importante tanto como se constitui a pessoa na sua individualidade quanto o contexto com o qual interage, ou seja, as condições que o contexto social lhe oferece para desenvolver-se.

É condição para o desenvolvimento da pessoa, independentemente de suas características fundamentais, as relações de reciprocidade nas interações, em níveis ascendentes de complexidade e em continuidade (tempo).[7] É mediante esses elementos que a pessoa e sua família estabelecem o apego, a mútua confiança e a comunicação como padrão de relação que as acompanharão ao longo da vida. Cita-se como exemplo a criança, que ao nascer é inserida no microssistema família e que mais tarde será introduzida em outros níveis do contexto, como a escola, que a fará interagir com as diferenças, por conseguinte podendo promover o seu desenvolvimento. Portanto, a possibilidade do desenvolvimento individual depende de quanto subsídio os sistemas e os seus diferentes contextos podem oferecer-lhe, promovendo-o ou limitando-o.

Especificamente quanto ao tempo,[2] pode-se afirmar que, por meio dele, ocorrem muitas mudanças esperadas nas pessoas, assim como no ciclo de vida familiar, e que são propícias ao desenvolvimento. Para o autor, contudo, nunca é garantido qual será o seu impacto no microssistema (membro e família). Acrescenta, ainda, que "eventos históricos podem alterar o curso do desenvolvimento humano, em qualquer direção, não somente para os indivíduos, mas para grandes segmentos da população". Um elemento que pode se apresentar como mediador e regulador do impacto estressante é a rede de suporte social formal e/ou informal dos sistemas.

Os diferentes níveis de contextos interdependentes no desenvolvimento da pessoa em uma sociedade são:[2]

1. Microssistema: inclui o padrão de atividades diárias, papéis, temperamento, personalidade, crenças e relações interpessoais do indivíduo e das pessoas no ambiente familiar cotidiano.
2. Mesossistema: envolve a relação entre dois ou mais ambientes que fazem parte do cotidiano da vida familiar. Exemplos disso têm-se na família/escola/unidade de saúde/bairro, entre outros. A interação nesse ambiente é ativa, dinâmica, geradora de mudanças, ocorrendo novamente em via de mão dupla com todos os envolvidos. Assim, a influência de um afeta os outros sistemas presentes, o que demonstra um curso normal de desenvolvimento.
3. Exossistema: é o ambiente onde ocorre a relação entre dois ou mais ambientes no qual o indivíduo/a família é influenciado por todos, Entretanto, o indivíduo não participa necessariamente desses ambientes, sendo exemplos a família e o Ministério da Saúde, o local onde o pai/a mãe trabalha ou qualquer instituição que tenha poder de decisão a ponto de afetar qualquer membro da família.
4. Macrossistema: comporta os sistemas de crenças, ideologias, estilos de vida, práticas de socialização, modelos de serviços, preconceitos, opções de vida

e formas de governo, entre outros. Pode ser ainda definido como o modelo social de uma cultura, subcultura ou outro contexto mais amplo.

As interconexões existentes entre os diferentes contextos explicitados anteriormente nos levam a ter uma visão ampla de como ocorre o processo de desenvolvimento da pessoa, desde o seu nascimento, até sua morte, e entre as estruturas nucleares (família) até as globais, através do tempo. Assim, é possível conectar o desenvolvimento humano da pessoa ao de sua família, comunidade e sociedade.

O SISTEMA DE SAÚDE FAMILIAR: OS CINCO CAMPOS DA VIDA FAMILIAR

O modelo teórico-metodológico do sistema de saúde familiar em teorias de família[5] procura encontrar as suas forças e necessidades para que, com elas, o profissional possa desenvolver um "plano de cuidados de enfermagem".

Os estudos sobre o desenvolvimento das famílias apontam que as mudanças experienciadas por elas ocorrem ao longo do seu ciclo de vida, caracterizando-se por estágios de desenvolvimento, da mesma forma como ocorre o ciclo de vida individual de cada membro. Assim, aponta-se[2] que a família é considerada a unidade básica primordial para a sustentação, promoção da vida e desenvolvimento da pessoa, que é um ser único, convivendo dentro de um grupo, que, por sua vez, é uma unidade constituída de característica própria, estrutura singular, modos de vida, subsistemas relacionais, estágios de desenvolvimento, entre outros.

A descrição dos cinco campos pertencentes à vida familiar promove a visibilidade da dinâmica das interações entre os seus integrantes e propicia elementos para uma proposta de cuidado, possibilitando ao profissional, junto com a família, identificar e inter-relacionar essas informações.[5] Cada campo possui uma complexidade de elementos que, na vida cotidiana, oferece uma gama de experiências, sentimentos e reações que cada pessoa do grupo familiar integra à família, fazendo com que o grupo se desenvolva.

Os processos do sistema de saúde familiar incluem os interativos, o desenvolvimento, o enfrentamento, a integridade familiar e de saúde. Ao identificar e caracterizar cada um, vão se delineando as necessidades e também os encaminhamentos necessários para atendê-las. Cabe ressaltar que a própria discussão em/com a família, sobre como ela se percebe nesses processos, abre-lhe um leque de possibilidades que antes poderiam estar veladas, fator que chama a atenção pela relevância da comunicação como um veículo de saúde. Cada campo comporta diferentes dimensões do viver em família, sendo eles:

- Processos interativos: nesse campo são analisados os recursos dos quais a família dispõe como grupo, ou seja, como são constituídas as relações familiares, a comunicação entre os membros, o afeto/amparo no grupo familiar, sua rede de suporte social, a expressão de intimidade na família, as de resolução de conflitos, os diferentes papéis desempenhados no grupo familiar, bem como o lazer em família.
- Processos de desenvolvimento: incluem aspectos processuais, como as transições acontecendo na vivência da família, o estágio de desenvolvimento em que as famílias se encontram, as tarefas da família completadas e em progresso, as questões individuais que afetam o desenvolvimento familiar, o desenvolvimento de questões de saúde e impacto familiar, entre outros conceitos de desenvolvimento familiar.
- Processos de enfrentamento: abordam as formas como ocorrem a busca de solução para os problemas familiares, o uso de recursos pela família, os estressores da vida familiar e as preocupações cotidianas, as estratégias de enfrentamento e sua efetividade, as experiências passadas em lidar com crises e os recursos de resiliência familiar.
- Processos de integridade: abrangem os valores e as crenças familiares, o significado de família para os seus membros, a identidade familiar, os rituais, a espiritualidade e as práticas culturais da família.
- Processos de saúde: são constituídos pelas crenças familiares sobre saúde e doença, preocupações relacionadas a comportamentos de saúde da família, padrões de saúde, cuidado familiar, condições de doença, tratamento e suas consequências para o grupo familiar, relacionamento com os profissionais e os cuidadores de saúde, assim como o acesso ao sistema de saúde oficial.

É importante salientar que novas dimensões podem ser acrescidas, na dependência da situação vivenciada pelas famílias, considerando-se os seguintes pressupostos: a saúde da família é um processo dinâmico, ou seja, em constante movimento relacional; abrange a interação entre fenômenos biopsicossociais e contextuais; compreende, tanto a coletividade, quanto a interação da saúde individual com a do grupo familiar.[5]

POR QUE A OPÇÃO PELO MODELO BIOECOLÓGICO?

- Inicialmente, por oferecer uma perspectiva integral da pessoa, incorporando as relações com sua família, seu primeiro ambiente biopsicossociocultural, sua rede informal de apoio, e como, gradativamente, vão ocorrendo as transições ecológicas, na medida em que interage com outros sistemas, oferecendo-lhe possibilidades para o seu desenvolvimento integral, o que ocorre sempre que os ambientes sejam favoráveis e abertos.

- O pressuposto de que, no encontro do portador de transtorno mental e sua família com a equipe de saúde, cada microssistema traz informações, necessidades, recursos e expectativas, entre outros, o que implica que a relação seja examinada em movimento de "via de mão dupla", isto é, havendo trocas, em vez de ser unidirecional, só um fala e o outro ouve de forma passiva.
- Identificar interconexões entre macro/exo/meso/micro implica o reconhecimento de que pessoas, grupos, famílias, organizações não governamentais (ONGs), movimentos sociais e instituições de educação, saúde, entre outras, quando organizados e movidos por causas que visam à saúde, ao bem-estar das pessoas e à qualidade dos serviços, tendo o dever de fazer chegar aos sistemas suas reivindicações e exigir o cumprimento de seus direitos, impedindo o sentimento de impotência e desesperança, tão comum entre a população que enfrenta problemas de saúde.
- O modelo bioecológico[8] traz implícita a exigência das intercomunicações entre diferentes saberes científicos, o que se traduz em benefício da comunidade e, no caso presente, dos portadores de transtorno mental e sua família, além de requerer a necessidade da intersetorialidade entre os serviços para atenção adequada e competente aos usuários. As intercomunicações, defendidas por Bronfenbrenner, precisam igualmente permear as relações profissionais e familiares ao longo do processo de tratamento/cuidado em saúde.

A partir da proposta teórica apresentada, segue-se um processo de cuidado profissional abrangendo momentos, que, embora apresentados em sequência, ocorrem de forma simultânea. A primeira etapa do processo de enfermagem, seguindo o modelo proposto, é aquela em que o profissional e a família iniciam as interações entre dois microssistemas. A família, traz suas preocupações, angústias, necessidades, mas igualmente com esperança e com suas potências. A enfermagem, por intermédio de escuta atenta, reflexiva, baseada em conhecimentos científicos, ético-legais e humanísticos, propõe uma caminhada na qual ambas comprometem-se a enfrentar o desafio e as dificuldades, no sentido de alcançar melhores condições de vida e saúde para o portador do transtorno psíquico e sua família, como uma unidade que cuida, mas que igualmente apresenta necessidade de ser cuidada. É importante que, desde o início, ambas se identifiquem como coparticipantes no processo de cuidar e ser cuidado.

O primeiro momento do processo tem início com o levantamento de informações sobre os cinco campos que compõem a saúde familiar, que possibilitava identificar não apenas as questões relativas ao processo saúde-doença do membro portador de transtorno mental, mas igualmente do processo de viver da família.[5] Essa etapa é considerada estratégia terapêutica básica, que permite uma visão global do viver e conviver familiar.[5] Salienta-se ainda que, diferentemente dos roteiros usuais, os cinco campos abrangem processos positivos, como a rede de apoio, as forças, os recursos de que dispõem, a identidade da família, as suas crenças e práticas, os seus valores, entre outros.

Como o modelo de Anderson foi adaptado ao de Bronfenbrenner, é importante lembrar que as interconexões da família com outros microssistemas precisam ser abordadas. Exemplos disso são o serviço de saúde, a escola, o trabalho, a igreja, o centro comunitário e outras instituições com as quais a família interage.

No momento seguinte, a enfermagem, em conjunto com a família, identifica os processos que requerem ações de adaptação, mudança ou acréscimo, discutindo as ações a serem desenvolvidas. Para que isso ocorra, é importante que haja abertura e sincero desejo por parte de ambos, profissional e família, de construir um plano conjunto de cuidados a fim de alcançar os objetivos traçados para cada campo examinado.

Se, por um lado, a família assume tarefas a serem desempenhadas por seus integrantes, compete à enfermagem planejar suas ações – algumas já identificadas em conjunto com a família, como buscar com o serviço de saúde ou outros os recursos que podem ser acionados pela família. Considera-se a articulação com outros profissionais na própria instituição ou a identificação de projetos existentes em outros locais, onde os familiares possam ser inseridos no intuito de atender os objetivos traçados em comum.

O agendamento das famílias para retorno também deve ser marcado segundo a necessidade evidenciada no encontro, devendo ser flexível, a fim de garantir o cuidado profissional quando se fizer necessário. O acompanhamento periódico é importante para avaliar o cumprimento das metas, as dificuldades em executá-las, fazer reajustes ou avançar no estabelecimento de novos objetivos, definidos em conjunto.

APLICAÇÃO DO MODELO PROPOSTO A ESTUDOS SOBRE A VIVÊNCIA DE FAMÍLIAS COM UM DOS MEMBROS PORTADOR DE TRANSTORNO MENTAL

O sistema de saúde familiar[9,10]

Processos interativos

Embora sejam apenas dois estudos consultados, observa-se concentração de informações nos processos interativos, nos quais sobressaem as relações familiares, a convivência e a comunicação na família, os papéis desempenhados, principalmente pelo portador de doença mental, que muitas vezes abandona suas atividades, sendo o familiar que assume a maior parte da responsabilidade do cuidado. Percebe-se, ainda, que a convivência familiar é relatada como difícil, à medida que o transtorno se torna mais evidente, com reflexos para os demais campos, principalmente o de saúde. Também nos processos interativos, chama a atenção o número reduzido de informações sobre a rede de apoio informal das famílias. Com base na concepção de rede social de suporte familiar, nos casos de "uma rede de malha estreita", isto é, que se constrói a partir da convivência em comum com parentes, vizinhos e amigos, em um mesmo espaço territorial, há um suporte em relações afetivas, de ajuda, o que desenvolve a sensação de pertencimento e apoio social, que auxilia na promoção da saúde mental da família.[11] No caso do transtorno mental, ela pode contribuir sob a forma de conselhos, vigilância, acompanhamento e proteção do PTM. Outras categorias menos abordadas relacionam-se ao lazer e à demonstração de afeto/apoio entre os membros da família. Em "outros conceitos" foram acrescidas as categorias "expressão de agressividade" e "afastamento do convívio social e comunitário".

Processos de desenvolvimento

A doença mental, a partir da teoria ecológica do desenvolvimento humano de Bronfenbrenner, pode ser incluída como uma transição ecológica. A presença dos sintomas, a sua persistência e mesmo o seu agravamento têm trazido reflexos para o desenvolvimento individual do portador de transtorno mental, afetando igualmente o desenvolvimento dos demais integrantes do grupo familiar. Observa-se, assim, que as tarefas de desenvolvimento da família como grupo, e a de seus integrantes, individualmente, sofrem influência das condições de saúde do portador de transtorno mental, trazendo consequências para o processo de viver e ser saudável das famílias, assim como para cada um de seus integrantes.

Processos de enfrentamento

Nos processos de enfrentamento, os estressores da vida familiar e as preocupações diárias causadas pelo transtorno mental são os mais citados. A forma de enfrentamento mais utilizada foi buscar ser atendido nos serviços de saúde, e, quando possível, em serviços privados, por se temer a discriminação causada pelo comportamento do familiar. Há também referências à espiritualidade, às orações e mesmo à procura de outros tratamentos no sistema cultural de saúde das famílias, como benzeduras, chás e orações específicas. As poucas referências à existência, nas famílias, de recursos de enfrentamento remetem ao trabalho que afirma que, na presença de maior número de recursos pessoais e ambientais mais protegidos, haverá menor possibilidade de desenvolver problemas de natureza psicossocial.[6] Nesses processos, também não constam informações que possam indicar a presença de apoio de sua rede informal. Da mesma forma, não há indicações de movimentos na família quanto à sua reorganização ou quanto ao estabelecimento de novas metas para a vida familiar.

Processos de integridade familiar

Nessa categoria, há várias referências às crenças e práticas culturais de tratamentos, transmitidas de geração a geração, detalhadas no item anterior. Em relação à identidade da família sobressaem, com frequência, o sofrimento, a angústia, o medo, o cansaço e a desesperança como principais características.

Processos de saúde

Ao contrário dos anteriores, as categorias que compõem esses processos têm merecido maior detalhamento nos estudos consultados, entre os quais salientam-se os padrões de saúde, os estressores e suas consequências para a família, o tratamento, o relacionamento com a equipe e o acesso aos serviços de saúde. Segundo as famílias, geralmente o transtorno tem início insidioso. As mudanças de comportamento vão ocorrendo aos poucos, demorando muito, às vezes anos, para surgir a suspeita de que se trata realmente de um transtorno mental. Os sintomas inicialmente são enquadrados como "mania", "preguiça" e "esquisitices". Mesmo com diagnóstico confirmado, as famílias levam algum tempo para aceitá-lo, ao contrário das doenças de natureza física, cujo reconhecimento, aceitação e enfrentamento, na maioria das vezes, ocorrem em curto ou médio prazo. O transtorno mental tem-se caracterizado pela dificuldade das famílias em reconhecê-lo, buscar ajuda, aceitá-lo como realidade e assumir o seu enfrentamento.

Mesossistema

As famílias que procuram os serviços se queixam da dificuldade em se comunicar com os profissionais de saúde. Elas procuram os serviços porque seu familiar rompe os compromissos sociais, demonstra falta de responsabilidade e apresenta desvio no comportamento, enquanto o profissional se baseia em sintomas, a partir do modelo biomédico. Assim, os familiares referem não haver adequada escuta de sua dor nem acolhimento do seu sofrimento.

Por sua vez, outras famílias relatam a demora no atendimento pelo sistema de saúde. Ainda assim, sua qualidade é reconhecida como positiva, apesar de algumas ressalvas, principalmente quanto ao relacionamento com profissionais que não dispõem de tempo para esclarecer suas dúvidas. Diante dessa situação, os familiares relatam permanecer em silêncio, com receio das reações da equipe de saúde.

Por outro lado, há famílias que temem a hospitalização, uma vez que não consideram o hospital psiquiátrico um lugar seguro, tendo em vista o diagnóstico dos pacientes que estão internados, bem como receiam o tipo de tratamento ao qual seu familiar será submetido. Quanto ao hospital-dia, no relato consultado as famílias o consideram um espaço onde seu familiar recebe os cuidados profissionais, o que os tranquiliza, possibilitando-lhes realizar suas obrigações da vida diária. É igualmente percebido como local de aprendizagem, de distração, mas também de convivência, de trocas e de produção de novos sentidos, processo que é construído em conjunto com os profissionais, os pacientes e as famílias.

Outro aspecto considerado positivo diz respeito ao grupo de familiares, reunião que ocorre semanalmente, com duração aproximada de 90 minutos. O grupo é aberto, com pacientes e familiares convidados a participar, e os temas debatidos são solicitados pelas famílias e pacientes. Focado no aqui e agora, o grupo estimula a troca entre equipe, pacientes e familiares, o que, segundo as famílias, favorece a aprendizagem de estratégias de enfrentamento, amplia a comunicação, promove mudanças em suas vidas, bem como coloca limites nas relações. É importante ressaltar o papel do profissional que, no grupo, serve de mediador.

A consolidação da reforma psiquiátrica tem sido um desafio para os profissionais porque eles são convocados a compartilhar o cuidado com as famílias, o que implica reconhecê-la como um projeto coparticipativo, uma vez que são os usuários (os familiares e o portador de sofrimento psíquico) os principais agentes de um processo em construção mediante o exercício da cidadania.

Embora instituições, serviços e ONGs possam estar localizados fisicamente próximos às famílias, não significa, necessariamente, que serão utilizados quando elas suspeitarem dos problemas de seu familiar. A procura ou o distanciamento por parte da família parece estar condicionado a outros fatores, como informações sobre os serviços, seus objetivos, programas e metodologias de trabalho, seu acesso, facilidade de transporte e, principalmente, a definição da situação pela família sobre os distúrbios apresentados pelo familiar portador de transtorno mental.

Exossistema

Embora não faça parte concreta da vida das famílias, suas ações e/ou a falta destas têm reflexos diretos para elas, como se constatou nos relatos. Por sua vez, os direitos à saúde e o direito a manifestar suas opiniões não têm sido apropriadamente divulgados, favorecidos ou estimulados pelas instituições e pelos profissionais que compõem o sistema, uma vez que as famílias não tecem comentários a respeito.

O exossistema chega por meio de relatórios, estudos, pesquisas, movimentos populares e, de forma mais veemente, pela própria mídia, informações sobre a dificuldade na acessibilidade aos serviços de saúde, insuficiência e qualidade dos serviços prestados à população, em especial às pessoas portadoras de transtorno mental. Sua reação tem-se caracterizado mais pela morosidade, dificuldade na gerência dos recursos e na articulação com os demais subsistemas que o compõem, conforme preconizado pela reforma psiquiátrica e pelo Sistema Único de Saúde (SUS).[12,13]

Macrossistema

É no macrossistema que se firmam os elementos que compõem o que pode-se chamar de brasilidade, ou seja, valores, crenças, práticas culturais, ideologia, sistema político vigente, preconceitos e políticas que caracterizam o jeito de ser, de pensar, viver e enfrentar problemas, do povo e do país.

Apesar da amostra limitada, é possível reconhecer a sua existência e efeitos no viver cotidiano do portador de transtorno mental e na vida de sua família, que sofre pela ineficiência e insuficiência de serviços disponíveis, pelo efeito estigmatizante da doença, levando à exclusão social e à falta de perspectiva de um futuro melhor e mais justo.

Outro aspecto a ser considerado no macrossistema consiste na demora entre a aprovação de um projeto que beneficie as famílias/população, sua transformação em lei e sua aplicabilidade (no micro/mesossistema), o que pode não chegar a ocorrer. Tal fato é encontrado igualmente nos relatos dos familiares e nas críticas feitas pelos próprios membros das equipes de saúde, que se sentem muitas vezes frustrados e impedidos de atuar de forma competente e segundo os direitos dos portadores de transtorno mental e de suas famílias.

Reflexões acerca dos achados frente à proposta teórico-metodológica baseada em Bronfenbrenner

O exame dos trabalhos à luz dos cinco campos da vida familiar permitiu identificar os processos que continham informações mais detalhadas e que abrangiam maior ou menor número de categorias. Dos cinco processos, os interativos, os de enfrentamento e os de saúde foram os que se sobressaíram, sendo que o de saúde foi contemplado praticamente em todas as suas categorias.

Pode-se inferir daí que o maior número de informações sobre os três processos seja decorrente das preocupações, angústias e dúvidas referidas pelos familiares nos relatos consultados, acrescidos, talvez, do fato de os profissionais adotarem apenas o modelo biomédico como referência.

O modelo dos cinco campos da vida familiar[5] mostrou-se bastante útil para se conhecer o mundo interior das famílias. Identificar suas possibilidades e dificuldades em cada um dos processos, assim como as relações existentes entre esses processos, além de ampliar o conhecimento dos profissionais sobre o viver e conviver das famílias oferece uma visão integrativa do seu processo de viver, auxiliando a equipe de saúde a elaborar um plano de cuidados que vá ao encontro da realidade das famílias, considerando seus problemas, suas angústias, suas expectativas, seus recursos e, consequentemente, aumentando as possibilidades de atingir os objetivos da equipe e das famílias, a sua aderência ao tratamento, ao mesmo tempo fortalecendo o vínculo entre profissionais e famílias.

Por outro lado, o SUS no exossistema, coordenado pelo Ministério da Saúde – que defende a descentralização dos serviços por nível de complexidade e articulação intersetorial, bem como a importância do acolhimento e vínculo entre profissionais e usuários –, na realidade no campo da execução (mesossistema), ainda enfrenta muitos desafios para concretizar-se. Isso tem sido percebido pelos familiares, que reclamam da demora em ser atendidos, da inexistência de encaminhamentos, da falta de vaga ou de serviços, além da qualidade do atendimento, principalmente no que diz respeito à recepção, à escuta e à disponibilidade, contrariando inclusive os princípios da vinculação e do acolhimento, preconizados pelo SUS.[12]

Quando os relatos se reportam ao mesossistema no qual se inserem os serviços de saúde e o plano de cuidado profissional com familiares e o portador de transtorno mental, identificam-se com facilidade as relações ou a falta delas entre o microssistema e os demais sistemas apresentados por Bronfenbrenner, e o movimento de trocas entre eles, mesmo que nem sempre conduzam as famílias ao desenvolvimento de suas potencialidades.

Ao examinar o macrossistema, percebe-se que o preconceito contra certas pessoas e situações, no caso específico a presença do transtorno mental, encontra-se sedimentado nesse contexto, influenciando todos os demais sistemas, embora de maneiras e em tempos diferentes. Quanto ao preconceito, embora existam legislações que o condenem, alguns ministérios (exossistema) já incluíram o tema em seus planos e programas, enquanto outros apresentam lentidão em planejar ações para combatê-lo. A reforma psiquiátrica, por sua vez, inclui o tema em sua legislação. Contudo, ainda há profissionais e serviços (no mesossistema) que discriminam pacientes e familiares. Mesmo no microssistema familiar, a intolerância está bastante presente, conforme relato de famílias.

Em síntese, na primeira aplicação da proposta de cuidado às famílias com um de seus membros PTM, com base no modelo ecológico de Bronfenbrenner e nos cinco campos de saúde familiar de Anderson, pode-se constatar que: 1) os cinco campos possibilitam conhecer com mais profundidade a dinâmica familiar, assim como identificar os recursos ou a falta deles nas famílias, suas forças, seus problemas e suas formas de enfrentamento; 2) os processos de saúde dão oportunidade de explorar questões que nem sempre são levantadas pelos profissionais, mas que fornecem informações para garantir um planejamento em conjunto com a família, entre as quais destacam-se: as práticas de saúde, a acessibilidade aos serviços, o relacionamento família × serviços; 3) inclui campos menos explorados, mas que são de importância quando se pensa no desenvolvimento dos integrantes do núcleo familiar, nas transições da vida familiar e suas inter-relações com a promoção da saúde individual e do sistema familiar; 4) os ambientes, como descritos por Bronfenbrenner, ampliam a visão do profissional, que consegue conhecer e avaliar a situação da pessoa e sua família (microssistema) de forma contextualizada e dinâmica. Ao perceber as influências (nos dois sentidos) de um sistema em relação com os demais, da-se oportunidade à equipe de saúde de ampliar o seu campo de atuação, no sentido de criar pontes entre sistemas para garantir a integralidade da atenção às famílias.

O MODELO APLICADO EM RELATOS DE CUIDADOS DE ENFERMAGEM AO PTM E SUA FAMÍLIA

O sistema de saúde familiar (microssistema)

A seguir, fazemos a análise do relato de experiência de um programa de extensão voltado ao cuidado de enfermagem à saúde de familiares e PTM na comunidade,[14] no que tange ao modelo de Bronfenbrenner.

Processos interativos

A comunicação e a convivência familiar ficam, muitas vezes, fragilizadas em decorrência dos sentimentos relacionados aos comportamentos externados pelo familiar portador de transtorno mental durante as crises e à discriminação que sofrem na comunidade. Esses acontecimentos levam os familiares a buscar orientação com os profissionais/serviços de saúde mental para enfrentar as dificuldades.

Processos de desenvolvimento

Identifica-se que as tarefas previstas para o período da vida familiar atual ficam comprometidas frente às necessidades vivenciadas por seus membros, em decorrência do transtorno mental. Da mesma forma, fica alterado o desenvolvimento individual de cada familiar quanto à sua fase específica de desenvolvimento. Acresce-se a isso à transição bioecológica vivenciada pelo PTM.

Processos de integridade familiar

Uma série de dificuldades identificadas nos diferentes processos familiares colabora para dificultar a integridade familiar, entre as quais a discriminação, a convivência familiar alterada, as transições de desenvolvimento e bioecológicas não trabalhadas satisfatoriamente, as crises situacionais, entre outras.

Processos de enfrentamento

Vários processos de enfrentamento foram acionados pelos familiares, sobressaindo o de solicitar acompanhamento profissional, buscar mais informações sobre o transtorno mental, melhorar a comunicação na família, sentir-se em condições de promover convivência familiar mais saudável e vislumbrar novas perspectivas para as suas vidas.

Processos de saúde

As categorias mais citadas no relato incluem a ausência de um espaço favorável à discussão sobre as relações familiares e o relacionamento entre profissionais, familiares e portador de transtorno mental. Também há menção a deficiências na rede de assistência direcionada às questões de saúde mental.

Mesossistema

A partir das principais queixas dos familiares e portadores de transtorno mental, foi criado e implementado, por vários anos, um projeto de extensão universitária em parceria com uma ONG, com o objetivo de oferecer cuidado de enfermagem voltado à saúde de familiares e portadores de transtorno mental na comunidade. Integravam a equipe, além dos familiares e de seus membros portadores de transtorno mental, estudantes de graduação e pós-graduação em enfermagem e de outras áreas do saber, docentes de enfermagem, profissionais da saúde e de outras áreas, além de pessoas da própria comunidade, em real interconexão entre os sistemas educacional, de saúde e famílias.

Entre os pressupostos que guiaram o projeto sobressaíram: 1) o reconhecimento de que a enfermagem necessita ampliar o seu campo de atuação, centrado em bases biofisiológicas, para incluir conhecimentos das áreas sociocultural e humanas; 2) a importância de se desenvolver uma atitude terapêutica frente ao portador do transtorno mental e seus familiares, o que tem sido favorecido por um aporte teórico proveniente da enfermagem e que valoriza as relações interpessoais; 3) desenvolver um olhar mais sensível, no sentido de examinar as múltiplas dimensões do viver e conviver em família e na comunidade; 4) valorizar o acolhimento e a formação de vínculos entre profissionais e famílias como base do cuidado, reconhecendo a relevância do diálogo entre o cuidado familial e o cuidado profissional para a promoção da saúde.

Como metas, o projeto se propunha atingir, em médio prazo, o empoderamento das famílias,[15] o exercício da cidadania, da autonomia e da utilização de estratégias de enfrentamento frente a crises e problemas que ocorrem na vida cotidiana. A realização de encontros semanais entre familiares, estudantes, docentes e profissionais da saúde foi a estratégia selecionada para concretizar o projeto, que teve como referencial teórico a comunicação terapêutica.[16] Entre as principais ações desenvolvidas, constaram a roda de conversa, as reuniões temáticas, o espaço aberto, as reuniões administrativas, as reuniões pedagógicas e a realização de trabalhos científicos.

A roda de conversa tem por objetivo a troca de experiências. Qualquer participante podia fazer uso da palavra para relatar suas experiências, seu sofrimento, além de fazer perguntas sobre o seu tratamento e sobre os seus direitos. Como era dado o direito à fala, a roda possibilitou uma aprendizagem em grupo.

Nas reuniões temáticas, eram aprofundados assuntos que, abordados na roda de conversa, mereciam maior investigação, como, por exemplo, o conceito de saúde mental, as formas de tratamento, as formas de encaminhamento, família, reforma psiquiátrica, entre outros. Para essa estratégia, eram convidados profissionais especialistas no assunto.

No espaço aberto, por sua vez, as ações definidas pelos participantes eram desenvolvidas dentro de uma abordagem lúdico-recreativa, visando desenvolver o conhecimento e o pensamento reflexivo. Utiliza-se também de jogos (xadrez, dama), pinturas com diferentes materiais, aprendizagem digital, filmes e peças de teatro. Acrescido às estratégias citadas, havia um espaço para a realização da consulta de enfermagem aos participantes, momento em que os portadores de transtorno mental e seus familiares podiam trocar informações sobre suas percepções a respeito de seu estado de saúde com os enfermeiros.

Exossistema

Puderam ser constatadas, ao longo do projeto de extensão, as influências das diretrizes gerais do Ministério da Educação e do Ministério da Saúde quanto à formação de profissionais capacitados para atuarem a partir de perspectivas biopsicossocioculturais, ética e humanizada, em coparticipação com famílias e comunidades, no sentido de promover uma vida mais saudável na qual os direitos à saúde, à vida e ao trabalho são reconhecidos e incluídos no cotidiano das pessoas e das instituições.[17] Contudo, ainda se percebe, em muitos casos, a dificuldade de acesso, ou mesmo a inexistência de serviços para atender às necessidades de saúde das famílias e seu portador de transtorno mental.

Macrossistema

Observando-se mais atentamente os dados, verifica-se a presença de componentes do macrossistema, por meio das crenças e dos valores que permeiam a vida das famílias e o preconceito contra o portador de transtorno mental e seus familiares.

O segundo trabalho consultado foi aquele em que, mediante uma pesquisa qualitativa,[18] buscou conhecer como as famílias de portadores de depressão percebem a comunicação no ambiente familiar, entre familiares e os membros da equipe de saúde, com ênfase no ouvir reflexivamente, no relacionamento familiar, no papel da informação e na orientação às famílias. Sua leitura demonstra a situação descrita a seguir.

O sistema de saúde familiar (microssistema)

Processos interativos

As famílias procuram entender as dificuldades e os problemas de comunicação buscando enfrentá-los por meio de conhecimento sobre a temática, colocando-os em prática. Os familiares, por sua vez, apoiam o portador de depressão em seu tratamento ambulatorial e nas orientações dos profissionais, acompanhando-o e participando das atividades programadas, buscando informações em jornais ou revistas e sugerindo a difusão de conhecimento sobre a depressão em diferentes espaços. Reconhecem que recebem suporte para continuar a enfrentar os problemas nos programas do serviço de saúde mental, os quais reúnem outros familiares e portadores de depressão, referindo haver melhora na comunicação intrafamiliar, uma vez que, antes do tratamento, as interações familiares eram difíceis, com reações inadequadas de ambas as partes, no entendimento dos familiares.

Processos de integridade familiar

Ao sofrimento e à sensação de impotência sentidos pelas famílias após o reconhecimento do transtorno, estas observaram grande mudança após o início do tratamento e dos cuidados de enfermagem. Referem ações no sentido de integrar a vida familiar às condições e possibilidades de seu membro portador de depressão, buscando a normalização do cotidiano em família.

Processos de desenvolvimento

As famílias vivenciam uma transição ecológica decorrente da depressão em um de seus membros, conduzindo-a a uma fase de transição (buscar ajuda profissional), o que as levou a uma nova etapa do conviver em família e à aquisição de novos recursos e estratégias de enfrentamento.

Processos de enfrentamento

Frente às dificuldades decorrentes da depressão, as famílias tratam de desenvolver novas estratégias, revendo suas metas e projetos de vida, introduzindo mudanças que julgam melhorar o seu processo de viver; acompanhando o seu familiar no tratamento/cuidados no ambulatório; participando de pesquisas e frequentando o grupo de ajuda mútua, "os encontros" e os programas psicoeducativos disponíveis pela instituição. Em resumo, demonstram esperança no sentido de um viver com maior qualidade.

Processos de saúde

Os familiares assumem o cuidado do doente, no que concerne ao tratamento de saúde, colaborando com a equipe de saúde, participando das atividades relacionadas à sua integração social. Entretanto, reconhecem como um problema a grande demanda por consultas médicas no serviço de saúde, o que tem impossibilitado o atendimento integral, face à dificuldade de tempo do profissional para esclarecer suas dúvidas.

Mesossistema

As famílias e os portadores de depressão mantêm interconexões com o serviço de saúde vinculado à universidade, compondo, dessa forma, o mesossistema: ambiente em que ocorrem as consultas médicas, os grupos de ajuda mútua, os encontros na sala de espera do ambulatório, assim como os programas psicoeducativos, nos quais há troca de saberes, experiências, desenvolvimento de sentimentos de solidariedade, de pertencimento, formação de laços de amizade e aumento da autoestima. Como recomendação, os pacientes e suas famílias sugeriram aos profissionais de saúde o "saber ouvir" como estratégia importante para compreender a situação de viver e conviver em família com um de seus membros sofrendo de depressão.

Por sua vez, as enfermeiras recomendam o uso de estratégias adequadas de comunicação no relacionamento entre profissionais e pacientes, com o objetivo de propiciar ajuda às famílias no esclarecimento de suas dúvidas e dificuldades por parte da família e do portador de depressão, sendo a disponibilidade para ouvir um dos principais componentes da comunicação que estimula o doente a expressar suas ideias e necessidades.

O papel do profissional na mediação de conflitos na família, utilizando a comunicação a fim de alcançar o entendimento e o respeito entre os envolvidos, é igualmente salientado. Outras medidas citadas pelas autoras e também pelos familiares e o portador de depressão, que oferecem oportunidades de relacionar-se e se comunicar com outras pessoas convivendo com problemas semelhantes, são os programas de ajuda mútua e os psicoeducativos.

Exossistema

Percebe-se, ao longo do trabalho, a dificuldade do portador de depressão em comunicar-se no ambiente familiar, causando sofrimento e incompreensão por parte de familiares e portadores, e o papel significativo das estratégias adequadas de comunicação na relação profissional e familiar no tratamento e recuperação do portador de depressão, assim como a utilização de diferentes estratégias, como grupos e encontros que estimulam a comunicação.

Para que um maior número de pessoas e grupos sejam beneficiados, torna-se necessário que o exossistema ofereça condições para que maior número de serviços de saúde disponha de condições para introduzi-los em seus programas. Além disso, as políticas educacionais precisam acionar as universidades para capacitar recursos humanos na prática de processos comunicativos que promovam a saúde e o bem-estar da comunidade.

Macrossistema

A saúde e a educação são direitos da população, bem como o acesso aos serviços de saúde. Embora reconhecidos pela legislação brasileira, percebe-se nos relatos que esses direitos ainda não apresentam sua plena concretização na realidade do país.

REFLEXÕES SOBRE OS CUIDADOS DE ENFERMAGEM/SAÚDE A FAMÍLIAS E SEUS MEMBROS PTM NA PERSPECTIVA DO MODELO ECOLÓGICO DE BRONFENBRENNER

A introdução do cuidado de enfermagem nos dois últimos estudos descritos chama a atenção pela diferença que se evidencia quando comparados ao relatado pelas famílias na primeira parte deste capítulo. Identifica-se uma série de diferenças, tanto nos cinco campos da saúde familiar, quanto nos demais sistemas de Bronfenbrenner. A nosso ver, vários fatores podem explicar tal fato. Na primeira parte, as informações foram fornecidas pelas próprias famílias aos pesquisadores, que tinham por objetivo conhecer a perspectiva das famílias que convivem com um membro PTM e suas relações com os serviços de saúde. Na segunda parte, as informações se referem a um relato de experiência de cuidado com o outro. Embora se tratando de uma pesquisa, tinha igualmente por objetivo conhecer como as famílias percebem seu viver e conviver durante o processo de serem cuidadas pela equipe de enfermagem.

Somado a isso, constata-se que, no primeiro grupo, as famílias participavam de tratamento de cuidados tradicionais nos serviços de saúde, com exceção do período em que um deles frequentava o hospital-dia, com atividades específicas para o PTM e para o grupo de familiares. Já os estudos constantes desta segunda parte do capítulo integravam programas de longa duração, vinculados às instituições (um de ensino universitário e outro de um instituto de saúde), ambos utilizando aportes teóricos e metodológicos de enfermagem, comunicação terapêutica e legislação brasileira sobre as reformas psiquiátrica e sanitária.

A adoção, pela enfermagem, de tal referencial é percebida no conteúdo dos processos interativos que refletem acentuada melhora na comunicação intrafamiliar, assim como na expansão da sua rede de apoio, graças às estratégias empregadas nos últimos dois estudos. Neles foram priorizados encontros nos quais os portadores de PTM e seus familiares eram estimulados a ouvir as experiências do grupo, mas também a expor as suas próprias, a apoiar uns aos outros, discutir várias possibilidades de resolução de problemas, aceitar a si próprio e ao outro em suas diferenças, limitações e possibilidades.

Merece destaque, nos dois relatos, a avaliação dos participantes de que o trabalho em grupo foi fator determinante para a sensível melhora da comunicação intrafamiliar e, de forma especial, para a ampliação da rede de apoio social. Assim sendo, observa-se aumento da autoestima e do componente afetivo, que perpassam as interações grupais dessa natureza.

Além disso, as atividades de lazer inexistentes no primeiro grupo estão incluídas no cuidado de enfermagem, nos encontros dos grupos e comunidade, o que segundo Nascimento,[14] confirma os pressupostos de Bronfenbrenner de que o desenvolvimento ocorre nas interações entre a pessoa com o seu contexto.

Nos processos de enfrentamento, identificam-se, novamente, mudanças importantes que se relacionam com a definição de metas e a formulação de projetos para a vida familiar após o início do trabalho com a equipe de enfermagem, vislumbrando, assim, novas possibilidades para o PTM e o seu núcleo familiar e substituindo o sofrimento e o sentimento de desesperança. Os processos de desenvolvimento e de integridade familiar apresentam maior consistência e conteúdo, o que vem confirmar o pressuposto sistêmico de que alterações em um sistema levarão os demais a modificarem-se igualmente.

Vale ressaltar o que ocorreu nos processos de saúde nos dois últimos trabalhos, principalmente no tipo de relação entre as famílias e a equipe de enfermagem, que se caracteriza pelo diálogo, pela coparticipação, pelo envolvimento nas atividades programadas, pelo respeito às pessoas em sua singularidade, pelo reconhecimento de seus direitos e pelo estímulo ao desenvolvimento das potencialidades individuais, familiares e dos grupos terapêuticos. Também se percebe que as famílias apresentam disposição para participar do cuidado familial, acompanhando seu familiar PTM nas atividades programadas e nos cuidados prestados no domicílio.

Embora se percebam grandes avanços nos diferentes processos que compõem os cinco campos do sistema familiar, ainda há categorias que merecem reflexão e tomada de decisão por parte do sistema oficial de saúde: por exemplo, ampliar a duração da consulta médica, a fim de permitir maior troca entre as famílias e o profissional, problema presente também nos demais depoimentos apresentados.

Quanto ao mesossistema, no que concerne às relações entre o microssistema familiar e o de saúde, em parte, foi mencionado no item anterior. Contudo, alguns aspectos merecem menção: o projeto de extensão universitária que oferece um programa que atende, ao mesmo tempo, o objetivo de capacitação de pessoal para atuar em saúde, propiciando oportunidades de atuação/aprendizagem na vida real às famílias com necessidades de saúde nem sempre atendidas nas instituições; a experiência de participar de projetos inovadores, principalmente quanto à comunicação em saúde e ao estímulo à adoção na prática de saúde do reconhecimento e defesa dos direitos individuais e coletivos à saúde, à inclusão social; e o desenvolvimento de uma postura ética, crítica e proativa frente às dificuldades e omissões presentes nas instituições de forma geral.

Por outro lado, a pesquisa com familiares sobre suas experiências como pacientes e acompanhantes familiares em um serviço já instituído demonstra que a proposta da reforma psiquiátrica pode ser iniciada, ao menos no que concerne a uma instituição, e que, apesar das dificuldades, apresenta avanços na promoção da saúde mental das pessoas e de seu núcleo familiar.

O trabalho sobre as estratégias dos enfermeiros para o cuidado em saúde mental, no Programa Saúde da Família, avança com a afirmação de que fazer o acolhimento, o cuidado e as trocas sociais, entre outros, na comunidade é aliar-se na construção de respostas concretas que atendam, de modo integral, todas as pessoas em sofrimento psíquico.[19]

O referencial teórico de enfermagem centrado na comunicação e as estratégias inovadoras de cuidado em grupo reforçam a ideia de que são apropriados à situação e aos problemas do PTM e de suas famílias. A proposta de ambos os projetos amplia o seu campo de abrangência, atingindo outros microssistemas e a própria comunidade. Ademais, a partir dos pressupostos de Bronfenbrenner, é de se esperar que, devido às interconexões entre os sistemas, o exossistema recomende, por um lado, a implantação da reforma psiquiátrica e, por outro, o desenvolvimento humano e familiar, que é favorecido pelo mesossistema, aqui representado pelos dois estudos.

Por conseguinte, vislumbra-se que famílias e comunidades passem a exercer o seu poder de influência, no sentido de pressionar o cumprimento integral do que foi recomendado pelo exossistema no que concerne à legislação da reforma psiquiátrica.

Discorrendo sobre as relações entre os conceitos de qualidade de vida, saúde e políticas públicas,[20] salienta-se que um dos objetivos de uma sociedade democrática é promover uma vida de qualidade para seus cidadãos, o que significa contar com um sistema de saúde pública que propicie saúde integral para todos, e não que se dedique apenas aos casos de doença, ou seja, consideram-se as pessoas em suas dimensões biopsicossociocultural e política de forma integrada. Se nos reportarmos aos trabalhos examinados na primeira parte, constataremos que era esse tipo de atendimento que as famílias esperavam dos serviços de saúde que frequentavam.

Alguns trabalhos,[18,21] ao explicarem que alguns de seus objetivos eram fomentar e promover o desenvolvimento de projetos sociais com a participação da comunidade,[22] comentam que dessa forma são facilitados os processos de desinstitucionalização, favorecendo a inclusão/reinserção dos PTM na comunidade e auxiliando na difusão de novas práticas de inovação institucional. Além disso, eles auxiliam a divulgar os princípios e objetivos da reforma psiquiátrica em cenários-chave, formadores de opinião, como universidades, fóruns, congressos, entre outros.

Quanto ao exossistema, embora os dois estudos não sejam representativos do que ocorre no sistema de saúde, a literatura consultada aponta deficiências na estrutura organizacional, de pessoal e de natureza financeira, fatores que dificultam a concretização do cuidado integral e resolutivo a pessoas e famílias.

No macrossistema, como verificado no primeiro grupo examinado, a questão da discriminação está igualmente presente, embora as famílias e os PTM já tenham desenvolvido algumas estratégias para o seu enfrentamento. Entretanto, ainda há muito a ser construído e, nesse sentido, toda a população precisa estar ciente e consciente de que tem um importante papel em sua transformação.

CONSIDERAÇÕES FINAIS

O cuidado de enfermagem com famílias que convivem com um de seus membros sendo portador de transtorno mental (fundamentado no modelo bioecológico de Bronfenbrenner, ao qual foram adicionados os cinco campos da saúde familiar de Anderson) surge como proposta teórica diferenciada, na qual elementos científicos humanísticos, éticos e políticos se complementam. Tem por finalidade oferecer compreensão do processo de viver e conviver em família, reconhecendo e valorizando as inter-relações existentes entre os vários processos que ocorrem, as forças e recursos biopsicossocioculturais, assim como suas fragilidades, principalmente no que se refere ao processo saúde/doença e ao cuidado familial.

Ao situar a pessoa e sua família em uma complexa rede de contextos com os quais se interconecta – alguns mais próximos do seu cotidiano; outros, embora distantes fisicamente, com igual possibilidade de influenciar o seu viver e, ao mesmo tempo, de serem influenciados –, abrem-se perspectivas para o cuidado profissional integral, interdisciplinar, comprometido com a saúde e o desenvolvimento humano individual e familiar. Ao concluir, apresentamos algumas características que, a nosso ver, permeiam o cuidado de enfermagem/saúde com famílias, quando orientado pelo referencial proposto:

- Dinamicidade: decorre da premissa do próprio modelo, que prevê o desenvolvimento humano como um processo feito de interações, cada vez mais complexas, da pessoa/família, à medida que vão se inserindo em novos ambientes ao longo do tempo. Em consequência, a ação profissional, como a das famílias, requer acompanhamento, avaliação e revisão periódicas do plano de cuidado/vida, a fim de garantir que os seus objetivos sejam alcançados, reajustados ou mesmo alterados, sempre que necessário.
- Agregação: um processo de cuidar é considerado agregador quando promove interações saudáveis, de trocas entre pessoas, nas famílias, entre famílias, com a comunidade, nas relações família-profissionais e famílias-instituições. O reconhecimento da existência e da necessidade das interfaces entre as disciplinas científicas para o cuidado interdisciplinar, do diálogo entre o cuidado profissional e o cuidado familial, assim como da articulação entre as instituições, são elementos essenciais para o desenvolvimento saudável, harmonioso, não apenas da pessoa/família, mas de todos os envolvidos, inclusive das instituições participantes.

- Emancipação: o cuidado que tem como meta o desenvolvimento humano, a promoção da saúde e a melhor qualidade de vida possível precisa necessariamente conter elementos e estratégias que estimulem a pessoa a compreender que tem direitos e compromissos consigo própria, para com os outros e para com o ambiente no qual se encontra, direitos que são resultantes de sua natureza humana, sociocultural e política. Assim, o cuidado profissional com famílias incorpora à sua prática uma dimensão de emancipação – ao estimular a comunicação, o desenvolvimento das potencialidades das pessoas, famílias e grupos ao informar, esclarecer e estimular o questionamento, apontar os direitos à atenção de saúde, debater questões aos direitos do PTM e das famílias, fazer-se presente nas comissões e nas reivindicações coletivas.

Qualificar o cuidado como promoção do empoderamento do PTM e de suas famílias significa planejar, em conjunto, atividades que desenvolvam o poder e a autonomia pessoal e coletiva nas relações interpessoais, na família, na comunidade e com os profissionais.

Como se constatou ao longo do capítulo, as famílias e o PTM têm experienciado a discriminação e a exclusão social, assim como a dificuldade de sua reinserção na vida comunitária. Observou-se, contudo, que essa situação pode ser modificada por meio do cuidado que se estende à comunidade, visando à ressocialização e à reintegração das pessoas/famílias, como constatado quando se sentem empoderadas, cientes dos seus direitos e capazes de lutar por eles.

PROPOSTAS PARA ESTUDO

A título de exercício, selecione um programa de atenção psicossocial ao qual tenha acesso e permissão, e examine-o à luz do proposto neste capítulo, identificando as ações de cuidado familial, bem como as ações de cuidado profissional no sentido de promover a saúde e o processo de desenvolvimento humano do PTM e de sua família, considerando os diferentes sistemas que compõem os modelos de Bronfenbrenner e de Anderson.

REFERÊNCIAS BIBLIOGRÁFICAS

1. Bessa JB, Waidman MAP. Família da pessoa com transtorno mental e suas necessidades na assistência psiquiátrica. Florianópolis: Texto & Contexto Enfermagem. 2013;22(1):61-70.
2. Bronfenbrenner U. Biologia do desenvolvimento humano: tornando os seres humanos mais humanos. Porto Alegre: Artmed; 2011. p. 310

3. Elsen I. A imagem da enfermagem com famílias: um encontro com a realidade brasileira. In: Elsen I, Marcon SS, Souza AIJ, Nitschke RG. (orgs.) Enfermagem com famílias: modos de pensar e maneiras de cuidar em diversos cenários brasileiros. Florianópolis: Papa Livros; 2016. p. 49-71.
4. Bronfenbrenner U, Morris PA. The ecology of developmental process. In: Damon W, Lerner R. (ed.) Handbook of child psychology. Theoretical models of human development. 5th ed. New York: Wiley; 1998. p. 993-1028.
5. Anderson KHA. The family system approach to family systems nursing. J Fam Nurs. 2000;6(2):103-19.
6. Bronfenbrenner U, Ceci SJ. Nature-nurture conceptualized in developmental perspective: a psychological model. Psycological Review. 1994;101(4):568-86.
7. Bhering E, Ssrkis A. Modelo bioecológico do desenvolvimento de Bronfenbrenner: implicações para as pesquisas na área da educação infantil. Horizontes. 2009;27(2):7-20.
8. Bronfenbrenner U. Cuidado familial: uma proposta inicial de sistematização conceitual. In: Elsen I, Marcon SS, Souza AIJ, Nitschke RG. (org.) O viver em família e sua interface com a saúde e doença. 2ª ed. Maringá: Eduem; 2004. p. 19-28.
9. Oliveira AMN. Compreendendo o significado de vivenciar a doença mental na família: sob uma ótica existencial. Dissertação [mestrado]. Florianópolis: PEN Universidade Federal de Santa Catarina; 2000.
10. Moreno V, Alencastre MB. A família do portador de sofrimento psíquico e os serviços de saúde mental: um estudo de caso. Acta Scientiarum Health Sciences. 2004;26(1):175-81.
11. Rosa LCS. Transtorno mental e o cuidado na família. São Paulo: Cortez; 2003
12. Brasil. Ministério da Saúde. ABC do SUS: doutrinas e princípios. Brasília: MS; 1990.
13. Brasil. Ministério da Saúde. Portaria n. 3.088, de 23 de dezembro de 2011. Institui a Rede de Atenção Psicossocial para pessoas com sofrimento ou transtorno mental e com necessidades decorrentes do uso de crack, álcool e outras drogas no âmbito do SUS. Disponível em: <http://bvsms.saude.gov.br/bvs/saudelegis/gm/2011/prt.3088_23_12_2011_rep.htm>. Acesso em: 10 jun. 2015.
14. Nascimento DB, Rosa EM. O uso do mapa dos cinco campos no estudo da rede de apoio social e afetiva de crianças vítimas de abuso sexual. Contextos Clínicos. 2015;8(2):173-85.
15. Vasconcellos EM. O poder que brota da dor e da opressão: empowerment, sua história, teorias e estratégias. São Paulo: Paulus; 2003.
16. Stefanelli MC. Comunicação terapêutica. In: Comunicação com paciente – teoria e ensino. 2ª ed. São Paulo: Robe; 1993. p. 79-122.
17. Brasil. Ministério da Saúde. Lei n. 102.016 de 6 de abril de 2001. Dispõe sobre a proteção e os direitos das pessoas portadoras de transtornos mentais e redireciona o modelo assistencial em saúde mental. Disponível em: <http://www.saude.gov.br/sas/portarias.htm>. Acesso em: 10 jun. 2015.
18. Stefanelli MC, Silva MCP. Comunicación familiar: El resgate de uma estratégia para enfrentar la depresion. Curitiba: Família, Saúde e Desenvolvimento. 2004;6(1):23-30.
19. Lupre AS, Gomes J LD, Pereira AV, Dutra VFD. Amarante AL et al. As estratégias dos enfermeiros para o cuidado em saúde mental no Programa Saúde da Família. Florianópolis: Texto & Contexto Enfermagem. 2011;20(1):85-93.
20. Tonon G. Políticas públicas, qualidade de vida e saúde. In: Sarriera JC. (org.) Saúde comunitária: conhecimentos e experiências na América Latina. Porto Alegre: Sulinas; 2011. p. 154-66.
21. Maftum ML, Brusamarello T, Capistrano FC. Cuidado de enfermagem à saúde de familiares e portadores de transtorno mental na comunidade. In: Elsen I, Marcon SS, Souza AIJ, Nitschke RG. (org.) Modos de pensar e maneiras de cuidar em diversos cenários brasileiros. Florianópolis: Papa Livros; 2016. p. 301-18.
22. Lellis M. Saúde mental comunitária ou o mental na saúde comunitária? Alternativas de política pública. A crítica do papel do profissional. In: Sarriera JC. Saúde comunitária – conhecimentos e experiências na América Latina. Porto Alegre: Sulina; 2011. p.167-88.

Unidade

5

Comunicação terapêutica, relacionamento terapêutico e recursos terapêuticos

18

Comunicação em enfermagem

Maguida Costa Stefanelli
Ilza Marlene Kuae Fukuda
Evalda Cançado Arantes

PONTOS A APRENDER

1. Conceituar comunicação.
2. Conceituar comunicação verbal e não verbal.
3. Especificar os elementos básicos e as variáveis do processo de comunicação.
4. Discorrer sobre os modos de comunicação.
5. Conceituar comunicação terapêutica.
6. Refletir sobre as premissas e os pressupostos da comunicação entre enfermeiro e paciente.
7. Descrever as características e a sequência na comunicação terapêutica.

PALAVRAS-CHAVE

Comunicação, enfermagem em saúde mental e psiquiátrica.

ESTRUTURA DOS TÓPICOS

Introdução. Conceito de comunicação. Elementos funcionais do processo de comunicação. Tipos de comunicação. Variáveis do processo de comunicação. Funções da comunicação. Ruídos na comunicação. Níveis de comunicação. Modos de comunicação. Introdução à comunicação terapêutica. Características da comunicação terapêutica. Considerações finais. Propostas para estudo. Referências bibliográficas.

INTRODUÇÃO

O ser humano, em geral, pensa, sente, age e reflete sobre suas ações, e as transmite ou compartilha com seus semelhantes por meio da comunicação, sem perceber a importância da existência desta como essencial para seu pleno desenvolvimento. A pessoa é o resultado dos processos interpessoal e social decorrentes da experiência com outras pessoas desde o nascimento até a morte. Não se pode estudar o ser humano de forma isolada. O conhecimento desses elementos faz parte das competências exigidas para o exercício da enfermagem em geral e, principalmente, da enfermagem psiquiátrica.[1-3]

A essência do cuidado à pessoa com transtorno mental é o relacionamento terapêutico, fundamentado e desenvolvido por meio da comunicação entre enfermeiro e paciente, o que exige desse profissional conhecimento sobre comunicação humana e seus elementos, e comunicação terapêutica, considerando-se as individualidades e os diferentes contextos.[3,4]

Ao considerar a comunicação como competência básica para o exercício da enfermagem, é fundamental que o enfermeiro se aproprie desses saberes para tornar suas relações interpessoais mais eficazes e humanizadas, nos diversos campos de atuação.

CONCEITO DE COMUNICAÇÃO

Comunicação é o processo de compreensão e compartilhamento de mensagens enviadas e recebidas, sendo que as próprias mensagens e o modo como se dá seu intercâmbio exercem influência no comportamento das pessoas envolvidas, em curto, médio ou longo prazo. Essa influência pode ser percebida mesmo quando as pessoas não estão próximas ou estão em ambientes diferentes e distantes de onde ocorreu o processo de comunicação ou interação, e durante todo o processo de enfermagem.[5,6]

O efeito da comunicação sobre as pessoas permite afirmar que elas se encontram constantemente envolvidas por um campo interacional.[1] Nele, as pessoas se percebem, partilham o significado de ideias, pensamentos e propósitos, alterando ou mantendo seus significados em um processo de interação com seus semelhantes e com o ambiente.[1,7] Desse modo, a pessoa estabelece o conceito de si mesma, do outro e do mundo à sua volta. Esse movimento possibilita a convivência entre os seres humanos.[5,7]

As relações interpessoais ou grupais assim estabelecidas permitem aos envolvidos traçar metas, visualizar meios para atingi-las e efetuar mudanças em seu comportamento, destacando-se a importância da comunicação para a sua saúde mental e – por que não dizer – sua saúde global.[4,5,8] O processo de comunicação é apresentado graficamente na Figura 18.1.

ELEMENTOS FUNCIONAIS DO PROCESSO DE COMUNICAÇÃO

Para conhecer a comunicação entre os seres humanos têm de ser considerados os elementos que a constituem. Há sempre um estímulo que desencadeia

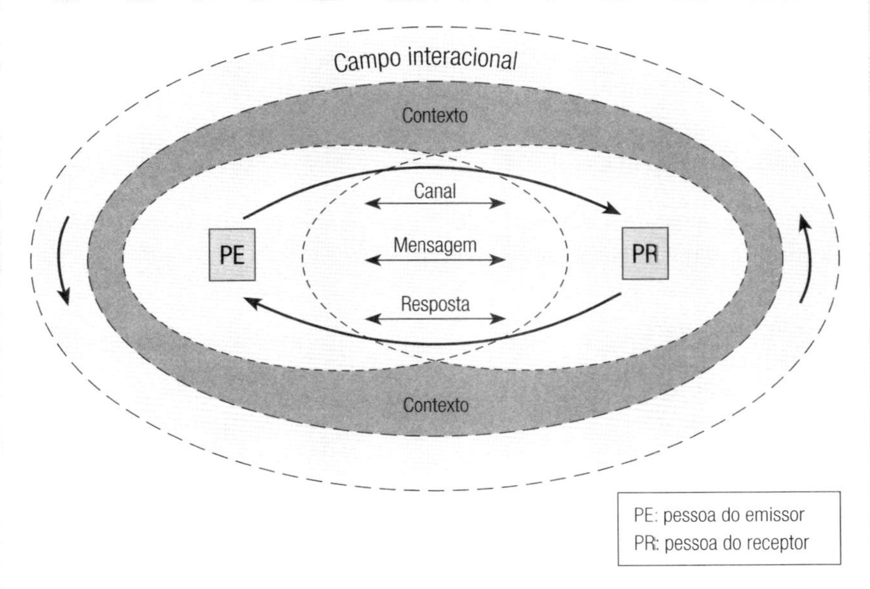

Figura 18.1. Processo de comunicação.

a comunicação entre os seres humanos. Há sempre uma pessoa (emissor) emitindo uma informação ou conteúdo (mensagem) a outra (receptor), que, por sua vez, emite uma resposta, valendo-se ambas de algum meio para tal (canal).

Elementos funcionais do processo de comunicação: emissor, mensagem, receptor, resposta, canal, codificação, decodificação, *feedback*, contexto ou ambiente e temporalidade.

Os canais de envio das mensagens do emissor para o receptor são constituídos pelos órgãos dos sentidos, principalmente visão, audição e tato, sem menosprezar os demais. A pessoa, ao sentir-se estimulada para iniciar o contato interpessoal, pensa e organiza o pensamento e decide como vai fazê-lo (codificação). Aquela que oferece a resposta passa pelo processo de compreensão da mensagem (decodificação). A seguir, o receptor codifica a resposta (*feedback*) e a envia, então a resposta se transforma em novo estímulo, que exerce influência sobre a outra pessoa, dando continuidade ao processo comunicacional.

Considera-se também como elemento funcional do processo de comunicação o contexto ou ambiente em que ocorre a interação, o que é relevante, pois tem influência sobre as pessoas envolvidas e abrange o elemento temporalidade, pois o momento vivido não é passível de repetição, dada a gama de fatores que envolvem cada situação no momento em que é vivenciada. [4,7-9]

TIPOS DE COMUNICAÇÃO

A mensagem pode ser enviada de várias maneiras, entre elas a comunicação verbal, a não verbal e a paraverbal.

Comunicação verbal

É o conjunto de mensagens utilizado pelas pessoas em seu cotidiano, ou seja, a linguagem verbal – falada e escrita. Consiste em estímulo verbal produzido pelo emissor que deve ter ou passar a ter um significado comum para ele e para o receptor. O envio de mensagens na forma não verbal é possível sem a utilização do modo verbal. A comunicação verbal, que se dá por meio de palavras, depende da linguagem e é fortemente influenciada pela cultura, como o linguajar indígena e os dialetos existentes em um mesmo país. A pessoa com deficiência de linguagem tem limitações para interagir com a outra, de modo a ser compreendida, ou seja, de se comunicar com o outro, utilizando, na maioria das vezes, a comunicação não verbal.[5,8-10]

Comunicação não verbal

É aquela realizada por meio da linguagem corporal, como dança, rituais, sinais, gestos, expressões faciais, posturas, aparência, vestimentas, adornos, além das manifestações fisiológicas, como rubor, palidez, sudorese, lacrimejamento e outras expressões. É, portanto, toda comunicação que ocorre sem o uso de palavras escritas ou faladas e envolve todos os sentidos. A maior parte da comunicação humana se dá de forma não verbal. O homem, em geral, não está atento ao seu controle e, muitas vezes, não tem consciência do que está acontecendo.[5,8,9,11,12]

Há diversos tipos de comunicação não verbal:[11]

- Cinésica – que estuda a linguagem do corpo. Como exemplo, é citado o fato de o paciente ficar mais atento ao rosto do profissional que ao exame que está sendo realizado.
- Tacêsica – que investiga o toque e suas implicações, principalmente. Pode-se citar o toque, cujo significado é interpretado segundo o local onde acontece, a pressão exercida e o tempo de contato.

- Proxêmica – relacionada ao espaço ou à distância entre as pessoas em interação.

Para atribuir significado às mensagens não verbais, é necessário ter consciência de que elas são fortemente imbuídas dos modelos dos papéis sociais e pessoais exercidos em família, com pares e outros significativos, considerando, também, sua cultura e seus padrões de organização, com marcante influência nas mensagens enviadas e recebidas.

Comunicação paraverbal ou paralinguagem

É considerada o terceiro tipo de comunicação e está associada tanto à verbal quanto à não verbal. Em geral, trata-se de um sinal ou movimento acrescentado ao conteúdo literal do que é expresso, que define o modo como a mensagem deve ser compreendida, isto é, a instrução para a decodificação ou compreensão da mensagem. Pode, por exemplo, ser percebida por meio de entonação da voz, ritmo com que são pronunciadas as palavras, choro, pausa, padrão de respiração, sons guturais e outros.[4,9,13,14,16]

Às vezes, ela não complementa o que está sendo expresso ou pode indicar contradição. A cultura, a classe social e as experiências familiares são vistas como a terceira fonte de códigos não verbais. Esses elementos podem provocar alterações na intensidade da manifestação de sentimentos. São manifestações como a gesticulação mais ampla e a elevação da voz dos italianos, em contrapartida com outras, como a germânica ou nipônica, que são mais reservados nos gestos e palavras.[12]

Os três tipos de mensagens ocorrem simultaneamente no processo de comunicação. O esperado nesse processo é que haja coerência e congruência entre eles. Isso nem sempre acontece, pois não há total domínio ou controle da comunicação não verbal e, em parte, da paraverbal, a não ser nos momentos em que elas são empregadas conscientemente para reforçar a mensagem emitida verbalmente. Os seres humanos valem-se do processo de comunicação, consciente ou inconscientemente, desde o nascimento até a morte.[12]

As pessoas utilizam o processo comunicacional em todos os momentos em seus relacionamentos familiares, no contexto social, profissional e de lazer. É nesse movimento da comunicação que expressam suas crenças e seus valores, suas percepções e seus significados, transmitem interesse, compreensão e sentimentos por meio de mensagens claras, ou seja, deve haver coerência entre o verbal e o não verbal. Se elas não tiverem significado comum, podem ser recebidas com conotação de julgamento, de ideia conflitiva, entre outros.[4,8,9,12]

VARIÁVEIS DO PROCESSO DE COMUNICAÇÃO

Muitos são os fatores que afetam a comunicação entre as pessoas. Os próprios elementos funcionais do processo de comunicação constituem as principais variáveis, que podem se manifestar de forma implícita ou explícita. Entre outras variáveis, tem-se o padrão de organização – a pessoa do enfermeiro e do paciente, a linguagem usada, o ambiente ou o contexto, a disponibilidade de ambos e o senso de oportunidade do profissional.[5,8,11]

Padrão de organização – o enfermeiro e o paciente

O padrão de organização consiste nas características que tornam cada pessoa única com suas singularidades. O foco deve estar centrado nas pessoas envolvidas diretamente no processo de comunicação – enfermeiro e paciente –, situação em que um precisa do conhecimento e das habilidades do outro para enfrentar a nova situação, dando origem ao propósito da comunicação, outro fator que afeta o processo em si.[5,8,17]

A pessoa que o enfermeiro é e as condições nas quais se encontra no momento em que se comunica com o paciente têm importância vital no processo de comunicação, assim como as peculiaridades do paciente. O enfermeiro tem de fazer uso consciente da sua competência em comunicação, pois seu modo de ser ou seu comportamento enviam mensagens a todo momento para o paciente. O repertório de cada um (conhecimentos, cultura, experiências de vida, além de suas dimensões biopsicossocial, cultural, espiritual e intelectual) é subjacente às suas ações e nem sempre é fácil de ser percebido na interação.[4,5,13]

É fundamental para o enfermeiro, ao enfrentar esses desafios, o desenvolvimento de autoestima, sentimento de adequação, confiança, competência e humildade para identificar e encontrar mecanismos para sanar suas deficiências, sem esmorecer.

Percepção

A percepção é necessária para que o processo de comunicação ocorra. Ela engloba processos mentais que permitem a organização dos dados emocionais, intelectuais e sensoriais de forma lógica, segundo o seu significado. O intercâmbio de mensagens surge quando a reação do outro é percebida como resposta à mensagem enviada. Refere-se ao processo sobre como uma pessoa desenvolve conhecimento sobre a outra: suas características e manifestações de comportamento. A percepção do significado da comunicação, de como e quando as mensagens enviadas afetam as outras pessoas e de como os seus próprios sentimentos afetam a comunicação que está ocorrendo é crucial para o sucesso do processo da comunicação. O processo da percepção, em geral, é subjetivo e seletivo, e explica, em parte, por que as pessoas descrevem o mesmo fato de modos diferentes.[5,8,13-15]

Ambiente ou contexto

A qualidade da comunicação entre as pessoas tem influência marcante do ambiente em que ocorre, pois pode alterar as condições emocionais, físicas e psicofisiológicas dos envolvidos, além de interferir na expressão e percepção das ideias. Ao considerar o ato comunicativo como algo único, que não se repete, o ambiente em que ele ocorre deve propiciar as melhores condições possíveis, dentro de cada realidade vivida, buscando manter a segurança, o conforto e a privacidade do paciente. As condições climáticas, o ruído, a presença de pessoas estranhas ou mesmo das demais pessoas da equipe de saúde e a restrição de espaço físico podem estimular ou inibir a expressão de sentimentos, pensamentos e a vivência em relação à situação presente.[5]

No contexto da interação, a cultura tem papel relevante no âmbito da comunicação verbal e não verbal. As pessoas devem estar acomodadas confortavelmente, em um mesmo plano, de modo que seja possível manter o contato visual e uma proximidade suficiente, considerando-se a distância interpessoal. O ambiente familiar ao paciente pode atuar como facilitador da interação, pois minimiza o medo de situações desconhecidas e facilita o surgimento do sentimento de segurança e confiança em relação ao profissional.

Linguajar

Para o uso de um linguajar comum e adequado às condições de compreensão do paciente, é preciso que o enfermeiro conheça o repertório dele. Em relação ao paciente, é essencial considerar sua origem e escolaridade, suas experiências com saúde, doença, tratamento, além de sua cultura, e seus regionalismos, crenças e valores. A clareza e a adequação têm de permear o uso de palavras, tom e inflexão da voz, organização das ideias expressas e capacidade de ambos para ouvir. Mensagens altamente significativas perdem seu valor se não forem adequadamente organizadas e comunicadas.[5,8,11,15]

Disponibilidade

A disponibilidade de tempo, tanto do enfermeiro como do paciente, tem de ser considerada nas relações interpessoais. O enfermeiro tem de analisar suas atividades diárias e as do paciente, e informá-lo adequadamente sobre sua disponibilidade. Ao observar as manifestações de comportamento do paciente, o profissional adquire segurança para abordá-lo nos momentos mais adequados. Esses fatores contribuem para o desenvolvimento de um ambiente mais seguro e terapêutico, sem prejuízo para as atividades diárias de vida, e facilitam o atendimento do paciente e seus familiares para que possam ficar centrados em suas necessidades e seus problemas, reduzindo ao máximo as interrupções ou outras interferências que possam prejudicar a expressão e compreensão do que está sendo abordado com o paciente.[5]

Se o paciente aborda o enfermeiro quando não é possível atendê-lo, tem-se de deixar claro quando o atendimento será feito e, depois, cumprir o que foi prometido. Agir assim é mais benéfico, pois o paciente aprende a respeitar limites e a sentir que é valorizado como pessoa.[5]

Permanecer com o paciente sem lhe oferecer o apoio necessário e com a atenção voltada a outros problemas pode transmitir-lhe rejeição ou a sensação de que ele o está incomodando. Olhar para a porta ou para o relógio a todo momento e tamborilar com os dedos na mesa pode comunicar, não verbalmente, ao paciente que há pressa ou que ele não merece sua atenção naquele momento, o que pode provocar a diminuição de sua autoestima.

Senso de oportunidade

Ao prestar informações ou orientações ao paciente, o enfermeiro tem de ser capaz de perceber a prontidão do paciente para receber informação e orientação. Se o paciente estiver preocupado com algum problema familiar ou profissional, de nada adianta o enfermeiro orientá-lo sobre os recursos que pode utilizar para o seu tratamento.[5]

Por ocasião de um acidente aéreo, um paciente começou a ficar isolado, sem nada dizer. O enfermeiro aproximou-se dele e deu as explicações necessárias para o tratamento que seria iniciado no dia seguinte. Ao terminar, o enfermeiro perguntou-lhe se tinha alguma dúvida. O paciente olhou para ele, com uma expressão facial que denota ansiedade intensa, e perguntou: "Já saiu a lista dos nomes de quem estava no avião?". Não houve sensibilidade e senso de oportunidade do enfermeiro à mudança do comportamento do paciente, que estava ansioso porque alguém que lhe era significativo poderia estar no avião. Com a observação do comportamento do paciente pode-se estabelecer um esquema mais adequado para ambos.

FUNÇÕES DA COMUNICAÇÃO

As funções da comunicação nas interações entre enfermeiro, paciente e família que mais se destacam são as de investigação, informação, conhecimento de si mesmo e do outro, estabelecimento de relacionamento significativo e mudança de atitude à medida que o processo de comunicação flui.[4,5,11,16]

A função de investigação consiste na obtenção de dados sobre o paciente e seus familiares a respeito de sua doença e fatores envolvidos. A informação consiste no envio de mensagens novas ao receptor, de acordo com as necessidades de cada situação. O conhecimento de si mesmo é essencial para o cuidado de enfermagem, pois ele exige interação contínua com o paciente, e, quanto mais o enfermeiro se conhece, mais eficiente será na comunicação com o outro, sendo capaz de evitar a influência de suas crenças e seus valores sobre o comportamento do paciente.

Estabelecer relacionamento significativo com o paciente é a principal função da comunicação na assistência de enfermagem. É por meio do relacionamento que o enfermeiro acolhe o paciente e sua família, colhe dados fidedignos sobre o paciente, a doença, suas necessidades, seus sentimentos e pensamentos. Desse modo, pode lhe oferecer elementos para que desenvolva sua capacidade de autocuidado e para a satisfação de suas necessidades, bem como seu potencial para participação no tratamento, na sua recuperação e reintegração na família e na comunidade. O desenvolvimento desse processo permite ao enfermeiro satisfazer as necessidades de inclusão e afeição do paciente; enfim, a sensação de ser tratado como pessoa.

RUÍDOS NA COMUNICAÇÃO

São elementos que, sem relação direta com o processo de comunicação, interferem no seu desenvolvimento e são nocivos à transmissão e compreensão das mensagens.[2] A interferência pode ocorrer em qualquer etapa do processo de comunicação, da emissão da mensagem à recepção da resposta.

O ruído pode ser externo, como buzina de carro, sirene, barulho de pessoas próximas, temperatura elevada ou muito baixa, entre outros; ou interno, como o desconforto de uma das pessoas envolvidas no processo, preocupação de uma delas com algo que não seja o foco da comunicação no momento, mal-estar físico, entre outros. Esses aspectos podem provocar inadequação na percepção da mensagem ou nas respostas. Se muito intensos, podem constituir barreiras à comunicação.[5,11]

NÍVEIS DE COMUNICAÇÃO

A comunicação humana pode se dar em quatro níveis: intrapessoal, interpessoal, grupal e de massa.[4,5,18]

O nível intrapessoal é constituído, basicamente, pelo repertório e pelas experiências pessoais anteriores. As experiências anteriores organizam-se dentro dela, e a maneira como essa organização se dá tem influência decisiva no modo de ser da pessoa e no modo de se comunicar com os outros. É nesse nível que a correção da comunicação se torna mais difícil.

O nível interpessoal de comunicação, chamado por Ruesch[5] de unidade social, ocorre quando há atos comunicativos entre duas ou mais pessoas e pode ser observado. É, portanto, mais facilmente passível de ser compreendido. O enfermeiro deve, então, utilizar o conhecimento e a criatividade para torná-lo cada vez mais terapêutico, e ela acaba sendo incorporada ao modo de ser da pessoa.

A comunicação grupal é a que ocorre entre várias pessoas. O enfermeiro se vê frequentemente envolvido nesse nível. Deve, portanto, conhecer a teoria da comunicação de grupo, bem como a de *massa*, dirigida a um público maior

MODOS DE COMUNICAÇÃO

O modo como as interações interpessoais ocorrem pode determinar seu sucesso. Entre os principais modos, têm-se a confirmação, a negação, a desconfirmação e a dupla mensagem. Os dois primeiros são considerados adequados, e os outros, patológicos. Esses modos de comunicação aparecem na literatura comumente associados ao relacionamento dentro da família, mas podem ocorrer, com certa frequência, no meio profissional e em outros contextos.[5,19,20]

Para a compreensão dos conceitos desses modos faz-se necessário lembrar que todo ato comunicativo tem um aspecto de relação e outro de conteúdo que implica a percepção e a interpretação da comunicação entre as pessoas, tendo reflexos na vida delas.

Confirmação

A confirmação da mensagem ocorre quando se aceita o conteúdo dela como verdadeiro e a resposta é imbuída dessa aceitação de tal forma que o outro a percebe. Confirma-se, assim, a mensagem recebida, tanto o conteúdo quanto o aspecto de relação. O emissor sente-se aceito e reconhecido, o que estimula o aumento da autoestima e da identidade pessoal. Surge o sentimento de segurança e satisfação. Oferece-se ao outro a oportunidade de expressar o que sente, experimentando confiança, empatia e respeito mútuo.[19-21]

> A mãe de um paciente visitava o seu filho. Quando o enfermeiro entrou na sala onde estavam, ela disse: "Eu me sinto tão segura vendo como você trata meu filho. Ele disse que gosta de você porque sabe colocar as coisas no lugar certo sem magoar ninguém".

O enfermeiro, surpreso, respondeu: "Obrigado, quando explico melhor o que está acontecendo, ele aceita".

Negação

A negação é evidenciada quando a relação é aceita, mas o conteúdo da mensagem não é aceito pelo receptor.[5,19-21]

Ao voltarem do passeio externo semanal, o paciente disse ao enfermeiro: "Adorei o filme a que assistimos". O enfermeiro respondeu: "Parece que você dormiu o tempo todo".

Esse modo de comunicação leva a pessoa a refletir sobre o seu comportamento, indagar o que está ocorrendo realmente, analisar seus pensamentos e sentimentos. Sente-se respeitada como pessoa, com direito de ter seus próprios sentimentos e pensamentos, apesar de o conteúdo da mensagem não ter sido aceito.

Desconfirmação

Na desconfirmação, não são aceitos nem o conteúdo nem o aspecto da relação inerente ao processo de comunicação. Nega-se à pessoa o direito de existir como tal e de ter seu modo peculiar de agir, pensar e sentir. Alguns autores relacionam esse modo de comunicação com despersonalização ou exclusão.[19-21]

Um paciente alcoolista aproximou-se de um profissional da equipe e disse: "Eu o respeito muito, cara. Desde que cheguei aqui, você é o que me entende". O profissional respondeu: "Qual é, cara? Eu não estou para ser bajulado. Se me respeitasse, não beberia mais".

O profissional rejeitou o conteúdo e a relação da mensagem recebida, e impôs uma condição para o paciente ser aceito como pessoa, além de emitir julgamento. Negou-lhe o direito de ser e estar no mundo como pessoa. Esse modo de comunicação estimula o paciente a ser passivo nas diferentes situações ao longo de sua vida.

Considerando que a comunicação é um processo circular e recíproco, esses modos de comunicação podem surgir tanto por parte do profissional, como do paciente e de sua família, o que requer atenção constante do primeiro para evitar desgaste no intercâmbio de mensagens, interpretação e elaboração da resposta, ou seja, o efeito da mensagem. O ideal é que o profissional use somente a confirmação e a negação, ou seja, o sim e o não, eliminando a utilização da desconfirmação.

Dupla mensagem

Quando a mensagem apresenta incongruência entre a comunicação verbal e não verbal, quem a recebe não sabe como responder, pois há duas mensagens simultâneas. O receptor não consegue assimilar o real significado da mensagem porque o não verbal contradiz o conteúdo verbal ou vice-versa. Quando isso ocorre, a expressão verbal é invalidada pela não verbal, oferecendo elementos para a interpretação da mensagem. A mensagem transmite ambiguidade para o outro, em consequência da duplicidade de ideias, que gera ansiedade, podendo causar insegurança para o paciente e dificultando qualquer reação ou tomada de decisão.[14,19,21,22]

> Os pais, ao visitarem o filho com diagnóstico de esquizofrenia, diziam-lhe que estavam morrendo de saudade e com vontade de abraçá-lo, mas mantiveram-se sentados aproximadamente a 90 cm de seu leito e saíram sem tocá-lo.

INTRODUÇÃO À COMUNICAÇÃO TERAPÊUTICA

Premissas básicas

A importância do conhecimento produzido sobre comunicação na área da enfermagem gerou afirmações que se tornaram verdadeiros axiomas, ou seja, "premissa é o que se admite como universalmente verdadeiro sem exigência de demonstração".[24]

Para adquirir a competência em comunicação – humana e terapêutica –, o enfermeiro tem de conhecer as premissas básicas e os pressupostos que as sustentam.[24]

A comunicação:

- É o eixo integrador da assistência, do ensino e da pesquisa em enfermagem.
- Permite ao enfermeiro exercer a profissão como ciência e arte, de forma integrada.
- Estimula a integração do ser pessoa com o ser profissional.

- É a essência do cuidado humanitário.
- É fundamental na educação em saúde.
- É essencial à saúde e à vida da pessoa.

Pressupostos

Os pressupostos que têm norteado o ensino e a aplicação prática do conhecimento em comunicação humana e terapêutica são apresentados a seguir.[4,6,23,24]

O ser humano não existe sem se comunicar

Ao considerar que todo comportamento humano constitui uma mensagem, verbal ou não verbal, pode-se concluir que é humanamente impossível não se comunicar. A pessoa só se torna pessoa perante outra.

A comunicação é um processo contínuo e não se repete do mesmo modo

Cada momento é único e não se repete. As condições físicas, psíquicas, de local, espaço, tempo e humor das pessoas são diferentes a cada segundo e esses aspectos influenciam diretamente o processo comunicacional entre os seres humanos.

Cada ato comunicativo tem um aspecto de conteúdo e um de relação

Há sempre dois aspectos no ato comunicativo: um de informação e outro de relação. A informação é o conteúdo da mensagem e a relação é a condição comportamental que o conteúdo explicita; é condicionada à percepção da mensagem. Falhas nesta condição podem determinar problemas na relação.

A comunicação entre as pessoas exige um significado comum

Sem compreensão das mensagens, não são possíveis a interação e a vida em comum.

Empatia, confiança e respeito mútuo são componentes-chave da comunicação humana

Esses componentes são básicos para que a comunicação humana seja efetiva e terapêutica. A ausência deles gera situação conflitiva.

As pessoas agem de acordo com o significado que as coisas têm para elas

As pessoas atribuem significado às coisas na relação com os seus semelhantes

Cada pessoa modifica e manipula o significado dos fatos por meio de um processo interativo

Esses três pressupostos praticamente definem a importância da comunicação humana. A pessoa atribui significado às coisas no convívio com as outras com as quais interage, compartilhando ideias e perspectivas, definindo a situação ou atribuindo-lhes um novo significado, que gera mudanças no modo de perceber o que ocorre à sua volta.

A comunicação é um dos componentes centrais da saúde

Comunicação, saúde e enfermagem são conceitos que se interpõem. Não se pode falar em saúde e enfermagem sem se reportar à comunicação. O ato de cuidar em enfermagem envolve seres humanos, e estes não existem sem se comunicar, portanto o enfermeiro tem de saber se comunicar terapeuticamente para oferecer uma assistência de qualidade.[1,23]

CARACTERÍSTICAS DA COMUNICAÇÃO TERAPÊUTICA

A eficiência no uso das estratégias de comunicação terapêutica exige o conhecimento de algumas características essenciais como flexibilidade, eficiência, propriedade e resposta.[4,23,24]

Flexibilidade é a capacidade de o enfermeiro ajustar-se às condições esperadas e inesperadas do paciente. Ela exige do enfermeiro a capacidade de observar, perceber mudanças no comportamento do paciente, compreendê-las e reagir adequadamente, com maleabilidade em relação aos objetivos traçados para cada um em particular. Os pacientes são seres humanos com peculiaridades e que, por estarem doentes, tornam-se mais vulneráveis aos estímulos e estão em constante processo de mudança no seu estado emocional e demais dimensões do seu ser. A flexibilidade requer do enfermeiro habilidade para elaboração de novos objetivos em curto prazo.

Eficiência existe quando mensagens enviadas possuem clareza e simplicidade de linguagem, efetivação da transmissão e percepção da mensagem pelo outro, e inclui ausência de termos técnicos, jargões profissionais, linguagem rebuscada ou ambiguidade.

Para que a mensagem tenha propriedade, ela tem de ser coerente e sintonizada com o momento que o receptor vivencia, além de ser relevante para a situação em que se encontram o terapeuta e o paciente.[11,24]

A resposta é o efeito da mensagem que deve incluir a possível correção da informação. Ela informa o outro sobre o impacto da comunicação ocorrida e lhe oferece a informação que constitui a base para a tomada de decisão e determinação da próxima ação.

Sequência na comunicação

Para que a comunicação evolua em uma sequência lógica, deve-se procurar manter na descrição dos fatos uma sequência que vai da experiência vivenciada e o que o paciente *pensa* e *sente* sobre ela. Nem sempre essa sequência surge espontaneamente na situação interacional entre enfermeiro e paciente.[23,25]

Tem-se de considerar que, quando a ansiedade intensa está presente na experiência, em geral, a pessoa inicia sua descrição pelos seus sentimentos com uma comunicação carregada de emoção e conotação de julgamento, não reconhecendo ou negando sua participação no evento. O importante é ajudar o paciente a descrever os três elementos e organizá-los na sequência citada, ou seja, experiência, pensamentos e sentimentos.

Valendo-se das estratégias de comunicação terapêuticas, o enfermeiro propicia ao paciente a oportunidade de organizar a descrição da sua experiência. Quando isso acontece, o paciente a analisa com mais clareza. A ansiedade diminui e ele se torna menos defensivo ou resistente à ajuda que é oferecida.

CONSIDERAÇÕES FINAIS

Procurou-se retratar os conceitos mais relevantes para a enfermagem geral, e, principalmente, para a enfermagem em saúde mental e psiquiátrica, no intuito de tornar mais suave o caminhar do paciente e da família na experiência com o transtorno mental.

A reflexão sobre o conteúdo deste capítulo e a tentativa de correlacioná-lo com o fazer do enfermeiro associado à sua aplicação no seu cotidiano tornam-se uma experiência gratificante quando se observam os resultados no comportamento do paciente.

PROPOSTAS PARA ESTUDO

1. Observe atentamente a comunicação dos membros da equipe de enfermagem com os pacientes em seu local de trabalho ou estágio.
2. Analise os seus dados da observação e tente discuti-los em grupo, com pares, professores e supervisores, à luz dos conceitos apresentados neste capítulo.

REFERÊNCIAS BIBLIOGRÁFICAS

1. Sullivan HS. The interpersonal theory of psychiatry. Nova York: Norton; 1953. 393 p.
2. Sullivan HS. Conceptions of modern psychiatry. New York: Norton; 1953. 298 p.
3. Peplau HE. Interpersonal relations in nursing. New York: G.P. Putnans's Sons; 1952. 320 p.
4. Ruesch J. Comunicación terapeutica. Buenos Aires: Paidós; 1964.
5. Stefanelli MC. Conceitos teóricos sobre comunicação. In: Stefanelli MC, Campos EC. A comunicação nos diferentes contextos da enfermagem. 2ª ed. Barueri: Manole; 2012. p. 29-49.
6. Sundeen SJ, Stuart GW, Rankin EAD, Cohen AS. The communication process. In: Nurse-client interaction: implementing the nursing process. 6th ed. Saint Louis: Mosby; p. 81-105.
7. Carvalho EC, Bachion MM. Abordagens teóricas da comunicação humana e sua aplicação na enfermagem. In: Stefanelli MC, Carvalho EC. A comunicação nos diferentes contextos da enfermagem. 2ª ed. Barueri: Manole; 2012. p. 9-28.
8. Sundeen SJ, Stuart GW, Rankin EA, Cohen AS. Nurse-client interaction: implementing the nursing process. 6th ed. Saint Louis: Mosby; 1998. p. 107-45.
9. Varcarolis EM, Carson VB, Shoemaker NC. Foundations of psychiatric mental health nursing: clinical approach. 5th ed. Saint Louis: Elservier; 2006. p. 171-96.
10. Littlejohn SW. Teorias dos signos: codificação verbal e não verbal. In: Fundamentos teóricos da comunicação humana. Rio de Janeiro: Guanabara; 1978. p. 89-117.
11. Stefanelli MC. Conceitos básicos de comunicação. In: Comunicação com paciente. São Paulo: Robe; 1993. p. 29-59.
12. Silva MJ. O aprendizado da linguagem não verbal e o cuidar. In: Stefanelli MC, Campos EC. A comunicação nos diferentes contextos da enfermagem. Barueri: Manole; 2012. p. 50-64.
13. Hedlund NL, Jeffrey FB. Therapeutic communication. In: Beck CK, Rawlins RP, Williams SR. Mental health – psychiatric nursing: a holistic life – cycle approach. 2nd ed. Saint Louis: Mosby; 1988. p. 87-108.
14. Arnold E, Boggs K. Interpersonal relationship: professional skills for nurses. Philadelphia: WB Saunders; 1989.
15. Peplau HE. Observación, comunicación y registro. In: Peplau HE. Relaciones interpersonales en enfermeira. Barcelona: Ediciones Científicas y Técnicas; 1993. p. 203-39.
16. Stuart GW. Relacionamento terapêutico entre enfermeiro e paciente. In: Stuart GW, Laraia MT. Enfermagem psiquiátrica: princípios e prática. 6ª ed. Porto Alegre: Artmed; 2001. p. 46-84.
17. Travelbee J. Comunication with patient. In: Intervention in psychiatric nursing process in the one to one relationship. Philadelphia: Davis; 1969. p. 67-104.
18. Ruesch J, Bateson G. Comunicación: la matriz social de la psiquiatria. Buenos Aires: Paidós; 1965.
19. Watzlawick P, Beavin JH, Jackson DD. A pragmática da comunicação humana. São Paulo: Cultrix; 2000.
20. Laing RD. Mystification, confusion and conflit. In: Sluzki CE, Ranson DC. Double bind: the foundation of communicational approach to the family. New York: Grune & Stratton; 1976. p. 199-218.
21. Ferreira-Santos E. Sobre ciúme. Revista Bras de Psicodrama. 2011;19(1):49-54.

22. Bateson G. Double bind. In: Sluzki CE, Ranson DC. Double bind: the foundation of communicational approach to the family. New York: Grune & Stratton; 1976. p. 237-42.
23. Stefanelli MC, Fukuda IMK, Igue CE. Enfermagem especializada em saúde mental e psiquiatria. In: Miguel EC, Gentil V, Gattaz WV. Clínica psiquiátrica. Barueri: Manole; 2011. p. 1944-61.
24. Stefanelli MC. Introdução à comunicação terapêutica. In: Stefanelli MC, Campos EC. A comunicação nos diferentes contextos da enfermagem. 2ª ed. Barueri: Manole; 2012. p. 65-76.
25. Hays JS, Larson K. Interpersonal techniques. In: Hays JS, Larson K. Interacting with patients. New York: MacMillian; 1970. p. 6-23.

19

Estratégias de comunicação terapêutica

Maguida Costa Stefanelli
Evalda Cançado Arantes
Ilza Marlene Kuae Fukuda

PONTOS A APRENDER

1. Conceituar a comunicação terapêutica.
2. Descrever as estratégias de comunicação terapêutica.
3. Discutir a importância das estratégias de comunicação terapêutica na assistência de enfermagem em saúde mental e psiquiátrica.
4. Discutir situações que envolvem o ouvir de modo reflexivo e o uso terapêutico do silêncio.
5. Analisar a própria comunicação à luz do conteúdo sobre comunicação terapêutica.

PALAVRAS-CHAVE

Comunicação terapêutica, estratégias de comunicação terapêutica, enfermagem em saúde mental, enfermagem psiquiátrica.

ESTRUTURA DOS TÓPICOS

Introdução. Conceito de comunicação terapêutica. Grupamentos das estratégias de comunicação terapêutica. Grupamento expressão. Grupamento clarificação. Grupamento validação. Considerações finais. Proposta para estudo. Referências bibliográficas.

INTRODUÇÃO

O enfermeiro precisa adquirir conhecimento em comunicação humana e competência em comunicação terapêutica, e utilizá-los de forma consciente, considerando sempre os outros fatores inerentes ao contexto da comunicação com o paciente e sua família. Segundo vários autores de pesquisas realizadas pode-se afirmar que as estratégias facilitam o desenvolvimento do processo de enfermagem e o desenvolvimento do relacionamento terapêutico enfermeiro-paciente (RT), além de facilitar o alcance dos objetivos da enfermagem em todas as suas áreas, principalmente em saúde mental e psiquiátrica, tornando realidade o cuidado competente e humanitário como arte e ciência da enfermagem. Usadas adequadamente, as estratégias levam a pessoa que recebe ajuda a descrever, pensar e verbalizar seus sentimentos sobre suas experiências.[1-10]

A comunicação terapêutica é de suma importância para o desenvolvimento do processo de enfermagem e, ao mesmo tempo, do relacionamento terapêutico enfermeiro-paciente, considerando todas as dimensões do ser humano. Não se pode, porém, menosprezar os outros aspectos da assistência de enfermagem.

CONCEITO DE COMUNICAÇÃO TERAPÊUTICA

Comunicação terapêutica é a habilidade do profissional de saúde em usar o conhecimento sobre comunicação humana para ajudar outra pessoa a descobrir e a utilizar sua capacidade, seu potencial e suas possibilidades para solucionar conflitos, reconhecer as limitações pessoais, ajustar-se ao que não pode ser mudado e enfrentar os desafios à autorrealização, procurando viver de forma saudável e com o máximo de independência e autonomia possíveis.[1,9]

O enfermeiro deve ter em mente que, ao usar as estratégias de comunicação terapêutica, oferece ao paciente a oportunidade de descrever e aprender com a experiência.[6-9] O paciente aprende a usar padrões mais aceitos de comunicação interpessoal, sentindo-se mais fortalecido para falar de si e de suas experiências, percebendo-se como pessoa em suas diversas dimensões – biológica, psicológica, social, espiritual, cultural e intelectual. Destaca-se, mais uma vez, a importância da personalização do uso da comunicação terapêutica, que deve respeitar as diferenças culturais e as singularidades da pessoa, oferecendo melhor relacionamento interpessoal com a aprendizagem pela experiência.[1,4,6,9]

Vários estudiosos das áreas de enfermagem em saúde mental e psiquiátrica, da psiquiatria interpessoal e da comunicação desenvolveram estudos a respeito da comunicação interpessoal em enfermagem, em especial a terapêutica. Foram desenvolvidos nas áreas de ensino, pesquisa e assistência com a utilização e o reforço da validade desses conceitos para o exercício da enfermagem.[1-4,6-10] Com base na literatura específica, as estratégias de comunicação terapêuticas serão apresentadas em três grupamentos: de expressão, clarificação e validação.[2]

GRUPAMENTOS DAS ESTRATÉGIAS DE COMUNICAÇÃO TERAPÊUTICA

As estratégias de comunicação terapêutica foram didaticamente agrupadas, com base no referencial teórico consultado, em três grupamentos, segundo sua finalidade e complexidade:

- Grupamento expressão. As estratégias arroladas nesse grupo estimulam ou facilitam a descrição de pensamentos e sentimentos sobre a experiência que os desencadeou. São modos mais indicados para as abordagens iniciais e para se estabelecer conhecimento mútuo, embora estejam presentes ao longo das interações terapêuticas entre paciente e enfermeiro.
- Grupamento clarificação. As estratégias desse grupamento são utilizadas para ajudar na compreensão ou clarificação das mensagens enviadas pelos pacientes quando parte delas ou o todo contém ambiguidades. Com o uso dessas ferramentas, o enfermeiro pode oferecer novas oportunidades de correção da informação.
- Grupamento validação. Nesse grupo, encontram-se as estratégias que tornam comum o significado do que é expresso no processo de comunicação. A validação oferece ao enfermeiro a oportunidade de verificar se a compreensão das mensagens veiculadas entre os interlocutores está correta. A não validação pode gerar conflitos no processo de comunicação em geral e na família.

Não se considera terminado o estudo sobre comunicação terapêutica. Os resultados promissores encontrados pelas autoras deste capítulo e pelos que utilizaram o referencial apresentado evidenciam que a ansiedade dos envolvidos no processo de interação humana foi minimizada, abrindo perspectivas para trabalho na área de enfermagem psiquiátrica e geral, principalmente quando há a associação com o uso das premissas, dos pressupostos e das estratégias da comunicação terapêutica.[11-19] Os grupamentos não são partes estanques ou herméticas, pois é possível perceber que o uso de uma estratégia muitas vezes requer a associação com outras, reforçando a afirmação de que a criatividade, a flexibilidade e a coerência entre verbal e não verbal são fundamentais para a comunicação terapêutica.

GRUPAMENTO EXPRESSÃO

Quando se inicia a utilização das estratégias de comunicação terapêutica, o enfermeiro inexperiente ou o aluno de enfermagem pode vivenciar o aumento de sua ansiedade e insegurança pelo medo da situação nova: desconhecimento do paciente e desconhecimento em relação a si próprio, da situação e do uso consciente das estratégias de comunicação. Inicia-se no processo valendo-se das estratégias que facilitam a expressão verbal e, de certa forma, oferecem mais segurança, porque não implicam tomada de decisão ou diretrizes para a solução de problemas no momento em que emergem na conversação. As estratégias desse grupamento são descritas a seguir.[1-3,10]

Ouvir reflexivamente

Ouvir reflexivamente é um processo ativo que requer concentração, atenção e energia para sua utilização. A fim de centrar a atenção na comunicação do paciente, o enfermeiro deve estar consciente da existência da sua influência no processo de comunicação. Deve analisar previamente a própria ansiedade e preocupações pessoais para evitar a influência delas na interação com o paciente. É importante estar atento e tentar compreender o que há de comum nos aspectos aos quais o paciente se refere e que se repetem, pois podem ser indícios da sua área de preocupação. Corresponde a ler "nas entrelinhas",[8] isto é, tentar compreender o que não está escrito, como se faz na leitura de algum texto. Ao ouvir o paciente, deve-se ter em mente: O que ele disse? O que significa o que ele disse? O que não está sendo dito? Os temas devem ser registrados para ser oportunamente mais bem explorados.[1-4]

Ao ouvir o paciente, tem-se de centrar a atenção no que ele expressa de modo verbal, não verbal e paraverbal, tentando compreender o que diz e o que pode estar querendo transmitir. Tem-se de pensar reflexivamente sobre o que foi expresso e em momento algum julgar o comportamento do paciente.[20] Para demonstrar que ele está sendo ouvido, a intervalos regulares e com propriedade, o enfermeiro poderá dizer: "E depois?", "Continue", "Estou ouvindo". O paciente, ao perceber que o enfermeiro está atento ao que ele comunica, sente-se mais estimulado a falar sobre sua experiência, seus pensamentos e sentimentos.[2,9,19,21]

O enfermeiro, às vezes, experimenta sensação de impotência, por não estar ajudando o paciente ao ouvi-lo em silêncio. A aquisição de habilidade no uso dessa estratégia exige perseverança, pois ela é necessária por transmitir ao paciente um sinal de que é respeitado e tratado como ser humano. Somente ouvindo a informação do paciente é que se pode conhecer com mais segurança os problemas e as necessidades dele, seus pensamentos, a imagem que tem de si mesmo e do mundo que o cerca. Conclusões prematuras e inadequadas podem ser evitadas se o enfermeiro adquire a habilidade de ouvir reflexivamente.[2,3,5-7]

O "ouvir reflexivo" e o "uso terapêutico do silêncio" podem ser considerados estratégias básicas na etapa inicial do processo, pois facilitam a evolução das interações interpessoais terapêuticas, além de permitirem melhor conhecimento da experiência do paciente e a identificação de sentimentos, problemas e necessidades dele.[2,3,6,7]

Essas estratégias estimulam o desenvolvimento da autoestima e ajudam o paciente a dirigir sua energia para encontrar meios de lidar com seus problemas e a melhor forma de minimizar seus efeitos.[2,5,19,22,23]

OUVIR REFLEXIVAMENTE*

1. Observar manifestações não verbais.
2. Compreender a pessoa segundo o seu contexto social.
3. Estar atento para apreender as explicações do paciente.

PRINCÍPIOS DO OUVIR REFLEXIVO*

1. A resposta é sempre centrada no paciente.
2. Toda mensagem enviada ou recebida passa pelo filtro cultural, tanto do paciente, como do enfermeiro.
3. Sentir-se, às vezes, confuso ou com incerteza é normal.
4. Ouça a si mesmo também.

* Adaptado de Varcarolis, et al.[19]

Uso terapêutico do silêncio

Parece paradoxal falar do uso terapêutico do silêncio como estratégia para estimular a expressão verbal de ideias ou sentimentos ou para romper com o silêncio do paciente, mas, quando usado terapeuticamente, os resultados são positivos.

Em quase todas as culturas, o que se espera quando duas pessoas ou mais estão juntas é que elas interajam entre si de alguma forma. Quando isso não acontece, em geral, surgem a ansiedade e uma situação de desconforto intensa, que acarretam alterações, principalmente na comunicação não verbal. O que permanece em silêncio, por muito tempo, em uma situação interpessoal ou grupal, é rejeitado pelos pares.[1,2,19-22,24]

O enfermeiro tem necessidade de obter ou validar informações sobre a pessoa do paciente, sentimentos e pensamentos sobre a situação que vivencia, sobre o processo de saúde e doença, como era antes da situação atual, mudanças ocorridas, como ele está lidando com a situação, entre tantas outras informações, para que possa desenvolver o processo de enfermagem.

Tem-se, de um lado, o enfermeiro ansioso em obter os dados e, do outro, o paciente ansioso com sua situação. O uso terapêutico do silêncio é considerado uma forma de levar o paciente a perceber que ele também é responsável pelo que ocorre na experiência que vivencia. Não se preconiza uma cena de mutismo.[2] O silêncio deve ser interrompido a intervalos regulares, com frases como: "E então? Estou aqui, aguardando que você fale", "Estou à disposição".

Ouvir reflexivamente exige períodos de silêncio, mas utilizá-lo terapeuticamente, quando o outro também permanece em silêncio, não é ação das mais fáceis. Pode-se explicá-la melhor por meio do seguinte exemplo.

> Situação: A paciente acabara de receber o diagnóstico de depressão moderada, com história de tentativa de suicídio. Vários membros da equipe que a atendiam começaram a fazer um turbilhão de perguntas. Nenhuma resposta era obtida. O enfermeiro, com sua vida profissional no início, tornou-se ansioso e procurou a docente de enfermagem psiquiátrica, que se encontrava na emergência com alunos, e perguntou-lhe sobre o que fazer naquela situação. Obteve como resposta:
>
> "Comece a prestar os cuidados emergenciais; chame-a pelo nome e coloque-se à disposição para dar informações. Não faça perguntas nesse momento. Quando terminar, fique ao lado dela, por alguns minutos, em silêncio. De vez em quando, diga-lhe que, se ela quiser dizer algo, pode fazê-lo. Conserve seu não verbal coerente com o verbal, de modo que ela possa perceber a sua disposição expectante de que ela vai falar." O enfermeiro seguiu a orientação dada com expressão facial denotando ansiedade e decepção e, após cerca de 3 minutos:
>
> Paciente: "Onde estou? O que aconteceu comigo?"
>
> Enfermeiro: "Você está no hospital. Aqui tem enfermeiros e médicos que querem ajudá-la. Maria, meu nome é Paulo. Sou enfermeiro e estou cuidando de você".
>
> Paciente: "Por que eu estou aqui? Eu não morri! Que horror. Quero dormir um pouco, depois falo.... Você volta?"
>
> Chamando a paciente pelo nome, apresentando-se e utilizando o silêncio, o enfermeiro conseguiu que ela dissesse algo e, desse modo, foi estabelecido um elo entre ele e a paciente.

O efeito terapêutico dessa estratégia depende do modo como o paciente a percebe. Há necessidade de que o profissional seja capaz de transmitir ao paciente a chamada "disposição expectante", ou seja, a expectativa de que o outro é capaz de falar e de que vai fazê-lo.[9] O uso do silêncio exige paciência, mas transmite, por meio de sentimento empático, a ideia de estar pronto para ouvir o paciente, respeitando sua intimidade.

O silêncio também é útil para dar ao outro um tempo para organizar suas ideias e expressá-las. Às vezes, a pessoa não consegue expressar com palavras seus sentimentos ou sua preocupação. Ao sentir que o enfermeiro tem disposição e disponibilidade para ouvi-lo, o paciente experimenta a sensação de que o silêncio é uma forma aceitável de comportamento. Sentindo-se aceito, apoiado, respeitado e valorizado como pessoa, tende a experimentar segurança e confiança para comunicar o que sente.[2,7,19,24]

Antes de decidir se deve ou não intervir no silêncio do paciente, o enfermeiro tem de pensar ativamente sobre o porquê desse silêncio: bloqueio, resistência, medo de falar e não ser aceito, ou um caso de "silêncio reflexivo". Todos têm necessidade de alguns momentos de silêncio, que façam parte da sua intimidade, que sejam só deles, povoados de lembranças agradáveis ou não.

O tempo de tolerância ao silêncio oscila de pessoa para pessoa; em geral, é de curta duração, pois se o silêncio for muito longo provocará ansiedade em ambos os participantes da interação, e a ansiedade leva à distorção do tempo. É necessário que o enfermeiro analise sua tolerância ao silêncio e observe como ela evolui, para não se surpreender usando-o de modo não terapêutico.[2,7,9,19] A urgência do atendimento do paciente também tem de ser considerada. Deve valer-se do senso de oportunidade ao abordar o paciente.

Nesse momento, a comunicação não verbal, tanto do paciente, como do enfermeiro, tem importância fundamental. Medo, tristeza, alegria, ansiedade e vergonha, por exemplo, são sentimentos que podem ser manifestados dessa forma. O enfermeiro deve centrar sua atenção na comunicação não verbal do paciente para compreender melhor o que está ocorrendo. Ao atribuir significado a essa manifestação, ele deverá lembrar-se de validar sua interpretação, tão logo seja possível, a fim de não agir com base em suas crenças e seus valores.

Acomodar-se no lugar, olhar para o relógio ou para a porta de saída ou tamborilar os dedos na mesa a todo momento podem transmitir ao paciente impaciência, desinteresse, irritação e indiferença, provocando bloqueio na comunicação entre eles. Esse cuidado também é essencial no ouvir reflexivo.[2,24]

Verbalizar aceitação

A aceitação é condição básica para o convívio saudável entre as pessoas. É ela que leva a pessoa a sentir-se livre, confiante e com prontidão para começar a interação com outra. A ansiedade, a dor e o sofrimento do paciente podem provocar reações que precisam de compreensão empática.[1-3,7,11,19-21] Como o comportamento do paciente decorre do transtorno apresentado, a aceitação temporária de algumas manifestações torna-se necessária. O seu uso indica que o paciente é compreendido com uma atitude empática de não julgamento.[3,6] Na realidade, não há aceitação imediata de suas manifestações, mas a oferta de elementos para que ele analise seu comportamento, mudando-o para outro mais aceito socialmente.[19-21]

> Um paciente com expressão facial denotando tristeza dirige-se ao enfermeiro: "Ei, quero falar com aquele de cara feia, aquele lá..."
>
> Enfermeiro: "Sr. Pedro, meu nome é Ana, sou enfermeira e aquele lá é o médico. Chama-se Dr. José. Ele está atendendo outra paciente. Posso ajudá-lo?"

Verbalizar interesse (manifestar reconhecimento)

Chamar o paciente pelo nome já é uma manifestação de interesse e respeito. Demonstra que ele existe no mundo como pessoa, com identidade própria e que é reconhecido como tal. Em geral, quando o enfermeiro o aborda pelo nome, o paciente demonstra satisfação (de forma verbal ou não). É como um reforço à sua identidade. É importante respeitar os títulos que fazem parte da identidade da pessoa, como professor, doutor, entre outros.

É necessária a verbalização da percepção de mudanças de comportamento e dos esforços do paciente, por mínimos que sejam, para mudar sua forma de agir ou para vencer limitações que surjam enquanto ele está sendo cuidado. Isso demonstra interesse na pessoa e nos progressos dela, sem conotação de julgamento.[7,19]

> "Sr. Antônio, soube que o senhor pediu para ir ao pátio hoje e jogou futebol."

Qualificativos como bom, mau, feio, certo e errado, entre outros, devem ser evitados. Essa estratégia contribui para o desenvolvimento da autoestima e motiva o paciente a participar de situações interpessoais.

Usar frases em aberto ou reticentes

O uso de frases em aberto ou reticentes exige que o enfermeiro tenha consciência de que o faz em benefício do paciente e não para manipulá-lo ou induzi-lo a falar de algo sobre o qual ele não está preparado.

Ao agir assim, estimula-se o paciente a dar continuidade à expressão do pensamento quando ele a interrompe. Em geral, repete-se a informação dada pelo paciente ou parte dela, com inflexão da voz (paraverbal), ou seja, praticamente um convite para que ele continue a falar e a explorar a ideia expressada. O uso dessa estratégia permite manter em foco a área de interesse, retomar a interação quando há longas pausas e manter o fio condutor da interação, auxiliando-o a expressar seus problemas e necessidades de saúde com suas próprias palavras.[1,2,7] O objetivo é ajudar o paciente a perceber que é capaz de refletir e de expressar um pensamento com mais profundidade.

Paciente: "Pedro, você disse querer licença para..."
Enfermeiro: "Luís, o senhor parou de tomar a medicação e as coisas..."

Repetir comentários ou as últimas palavras ditas pelo paciente

Ao repetir comentários feitos pelo paciente, ou suas últimas palavras quando ele interrompe um diálogo, demonstra-se que o interesse está centrado nele e que ele está sendo ouvido. Ao perceber isso, o paciente se sente motivado a esclarecer e continuar o assunto que havia interrompido. Pode ser acrescentado a essa estratégia o reforço por meio da comunicação não verbal ou paraverbal, transmitindo ao paciente a expectativa de que ele vai falar. Ao ouvir a repetição de seu comentário, o paciente tem a oportunidade de perceber se o descreveu claramente, de fazer uma possível correção na informação dada e de pensar ativamente sobre ela.[2,4,7,19]

Enfermeiro: "Quando ele o agrediu, você ficou..."
Paciente: "Possesso, ele sempre ameaça os outros e eu tenho medo. Quero mudar de quarto."

Fazer pergunta

Ao utilizar a pergunta como estratégia terapêutica, o enfermeiro tem de estar atento ao fato de que cada pessoa tem seu tempo para decodificar, compreender a pergunta, codificar, elaborar e emitir a resposta. Esse tempo tem de ser respeitado, pois cada um tem velocidade e ritmo próprios para se comunicar. Ao demonstrar pressa em obter respostas e fazer múltiplos questionamentos, o enfermeiro pode deixar o paciente atônito, sem conseguir compreendê-las e sem saber o que responder primeiro. Deve-se fazer uma pergunta de cada vez, em termos claros e no nível de compreensão do paciente.[1,4,7,9,10]

A utilização frequente de perguntas pode tornar o paciente passivo ou "dependente" delas para interagir.[6] Perguntas que podem deixar o enfermeiro sem recursos para dar continuidade ao diálogo devem ser evitadas. Por exemplo: as que permitem respostas simples com "sim" ou "não", pois não encorajam a verbalização de ideias, pensamentos e sentimentos e podem deixar o enfermeiro num beco sem saída. Uma vez dada a opção, tem-se de respeitá-la e, se isso não for possível, a situação deve ser esclarecida, podendo retardar a evolução do processo de relacionamento.[2,3,23]

Frases iniciadas com "por que" e "como" devem ser evitadas, principalmente quando enfermeiro e paciente ainda não se conhecem. Elas podem intimidar ou pressionar a pessoa a dar explicação sobre seu comportamento. Perguntas para introduzir problema relacionado com o assunto tratado podem ser úteis para levar o paciente a aprimorar sua comunicação verbal e a avaliar a compreensão do que foi dito.[2,7,10,19,23]

> Enfermeiro: "O que o senhor disse? Seu médico já passou? Vamos ao pátio hoje?"
> Paciente: (silêncio prolongado) "Como? Sei não..."

Devolver a pergunta feita

Ao devolver ao paciente a pergunta feita por ele, o enfermeiro tenta transmitir-lhe a ideia de que o ponto de vista dele é o mais importante. Essa estratégia encoraja o paciente a explorar e aceitar suas próprias ideias e sentimentos como sendo parte do seu eu.[2,7]

Quando o paciente pergunta sobre algo que exige tomada de decisão em relação à sua pessoa, o enfermeiro deve devolver a pergunta feita para que reflita sobre qual a melhor decisão para a pessoa dele. Isso faz com que ele comece a assumir a responsabilidade pela sua vida. A devolução da pergunta deve ser feita de modo a respeitar o paciente como pessoa.

> Enfermeiro: "A senhora disse que vai à sessão de ginástica. Acha que tem condições de participar hoje?" (Paciente com problema para deambular.)
> Após algum tempo de silêncio:
> Paciente: "É, posso cair e aí fica pior. Acho que tenho que aguardar".

Se o paciente faz perguntas sobre a vida pessoal ou íntima do enfermeiro, ou pede conselhos, ele poderá aproveitar o momento para devolver o assunto para o paciente perguntando-lhe se está querendo falar sobre os assuntos citados em relação à sua pessoa. Caso o paciente insista, o enfermeiro deve deixar claro que o importante no momento é a pessoa dele. Lembre-se de que o senso de oportunidade deve acompanhar todo o processo de comunicação. Às vezes, há perguntas pessoais que podem ser respondidas sem o acréscimo de detalhes desnecessários, retomando a seguir o assunto voltado para a pessoa do paciente. Essa estratégia o estimula a explorar suas possibilidades e a perceber que é capaz de tomar decisão; sua autoestima começa a aumentar.[2,7,22]

Uma paciente vinha ao ambulatório há algum tempo e a enfermeira que a atendia estava grávida. No retorno, ao ver a enfermeira, perguntou:
Paciente: "Seu filho já nasceu? Como foi?"
Enfermeira: "Sim. E os seus, como vão?"
A paciente começou a falar sobre suas dificuldades para educá-los devido à doença.

Usar frases descritivas

O uso de frases descritivas, com linguagem clara, mensagem concisa, precisa e enunciada em tom de voz audível – porém não monótono –, sem jargões técnicos ou profissionais, facilita a compreensão por parte do paciente sobre o que lhe é transmitido. Deve-se ter cuidado em não confundir o uso de frases descritivas e afirmativas com o "dar conselhos".[2,3,23]

Permitir ao paciente que escolha o assunto

O enfermeiro, em geral, atarefado com suas múltiplas funções, aborda o paciente e diz o que julga ser necessário, esquecendo que ele pode, também, estar querendo falar algo sobre si mesmo.[2,5,7,9,19,22-24] Deve-se oferecer ao paciente a oportunidade para falar, por iniciativa própria, sobre algo de sua vida, seja sobre saúde ou doença, seja outro tema. Ao dar essa abertura ao paciente, demonstra-se que a ênfase da interação está centrada nas necessidades dele, ajudando-o a desenvolver sua iniciativa e o senso de responsabilidade em relação ao seu plano terapêutico, além de estimulá-lo a se tornar um participante ativo do momento que vivencia.

Enfermeiro: "Sobre o que você gostaria de falar?"
Enfermeiro: "O senhor parece triste, gostaria de falar sobre o que está pensando?" (Paciente com expressão de choro).

Colocar em foco a ideia principal

Colocar em foco a ideia principal é auxiliar a manter o fluxo da comunicação dirigido para um objetivo. Essa estratégia ajuda o paciente que muda de assunto a todo momento a aprofundar-se em um assunto de seu real interesse. Isso facilita a obtenção de dados sobre o paciente, a exploração de seus sentimentos e pensamentos sobre os fatos, propiciando, ao mesmo tempo, a oportunidade para que ele seja capaz de concluir seu pensamento. Essa prática deve ser usada com cautela quando o paciente tem nível de ansiedade intenso, pois ele pode se elevar.[2,3,7,18,23]

Quando se associa essa estratégia ao ouvir reflexivo, o enfermeiro pode perceber quais são os temas que geram ansiedade e que levam o paciente a mudar de assunto quando eles emergem. Em geral, sinais, sintomas de doença e problemas pessoais estão relacionados com os assuntos que se repetem. Deve-se ter discernimento para saber até onde o assunto pode ser explorado, para não deixar o paciente mais ansioso ou bloquear a comunicação.[2,3,7,18,22] Quando o diálogo é mantido em sequência lógica, o paciente aprende a ser mais objetivo; quando percebe que conseguiu concluir seu pensamento, sente-se aliviado e percebe que é capaz de iniciar e concluir a expressão de suas ideias. A autoestima é elevada, o paciente sente-se mais seguro e experimenta satisfação na experiência interpessoal, com tendência a confiar mais nos integrantes da equipe que o atende, envolvendo-se com seu plano terapêutico.

Enfermeiro: "Poderia explicar melhor como foi para o senhor vir ao hospital pela primeira vez?"

Enfermeiro: "Você falou sobre várias coisas... Sobre a dificuldade para explicar às crianças sobre a doença. Poderia falar mais sobre isso?"

Enfermeiro: "Você estava dizendo que quando chegou em casa tudo ficou..."

Verbalizar dúvidas

Muitas afirmações do paciente deixam dúvida sobre sua veracidade. A não concordância com o conteúdo expresso tem de ser transmitida para ele. Isso tem de ser feito com muito tato e senso de oportunidade, valendo-se de outras estratégias já abordadas, para ajudá-lo a perceber que seu relato da experiência não está correto.[2,3,6,7,18] O enfermeiro tem de tomar cuidado para não colocar o paciente à prova, pois ele poderá sentir-se desafiado e reagir de modo inadequado. Ele precisa reorganizar seus pensamentos e sentimentos, para que possa dar informações reais sobre o fato que relatou.

Paciente: "Ontem, o enfermeiro proibiu a minha ida ao cinema."

Enfermeiro: "Isso não é comum aqui... Ou vamos recordar o que aconteceu ou conte-me mais sobre como isso aconteceu..."

Dizer não

Honestidade e sinceridade por parte do enfermeiro e coerência de conduta da equipe que assiste o paciente são quesitos essenciais para o uso dessa estratégia. Tem-se de aprender a dizer "não" quando necessário e assumir as consequências. A exigência de privilégios por parte do paciente é uma situação que requer o uso do "não" dito com firmeza e tato. Se o enfermeiro não o usa adequadamente, o paciente passa a manipulá-lo. Quando o "não" é dito com propriedade, torna-se tão valioso para o desenvolvimento e a maturidade da pessoa, quanto uma resposta positiva.[1,2,20]

> Paciente: "Vou fazer a tomografia agora para saber por que as vozes não me deixam em paz".
>
> Enfermeiro: "O senhor não pode ir agora. Vou explicar para que serve esse exame".

O "não" dito adequadamente ajuda o paciente a aceitar as rotinas da unidade em que se encontra e a conhecer os limites dentro dos quais é livre para agir; favorece, portanto, o desenvolvimento não só do paciente como do enfermeiro. Nem sempre a palavra "não" é utilizada literalmente, mas a negativa ao pedido do paciente tem de estar clara na mensagem enviada.[2]

Estimular a expressão de sentimentos subjacentes (verbalizar o implícito)

Quantos profissionais já não se surpreenderam ao ouvir o paciente dizer frases como: "Deixa disso, vocês não sabem nada e ainda querem me ensinar..."? Muitas vezes, essas frases contêm sentimentos e pensamentos implícitos que precisam ser esclarecidos para se trabalhar com base nas reais necessidades do paciente. O uso dessa estratégia requer conhecimento sobre o paciente, seus padrões de comportamento, atitudes e crenças, pois implica interpretação de sentimentos subjacentes, o que exige esforço de concentração voltada para a percepção acurada do que o paciente está querendo dizer, na tentativa de tornar compreensível o conteúdo de suas frases, como se traduzisse os sentimentos em palavras.[2,7-9,18,21,22]

O enfermeiro tem de tomar cuidado para não fazer interpretações à luz das próprias crenças e valores, valendo-se de estratégias já descritas para clarificar as ideias expressas pelo paciente, com cautela para não correr o risco de ser inadequado.

Paciente: "O que vocês querem? Se soubessem fazer alguma coisa eu não estaria mais em tratamento".

Enfermeiro: "O senhor está querendo dizer..."

Uso terapêutico do humor

Há alguns quesitos que têm de ser considerados no uso do humor com pessoas em situação ansiógena ou de doença. Eles dizem respeito ao conhecimento de padrões de resposta do paciente, senso de oportunidade acurado e nível de desenvolvimento do paciente.[2,3,5,24-26] Propriedade e senso de oportunidade são essenciais. O uso do humor requer conhecimento do paciente e da situação em que ambos estão envolvidos. Usar a estratégia do humor associada a temas gerais, como jogo de futebol, filmes, programas de televisão, acontecimentos noticiados pelo jornal, evitando direcioná-lo à pessoa do paciente. O uso do humor como modo terapêutico demanda conhecimento da cultura de origem do paciente. O que pode ser benéfico para um, talvez pareça hostil para outro.

Paciente: "A senhora, hoje, parece muito diferente".

A enfermeira olhou para si mesma, examinando-se e, de repente, disse, sorrindo:

Enfermeira: "Ah! Já sei, estou parecendo uma bruxa!"

Paciente: "Não quis dizer isso". O paciente olha para o rosto da enfermeira, vê o cabelo dela preso como "rabo de cavalo", carregando a vassoura, que tirara de outro paciente. Ao notar que a enfermeira estava sorrindo, disse, com um sorriso franco: "Não é que é mesmo?"

Os dois sorriram e continuaram o diálogo, que foi direcionado ao paciente.

GRUPAMENTO CLARIFICAÇÃO

Para que as mensagens se tornem compreensíveis, com linguajar comum na assistência ao paciente, é necessário oferecer-lhe oportunidade para reorganizar seus pensamentos, levando-o a perceber a relação entre eles e suas ações, para que ele possa esclarecê-los, analisá-las e priorizá-los.[2,11,18,23]

Estimular comparações

Estimular o paciente a clarificar seus pensamentos e sentimentos contribui para um grau maior de acurácia na percepção do que a pessoa expressa e dos fatos ao seu redor.

Na vida das pessoas, há uma sucessão de acontecimentos que guardam semelhanças entre si e a percepção delas é útil para perceber a vida como um *continuum*. Com essa percepção, o paciente pode analisar os mecanismos de enfrentamento utilizados em situações semelhantes à que ele experimenta no momento. Assim, o enfermeiro passa a conhecer os pontos fortes do paciente e pode estimulá-lo, com mais segurança, a utilizá-los na situação atual. É necessário que o enfermeiro seja cauteloso para não impor ao paciente, de forma inconsciente, fatos de sua vida pessoal na tentativa de encontrar solução para o problema dele.[1,7,15,23]

> Enfermeiro: "O senhor já se sentiu assim antes de ser admitido aqui?"
>
> Paciente: "Vou pensar. Sabe, quando tive de ser operado, fiquei meio adoidado. Só pensava coisa ruim".
>
> Enfermeiro: "E depois?"
>
> Paciente: "O enfermeiro veio e me perguntou há quantos anos eu havia saído de casa para trabalhar... Não é que eu me lembro que daquela vez trouxe comigo as fotos da família e, quando me sentia sem força, olhava para elas e pensava: é, tenho que lutar, pois eles esperam por mim. Sabe, ver que dei conta disso está me dando força para brigar com esses pensamentos meio doidos. Nem sei. Vou em frente. Vou tentar".

Ao levar o paciente a refletir sobre situações anteriores semelhantes, o enfermeiro o ajudou a perceber que ele é capaz de descrever o que pensa e sente em relação à situação atual. A ansiedade diminuiu e ele percebeu seu potencial para lidar com a situação atual. Porém, é preciso considerar a complexidade de cada nova situação.

Solicitar ao paciente o esclarecimento de termos incomuns

Na comunicação entre enfermeiro e paciente, é comum surgirem termos próprios do linguajar do paciente, de difícil compreensão ou estranhos ao vocabulário do enfermeiro. Quando esses termos surgem durante o processo de comunicação, o enfermeiro tem de deixar claro que não conhece as palavras utilizadas e deve solicitar ao paciente que explique o significado do termo ou da frase utilizada. A elucidação das experiências e dos pensamentos e sentimentos do paciente deve ser procurada a cada passo da assistência ao paciente.[2,6,9]

Em visita a um hospital psiquiátrico do interior do estado, um estudante perguntou-me: "Professora, o que é 'bão de dois'? O paciente disse isso e eu não gostei."

O paciente aproximou-se e disse: "Professora, o mocinho aí não gostou do que eu disse."

Enfermeira: "Poderia repetir para mim?"
Paciente: "Claro, hoje tem bão de dois e eu vou lá."
Enfermeira: "Bão de dois?"
Paciente: "É, se dança assim, olha..."
Enfermeira: "O senhor quis dizer baile, baião de dois?"
Paciente: "É, é isso aí, olha..."

Uma expressão comumente utilizada pelo paciente é "você sabe", pressupondo que o enfermeiro conheça todos os acontecimentos da enfermaria. Diante dessa expressão, o enfermeiro tem de deixar claro para o paciente o não entendimento do conteúdo expresso e que só poderá saber do que se trata se ele explicar melhor.

Paciente: "Você sabe, fizeram aquilo comigo na sessão de terapia".
Enfermeiro: "Eu só vou saber se o senhor me contar. Acabei de chegar".
Paciente: "O médico quis me tirar de lá e eu..."

Solicitar ao paciente que identifique o agente da ação

Quando o paciente comunica suas ideias utilizando termos indefinidos como "nós", "eles", "todo mundo", "aqueles", "a gente", "todos", entre outros, o enfermeiro deve solicitar a identificação do agente da ação. O paciente deve aprender a falar com precisão e clareza, sendo menos vago.[2,6,7] O uso dessa estratégia auxilia o paciente no desenvolvimento de sua própria identidade, pois algumas pessoas tendem a falar somente referindo-se a outras e das atividades delas, em detrimento de informações sobre si mesmas.[2,3,7,21,23]

O paciente precisa aprender a falar sobre si mesmo, seus problemas específicos e, ainda, a falar somente por ele. Esse aprendizado é fundamental para o desenvolvimento de sua independência e autonomia.[1-3] A assertividade e a precisão têm de fazer parte da comunicação do enfermeiro, porque também é comum haver generalizações em sua comunicação e os pacientes aprendem muito com esse profissional, porque é com ele que convivem por mais tempo, principalmente quando internados.

É necessário solicitar ao paciente que defina exatamente sua participação nas atividades a que se refere. Isso contribui para assegurar a identidade do paciente.[1-3]

Paciente alcoolista em pronto-socorro: "Todo mundo veio aqui, me agrediu e me amarrou nesta espelunca de cama".

Enfermeiro: "A quem o senhor está se referindo quando diz 'todo mundo'?"

Paciente: "Esses homens que trabalham aí e aquelas mulheres".

Enfermeiro: "O senhor pode me dizer a cor da roupa deles?"

Paciente: "Os dois homens estavam de branco com uma borracha preta no pescoço; as mulheres estavam de branco; o outro homem de marrom... cinza... Sei lá. Parecia que tinha vindo para me prender".

O enfermeiro pôde identificar as pessoas: tratava-se de dois médicos de plantão, duas auxiliares e um policial. Ele explicou a função de cada um e o porquê da presença do último.

Precisar o agente da ação ajuda o paciente a se conhecer e a conhecer as pessoas que cuidam dele, além de avaliar o porquê dos procedimentos utilizados com ele, seus reais sentimentos em relação às pessoas com quem convive, seja nos serviços de saúde mental, seja no relacionamento familiar e social. Passa a ser um preparo para a vida a aprendizagem pela experiência.

Descrever os eventos em sequência lógica

Em decorrência da ansiedade, há pacientes que não são capazes de relatar os eventos de sua vida em sequência lógica, impedindo a compreensão de suas ideias. A ansiedade, em geral, provoca distorção de tempo e espaço. Quando os eventos são relatados em sequência cronológica, há a possibilidade de se estabelecer uma relação entre causa e efeito ou de efetuar correções nas informações dadas anteriormente. Essa estratégia ajuda o enfermeiro e o paciente a verem os fatos em perspectiva.[7,18]

Paciente relatando sua trajetória de vida após o aparecimento do transtorno mental: "Quando eu fui internado pela primeira vez, minha esposa ficou sozinha com as crianças".

Enfermeiro: "Em que ano o senhor se casou?"

Paciente: "Casei em 1998. Xiii!! Falei errado. Fui internado pela primeira vez antes do casamento. Isso aconteceu na segunda internação. Fiquei pirado de tudo e não tive como dar apoio a ela. Depois aconteceu a..."

Outras frases que podem ajudar, sem que haja indução: "Isso aconteceu quando?", "Quando o senhor veio morar aqui como se sentia?", "Tente se lembrar como era antes da faculdade".

GRUPAMENTO VALIDAÇÃO

Se o enfermeiro não clarificar e validar a mensagem do paciente, o risco de agir com base nos próprios valores, crenças ou interpretações errôneas é maior. A validação da mensagem deve ser contínua no processo de comunicação. A validação tem importância fundamental na verificação da compreensão das informações e orientações dadas ao paciente pelo enfermeiro e demais profissionais de saúde. Ela ajuda o paciente a ter uma visão mais real do mundo e a experimentar a sensação de ser compreendido.[2,3,7,23] Algumas estratégias de comunicação terapêutica descritas a seguir são úteis para atingir essa meta.

Repetir a mensagem do paciente

O enfermeiro, ao repetir o conteúdo da mensagem do paciente, oferece-lhe a oportunidade de ouvir o que ele disse, refletir sobre o que expressou, efetuar correção nas informações dadas e acrescentar dados complementares importantes para o seu plano terapêutico. O enfermeiro pode verbalizar sua compreensão da mensagem usando suas próprias palavras – com cuidado para não distorcer o significado dado pelo paciente. Não há necessidade de repetir exatamente como o paciente abordou o assunto. Deve-se aproveitar os momentos para aprofundar o conhecimento do paciente.[2-4,7,18]

> "Por favor, ouça o que vou dizer e veja se compreendi corretamente o que você me disse."
>
> "Vou repetir o que o senhor disse. Se não concordar com alguma coisa, pode me interromper e solicitar esclarecimento."

Solicitar ao paciente para repetir o que foi dito

Ao atender à solicitação do enfermeiro, o paciente tem oportunidade de expressar novamente o conteúdo abordado, ouvir o que está sendo dito e refletir sobre o conteúdo expresso, tendo, assim, oportunidade de corrigir as informações dadas. O enfermeiro pode valer-se dessa estratégia para analisar melhor, não só as frases ditas anteriormente, como todo o conteúdo da interação.

> "Não foi possível entender quem cuidou do senhor. Poderia repetir?"
>
> "Estou em dúvida se entendi corretamente seus problemas aqui no hospital. Como foi que..."

O paciente sente que a atenção e o interesse do enfermeiro estão centrados na pessoa dele. Não é conveniente usar essa estratégia com muita frequência, pois pode tornar-se cansativa para o paciente. Outro aspecto a ser observado é a não utilização frequente das mesmas frases para solicitar ao paciente que repita a mensagem expressa. É prudente tomar cuidado para não perpetuar a estereotipagem da comunicação verbal, pois alguns profissionais têm tendência a dar sempre a mesma resposta.[2]

Pedir ao paciente para repetir o que foi dito serve para ajudar na validação da mensagem por ele expressa e para verificar se compreendeu a mensagem emitida pelo enfermeiro. Ao partilhar a percepção da mensagem, o enfermeiro oferece ao paciente a oportunidade de corrigir percepções ou informações inadequadas. Isso evita que o enfermeiro prossiga cuidando do paciente com base em falsas premissas e, consequentemente, direcionando a assistência de modo inadequado.[2,3,7,9,18,23]

Resumir o conteúdo da interação

O enfermeiro deve ser hábil em reunir as ideias que realmente expressam áreas de preocupação do paciente, com frases curtas, claras e objetivas. Ao ouvir o resumo de suas ideias, o paciente pode apresentar reações não verbais às quais o enfermeiro deve estar atento, pois essa forma de comunicação pode confirmar ou não o que está sendo dito. Em caso de dúvida, o enfermeiro deve averiguar o ponto que merece ser esclarecido. Com essa compreensão mais acurada, o paciente se sente mais fortalecido para lidar com suas necessidades e problemas, envolvendo-se ativamente nas condutas de seu tratamento, sua recuperação e reabilitação, e experimenta a sensação de estar contribuindo para a solução de seus problemas, o que propicia aumento da autoestima.[2,3,7,9,18,23]

> Depois de orientar o paciente sobre o planejamento de seu cuidado após a alta, o enfermeiro fez um breve resumo, destacando os principais pontos. Após ouvi-la, o paciente disse: "Entendi bem sobre a procura do CAPS, mas sobre a residência terapêutica, não ficou muito claro. Onde eu posso procurar? Será que há alguma na minha cidade?"

Pode-se usar essa estratégia no início da consulta de enfermagem ou de algum procedimento para estimular o paciente a dar continuidade a algum assunto iniciado anteriormente, lembrando que as estratégias de comunicação terapêutica em enfermagem devem ser associadas a todas as demais ações de enfermagem.

CONSIDERAÇÕES FINAIS

Ao analisar tudo o que foi dito na descrição e na exemplificação das estratégias de comunicação terapêutica, pode-se verificar que todas contribuem para manter o paciente em um diálogo coerente, com sequência lógica, num esforço para que ele consiga expressar suas ideias ou mensagens de forma completa e pertinente ao momento e ao ambiente em que elas ocorrem. Ao utilizar as estratégias, o enfermeiro tem de considerar que em toda ação de enfermagem são necessários conhecimento e criatividade, a fim de que elas sejam particularizadas para cada situação e paciente específicos.[2]

O enfermeiro deve adquirir o hábito de dedicar diariamente uma fração do tempo para uma autoavaliação, procurando respostas para a pergunta "Quão terapêutico eu fui nas minhas ações hoje?", considerando as áreas expressivas e afetivas. O ideal é que essa reflexão seja ampliada para o que ocorreu durante todo o dia. Caminha-se, assim, mais rapidamente rumo ao amadurecimento pessoal e profissional.

O uso da comunicação terapêutica é essencial para ajudar o paciente a passar da dependência para a interdependência, caso ela tenha de existir, e a independência dentro de suas possibilidades. A meta é a autonomia do paciente para gerenciar a própria vida.

Cabe a cada enfermeiro, no seu dia a dia, seja no ensino, seja na prática ou na pesquisa, desenvolver a competência em comunicação e descobrir novas formas de tornar sua comunicação com o paciente o mais terapêutica possível, nunca permitindo que se torne um ato puramente automático.[3]

O enfermeiro tem de manter-se alerta aos novos paradigmas para enfrentar as mudanças do mundo contemporâneo, mantendo-se atento às transformações e adequando o uso das estratégias a cada ser humano, a cada família, a cada grupo ou comunidade, ou seja, a cada cultura. Não se pode perder a essência da comunicação humana, que é tornar possível a compreensão de si mesmo, de pessoas, comunidades, povos e sociedade, com o objetivo de encontrar a melhor solução possível no enfrentamento dos desafios rumo a uma melhor qualidade de vida.[2]

A utilização da estratégia de comunicação só se torna efetiva quando aplicada adequadamente.

PROPOSTA PARA ESTUDO

Faça uma autoanálise e identifique as situações que poderiam ser beneficiadas com o uso das estratégias de comunicação terapêutica.

REFERÊNCIAS BIBLIOGRÁFICAS

1. Stefanelli MC. Ensino de técnicas de comunicação terapêutica enfermeiro-paciente. Tese [doutorado]. São Paulo: Escola de Enfermagem da USP; 1985.
2. Stefanelli MC. Estratégias de comunicação terapêutica. In: Stefanelli MC, Carvalho EC. A comunicação nos diferentes contextos da enfermagem. Barueri: Manole; 2012. p. 77-109.
3. Stefanelli MC, Fukuda IMK, Igue CE. Enfermagem especializada en saúde mental e psiquiátrica. Barueri: Manole; 2011. p. 1944-61.
4. Peplau HE. Interpersonal relations in nursing. New York: Putnam's; 1952. 320 p.
5. Arnold E, Boggs K. Interpersonal relationship: professional communication skills for nurses. Philadelphia: Saunders; 1989. 563 p.
6. Travelbee J. Communicating with patiente. In: Intervention in psychiatric nursing process in the one to one relationship. Philadelphia: Davis; 1969. p. 67-91.
7. Hays JS, Larson K. Interacting with patients. New York: MacMillian; 1970. 282 p.
8. Sullivan HS. The interpersonal theory of psychiatry. New York: Norton; 1953.
9. Ruesch J. Communicación terapeutica. Buenos Aires: Paidós; 1964.
10. Watzlawick P, Beavin JH, Jackson DD. A pragmática da comunicação humana. São Paulo: Cultrix; 2000.
11. Stefanelli MC. Comunicação enfermeiro-paciente: teoria, ensino e pesquisa. Tese [livre-docência]. São Paulo: USP; 1990.
12. Bonadio I, Tsunechiro MA, Stefanelli MC. A comunicação terapêutica no cuidado pré-natal. Rev Latino--americana de Enferm USP. 1997;4(1):5-20.
13. Maftum MA. A comunicação terapêutica vivenciada por alunos do curso técnico em enfermagem. Dissertação [mestrado]. Departamento de Enfermagem da Universidade Federal de Santa Catarina, Universidade Federal do Paraná, Repensul; 2000.
14. Ferraz AF. Análise de comunicação enfermeira-paciente em hospital geral. Dissertação [mestrado]. São Paulo: Escola de Enfermagem da USP; 1991.
15. Arantes EC, Stefanelli MC, Matsuo Y. Relacionamento terapêutico: considerações teóricas e relato de uma experiência. Esc Enferm USP. 1979;13(3):217-23.
16. Corrêa RG. Visualizando possibilidade de recuperação do usuário de drogas em grupos focais. Dissertação [mestrado]. Curitiba: Universidade Federal do Paraná; 2000.
17. Silva MJP. Construção e validação de um programa sobre comunicação não verbal para enfermeiros. Tese [doutorado]. São Paulo: Escola de Enfermagem da USP; 1993.
18. Campoy MA. O ensino de enfermagem psiquiátrica e em saúde mental: uma visão fenomenológica na perspectiva do professor e do aluno. Tese [doutorado]. São Paulo: Universidade de São Paulo; 2003.
19. Varcarolis EM, Carson VB, Shoemaker NC. The clinical interview and communication skills. In: Varcarolis EM, Carson VB, Shoemaker NC. Foundations of psychiatric mental health nursing: a clinical approach. 5th ed. Saint Louis: Saunders/Elsevier; 2006. p. 171-96.
20. Stefanelli MC, Arantes EC, Fukuda IMK. Aceitação, empatia e envolvimento emocional no relacionamento enfermeira-paciente. Rev Esc Enferm USP. 1982;16(3):245-53.

21. Stuart GW. Respostas de autoproteção e comportamento suicida. In: Stuart GW, Laraia MT. Enfermagem psiquiátrica: princípios e prática. 6ª ed. Porto Alegre: Artmed; 2001. p. 417-37.
22. Townsend MC. Enfermagem psiquiátrica: conceitos de cuidado. 3ª ed. Rio de Janeiro: Guanabara Koogan, 2002. p. 391-424.
23. Peplau HE. Psychotherapeutic strategies. Perspect Psychiatr Care. 1968;6(6):264-70.
24. Sundeen SJ, Stuart GW, Rankin EA, Cohen AS. Nurse-client interaction: implementing the nursing process. 6th ed. Saint Louis: Mosby; 1998. p. 107-45.
25. Bellert JL. Humor: a therapeutic approach in oncology nursing. Cancer Nurs. 1989;12(2):65-70.
26. Pasquali EA, Arnold HM, DeBasio N. Mental health nursing: a holistic approach. 2nd ed. Saint Louis: Mosby; 1985.

20

Comunicação não terapêutica e desafios à comunicação terapêutica na enfermagem

Maguida Costa Stefanelli
Ilza Marlene Kuae Fukuda
Evalda Cançado Arantes

PONTOS A APRENDER

1. Conceituar a comunicação não terapêutica.
2. Discorrer sobre a comunicação não terapêutica.
3. Descrever sobre a importância desse conhecimento para o cuidado do paciente.
4. Correlacionar comunicação não terapêutica com saúde mental.
5. Identificar os desafios à comunicação terapêutica.

PALAVRAS-CHAVE

Comunicação, comunicação não terapêutica, barreiras (desafios) à comunicação, enfermagem em saúde mental, enfermagem psiquiátrica, interação.

ESTRUTURA DOS TÓPICOS

Introdução. Comunicação não terapêutica. Desafios à comunicação terapêutica. Propostas para estudo. Referências bibliográficas.

INTRODUÇÃO

A comunicação não terapêutica bloqueia o desenvolvimento da comunicação terapêutica e do relacionamento entre enfermeiro e paciente. Nem sempre o enfermeiro está consciente de sua presença e do quanto ela impede seu crescimento pessoal, prejudicando suas relações com as pessoas de seu convívio pessoal e profissional.

O mundo contemporâneo estimula cada vez mais a competitividade, estabelecendo o paradigma de ganhar ou perder em quase todas as situações de vida. Em contrapartida, estimula também o surgimento de propostas de soluções por meio de trabalho em parceria, com atitude de coparticipação responsável, nas quais a singularidade de cada pessoa envolvida é respeitada, criando-se mecanismos de enfrentamento em conjunto, que permitem a participação das pessoas envolvidas, possibilitando o crescimento para todos.[1]

Essas condições podem estar presentes em diferentes situações, como na relação entre pais e filhos adolescentes, na disputa pela guarda do filho em caso de separação de cônjuges, nas relações familiares entre diversas gerações, no relacionamento professor-aluno ou entre as equipes de trabalho de uma empresa ou organização.[1] Nestas últimas, podem ser incluídos os diversos serviços de assistência à saúde, o profissional de saúde e o paciente, entre outros.

O uso de comunicação não terapêutica ocorre na relação entre o profissional de saúde e o paciente, em qualquer especialidade, com mais frequência do que se imagina, principalmente em situações mais estressantes, como no pronto-socorro, em um parto complicado, quando da não adesão às orientações dadas que podem originar complicações posteriores, críticas ao profissional. Quem nunca ouviu alguma das frases a seguir sendo ditas por profissionais aos seus pacientes?[2]

- "Fale mais rápido, não tenho só você para atender... Seja objetivo e conclua."
- "Afinal de contas, quem sabe o que é bom para o senhor(a)?"
- "A senhora está aqui para dizer o que eu tenho que fazer ou para ser tratada?"
- "Se entendeu a orientação dada, por que não a seguiu?"
- "O(a) senhor(a) disse que eu pareço o quê? O que está pensando que o(a) senhor(a) faz aqui?"

Nessas frases, pode-se identificar a utilização da comunicação não terapêutica, em geral denominada: "não saber ouvir", "dar conselhos", "menosprezar as ideias expressas", "emitir julgamento", "manter-se na defensiva".

COMUNICAÇÃO NÃO TERAPÊUTICA

O enfermeiro deve estar atento à influência que a ansiedade e a cultura exercem no comportamento das pessoas, podendo levá-las a comunicar-se de modo não terapêutico. Não se pode esquecer que o enfermeiro também é um ser humano, está sujeito a essa influência e pode reagir de forma inadequada. Assim, enfatiza-se, mais uma vez, a importância da utilização consciente da comunicação com o paciente.[2,8]

A denominação "comunicação não terapêutica" deve-se ao fato de ela não ser considerada uma estratégia ou técnica. Estratégia é a arte de aplicar os meios disponíveis com vistas à consecução de objetivos específicos; técnica é considerada a parte material ou o conjunto de processos de uma arte – técnica operatória ou maneira, jeito, habilidade especial de executar ou fazer algo.[9] Não se trata, portanto, de algo preestabelecido, construído para ser utilizado com finalidade terapêutica.

Não saber ouvir

> Não saber ouvir, ou seja, não receber, não decodificar a mensagem do outro. É como se o paciente não tivesse emitido a mensagem, seja verbal, seja não verbal.

O "não saber ouvir" constitui a comunicação não terapêutica que prejudica a relação interpessoal e, consequentemente, o todo da assistência de enfermagem em saúde mental e psiquiátrica. Os fatores que propiciam a ocorrência do não saber ouvir podem ser: falta de concentração, preocupação com as próprias necessidades, alterações de estado de saúde físico e emocional, sobrecarga de trabalho e falta de conhecimento sobre comunicação terapêutica, ou seja, competência interpessoal.

Por exemplo: o paciente relata um fato acontecido na visita recebida e, de repente, o enfermeiro diz: "O que o senhor disse? Já tomou seu café hoje? Vamos lá".

Dar conselhos

> Dizer ao paciente o que ele deve fazer para resolver seu problema é o mesmo que lhe dizer que ele é incapaz de tomar suas próprias decisões, impedindo-o de crescer com as experiências que vivencia e de exercer sua autonomia.

Quando se dá um conselho a alguém, faz-se com base no próprio conhecimento, nas crenças e nos valores, desconsiderando a cultura e o *eu* do outro, no caso do paciente.

- "O senhor deve fazer [...]. E não é isso o que está fazendo. Não é capaz de entender?"
- "Como a senhora consegue viver com o seu marido? O melhor é a separação."

Deve-se oferecer ao paciente elementos que lhe permitam refletir para que possa elaborar e analisar as possíveis soluções para o seu problema atual e tomar a decisão mais adequada para a situação.

Usar jargões ou linguagem técnico-científica

Quando termos técnicos precisam ser introduzidos na comunicação com o paciente, o enfermeiro deve esclarecer o significado da palavra utilizada e validar sua compreensão. Se isso não for feito, o entendimento das mensagens torna-se difícil, bloqueando o processo de comunicação. Muitas vezes, o paciente não consegue pedir um esclarecimento do que foi dito, o que pode gerar ações inadequadas quanto ao seguimento de rotinas e orientações sobre cuidado e tratamento. Tem-se de considerar o seu repertório, a sua bagagem de conhecimento e o seu linguajar, respeitando, assim, sua cultura.

O uso de jargões técnicos ou linguagem científica entre os profissionais, na presença do paciente, pode aumentar seu nível de ansiedade, pois geralmente ele não sabe o significado das siglas ou dos termos utilizados.

- Vamos controlar sua PA (referindo-se à pressão arterial), para poder fazer a "tomo".
- Passa lá no PA (pronto atendimento) para ser examinado(a).
- Amanhã você vai fazer um *eco-doppler*, não fique preocupada(a).

Oferecer falsa tranquilização

Uma das coisas que mais irrita a outra pessoa envolvida em um processo de relacionamento é ouvir frases como: "Calma, isso acontece com muita gente, pense em algo alegre". Se o paciente está muito ansioso com a situação vivenciada, sua irritação pode adquirir dimensões maiores.

Frases feitas ou estereotipadas, na tentativa de tranquilizar o paciente – como "Não se preocupe, na vida tudo passa", "Isso não é nada, é uma coisa simples, quando acordar nem vai se lembrar", "Eu também já passei por isso" –, transmitem ausência de empatia. Também podem ser percebidas pelo paciente como falta de sensibilidade e consideração pelos seus sentimentos, além de desrespeito à singularidade de cada um – a mesma experiência é vivenciada pelas pessoas de diferentes maneiras. Surge, ainda, o bloqueio à expressão de seus sentimentos. Segundo alguns autores, esse modo de comunicação tranquiliza mais quem o usa, do que quem recebe a mensagem.[4,10]

Extrapolando para a situação social, cita-se o exemplo de uma adolescente que foi reprovada na oitava série e entrou em crise ao ouvir do pai: "Uma bela viagem cura isso." A adolescente começou a chorar ininterruptamente e a expressar ideias de suicídio, dizendo: "Nem meu pai me entende, como vou encarar meus colegas? Sempre um ano atrás deles. E os nossos planos para trabalho conjunto... Tudo destruído... Meu futuro está acabado".

Julgar o comportamento

Demonstrar aprovação ou reprovação sobre o comportamento do paciente, emitindo julgamento sobre a situação, dizer-lhe o que é bom ou ruim, o que está certo ou errado, retira dele a oportunidade de ser ele mesmo, de tomar suas próprias decisões com base em suas crenças e seus valores.

Quando se utilizam adjetivos para atribuir qualidade ao que o paciente faz ou expressa, isso é feito com base na própria cultura. Quando o enfermeiro ajuda o paciente a analisar sua própria experiência e concluir sobre o que é certo ou errado, bom ou não, é criada uma situação de aprendizado pela experiência. Oferece-se ao paciente a possibilidade de analisar suas crenças e suas atitudes, e de decidir o que é melhor, mais adequado e viável para sua vida, segundo a sua cultura. O paciente pode, então, experimentar mais segurança, adquirindo independência e autonomia, pois passa a acreditar em seu potencial.

O ideal é que o paciente elabore aos poucos uma solução para os desafios que enfrenta, chegando às suas próprias conclusões com o apoio do profissional.

Induzir respostas

Há determinadas perguntas que o enfermeiro faz ao paciente que praticamente informam qual é a resposta esperada. Isso pode ocorrer de forma consciente ou não. Perguntas que eliciam respostas com um único sim ou não também devem ser evitadas. Por exemplo: "Participou da terapia ocupacional, não participou?", "Dormiu bem?", "Gostou do filme?", "Você não foi ao pátio?", "Achou produtiva a reunião?". Nessas perguntas, torna-se evidente o que se espera como resposta. Esse tipo de comunicação não estimula nem propicia a expressão verbal de sentimentos, de pensamentos ou da experiência do outro; ensinando-o a ser passivo. O paciente fica praticamente sem alternativa para dar uma resposta se não a contida na pergunta.

Manter-se na defensiva

Manter-se na defensiva é um comportamento que pode ser observado quando o paciente se refere ao enfermeiro com comentários que contenham críticas à sua atuação ou até mesmo de âmbito pessoal. Dependendo das condições emocionais do enfermeiro no momento, ele pode reagir de forma inadequada, com agressividade ou sarcasmo. O profissional deve reconhecer sua falha e dizer de forma autêntica por que reagiu desse ou daquele modo. Em seguida, poderá perguntar ao paciente o que o levou a falar com ele daquela maneira. Compreendê-lo e não reprová-lo. Ao reagir assim, o enfermeiro propicia ao paciente uma situação de aprendizado que pode auxiliá-lo a efetuar correções no próprio comportamento. Por exemplo, ao ouvir do paciente: "Você parece um faxineiro", o enfermeiro imediatamente retrucou: "Nem isso você faz e ainda me critica."

Ao ouvir críticas ao seu desempenho, uma enfermeira disse ao paciente: "Você não sabe nada de enfermagem ou qualquer outra coisa para me avaliar. Trabalho aqui há 17 anos e...".

Essa espécie de comunicação, utilizada de forma consciente ou não, é de cunho destrutivo e provoca sentimento de baixa autoestima e de culpa – que em nada ajuda na assistência à pessoa.

Submeter o paciente à prova

Quando o paciente diz algo que não é verdadeiro, se o enfermeiro não conhecer formas adequadas para se comunicar, correrá o risco de pô-lo à prova, ou seja, de contestá-lo com conotação de reprovação. Por exemplo: o paciente se queixou para o profissional de que ainda não havia tomado a medicação. O profissional respondeu: "Mas o senhor disse que a dor que está sentindo foi causada por ter tomado a medicação mais cedo hoje."

Ele perdeu a oportunidade de esclarecer com o paciente as suas dúvidas a respeito da medicação ou outra dificuldade que estivesse vivenciando. Poderia ter utilizado o momento para orientar o paciente ou identificar novas situações que o estariam prejudicando, além de avaliar se essa manifestação não seria apenas a solicitação de atenção ou de apoio. O enfermeiro poderia utilizar outras técnicas para esclarecer o assunto.

Mudar de assunto subitamente

Mudar de assunto subitamente é frequente na comunicação entre enfermeiro e paciente, principalmente quando o primeiro não domina o assunto ou tem algum tabu ou preconceito vinculado ao tema. Esse comportamento pode ser interpretado pelo paciente como falta de atenção ou de interesse na sua pessoa.

Assuntos relacionados às esferas sexual, religião e política são os que mais provocam o surgimento dessa reação no processo de comunicação, além de situações em que o paciente faz perguntas sobre a vida pessoal do enfermeiro. Por exemplo: o paciente abordou a enfermeira e informou: "Estou com minha sexualidade atrasada. Não sei o que fazer". Como resposta, ouviu: "O senhor foi à reunião ontem à noite? Vamos, o café já foi servido". Essa situação exige franqueza e autenticidade do enfermeiro. Caso não esteja preparado para falar sobre o assunto que o paciente está querendo explorar, o melhor é dizer-lhe que não se sente preparado para tal e providenciar alguém para conversar em seu lugar assim que for possível. Deve-se, ainda, aproveitar a experiência para desenvolver o autoconhecimento.

Comunicar-se unidirecionalmente

Na comunicação unidirecional, ou seja, quando só o enfermeiro fala, cria-se um monólogo, uma vez que não é dada ao paciente a oportunidade para se manifestar. Às vezes, algumas pessoas utilizam esse modo não terapêutico para manter o controle da situação, o que é mais fácil para o profissional que detém o conhecimento.

Essa forma não terapêutica pode estar presente quando se fazem orientações sobre as atividades do paciente ou por ocasião da alta, por exemplo. O paciente fica passivo, sem oportunidade de esclarecer suas dúvidas, e as ações da assistência continuam sendo adotadas apenas a partir do referencial dos profissionais. Inúmeras vezes o paciente volta a apresentar manifestações do transtorno porque não entendeu as explicações recebidas e, consequentemente, não as seguiu. Esse tipo de comunicação também pode ser considerada uma forma de não saber ouvir.

A dupla mensagem e a desconfirmação, consideradas comunicação patológica, constituem também modos não terapêuticos de comunicação (ver o Capítulo 18).

DESAFIOS À COMUNICAÇÃO TERAPÊUTICA

> Os desafios à comunicação são fatores que podem impedir, limitar ou retardar o desenvolvimento do processo de comunicação entre as pessoas, tanto entre profissionais e pacientes, quanto na relação entre professor-aluno, assim como na vida pessoal ou social. Não são, entretanto, intransponíveis.

Apresentam-se, neste capítulo, os desafios ou barreiras mais comumente encontrados no processo de comunicação enfermeiro-paciente, segundo literatura específica e experiência das autoras.[2,4,10-12]

Essas barreiras devem ser identificadas o mais rápido possível para não acarretar prejuízos ao paciente e aos próprios profissionais, que podem se sentir incompetentes, frustrados ou invadidos por uma sensação de vazio ou impotência diante do insucesso no desenvolvimento do processo de comunicação e, portanto, de assistência ao paciente. Há fatores que constituem limites à comunicação humana que devem ser considerados desafios a serem vencidos, com a ajuda de outros conhecimentos, do trabalho interdisciplinar e do desenvolvimento técnico-científico.

Limitação do emissor ou receptor

A questão cultural se faz presente também em relação aos desafios para a comunicação efetiva. A limitação do emissor ou receptor é uma delas. Crenças, valores, atitudes e padrões de comportamento são determinados ou adquiridos de acordo com a cultura de cada povo, a qual é característica de cada local. Um exemplo são os termos utilizados em algumas regiões do Brasil que não são compreensíveis em outras.

Quando as culturas guardam diferenças entre a do emissor e a do receptor, pode-se dizer que se está diante de um desafio. Ambos, como seres humanos únicos, têm direito a ter as próprias crenças, mas deve haver respeito mútuo, cabendo ao profissional – como terapeuta – a responsabilidade de sua manutenção. O enfermeiro precisa conhecer a si mesmo e saber como reage quando se comunica face a face com uma pessoa com valores diferentes para evitar que, até inconscientemente, imponha seus valores ao outro, o que também pode constituir um desafio.

Ausência de linguajar comum

A ausência de linguajar comum impossibilita a compreensão da significação da mensagem e, portanto, há ausência de comunicação efetiva. Ao se comunicar com uma pessoa que só fala um idioma que o enfermeiro não domina, torna-se impossível fazer o histórico e o diagnóstico de enfermagem, e, consequentemente, prestar assistência adequada ao paciente. O enfermeiro tem de providenciar meios para enfrentar esse desafio, valendo-se de sua flexibilidade e criatividade, principalmente na associação do não verbal com a linguagem oral e a escrita.

Falta de capacidade de concentração da atenção

A falta de capacidade de concentração da atenção pode surgir como desafio consequente ao desvio de atenção para qualquer ruído que ocorra no ambiente no qual se dá o processo de comunicação. O grau de limitação da capacidade para concentrar a atenção varia de pessoa para pessoa. Podem-se citar fatores que levam a esse comportamento, além dos orgânicos já mencionados, como tensão ambiental, tensão subjetiva e desconhecimento do linguajar utilizado. Os estímulos ambientais, dependendo da intensidade, são geradores de desconforto como frio, calor, ruídos, e contribuem decisivamente para essa limitação. Quanto antes identificados, mais fácil será saná-los.

Pressuposição da compreensão da mensagem

> A pressuposição da mensagem ocorre quando decodificamos a mensagem do paciente com base apenas nas próprias concepções, sem considerar as do paciente, ou seja, sem a preocupação de validar a sua compreensão.

A pressuposição da compreensão da mensagem ocorre com uma frequência muito maior do que se imagina, tanto na vida profissional como na pessoal ou social.

A própria formação do enfermeiro e dos profissionais de saúde, em geral, propicia essa forma de agir. O enfermeiro recebe uma gama tão grande de conhecimento sobre promoção e manutenção da saúde, tratamento de doença, recuperação da pessoa doente, que, ao orientar o paciente sobre rotinas, tratamentos, procedimentos diversos, o faz supondo que a pessoa está compreendendo toda a informação transmitida. Não se preocupa, então, em validar a compreensão da mensagem.

O sentido das palavras ou de sinais não verbais e a incoerência entre a comunicação verbal e não verbal podem bloquear o processo de comunicação, constituindo mais um desafio. Esse desafio, que ocorre mais em nível cognitivo, em geral decorre da falta de conhecimento do enfermeiro sobre o repertório e o linguajar do paciente. O profissional tem de se esforçar para conhecer o vocabulário do paciente, pedindo esclarecimentos quando não o compreende e verificar se o outro entendeu adequadamente as mensagens emitidas.

Influência de mecanismos inconscientes

O paciente e o enfermeiro podem estar sob a influência de mecanismos inconscientes ou parcialmente conscientes que acarretam, em algum grau, prejuízo para o relacionamento de ambos. Há pacientes que negam sua doença e seu sofrimento, dizendo que não precisam de cuidado ou tratamento, pois sempre foram saudáveis. Qualquer tentativa de convencê-los de sua doença ou da gravidade dela, se for o caso, não será compreendida porque, de acordo com o seu autoconceito, eles não adoecem.

Por outro lado, o enfermeiro, por exemplo, ao cuidar de pessoa idosa com demência, pode sofrer influência da experiência vivida com familiar com quadro semelhante. Muitas vezes, não consegue sequer explicar o seu comportamento. O contrário também pode ocorrer. No mesmo exemplo surge, às vezes, a superproteção. Esses mecanismos precisam ser explorados e clarificados.[5] Mudanças no comportamento podem ser beneficiadas com o desenvolvimento de autoconhecimento.

O autoconhecimento é um domínio essencial para a atuação do enfermeiro. Sua ausência prejudica o outro na evolução para a saúde.

PROPOSTAS PARA ESTUDO

1. Observe um pequeno grupo de colegas discutindo sobre algum acontecimento com um paciente atendido em uma unidade de saúde.
2. Tente identificar os possíveis desafios que essas pessoas encontram para se manterem centradas no tema da discussão.
3. Em um exercício para desenvolver o seu autoconhecimento, tente correlacionar os desafios observados com aqueles que você encontra no cotidiano.
4. Avalie como se sente após essa análise de si próprio.

REFERÊNCIAS BIBLIOGRÁFICAS

1. Schnitman DF. Novos paradigmas na resolução de conflitos. In: Schnitman DF, Littlejohn S. Novos paradigmas na mediação. Porto Alegre: Artmed; 1999. p. 17-27.
2. Stefanelli MC. Comunicação não terapêutica e desafios à comunicação terapêutica. In: Stefanelli MC, Carvalho MC. A comunicação nos diferentes contextos da enfermagem. Barueri: Manole; 2012. p. 110-22.
3. Hays JS, Larson K. Interpersonal techniques. In: Interacting with patients. New York: MacMillian; 1970. p. 7-38.
4. Sundeen JS, Stuart GW, Ranbin FAD. Nurse-client interaction; implementing the nursing process. 6th ed. St. Louis: Mosby; 1998. 359 p.
5. Varcarolis EM, Carson VB, Shoemaker NC. Foundations of psychiatric mental health nursing: A clinical approach. Saint Louis: Saunders/Elsevier; 2006. p. 171-96.
6. Stefanelli MC. Conceitos básicos de comunicação. In: Comunicação com paciente: teoria e ensino. 2ª ed. São Paulo: Robe; 1993. p. 29-59.
7. Ruesch J. Comunicación terapêutica. Argentina: Paidós; 1964.
8. Ruesch J, Bateson G. Comunicación: la matriz social de la psiquiatria. Buenos Aires: Paidós; 1965.
9. Ferreira ABH. Novo dicionário Aurélio. Rio de Janeiro: Nova Fronteira; 1975.
10. Sullivan HS. The interpersonal theory of psychiatry. New York: Norton; 1953.
11. Parry J. Psicologia da comunicação humana. São Paulo: Cultrix; 1972.
12. Bradley JC, Edinberg MA. Communication in the nursing context. 3rd ed Norwalk: Appleton & Lange; 1990.

21

Relacionamento terapêutico enfermeiro-paciente

Evalda Cançado Arantes
Maguida Costa Stefanelli
Ilza Marlene Kuae Fukuda

PONTOS A APRENDER

1. Conceituar relacionamento terapêutico.
2. Identificar as diferenças entre relacionamento social, de ajuda e terapêutico.
3. Discorrer sobre os componentes básicos para o relacionamento terapêutico.
4. Discorrer sobre os objetivos do relacionamento terapêutico.
5. Descrever as fases do relacionamento terapêutico e seus elementos.
6. Discutir sobre a implementação do relacionamento terapêutico nos serviços de assistência à saúde mental, nos diferentes níveis de assistência.
7. Implementar o processo de relacionamento terapêutico de acordo com a situação de cada paciente.

PALAVRAS-CHAVE

Enfermagem em saúde mental, enfermagem psiquiátrica, relacionamento terapêutico enfermeiro-paciente, papel do enfermeiro.

ESTRUTURA DOS TÓPICOS

Introdução. Conceito de relacionamento terapêutico. Componentes essenciais do relacionamento terapêutico. Impasses terapêuticos. Fases do relacionamento terapêutico. Supervisão. Considerações finais. Propostas para estudo. Referências bibliográficas.

INTRODUÇÃO

O relacionamento terapêutico (RT) foi criado, desenvolvido e implementado na enfermagem em saúde mental e psiquiátrica por Peplau, que iniciou sua vida profissional em 1932, logo após a graduação. Peplau dedicou-se à enfermagem em saúde mental e psiquiátrica até 1999, quando faleceu. Procurou acompanhar o desenvolvimento técnico-científico com suas descobertas, sempre alertando os enfermeiros de todas as áreas para que se mantivessem atentos à evolução do conhecimento científico, considerando as várias dimensões da pessoa, estejam elas onde estiverem.[1-4]

Peplau desenvolveu a teoria das relações interpessoais em enfermagem fundamentada em sua experiência prática na aplicação de seus princípios em hospitais psiquiátricos, na assistência domiciliar e ambulatorial e nos serviços de saúde mental nas zonas urbana e rural. Sua motivação para a dedicação ao desenvolvimento de sua teoria, como se referiu ao conhecimento produzido, surgiu ou acentuou-se, principalmente, após sua experiência na Segunda Guerra Mundial, na convivência desenvolvida durante a assistência de enfermagem prestada aos soldados feridos – em especial àqueles que apresentavam problemas mentais.

A teoria de Peplau baseia-se na própria experiência obtida durante a prática e o ensino, supervisionando e discutindo o relacionamento terapêutico com seus pares. É categórica, quando diz que nunca preconizou o enfermeiro como modelo, mas como profissional que, ao desempenhar seu papel, contribui para o desenvolvimento dos pacientes pela aprendizagem, por meio da experiência rumo à independência e autonomia possíveis, com o objetivo de lhes proporcionar uma vida digna.[3,5]

Seu grande mestre e amigo foi Harry Stack Sullivan,[6] que acreditou em seu potencial. Ele criou a própria teoria (teoria interpessoal da psiquiatria) que fundamentou o desenvolvimento da de Peplau (ver o capítulo 1). Essas teorias permitem a integração das diferentes dimensões do ser humano – social, psicológica, biológica, cultural, espiritual e intelectual.[7] Talvez isso explique o interesse de enfermeiros da área de saúde mental na utilização da teoria de Peplau na atualidade, como pode ser visto na literatura internacional[8-11] e nacional,[12-17] por meio das publicações de enfermeiros que a testam, a validam e a utilizam. O RT, portanto, continua sendo utilizado em âmbito mundial no ensino, na pesquisa e na assistência de enfermagem, em sua totalidade ou em parte, pela aplicação de seus princípios no processo de lidar com desafios interpessoais que interferem na vida do paciente. Estudos apontam para a necessidade de ações que coloquem o paciente como foco central do seu processo de cuidar, para que o RT seja o espaço de interação crítica na busca de nova prática.[18]

A grande contribuição de Peplau não foi apenas a criação de sua teoria, como também a publicação desta em 1952,[1] apesar de tê-la terminado em 1948. Com essa teoria, o papel do enfermeiro psiquiátrico consolidou-se como agente terapêutico, considerando esse fato. O enfermeiro tem de dominar o conhecimento não só sobre cuidados diretos e gerenciamento, mas, principalmente, sobre comunicação interpessoal terapêutica.[19]

É imprescindível mencionar Travelbee,[20,21] que muito contribuiu para a operacionalização do RT na enfermagem. Travelbee foi influenciada em seu trabalho por Viktor Frankl, criador da terapia do sentido da vida. Ela evidenciou a importância de ajudar o paciente a encontrar sentido na experiência com a doença e, consequentemente, um sentido para a vida. Incluiu, assim, *o* encontrar sentido na experiência com a doença entre os objetivos do RT.[21]

Arantes, uma das autoras deste capítulo, durante um curso de especialização realizado nos Estados Unidos, no qual se desenvolveu na teoria do RT segundo Travelbee, aprofundou-se, porém, no relacionamento enfermeiro-paciente fortemente influenciada pela literatura de Peplau. Foi a introdutora da teoria do relacionamento terapêutico no Brasil, na Escola de Enfermagem da Universidade de São Paulo, em 1968, com base na teoria de Peplau.

As outras autoras deste capítulo também se orientam pela teoria de Peplau, associando a ela conceitos de Travelbee, com adaptações e aplicação nos diferentes contextos da enfermagem em saúde mental e psiquiátrica, com teses, dissertações e outras publicações sobre a utilização do RT.[7,12-15]

CONCEITO DE RELACIONAMENTO TERAPÊUTICO

O relacionamento terapêutico constitui um processo com várias etapas ou fases de características próprias, atividades e fenômenos que surgem nas diferentes etapas e desafios que exigem supervisão para o seu desenvolvimento.

Alguns peritos da área consideram o RT como o processo de enfermagem em saúde mental e psiquiátrica. Outros o consideram como a competência essencial para o desenvolvimento do processo de enfermagem. As autoras deste capítulo utilizam o RT como o processo de enfermagem, com algumas adaptações ou restrições operacionais quanto ao registro das interações, do planejamento delas e da supervisão do processo como um todo. Defendem a aplicação do RT à pessoa assistida ou tratada em qualquer tipo de serviço de saúde mental, embora seus princípios possam ser aplicados a qualquer situação de enfermagem.[7]

O RT é a essência da enfermagem em saúde mental e psiquiátrica. O conceito de RT foi ampliado e adaptado a partir da revisão da literatura de estudiosos da área. O enfermeiro vale-se de sua competência em comunicação terapêutica no cuidado de enfermagem em saúde mental e psiquiátrica, mantendo, assim, o paciente como essência do cuidado[1,2,4,7,12,20-22] (ver o capítulo 18).

O RT é desenvolvido em uma série de interações planejadas, com objetivos em curto, médio e longo prazos, elaborados em conjunto com o paciente e sua família e com foco em suas necessidades e singularidades. O principal objetivo do RT é desenvolver o potencial e a capacidade do paciente, visando ao seu crescimento para enfrentar os desafios que vivencia na promoção, na manutenção ou na recuperação da sua saúde mental e reintegração na sociedade. Desse modo, o paciente aprende a conviver com a interdependência necessária, além da independência e da autonomia para exercer a cidadania com seus direitos e deveres, dentro de seus limites.

Torna-se necessário apresentar a distinção dos conceitos de relacionamento terapêutico, relacionamento social e relação de ajuda para que as diferenças entre um e outro sejam clarificadas.[7]

O relacionamento social caracteriza-se, essencialmente, como relação de amizade, companheirismo, socialização ou contato para a realização ocasional de uma atividade.

Na relação de ajuda, não há a exigência de que uma pessoa assuma a responsabilidade pela outra. Implica mais a disposição de ajudar a quem necessita de apoio e atenção em dado momento da vida. A relação de ajuda é centrada no auxílio ao outro para tentar resolver o problema presente, e não na promoção, na manutenção ou na recuperação da saúde.

COMPONENTES ESSENCIAIS DO RELACIONAMENTO TERAPÊUTICO

O desenvolvimento do RT exige do enfermeiro, além do conhecimento sobre manifestações de comportamento decorrentes de transtornos mentais, domínio dos componentes essenciais do relacionamento, dos recursos terapêuticos, como estabelecimento de limites, oferecimento de apoio, da comunicação humana e da competência em comunicação terapêutica.[7,12]

No desenvolvimento da assistência de enfermagem, o enfermeiro interage com o paciente durante todo o tempo, valendo-se da comunicação verbal e não verbal. Nesse convívio, ambos experimentam uma variedade de fenômenos, sentimentos, pensamentos e reações que interferem no RT. O enfermeiro tem de estar preparado e consciente de que esses fenômenos existem e que podem surgir a qualquer momento. Se ele tiver domínio sobre como lidar com eles, poderá ser benéfico para ambos.[11,15,17,18,20,21]

Os componentes essenciais do RT podem ocorrer ora como fenômenos, ora como desafios no desenvolvimento das diferentes fases. Entre eles têm-se: autoconhecimento, capacidade de amar e ser amado, aceitação, não julgamento, dependência aceita, interdependência e independência, empatia e envolvimento emocional, confiança e respeito mútuo.[7,11,15,23-29]

Autoconhecimento

É o desenvolvimento da capacidade de conhecer as próprias atitudes e que dá vida ao comportamento do ser humano. Nem sempre é consciente, mas a pessoa tem de se esforçar para reconhecê-la, pois só assim poderá compreender o próprio comportamento. O esforço para se autoconhecer deve acompanhar todo o curso da vida. A atitude forma-se a partir de crenças, valores e padrões culturais que são aprendidos nas interações com outras pessoas e em diferentes contextos, desde o nascimento, e que determinam o seu modo de ser e de se comportar. Quanto mais a pessoa se conhece, mais consciente ela é de suas atitudes e da influência destas em suas ações ou em seu modo de ser. O autoconhecimento pode ser considerado o primeiro passo para a compreensão do outro.[7,22,29]

Capacidade de amar e ser amado

Todo ser humano tem necessidade de amar e ser amado. Amar é a capacidade de demonstrar afeto por outra pessoa, de modo reflexivo, sem esperar reciprocidade. Amar o paciente significa experimentar e demonstrar compreensão, aceitação, respeito, paciência, proteção, segurança, entre outros.

O essencial é o modo como suas manifestações de comportamento são repassadas ao paciente, que o levam a sentir-se amado. Mesmo ações que parecem insignificantes para alguns, podem ser valiosas para o paciente.[7,21]

É nos atos mais simples que o paciente começa a perceber e a experimentar a sensação de ser amado e respeitado. O enfermeiro também deve analisar como se encontra a satisfação de suas necessidades de amar e ser amado para se conhecer melhor e compreender as necessidades e os anseios do paciente.[7,22,29]

Aceitação e não julgamento

A pessoa que sofre – sobretudo por experimentar um transtorno mental e toda a sobrecarga que isso traz, em decorrência de preconceitos sociais, perda de emprego, entre outros – experimenta ansiedade em diferentes níveis. Às vezes, isso a leva a apresentar comportamentos não aceitáveis socialmente. O enfermeiro deve aceitar o paciente como ele é, demonstrando compreensão e aceitação empática do porquê ele age daquela maneira no momento em que o comportamento se manifesta. É a expressão de seu transtorno. Agindo assim, é propiciada ao paciente a oportunidade de experimentar segurança e confiança.[7,22,29]

Para que ocorra a aceitação dentro de limites terapêuticos, o enfermeiro tem de ser genuíno, ter consciência dos sentimentos que surgem durante o processo de relacionamento com o paciente e demonstrar habilidade para comunicá-los com propriedade. Isso é essencial para a construção de confiança mútua e é o que permite ao enfermeiro ser mais flexível e autêntico, sem perder sua identidade profissional ou ser inadequado.

Não se preconiza a aceitação tácita do comportamento do paciente, mas de sua pessoa. O enfermeiro, quando necessário, deve estabelecer limites ao comportamento manifestado, seguindo os passos preconizados para tal, com competência e humanismo, explicando ao paciente o que é o limite, por que está sendo estabelecido e quais são as expectativas em relação a ele[7,22,29] (ver o capítulo 22).

Dependência aceita, interdependência e independência

Ao experimentar alteração nos padrões de comportamento habituais, a pessoa vivencia situação de dependência com oscilação de intensidade. No RT, essa dependência tem de ser aceita pelo enfermeiro e ele precisa estar alerta para percebê-la e demonstrar sua aceitação sem estimulá-la.

Assim que as condições do paciente permitirem, o enfermeiro deverá ajudá-lo a aceitar a interdependência necessária e saudável, além de estimular a independência possível para cada paciente em particular.

O enfermeiro não deve fazer as coisas pelo paciente, mas junto dele, ajudando-o a perceber seus pontos fortes e a testá-los dentro de limites seguros, valorizando seus esforços e progressos rumo à independência. Encorajar o paciente a usar seus próprios recursos reduz seus sentimentos de desesperança e dependência. Ao estimular o paciente no movimento da dependência para a independência, pode-se analisar e avaliar o seu potencial para mudança.[7,22,29]

Empatia e envolvimento emocional

No mundo das relações interpessoais, o conceito de empatia é muito discutido. Inicialmente, precisa-se esclarecer as dúvidas existentes entre empatia, identificação e simpatia. A identificação não é considerada terapêutica no relacionamento entre enfermeiro e paciente, pois nessa situação o enfermeiro estaria assumindo o lugar do outro e perderia sua identidade profissional, já que passaria a "viver" a vida do paciente. Na simpatia, estão envolvidos aspectos de piedade, comiseração e concordância com o outro; há risco de se estabelecer analogia ou projeção do próprio comportamento no do paciente, com perda da objetividade, além de prejuízo para a capacidade de ajudar o paciente.

O conceito de empatia é multidimensional e contém aspectos cognitivos, emocionais, comunicacionais e relacionais. Há autores em busca de um mecanismo neuronal que explique o fenômeno da empatia.[1,22] É a tentativa de sentir o mundo do outro como ele o percebe, com seus sentimentos e suas emoções.

Para que ocorra a empatia, tem de haver a percepção da situação do outro, considerando os pensamentos e os sentimentos que o envolvem. Essa compreensão tem de ser transmitida ao outro de modo verbal ou não verbal e com validação. A compreensão empática ocorre quando se consegue transmitir ao outro que ele é compreendido tal como vivencia o seu mundo.

O enfermeiro deve adquirir maturidade suficiente a ponto de poder experimentar a empatia. sem que haja envolvimento emocional prejudicial aos objetivos, portanto, não terapêuticos. A capacidade empática está intimamente relacionada aos sentimentos de confiança, ao envolvimento emocional e ao respeito mútuo que ocorrem no relacionamento terapêutico. No relacionamento entre duas pessoas, é esperado que surja o envolvimento emocional em algum grau. A intensidade desse envolvimento na situação enfermeiro-paciente, porém, deve permanecer dentro de limites terapêuticos para minimizar o efeito da subjetividade.

Esses dois aspectos, empatia e envolvimento emocional, são fundamentais para que o enfermeiro compreenda o mundo do outro, a fim de lhe oferecer assistência individualizada, respeitando suas crenças, seus valores e sua cultura.[1,7,22,29]

A empatia implica manter o mundo do outro como foco central da interação e inclui:

1. Percepção acurada dos sentimentos e perspectivas do paciente em relação à situação vivenciada.
2. Comunicação da própria percepção ao paciente e validação dessa compreensão.
3. Atuação terapêutica com base nessa compreensão.

Confiança

É o sentimento de fidedignidade em relação ao outro. A confiança permite à pessoa aprender como lidar com o mundo e a resolver os desafios que se apresentam. As características de confiança incluem respeito, honestidade, consistência e crença no potencial do outro.

A demonstração de congruência, aceitação, interesse genuíno, empatia e confiança ajuda o paciente a se aceitar como é. Flexibilidade, cumprimento de promessas feitas, manutenção de contato visual, respeito ao silêncio do paciente, atendimento das possíveis preferências, planejamento das atividades diárias e promoção do alívio da sua ansiedade podem propiciar o surgimento mais rápido da confiança, embora, às vezes, esse processo possa ser demorado.[7,22,29]

Respeito mútuo

Ter respeito pela pessoa é acreditar em sua dignidade e seu valor, independentemente de seu comportamento além de aceitar a pessoa que cada ser humano é, sem julgá-la. É a demonstração de sentimento empático e de interesse genuíno pelo paciente, associada ao fato de que o cuidado dele não é apenas mais uma tarefa; trata-se de uma oportunidade para auxiliá-lo a desenvolver seu potencial e seus recursos pessoais para enfrentar a situação vivenciada. Assim, o enfermeiro torna-se respeitado como profissional, estabelecendo o respeito mútuo e fortalecendo a confiança entre os dois. O respeito é transmitido ao outro principalmente por ações: portanto, mais de modo não verbal, que por meio de palavras.[7,22,29]

IMPASSES TERAPÊUTICOS

Os papéis do enfermeiro e dos pacientes são bem definidos, e as necessidades do paciente não se confundem com as do enfermeiro. A busca constante é para levar o paciente a encontrar a satisfação de suas necessidades ou seus meios para enfrentar, na vida diária, os desafios decorrentes de seu transtorno. Para se manter como profissional, dentro de um clima de confiança, respeito mútuo e empatia, o enfermeiro tem de estar consciente de que alguns impasses podem surgir e eles têm de ser analisados e enfrentados. A resistência, a transferência e a contratransferência fazem parte desses impasses.[11,24-28]

Resistência

A resistência pode ser considerada uma comunicação intrapessoal inconsciente ou semiconsciente que pode ser percebida no comportamento do paciente como relutância em tomar conhecimento de situações que provocam ansiedade, como fuga à verbalização de seus sentimentos e pensamentos ou dificuldade em mudar de comportamento, mesmo quando é reconhecida essa necessidade. É mais comumente observada na fase de trabalho do RT, quando o paciente analisa o que precisa ser enfrentado e constrói, em conjunto com o enfermeiro, alternativas viáveis para o seu viver cotidiano.[7,22,26,29]

Transferência

Transferência é uma reação inconsciente e inadequada de uma pessoa em relação a outra. Ela ocorre quando uma pessoa (paciente) desloca ou projeta (transfere) para outra de sua vida atual (o enfermeiro) padrões de comportamento e reações emocionais aprendidas, ou comuns, em relacionamentos anteriores com pessoas significativas. É mais frequente com figura de autoridade. No RT, o profissional deve estar preparado para identificar quando ocorre a transferência, para não responder de forma inadequada. Esse aspecto requer uma avaliação da situação pelo enfermeiro e exige um bom grau de autoconhecimento por parte dele para não responder inapropriadamente. A transferência pode ser percebida facilmente na intensidade das respostas do paciente ao enfermeiro.

Em geral, a transferência está relacionada à necessidade de afeição, respeito ou dependência. Dois tipos de transferência são considerados como os mais frequentes no relacionamento enfermeiro-paciente. A transferência hostil pode se manifestar pela resistência do paciente em continuar com o relacionamento ou por meio de testes para avaliar o conhecimento do enfermeiro. Em geral, isso ocorre com hostilidade (competitividade) após a leitura pelo paciente sobre o seu transtorno ou algo que tenha sido abordado no RT. Na transferência da reação de dependência, o paciente passa a ver o enfermeiro, com quem tem interações mais frequentes, como alguém que pode resolver todos os seus problemas. Ele supervaloriza o enfermeiro, o elogia constantemente e exige cada vez mais dele. Se o paciente não obtém os efeitos desejados, torna-se hostil e rancoroso.[7,11,26,29]

Contratransferência

A contratransferência é a resposta emocional inadequada do enfermeiro evocada pela reação manifestada pelo paciente na transferência. Essa resposta envolve, também, a projeção de sentimentos subjacentes do profissional. Evidencia-se a importância do autoconhecimento para evitar respostas sem propriedade.

Dependendo da situação, o enfermeiro pode estimular, sem perceber, a dependência do paciente ou adotar um comportamento defensivo, fazendo uso indevido de sua autoridade como profissional, prejudicando a confiança mútua surgida no processo e o desenvolvimento da independência do paciente. Outra condição que pode surgir é a identificação manifestada pela superproteção do paciente.[7,11,26,29]

FASES DO RELACIONAMENTO TERAPÊUTICO

O RT será apresentado em quatro fases, cada uma com suas características próprias, atividades, fenômenos e desafios (problemas). Classicamente, consideram-se as fases de pré-interação ou inicial, de trabalho propriamente dito ou de continuação e de término ou final.[1,2,7,11,22,24-34]

A denominação dessas fases tem sofrido algumas alterações ao longo do tempo, mas a essência de cada uma delas é preservada no *continuum* do processo do RT.

Em algumas situações, ao longo do desenvolvimento do processo interpessoal, pode acontecer de uma das fases passar despercebida ou, se a situação que está sendo vivenciada exigir, haver retorno à fase anterior. No desenvolvimento dessas fases, há o desempenho dos vários subpapéis do enfermeiro, predominando ora um, ora outro, de acordo com as necessidades do paciente.[1,2]

Em 1997, Peplau referiu que o RT pode ter curta duração. Porém, em algumas áreas clínicas, como a psiquiátrica, no cuidado de pacientes crônicos, no cuidado domiciliar ou na prática privada, ele pode durar mais tempo.[1,2]

Fase de pré-interação ou inicial

Essa fase se inicia com o encontro de duas pessoas que não se conhecem: o paciente com necessidade de cuidado e o enfermeiro que o ajudará na compreensão do que está ocorrendo. Ambos tentam clarificam a primeira impressão um do outro nesse encontro. Essa fase é de suma importância, pois é nela que o paciente começa a perceber a capacidade do enfermeiro para ajudá-lo na recuperação de sua saúde.[1,2,7]

Nas interações iniciais o enfermeiro:

- Apresenta-se ao paciente e informa quem é como profissional.
- Esclarece o seu papel e estimula o paciente a falar sobre a experiência que vivencia.
- Ouve reflexivamente o que o paciente diz sobre sua experiência de doença e tratamento.
- Fornece informações ao paciente sobre sua atual situação, de tal forma que possam ser compreendidas, desempenhando seu subpapel de pessoa desconhecida.

O subpapel de pessoa significativa também pode estar presente nessa fase. Começam a trabalhar em conjunto na percepção e compreensão do problema e na identificação do tipo de ajuda que o paciente precisa. Ele tem necessidade de falar sobre suas experiências passadas e analisar os sentimentos vivenciados, em um clima de confiança e acolhimento.[1,2]

A característica dessa fase é o conhecimento do paciente pelo enfermeiro para a obtenção de dados sobre o comportamento dele e sobre ele próprio, construindo, assim, a primeira impressão do paciente. Para tal, vale-se do roteiro para a observação do comportamento do paciente (ver o capítulo 3). Posteriormente, o enfermeiro deve validar os dados obtidos com os membros da equipe e, se possível, com a família – sem expor as informações. Deve valer-se das estratégias de comunicação terapêutica (ver o capítulo 19).

Atividades

De posse dos dados validados, o enfermeiro os analisa minuciosamente e forma a percepção mais acurada do paciente; passa a analisar suas atitudes e seus sentimentos em relação a ele, para obter uma percepção mais real do paciente, reavaliando sua primeira impressão. A partir de então, toma a decisão de iniciar o processo de relacionamento terapêutico. Essa análise já constitui experiência de crescimento pessoal e profissional.[7,11,20,21,23-28] Podem surgir como desafios para o enfermeiro alguns elementos que o levam a não aceitar inicialmente o paciente, em decorrência da sua identificação com ele ou por identificá-lo como algum membro de sua família e até mesmo com alguma situação vivenciada anteriormente. Quando eles emergem, é preciso avaliar muito bem seus sentimentos antes de tomar a decisão de assumir o compromisso de RT. O ideal é discutir o assunto na sessão de supervisão, antes de iniciar o processo, o que marca a passagem para a fase seguinte.[1,2,7,11,21,22,24-34] Resumidamente, as atividades dessa fase são:

- Obtenção e validação dos dados adquiridos pela observação do comportamento e pela entrevista com o paciente.
- Análise da atitude e dos sentimentos em relação ao paciente e à família.
- Tomada de decisão em relação ao desenvolvimento do relacionamento.
- Identificação preliminar dos problemas percebidos a partir dos dados obtidos e devidamente registrados.

Como todo relacionamento que se inicia, um provoca no outro inúmeras reações positivas ou negativas, que precisam ser analisadas e exigem o autoconhecimento por parte do enfermeiro. É comum surgirem reações de transferência e contratransferência. Deve-se estar atento para percebê-las, pois elas podem provocar reações inadequadas, que prejudicam a evolução do RT.

O enfermeiro aborda o paciente chamando-o pelo nome, conservando o título, se houver. Apresenta-se e informa o seu nome, com o título utilizado na unidade de serviço, horário e dias da semana em que trabalha, sua disponibilidade geral, a rotina diária do serviço e a previsão do término.

Após essa atividade, explica ao paciente quais são os objetivos do RT e como ele será desenvolvido, informa o horário reservado especificamente para interagir com ele, quantas vezes por semana isso ocorrerá e a duração de cada interação. De acordo com a política do local de trabalho e o número de pacientes atendidos, esse tempo pode variar de 15-30 minutos. A duração do processo também deve estar clara para o paciente, bem como a possibilidade da sua continuidade no domicílio, em ambulatório ou em qualquer outro serviço de saúde mental. O cuidado diário com o paciente pode ser realizado pelo enfermeiro isoladamente ou por meio da visita domiciliar, se existir. Se não houver, precisa ser criada.

Informar sobre o caráter confidencial da relação e os registros da mesma, considerando os limites da confidencialidade do RT. O paciente tem o direito de saber que os dados serão discutidos com o supervisor. Quando surgirem fatos dos quais outro profissional específico ou a equipe de saúde mental precise tomar conhecimento, isso será informado obedecendo a alguns critérios. Primeiro, solicitar ao paciente que ele mesmo o faça, dando-lhe o tempo que se pode esperar para tal. Se houver riscos iminentes para a vida ou a integridade dele ou dos demais à sua volta, a comunicação deve ser imediata. O enfermeiro deve convidar o paciente para irem juntos, oferecer-se para acompanhá-lo ou, segundo a gravidade do fato, deixar claro que ele comunicará a situação ao profissional indicado ou à equipe, pois há necessidade de cuidado imediato para sua proteção e para evitar danos aos demais.

É imprescindível explicar ao paciente que o foco do RT é ele, e que terá liberdade para abordar o assunto que precisar, porém considerando sempre que deverão ser centrados nele. Se insistir em obter dados pessoais do enfermeiro, deixar claro que isso não o ajudará em nada e que o importante é como ele percebe a sua situação e, depois, redirecionar a atenção para os problemas do paciente.

As informações sobre o RT deverão ser dadas em sequência, respeitando, porém, o ritmo do paciente para entendê-las. O enfermeiro deve usar o senso de oportunidade, flexibilidade e propriedade para dosar as informações e ter em mente que elas precisam ser oferecidas ao paciente. Ele deve conhecer os parâmetros de sua liberdade para sentir-se livre para agir. Essa situação torna-se uma possibilidade de aprendizado para o desenvolvimento da independência e da autonomia do paciente.

Firmar o compromisso do RT com o paciente é uma das principais atividades dessa fase. As outras são a obtenção da confiança e a clarificação dos objetivos do RT como responsabilidade de ambos porque, sem a participação do paciente, não haverá a consecução dos objetivos elaborados (Quadro 21.1).

Quadro 21.1 Estabelecimento do compromisso do relacionamento terapêutico

Apresentação: nome e títulos de ambos, funções
Disponibilidade do enfermeiro (dias e horário de trabalho)
Objetivos do RT
Local e horário da interação
Paciente como foco central do RT
Registro das informações
Privacidade
Caráter confidencial
Liberdade e responsabilidade do paciente

É necessário ter em mente que, durante o estabelecimento do RT, o enfermeiro ouve o paciente sem caráter de julgamento, procurando perceber e respeitar seus valores, suas crenças e suas opiniões etnoculturais.

Uma vez efetivado o termo do compromisso, realiza-se entrevista com a família para obtenção de mais dados e nova validação dos já adquiridos e analisados na fase de pré-interação, tendo sempre o cuidado para evitar confrontação com os dados do paciente. Colhem-se, então, novos dados, que integrarão o planejamento das intervenções de enfermagem. Após ouvir o paciente e a família, e tomar conhecimento das informações disponíveis no serviço sobre o paciente, o enfermeiro volta sua atenção para a identificação dos diagnósticos de enfermagem e para os resultados esperados iniciais. A obtenção da confiança constitui o objetivo e a principal atividade dessa fase.[1,2,7,29-34]

Fenômenos

Os fenômenos que caracterizam a fase inicial precisam ser identificados e analisados para não haver prejuízo ao desenvolvimento do processo. São eles: *falta de confiança, teste, manipulação e rejeição.*

A *falta de confiança* é um fenômeno natural, pois trata-se de dois estranhos que se encontram em uma situação delicada e, muitas vezes, conturbada para o paciente. Em consequência dela, surgem o *teste*, a manipulação e a rejeição como mecanismos, conscientes ou não, para verificar se o enfermeiro é pessoa fidedigna, se realmente está preparado para atendê-lo, se tem interesse em ajudá-lo e se a disponibilidade dele é real.

Para testar o enfermeiro, o paciente pode dizer que não quer participar ou chegar atrasado para o encontro agendado, parte formal do RT. Às vezes, ocupa-se em alguma atividade no horário estabelecido. O enfermeiro deve permanecer no local combinado pelo tempo que foi estipulado ao firmar o compromisso. Se o paciente chegar posteriormente, informar quanto tempo lhe resta e recebê-lo sem julgamentos. O caso a seguir é um exemplo de manipulação, a qual o enfermeiro percebeu, e aproveitou para demonstrar ao paciente o quanto ele era importante, reduzindo assim os prejuízos ao RT, estimulando o desenvolvimento da autoestima do paciente.

> Paciente: "O senhor é importante mesmo. Nossa! Nunca vi um enfermeiro ser tão procurado. Joia! Vamos deixar a conversa para mais tarde."
>
> Enfermeiro: "Muito obrigado pelo que o senhor disse, mas compromisso é compromisso. Vamos lá, agora é sua vez."
>
> O paciente esboçou um sorriso e o acompanhou. Depois de alguns dias, comentou com o enfermeiro como se sentiu importante com a reação dele naquele dia.

A rejeição é expressa por meio da recusa em participar do processo ou, após aceitá-lo, não comparecer aos encontros agendados. Esse comportamento pode ocorrer logo no início ou depois, no momento da realização das entrevistas com o enfermeiro.

Os desafios ou problemas mais comuns nessa fase são: medo do desconhecido, preconceito ou tabu em relação ao transtorno mental, vivência e aceitação da rejeição do paciente e ansiedade decorrente destes, sendo que os dois primeiros têm relação direta com valores e crenças culturais do enfermeiro, que precisam ser analisados com o supervisor, mas, em geral, são amenizados ou desaparecem com a vivência do RT – uma situação de aprendizado e crescimento.

A aceitação da rejeição também é algo que o enfermeiro deve discutir com o supervisor. Uma vez cumpridas as atividades e vencidos os desafios, e sentindo-se mais à vontade um com o outro, ambos são impulsionados à fase seguinte.[7,29-34]

Fase de trabalho ou de continuação

Uma vez que a primeira impressão do paciente a respeito do enfermeiro e vice-versa esteja clara para ambos, e de posse dos dados já obtidos e validados sobre o paciente e a família, com os diagnósticos de enfermagem iniciais identificados, o enfermeiro começa a fase de continuação ou de trabalho, propriamente dito. Nessa fase, o enfermeiro elabora, com a participação do paciente, os resultados esperados. Se o paciente não tiver condições de colaborar no momento, o enfermeiro, na medida do possível, valendo-se de estratégias da comunicação terapêutica, tenta discutir os resultados com o paciente conforme for ocorrendo a remissão das alterações do comportamento dele, caracterizando-se assim essa fase.[7,11,13,21,22,26-34]

Característica: trabalho conjunto na construção de possibilidades para a solução dos desafios que se apresentam ao paciente.

O enfermeiro, ao permitir ao paciente a expressão de seus sentimentos não aceitos na sociedade, incluindo a família, estará ajudando-o a analisá-los e a experimentar sensação segurança. Ele pode, então, perceber a situação de doença como algo que permite a reorientação de sentimentos e o fortalecimento dos seus aspectos positivos. Sente como se pertencesse e tomasse parte na aventura de lidar com os problemas decorrentes de seu transtorno, sentindo-se menos impotente e mais otimista.[5] Durante essa fase, as percepções e expectativas do enfermeiro e do paciente são mais complexas que na fase de pré-interação. Três formas de respostas do paciente ocorrem nessa fase:

- Dependência do enfermeiro.
- Participação ou relação de interdependência com o enfermeiro.
- Independência do enfermeiro.

O enfermeiro precisa ser hábil para ajudar o paciente a lidar com essas reações para que ele se sinta livre para expressar o que sente e pensa, num clima de confiança e sem o temor de que seus sentimentos ou pensamentos sejam considerados infantis ou inadequados. Ele explica ao paciente a temporalidade dos cuidados completos e da dependência. Os pacientes são, então, estimulados a ajudar a si mesmos.

A aprendizagem construtiva surge quando o paciente é capaz de perceber e centrar sua atenção nos pontos principais da sua situação por meio de seus próprios esforços e de desenvolver suas próprias respostas aos pontos principais da situação. Há uma diferença fundamental, sentida pelo paciente, entre deixar o enfermeiro fazer as coisas por ele, fazer coisas por si mesmo ou trabalhar de forma interdependente com o enfermeiro na realização de tarefas para a solução de problemas. Esses padrões podem estar presentes no desenvolvimento das fases do RT. A relação de cooperação pode começar com um padrão e mover-se para os outros dois em busca da consecução dos objetivos da fase de continuação.[1,2]

Os principais propósitos dessa fase são:

- Clarificar as preconcepções do paciente e suas expectativas em relação ao enfermeiro.
- Clarificar as preconcepções e expectativas do enfermeiro em relação ao paciente e sua habilidade para o manejo do seu problema.

O paciente aprende a fazer uso do RT quando ambos se conhecem e se respeitam como pessoas que podem ter opiniões diferentes, no modo de olhar uma mesma situação em resposta aos eventos. O enfermeiro utiliza o seu conhecimento com o objetivo de ajudar o paciente a fazer pleno uso do RT, para encontrar uma solução para seus próprios problemas. Assim, o paciente sente-se fortalecido para lidar com eles.[5,15]

O paciente, ao se sentir à vontade nas relações interpessoais com o enfermeiro, que o reconhece e o compreende como pessoa na situação vivenciada, caminha para o pleno uso das possibilidades que o serviço lhe oferece para que possa solucionar seus problemas, centrado nos seus interesses e necessidades. Os pacientes analisam suas possibilidades; alguns podem fazer mais exigências, como se estivessem comprovando a veracidade do que é colocado à sua disposição. O paciente fala mais espontaneamente sobre suas necessidades mais complexas, aceita a ajuda oferecida e confia na pessoa do enfermeiro. Em conjunto, enfermeiro e paciente começam a visualizar objetivos, metas e alternativas para a solução dos problemas decorrentes das necessidades identificadas.[1,2,7]

Nesse momento pode haver uma superposição das diversas fases, exigindo mais atenção ao processo de observação. Pode surgir conflito entre os sentimentos de dependência e independência. Observação deve ser aguçada para que se possa propiciar o desenvolvimento de equilíbrio entre eles. O enfermeiro tem de estar alerta para perceber as mudanças que podem ocorrer no comportamento do paciente. A responsabilidade do enfermeiro nessa etapa é fomentar a aprendizagem e reduzir a ansiedade do paciente, para que ele possa caminhar com mais segurança em busca da satisfação de suas necessidades. Em geral, o preparo para o término do RT começa na fase de exploração ou trabalho e é sumarizado na de resolução.[1,2]

Atividades

Com a atenção direcionada para a situação atual do paciente, o enfermeiro inicia a validação dos desafios já identificados, a obtenção de dados novos e a priorização das intervenções de enfermagem. A obtenção de dados pelo enfermeiro não é realizada para satisfazer sua curiosidade, mas para lhe permitir identificar os aspectos fortes do paciente para enfrentar os desafios. Ao percebê-los, o paciente se sente mais confiante e começa a recuperar sua autoestima. Isso o predispõe a visualizar novas possibilidades de alternativas para sua recuperação.

Inicia-se, então, o estudo de possibilidades para a solução dos problemas, de acordo com a realidade do paciente e de sua família. Faz-se uma análise dos elementos favoráveis existentes, considerando, também, os desfavoráveis que possam surgir. O objetivo é evitar que o paciente seja surpreendido por eles, apresentando ansiedade intensa.

A seguir, o paciente, apoiado pelo enfermeiro, escolhe as possibilidades mais adequadas à atual situação. O enfermeiro promove junto ao paciente ou com sua anuência a discussão delas com a família. Destaca-se a importância do apoio do enfermeiro ao paciente para a consecução dessas metas.

Cria-se, a seguir, ambiente seguro para que o paciente possa testar a possibilidade escolhida. Quando não há possibilidade concreta de ser testada, pode-se fazer a análise de como esse teste seria na prática, preparando o paciente para superar problemas que possam surgir. Destaca-se aqui o papel das oficinas abrigadas, que podem contribuir muito para a reintegração social do paciente.

Se necessário, faz-se uma redefinição das alternativas e reiniciam-se os passos descritos.

Fenômenos

Os fenômenos que acontecem nessa fase foram apresentados em "componentes essenciais" neste capítulo. São eles:

- Aceitação mútua.
- Dependência aceita.
- Confiança.
- Empatia.
- Envolvimento emocional.
- Interdependência.
- Independência.
- Problemas

Quando começa o trabalho conjunto e o paciente se vê na situação de enfrentamento dos desafios. Podem surgir os problemas esperados nessa fase, como a ambivalência entre confiança e falta de confiança, rejeição, teste e manipulação, que na fase inicial apareceram como fenômenos. O que os diferencia no RT é a presença do enfermeiro, que não pode adotar condutas semelhantes às que ocorrem em um relacionamento social. Na situação terapêutica, as manifestações de comportamento permitem identificar que os problemas referidos são esperados – e o enfermeiro é preparado para agir adequadamente. Nessa fase, também é comum ocorrer a transferência.

O paciente pode deixar de comparecer ao local e na hora para a interação formal, como estipulado no estabelecimento do compromisso do RT, ter reações de hostilidade em relação ao enfermeiro, deixar de seguir o plano terapêutico elaborado com a participação dele e ter manifestações de ansiedade e raiva sem propriedade.

O enfermeiro deve aceitar o comportamento do paciente como evolução do RT e dialogar com ele a respeito de seu comportamento. Se necessário, estabelecer limites, observando o preconizado para esse recurso e informar ao paciente sobre a continuidade do que fora combinado previamente. O enfermeiro aproveita o momento para fazer uma autoavaliação de sua atuação no processo de relacionamento e verificar se há necessidade de achotar novas estratégias.

Quando o RT tem evolução dentro dos parâmetros esperados, a passagem dessa fase para a final pode ocorrer sem que ambos percebam o momento exato.[7,29-34]

Fase de término ou final

Com as necessidades atendidas ao longo do tratamento, o paciente desenvolve novas aspirações, de acordo com as metas formuladas na fase anterior. Deixa os vínculos de dependência e começa a planejar o retorno para seu lar. Enfermeiro e paciente precisam dissolver os elos entre si e finalizar a relação terapêutica. Nessa fase, tem-se de sumarizar e encerrar o trabalho realizado pela díade. Nem sempre esse término ocorre com a remissão total dos sintomas ou independência da assistência de enfermagem. Tem-se de assegurar formas de satisfação das necessidades de dependência e de apoio, mesmo quando o paciente é capaz de cuidar de si mesmo.[5,15]

Nessa fase é fundamental a liberação gradual da dependência do paciente em relação às pessoas que o ajudaram a perceber que já é capaz de um caminhar próprio e de fazer mudanças no manejo da situação, assim que manifeste disposição para adiar a necessidade de gratificação e valer-se dos próprios esforços para traçar e alcançar novas metas.

O desempenho do subpapel de educador é importante nessa fase, não só em relação ao plano pessoal do paciente, como para a vida comunitária. O enfermeiro analisa com o paciente o desenvolvimento do processo do RT, os objetivos atingidos, os ganhos havidos, metas para o futuro, enfim, como ele visualizasua vida após o evento vivido e as possibilidades existentes para o seu retorno à vida comunitária.

O RT, em geral, termina quando se vivencia a consecução de suas metas. É comum o enfermeiro perguntar a si mesmo ou ao supervisor: "O que mais eu tenho que fazer?", "Qual o objetivo agora? Quando chego, sou muito bem recebido pelo paciente, mas ele não precisa mais de mim". Há, entretanto, outros acontecimentos que levam ao término do RT. Entre eles, têm-se: a alta do paciente, caso ele esteja internado ou em tratamento em algum serviço de saúde mental;

transferência do paciente para outro serviço de saúde mental ou para outra especialidade em consequência de outra doença grave que exija atendimento imediato e especializado; abandono do tratamento; deslocamento do enfermeiro para outro local e, no caso de estudante, o término do estágio.[7,11,13,21,22,26-34]

O preparo para o término começa na fase inicial, por ocasião em que se firma o compromisso do RT. Esse preparo deve ser lembrado, ao longo do processo, valendo-se do senso de oportunidade.

A característica dessa fase é a consecução dos objetivos. Percebem-se, no comportamento do paciente, a melhora do desempenho social, um comportamentos mais adequados às situações e um senso de identidade mais desenvolvido.

Atividades

No desempenho das atividades dessa fase, o enfermeiroinicia o preparo para o término, faz com o paciente a análise do progresso havido, dos ganhos e dificuldades ocorridos, além da elaboração e a análise final dos planos realísticos para a vida cotidiana futura – sendo essa a atividade central do período.

As atividades reforçam no paciente seus sentimentos de confiança e autoconfiança, a autoestima e a perspectiva de lutar por uma qualidade de vida melhor. Para alguns pacientes, há o aprendizado de que é possível viver com mais qualidade de vida, mesmo quando se tem um transtorno para a vida toda, como no caso do transtorno bipolar. O término do RT bem-sucedido evidencia que esse é um aprendizado no cotidiano pela experiência. Eles aprendem a ver que são pessoas com direitos e deveres.

O término do RT é uma situação difícil para paciente e enfermeiro. Frequentemente a separação desperta, em ambos, sentimentos e emoções dos mais variados, como tristeza e perda, em gradação diversificada, que devem ser analisados e considerados como aceitáveis nessa fase final.

Fenômenos

Os fenômenos que surgem nessa fase são gratificação e independência rumo à autonomia, sem menosprezo à interdependência aceita quando houver necessidade.

O paciente pode sentir-se abandonado ou rejeitado, devendo o enfermeiro aproveitar essa oportunidade para desenvolver mais uma experiência de aprendizado. Ao perceber a presença desses sentimentos, oferece oportunidade para o paciente expressá-los, orientando-o sobrea aceitação desses sentimentos perante a situação. Essa pode ser uma experiência ímpar de aprendizagem, porque talvez o paciente nunca tenha tido oportunidade de vivenciá-la.

Manobras defensivas de manipulação podem surgir em relação à ansiedade da separação e da perda. O paciente pode não comparecer ao encontro final, ser hostil com o enfermeiro, recusar-se a analisar o processo como um todo ou não reconhecer que houve crescimento.[11]

O enfermeiro deve procurar aceitar essas reações como comportamentos da vida diária das pessoas e aproveitar o momento para ajudar o paciente a perceber isso, valendo-se das estratégias de comunicação terapêutica. Pode perguntar se ele já experimentou a vivência de separação anteriormente e solicitar que a descreva, pontuando os pontos positivos que foram utilizados na experiência anterior, ajudando-o a perceber como eles podem auxiliá-lo a enfrentar a situação atual, associando as forças da experiência já vivida ao que foi aprendido durante o RT, rumo à sua independência.

Não se pode esquecer que o enfermeiro é uma pessoa, um ser humano que também pode experimentar sofrimento com a separação. Ele tem de estar atento e passar por sessões de supervisão para compreender seus sentimentos e não reagir inadequadamente, como por exemplo, não aceitar o término, alimentando a dependência do paciente.

Foram descritos os desafios do término: síndrome de separação, rejeição e manipulação. Alguns autores consideram todos esses eventos como um único fenômeno. Outros abordam cada um deles separadamente, mas na realidade são partes de um todo.

SUPERVISÃO

Muitas vezes, o enfermeiro em saúde mental e psiquiátrica, se depara com situações conflitivas que precisam ser discutidas com outro enfermeiro com mais experiência e conhecimento do relacionamento enfermeiro-paciente.[21] Diante da escassez de enfermeiros na área em foco, o supervisor ou outro especialista da equipe terapêutica com o mesmo nível de formação e com mais experiência podem ser um de seus pares.

A supervisão pode ser individual ou em grupo, dada a carência de enfermeiros nos serviços de saúde mental. A experiência das autoras deste capítulo com enfermeiros cursando especialização mostrou que isso é possível, com resultados satisfatórios, ampliando o conhecimento de todos ao vivenciarem o compartilhamento de ideias e de experiências. Há, porém, necessidade de mais estudos a respeito. Ainda assim, tem-se de considerar que a supervisão é essencial ao desenvolvimento do RT.

A supervisão deve ser agendada com o participante e ocorrer, no mínimo, uma vez por semana. Na experiência realizada com a supervisão em grupo de três a seis enfermeiras, cursando a especialização, verificou-se que o ideal é ter um supervisor à disposição, para discussão e esclarecimentos de situações que não podem aguardar a reunião semanal de supervisão.

A supervisão pode ser centrada na pessoa do paciente, do profissional ou ambos.[18] No RT, defende-se a integração dos três modos, porque dessa maneira pode-se falar, realmente, em crescimento ou amadurecimento mútuo – o paciente como pessoa e o enfermeiro como pessoa e profissional, se é que se pode ser apenas um ou outro. Ao abranger esses três modos como centro da supervisão no RT, vem a certeza de que esse processo democrático contribui para o crescimento de ambos e reflete no cuidado do paciente, que também passa a reconhecer seu potencial e poder para querer mudar.[7,29,30,32]

Ter sempre em mente a possibilidade de sobreposição das fases.

CONSIDERAÇÕES FINAIS

Ao terminar este texto, destaca-se que quem introduziu o relacionamento terapêutico segundo Peplau no Brasil foi Evalda Cançado Arantes, uma das autoras deste capítulo.

Alerta-se o enfermeiro sobre a possibilidade de desenvolver o RT nos locais em que os pacientes se encontram, sejam eles locais para internação, seja hospital-dia, ambulatório e, se necessário, até residência terapêutica ou outros, para um viver mais saudável no seu dia a dia.

Os enfermeiros devem lutar pela criação de serviços adequados de atendimento domiciliar para dar continuidade ao atendimento integral do paciente e da família. A convivência cotidiana entre o paciente e seus familiares, na maioria das vezes, é conturbada e a continuidade do RT no domicílio pode ser essencial para a redução de recorrências e recaídas. Sua utilização propicia o desenvolvimento do processo de amadurecimento mútuo do enfermeiro e do paciente.

Ao considerar a mudança de paradigma na assistência em saúde mental, os autores consideram que torna-se claro que o enfermeiro precisa fazer uma abordagem holística, sem esquecer da individualidade do ser humano, de sua vida familiar, do seu contexto de saúde e doença, e de seu relacionamento interpessoal, levando a pessoa a assumir a responsabilidade pelo seu cuidado à saúde.[35]

A experiência das autoras na prática e no ensino do RT, e o retorno de alunos de graduação e especialização ao longo destes anos, comentando sobre a utilidade do conhecimento adquirido para melhor administrar sua vida no dia a dia, no relacionamento familiar e profissional, permitiram-lhes a afirmação dos esforços para que o uso do RT seja realmente integrado à prática cotidiana do fazer do enfermeiro em enfermagem psiquiátrica e de saúde mental. Muitos deles já o utilizam de alguma forma, porém não dispõem de supervisão sistematizada e sofrem as consequências da sobrecarga de atividades, em face da escassez de enfermeiros, além da falta de estímulo para continuarem utilizando esse processo.

Destaca-se a necessidade da criação de cursos de educação continuada sobre o relacionamento terapêutico enfermeiro-paciente, não só em escolas de enfermagem, como nas unidades de atendimento aos pacientes.

PROPOSTAS PARA ESTUDO

1. Centre a atenção no processo de enfermagem desenvolvido com um paciente que tenha manifestado comportamento indicativo da presença de algum transtorno mental, do qual tenha cuidado por uma semana.
2. Pense ativamente sobre o relacionamento ocorrido entre ele e você.
3. Tente identificar no conteúdo apresentado neste capítulo quais aspectos do RT estiveram presentes no seu desempenho.
4. Faça a avaliação da propriedade com que foram utilizados e como poderia ter sido mais terapêutico na relação com o paciente.

REFERÊNCIAS BIBLIOGRÁFICAS

1. Peplau HE. Interpersonal relations in nursing. New York: G. P. Putnam'Sons; 1952.
2. Peplau HE. Peplau's theory of interpersonal relations. Nurs Sci Q. 1997;10(4):162-70.
3. Peplau HE. The evolution of the psychiatric clinical nurse specialist: an interview with S. Lee Spray. Perspect Psychiatr Care. 1999;35(3):27-37.
4. Peplau HE. Interpersonal relations: a theorical framework for application in nursing practice. Nurs Sci Q. 1992;5(1):13-8.
5. Peplau HE. Princípios básicos para orientación del paciente. Washington: CPAS/WHO; 1968.
6. Sullivan HS. The interpersonal theory of psychiatry. New York: WW Norton; 1953.
7. Stefanelli MC, Fukuda IMK, Igue CE. Enfermagem especializada em saúde mental e psiquiátrica. In: Miguel EC, Gentil V, Gattaz WF. Clínica psiquiátrica. Barueri: Manole; 2011. p. 1944-61.
8. Doane GH, Varcoe C. Relational practice and nursing obligations. ANS Acv Nurs Sci. 2007;30(3):192-205.
9. Shattell M, Starr SS, Thomas SP. Take my hand, help me out': mental health service recipients' experience of the therapeutic relationship. Int J Ment Health Nurs. 2007;16(4):274-84.
10. Rask M, Brunt D. Verbal and social interactions in the nurse-patient relationship in forensic psychiatric nursing care: a model and its philosophical and theoretical foundation. Nurs Inq. 2007;14(2):169-76.

11. Varcarolis EM. The clinical interview in comunication skills. In: Varcarolis EM, Carson VB, Shoemaker NC. Foundations of psychiatric mental health nursing: a clinical approach. 5th ed. Saint Louis: Elservier; 2006. p. 171-96.
12. Stefanelli MC. Ensino de técnicas de comunicação terapêutica enfermeira-paciente. Tese [doutorado]. São Paulo: Escola de Enfermagem da USP; 1995.
13. Stefanelli MC. Introdução à comunicação terapêutica. In: Stefanelli MC, Campos EC. A comunicação nos diferentes contextos da enfermagem. Barueri: Manole; 2005. p. 63-72.
14. Campoy MA. O ensino de enfermagem em saúde mental e psiquiátrica: visão do professor e do aluno na perspectiva da fenomenologia social. Rev Latin Am Enfermagem. 2005;13(2):165-72.
15. Stefanelli MC, Arantes EC, Fukuda IMK. Aceitação, empatia e envolvimento emocional no relacionamento enfermeira-paciente. Rev Esc Enferm USP. 1982;16(3):245-53.
16. Kantorski LP, Pinho LB, Saeki T, Souza MCBM. Relacionamento terapêutico e ensino de enfermagem psiquiátrica e saúde mental. Rev Esc Enferm USP. 2005;39(3):317-24.
17. Lopes MVO, Damasceno MMC. Teoria das relações interpessoais de Peplau: análise fundamentada em Barnum. Rev Esc Enferm USP. 2005;2(39):202-10.
18. Veiga KCG, Fernades JD, Sadigursky D. Relacionamento enfermeira-paciente: perspectiva terapêutica do cuidado. Rev Enferm UERJ. 2010;18(2):322-5.
19. Silveira AS, Nóbrega MPSS. In: Noto CS, Bressan RA. Avanços no tratamento multidisciplinar. 2ª ed. Porto Alegre: Artmed; 2012. p. 171-90.
20. Travelbee J. Interpersonal aspects of nursing. Philadelphia: FA Davis; 1966.
21. Travelbee J. Intervención en enfermería psiquiátrica. Carvajal: Cali; 1982.
22. Hofling CK, Leinninger MB. Enfermería psiquiátrica. 2ª ed. México Interamericana; 1970. p. 23-60.
23. Stefanelli MC. Importância do processo de comunicação na assistência de enfermagem. Rev Esc Enferm USP. 1981;15(3):239-45.
24. Travelbee J. Interventions in psychiatric nursing. Philadelphia: FA Davis; 1979.
25. Arnold E, Boggs K. Interpersonal relationship: professional communication skills for nurses. Philadelphia: W.B. Saunders; 1989.
26. Stuart GW, Laraia MT. Relacionamento terapêutico entre enfermeiro e paciente. Enfermagem psiquiátrica: princípios e prática. 6ª ed. Porto Alegre: Artmed; 2002. p. 46-84.
27. Townsend MC. Enfermagem psiquiátrica: conceitos de cuidado. 3ª ed. Rio de Janeiro: Guanabara Koogan; 2002. p. 391-424.
28. Fortinash KM, Holoday-Worret PA. Psychiatric nursing care plan. 3rd ed. Saint Louis: Mosby; 1999. p. 255-60.
29. Varcarolis EM. Developing therapeutic relationship. In: Varcarolis EM, Carson VB, Shoemaker NC. Foundations of psychiatric mental health nursing: a clinical approach. 5th ed. Saint Louis: Elservier; 2006. p. 155-70.
30. Gelazis RS, Coombe-More J. Developing a therapeutic relationship. In: Rawlins RP, Williams SR, Beck CK. 3rd ed. St. Louis: Mosby Year Book; 1993. p. 109-33.
31. Peplau HE. Fases de las relaciones enfermera-paciente. In: Relaciones interpersonales en enfermeíra. Barcelona: Masson-Salvat: 1993. p. 15-35.
32. Raingruber B. Nurture: the fundamental significance of relationship as a paradigm for mental health nursing. Perpect Psych Nurs. 2003;239(3)104-12.
33. Shattell M. Nurse bait: strategies hospitalized patients use to entice nurses within the context of the interpersonal relationship. Issues in mental health nursing. 2005;26:205-23.
34. College of Nurses of Ontario. Practice standards. Therapeutic nurse-client relationship. Ontario, 2004.
35. Villela SDC, Scatena MCM. A enfermagem e o cuidar na área de saúde mental. Brasília: Rev Bras Enferm. 2004;57(6):738-41.

22

Recursos terapêuticos na enfermagem em saúde mental e psiquiátrica

Maguida Costa Stefanelli
Ilza Marlene Kuae Fukuda
Evalda Cançado Arantes

PONTOS A APRENDER

1. Discorrer sobre a importância da descrição da experiência, sentimentos e pensamentos a respeito da enfermagem em saúde mental e psiquiátrica.
2. Descrever operacionalmente o conceito de apoio.
3. Discorrer sobre as formas de oferecer apoio.
4. Conceituar o limite.
5. Identificar situações em que há necessidade de implementação do limite.
6. Descrever os passos para a implementação do limite.
7. Conceituar o ambiente terapêutico.
8. Descrever as características do ambiente terapêutico.
9. Adquirir conhecimento sobre recursos terapêuticos para aplicação nas diferentes situações da assistência de enfermagem.

PALAVRAS-CHAVE

Enfermagem em saúde mental e psiquiátrica, comunicação terapêutica, apoio, limites, ambiente terapêutico.

ESTRUTURA DOS TÓPICOS

Descrição de experiência, pensamentos e sentimentos. Oferecimento de apoio. Implementação de limite. Ambiente terapêutico ou terapia do meio. Papel e ações do enfermeiro de saúde mental e psiquiátrico no ambiente terapêutico. Considerações finais. Propostas para estudo. Referências bibliográficas.

DESCRIÇÃO DE EXPERIÊNCIA, PENSAMENTOS E SENTIMENTOS

O transtorno psiquiátrico, em geral, torna-se evidente pelo comportamento da pessoa, quase sempre expresso por meio da comunicação verbal e não verbal. Muito embora isso ocorra, nem sempre é possível compreender o comportamento da pessoa que vivencia a situação de doença mental. Tem-se, portanto, de ajudá-la na descrição de sua experiência e dos sentimentos e pensamentos em relação a ela. Não importa por qual desses aspectos a pessoa inicie; é necessário que o profissional a ajude a organizá-los para que seja possível descrever sua experiência da maneira mais completa possível e, assim, obter alívio de sua ansiedade e ser compreendida pelas outras pessoas. Quando o paciente consegue descrever sua experiência, ele se desnuda de suas defesas e se abre para receber ajuda dos terapeutas.[1-3]

Para estimular o desenvolvimento desse processo, o enfermeiro conta com sua competência em comunicação humana e terapêutica para ajudar a pessoa a descrever e esclarecer sua experiência, seus pensamentos e sentimentos. Em seguida, ele valida a compreensão da descrição feita. Nessa operação, é preciso valer-se da competência em comunicação humana e em estratégias de comunicação terapêutica e de sua aplicação no processo de enfermagem, procurando maximizar a parte sadia da pessoa, valorizando seu potencial e suas possibilidades.[1,3-5]

No relatório sobre a saúde mental no mundo, da Organização Pan-americana da Saúde e da Organização Mundial da Saúde, encontra-se a recomendação para utilizar a comunicação interpessoal no cuidado às pessoas que necessitam promover, manter ou recuperar sua saúde mental.[6] Essa é a importância de um reforço da competência interpessoal para o enfermeiro em tempo real.

> Quando utilizar estratégias de comunicação terapêuticas, observe a flexibilidade e a adequação considerando-se que as pessoas envolvidas, o momento e o ambiente em que ocorre o processo comunicativo são singulares.

OFERECIMENTO DE APOIO

Na literatura, há divergências em relação ao conceito de apoio, aos modos de oferecê-lo e quando aplicá-lo. Há, entretanto, mais convergências, principalmente em relação à sua importância e aos modos de oferecê-lo.[7-9] Vários autores reportam-se a ele de modo direto ou descrevem-no associado ao relacionamento ou à comunicação terapêutica;[4,5,10] outros o fazem como uma das medidas mais eficazes para atender o cunho humanista da enfermagem.[4,11]

Conceito

Apoio é o conjunto de ações do enfermeiro que levam o paciente a ter a sensação de que não está sozinho durante a experiência que vivencia e que o enfermeiro está ao seu lado para ajudá-lo a enfrentar a situação que vivencia no momento.

Apresenta-se, a seguir, uma definição operacional e didática de apoio expressa por uma sequência de processos mentais:[7,8]

- Uma pessoa é percebida por outra como alguém que necessita de algum tipo de ajuda.
- Surge um aumento no nível de ansiedade das pessoas envolvidas.
- O aumento da ansiedade é percebido por meio do sentimento empático.
- Uma das pessoas faz tentativas de diminuir a ansiedade da outra.
- Se a tentativa é bem-sucedida, ambas experimentam a diminuição da ansiedade.
- Se a tentativa não for bem-sucedida, ambas vivenciam o aumento da ansiedade.
- Se for uma situação de ansiedade extrema, em que uma das pessoas é um profissional, este reinicia o processo ou toma outra providência.

Formas de oferecer apoio

Ao utilizar as diferentes formas de oferecer apoio, o enfermeiro tem de se lembrar que cada uma delas deve ser adequada à situação vivenciada e ao contexto em que ocorre.[4,7,8] Esse contexto não é só físico, envolve também as diferentes dimensões humanas, como a biopsicossocial, a cultural, a espiritual e a intelectual, exigindo, portanto, uma avaliação integral da situação, mesmo que rápida. A seguir, são descritas as formas mais utilizadas:[4,7-9]

- Ouvir atentamente o que o paciente diz e saber interpretar também o seu silêncio, ou seja, ser sensível ao silêncio do outro, usando de julgamento crítico para discutir qual das duas formas é a ideal para cada situação vivenciada.
- Permanecer em silêncio junto à pessoa faz parte das formas mais eficazes de oferecer apoio. É a aceitação da outra como ela se apresenta no contexto vivido, sem julgamento.
- Em determinadas situações, pode-se usar o toque para indicar ao paciente que tem alguém interessado nele. Por exemplo: tocar o braço da pessoa com a mão, fazendo uma ligeira pressão, tentando transmitir a ela que existe alguém lhe dispensando atenção e que está interessado em ajudá-la. A aceita-

ção do toque depende da cultura das pessoas envolvidas, pois há diferentes significados culturais para essa abordagem. Tem-se de considerar também a definição de espaço pessoal de cada um.[5]

- Permanecer ao lado da pessoa, estando atento a todas as suas manifestações de comportamento.
- Demonstrar sensibilidade aos sentimentos que a pessoa expressa.
- Identificar e valorizar os comportamentos adequados da pessoa, evidenciando seus progressos, valorizando e ajudando-a a perceber as áreas que estão conservadas e os esforços que faz para enfrentar os obstáculos existentes, na tentativa de auxiliá-la a superar as dificuldades e as limitações e a adquirir confiança em si mesma.
- Ajudar a outra pessoa a identificar possíveis soluções para a situação ou o problema que experimenta, de acordo com sua capacidade e possibilidade, respeitando suas condições.
- Oferecer um ambiente livre de riscos para si e para os demais, a fim de que a pessoa possa testar as opções escolhidas; permanecer ao seu lado até que ela se sinta segura.

A competência interpessoal, tanto em relação à comunicação humana como à terapêutica, permeia todos os aspectos do oferecimento de apoio, o que se torna evidente na literatura de enfermagem em saúde mental e psiquiátrica, quando os autores evidenciam estratégias de comunicação terapêutica como formas de apoio.[8-12]

IMPLEMENTAÇÃO DE LIMITE

Conceito

O conhecimento da existência de um limite e de seu significado é necessário, tendo em vista que o ser humano vive em grupo desde o seu nascimento – família, comunidade e sociedade –, em constante interação com os seus semelhantes porque ele é, em sua essência, um ser social. É nesse convívio que ele aprende a se respeitar, a respeitar o outro e a ser respeitado.[13,14] Só assim pode realmente desfrutar de sua liberdade com independência e autonomia, pois conhece os parâmetros dentro dos quais ele é livre para agir, antevendo as consequências de seus atos. Isso significa que, se a pessoa não aceita ou se sente desconfortável com alguma norma ou regra que faça parte da cultura do grupo ao qual pertence, ela tem de discutir seu ponto de vista com o grupo e, juntos, devem estudar as possibilidades de mudança.

Apesar de atualmente haver controvérsias sobre o profissional implementar limites ao comportamento do outro, em decorrência das diferentes formas de se conceber a saúde e a doença mental ou das disposições legais, o limite faz parte da convivência em grupo ou em uma sociedade. É preciso estar atento à real necessidade do limite, às formas de estabelecê-lo e de retirá-lo, e a quando não é mais necessário mantê-lo, em consonância com o cuidado competente e humanitário, considerando tanto a pessoa do paciente como as demais que se encontram no mesmo ambiente.

Visto que os seres humanos vivem em sociedade, é esperado que se construam normas segundo as crenças culturais que lhes são transmitidas por meio de um processo intergeracional, para que possam conviver com liberdade e segurança. Limite, portanto, pode ser considerado uma estrutura dentro da qual as pessoas sentem-se livres para agir, experimentando confiança umas nas outras e em si próprias.[13-15]

A liberdade dentro de limites junto à dignidade do ser humano permite à pessoa alcançar o próprio senso de integridade e independência. Alguns autores definem limite como fronteira, referindo-se ao grau no qual a pessoa se sente confortável no relacionamento com outras pessoas.[7,16]

Objetivo

Oferecer oportunidades para que a pessoa vivencie experiências que a ajudem na obtenção do controle do próprio comportamento.

Quando implementar limite

O limite deve ser utilizado em qualquer tipo de serviço de atendimento à saúde ou em qualquer situação que se faça necessário, desde que estabelecido de forma adequada e flexível. A pessoa a quem se estabelece o limite tem de aprender a ter conhecimento, conhecer seus limites ou fronteiras e perceber o momento oportuno de mudar seu comportamento quando ele invade o espaço do outro.[15,16] O enfermeiro encontra-se em uma posição ideal para ajudar o outro a compreender isso, pois é o profissional que convive mais tempo com o paciente que precisa de ajuda para a manutenção ou recuperação da saúde física e mental.

O limite deve ser compreendido por todos como recurso terapêutico da assistência integral ao paciente em serviços de saúde. Deve, portanto, fazer parte de programas de educação continuada e dos programas de orientação a familiares, para que se possa ter coerência na assistência ao paciente.[13-16]

O limite nunca deve ser utilizado como caráter punitivo ou apenas para beneficiar os membros da equipe de saúde. Ele deve ser mantido pelo período estritamente necessário para a cessação da manifestação de comportamento que o motivou ou quando o objetivo desejado é atingido.

As manifestações mais habituais de comportamento em que o estabelecimento de limites se torna necessário, em situações de assistência à saúde mental, são expressas a seguir:

- Quando o paciente manifesta baixa autoestima, com ideias de autodepreciação ou quando é excessivamente crítico em relação a si mesmo.
- Quando transgride normas e rotinas que podem ser prejudiciais para si, para os outros, para o andamento do serviço onde se encontra em tratamento ou recuperação e até mesmo em seu lar.
- Quando promove tumulto, coloca-se como centro da atenção ou manifesta comportamento que gera desconforto ou ansiedade em demasia nos outros, como desnudar-se em público, falar somente sobre assuntos de interesse próprio, entre outros.
- Quando exige privilégios.
- Quando o teste ou a manipulação são frequentes em seu comportamento.
- Quando tenta assumir a liderança, instigando outras pessoas a terem comportamentos não aceitáveis ou umas contra as outras.
- Quando manifesta agitação e agressividade que constituem riscos para si ou para as outras pessoas.
- Quando o tema da conversação é só sobre seus sintomas.
- Quando apresenta outras manifestações de comportamento não aceitas socialmente e que não foram passíveis de controle com outras ações de enfermagem.

Passos para a implementação do limite

A implementação do limite requer dos membros da equipe uma avaliação global da situação na qual as pessoas envolvidas se encontram.[7,13,15,16] Sendo assim, é necessário:

- Avaliar a real necessidade do limite. A pessoa que estabelecerá o limite ao comportamento do outro tem de analisar uma série de quesitos sobre a situação que se apresenta sob a forma de indagações:
  - Quais as outras medidas tomadas para que houvesse uma mudança de comportamento?
  - A quem esse limite vai beneficiar?
  - A quem cabe a decisão de implementar o limite?
  - O que motivou a necessidade de limite?

  - Quais pessoas estão envolvidas na situação?
  - Há condições seguras para a imposição de limite?
- Informar as pessoas da equipe sobre o limite a ser utilizado.
- Comunicar ao paciente o limite a ser estabelecido e dar um tempo para que ele tenha oportunidade de mudar seu comportamento por si mesmo, se suas condições e sua situação permitirem.
- Implementar o limite se não houver a mudança esperada, esclarecendo à pessoa sobre o quê, o porquê, o como e a sua duração.
- Manter a coerência em relação ao limite. Em serviço de atendimento à saúde mental ou no lar, deve haver coerência entre todos os membros da equipe do serviço ou entre as pessoas que convivem com o paciente.
- Avaliar o limite colocado e retirá-lo assim que houver mudança de comportamento ou que o tempo informado da manutenção deste se esgotar.
- Analisar com o paciente o limite e a percepção dele sobre as mudanças ocorridas em decorrência da situação vivenciada em curto, médio e longo prazos.

Formas para a implementação de limite

Para a implementação de limite, o enfermeiro pode utilizar algumas estratégias; isso dependerá da situação apresentada, das condições do paciente e do contexto em que ele se encontra. Algumas sugestões são expostas a seguir:[13,15,16]

- Tentar abordar a situação com o paciente.
- Avisá-lo de que seu comportamento está gerando ansiedade nos demais.
- Usar alguma técnica de terapia cognitiva comportamental, como o uso de "economia de fichas".
- Mantê-lo ocupado em alguma atividade, participando da mesma, se possível.
- Avisá-lo da possibilidade de estabelecer limite ao seu comportamento.
- Reduzir o tempo que o enfermeiro permanece junto ao paciente.
- Retirar o paciente do ambiente em que se encontra.
- Restringir alguma recreação ou participação em determinada atividade.
- Ministrar a medicação prescrita e observar o comportamento do paciente até que seja alcançado o efeito desejado.

No caso de uma das estratégias descritas anteriormente, ou da associação de algumas delas, não promover o resultado esperado, em casos extremos ou se a gravidade do comportamento evidenciado assim exigir, a contenção física pode ser utilizada – desde que sejam observados todos os procedimentos exigidos para essa medida. Em geral, essa medida requer prescrição médica. Quando não há prescrição e a restrição se torna imprescindível, o enfermeiro pode tomar a decisão sobre o limite. Nessa situação, o paciente deve ser examinado pelo médico o mais rápido possível, de acordo com o protocolo de cada serviço.[7,13,15-17]

AMBIENTE TERAPÊUTICO OU TERAPIA DO MEIO

Conceito

A pessoa que necessita de assistência para promover e recuperar sua saúde mental precisa de um ambiente seguro e terapêutico que deve ser desenvolvido pelos membros da equipe de saúde de forma interdisciplinar, com o paciente e sua família.

O ambiente terapêutico originou-se dos princípios da Comunidade Terapêutica de Maxwel Jones, que publicou o livro *Social Psychiatry* na Inglaterra, em 1953. Esse livro foi posteriormente publicado nos Estados Unidos com o título *The Therapeutic Community* e tornou-se a base para que se iniciasse o movimento em prol do uso terapêutico do ambiente na área hospitalar e dos demais serviços de saúde mental. Trabalho em grupo, estrutura social do hospital e comunicação entre os profissionais da equipe constituem o centro do trabalho. O livro citado foi dedicado à equipe de enfermagem, pelo seu empenho à criação e à manutenção das primeiras comunidades terapêuticas.[18-20]

A expressão ambiente terapêutico é abrangente e reconhece que pessoas, local, estrutura física e clima emocional como um todo são relevantes para o tratamento. Todos os eventos são considerados oportunidades de aprendizagem.[18,21,22]

Objetivo

Para criar o ambiente terapêutico tem-se de considerar as estruturas física e social, e, além disso, a filosofia do cuidado e tratamento que provê segurança a todos os envolvidos e apoia o desenvolvimento de habilidades. As condições ambientais e as interações sociais são planejadas ou estruturadas para integrarem uma abordagem de tratamento. Cada momento, cada interação e cada experiência do paciente são considerados oportunidades de aprendizado. O objetivo dessa integração é a manipulação do meio para o desenvolvimento de habilidades sociais e emocionais benéficas para o funcionamento da pessoa como um todo, com vistas à sua reintegração social.

Características do ambiente terapêutico

Ao descrever as características do meio ambiente, tem-se de considerar sua estrutura física e o clima socioemocional.[18-22]

Estrutura física

Para a criação de um ambiente terapêutico é necessário observar o espaço existente e a arquitetura, além de considerar as condições de ventilação, iluminação, ruído, temperatura ambiente e disposição do mobiliário, na tentativa de deixá-lo muito semelhante ao ambiente doméstico. As exigências quanto à temperatura, à ventilação e ao ruído devem ser consideradas.

- Dispor de um espaço que ofereça conforto, privacidade e liberdade, de modo a proporcionar a interação social entre os envolvidos (paciente, equipe, família, entre outros).
- O ambiente deve ser acolhedor, aconchegante, considerando-se os componentes de uma vida comunitária: refeições, realização de atividades em conjunto, de forma a fortalecer o relacionamento interpessoal e o convívio social.
- O banheiro deve ser planejado a fim de respeitar a privacidade e as limitações do paciente.
- A individualidade dos pacientes deve ser preservada, bem como o cuidado com suas vestes, seus pertences de uso pessoal e objetos que mantêm sua individualidade.
- A independência do paciente deve ser estimulada. É fundamental oferecer condições para que ele possa cuidar de sua higiene pessoal e aparência, para que se assuma, também, a responsabilidade sobre esses aspectos.
- O ambiente terapêutico pode ser desenvolvido de forma mais efetiva quando os detalhes da estrutura física oferecem condições para que os pacientes se sintam respeitados, reconhecidos, apreciados, e permitem que suas preferências pessoais sejam consideradas.

Características socioemocionais

A atenção é centrada no paciente, que deve ser considerado um aliado dos membros da equipe de saúde para a elaboração e implementação de seu plano de cuidado.

- O respeito mútuo é essencial ao desenvolvimento adequado do ambiente terapêutico, sem deixar de considerar o respeito ao paciente como a uma pessoa que tem necessidades, opiniões, deveres e valores próprios.

- A participação democrática do paciente no cuidado do ambiente é fundamental. Ele deve participar de reuniões regularmente agendadas, com a equipe e os demais pacientes, para a tomada de decisões no estabelecimento de normas e regulamentos, tanto administrativos como de convívio social. Essas normas e esses regulamentos têm de ser adaptados às necessidades do grupo de pacientes.
- O paciente deve estar ciente sobre quais são as expectativas em relação ao seu comportamento.
- Espera-se que cada paciente assuma responsabilidade sobre seu comportamento.
- Os comportamentos não aceitos devem ser discutidos no grupo e os limites devem ser utilizados para o estabelecimento do bom convívio, considerando as recomendações para sua utilização.

Foram apresentadas as condições gerais para a implementação do ambiente terapêutico como um padrão da assistência de enfermagem. A criação do ambiente terapêutico é uma questão filosófica que tem de ser discutida com os envolvidos no processo. Ele pode ser implementado em qualquer tipo de serviço nos diferentes níveis de atenção à saúde e, o mais importante, com os recursos disponíveis. É um recurso fortemente vinculado à atitude dos membros da equipe.

PAPEL E AÇÕES DO ENFERMEIRO DE SAÚDE MENTAL E PSIQUIÁTRICO NO AMBIENTE TERAPÊUTICO

Essas condições propiciam facilidade para atuar, por meio da relação interpessoal, como elo entre o paciente e os membros da equipe na implementação e no gerenciamento do ambiente terapêutico,[16] bem como os membros da família e da comunidade.

> Tanto pela formação como por ser o profissional que tem presença constante no ambiente terapêutico, é o enfermeiro quem assume a liderança administrativa e assistencial da equipe de saúde.

As ações que compõem o papel do enfermeiro no ambiente terapêutico são apresentadas a seguir:[19-22]

- Preparar e treinar a equipe interdisciplinar de saúde para a implementação do ambiente terapêutico.
- Orientar o paciente e a família sobre o ambiente. Essa orientação inclui o ambiente físico, os papéis dos membros da equipe de saúde no cuida-

do ao paciente e à sua família para que todos possam estar envolvidos nos processos de tratamento e cuidados, no planejamento de estratégias pertinentes e na definição dos comportamentos esperados. Trata-se de assumir a responsabilidade compartilhada pelo funcionamento adequado do ambiente terapêutico.

- A responsabilidade pelo funcionamento do ambiente terapêutico é de todos os participantes do processo, mas, para que isso aconteça, a família e a comunidade devem ser envolvidas no ambiente terapêutico.
- Orientar o paciente e a família sobre seus direitos e responsabilidades em relação ao seu cuidado e tratamento no ambiente terapêutico.
- Avaliar e supervisionar continuamente o comportamento do paciente em relação ao ambiente terapêutico para guiar as intervenções de enfermagem na manutenção de um ambiente seguro para todos.
- Selecionar atividades que satisfaçam as necessidades de saúde física e mental do paciente, estimulando sua participação significativa no ambiente e o desenvolvimento de seu crescimento pessoal.
- Realizar a manutenção sob uma forma democrática de cuidado, mantendo o ambiente o menos restritivo possível, suficiente para assegurar a segurança do paciente e dos outros. Quando há necessidade de implementar limite ao comportamento do paciente, o enfermeiro deve observar as medidas descritas anteriormente.
- Oferecer ao paciente a oportunidade, individual e de grupo, de discutir as experiências da doença e seus sentimentos com o enfermeiro para que ele possa criar um clima de confiança e oferecer apoio, prevenir recaídas e complicações, estimular a participação do paciente na experiência que vivencia, da forma mais independente possível.
- Ajudá-lo a se preparar para a reintegração social.
- Avaliar e supervisionar sempre o funcionamento do ambiente terapêutico com toda a equipe envolvida.

CONSIDERAÇÕES FINAIS

Uma vez que esses recursos terapêuticos podem e devem ser utilizados em qualquer tipo de serviço de assistência à saúde mental ou psiquiátrica, o enfermeiro tem de adquirir conhecimento e habilidade para a utilização deles na prática cotidiana.

É prerrogativa dos enfermeiros a implementação e a gerência dos recursos terapêuticos, que devem ser planejados em equipe interdisciplinar. É essencial que todos os membros da equipe de saúde envolvidos no processo conheçam os conceitos, os princípios e as características subjacentes a esses recursos.
Ao usar essas medidas, o enfermeiro estará, ao mesmo, tempo considerando a pessoa que o paciente é, estimulando-a no desenvolvimento da autoestima, da autonomia em direção à cidadania consciente, composta de direitos e deveres.

PROPOSTAS PARA ESTUDO

1. Reflita por alguns minutos sobre situações que você tenha vivenciado ou observado no aprendizado sobre enfermagem em saúde mental e psiquiátrica, nas quais o oferecimento de apoio e a implementação de limite foram ou deveriam ter sido utilizados.
2. Discuta com os colegas os princípios e as características do ambiente terapêutico que podem ser implementados no serviço em que você atua; discuta os mesmos considerando o papel e as ações do enfermeiro.
3. Aborde e discuta esses assuntos com os colegas ou em reuniões científicas de atualização do conhecimento.

REFERÊNCIAS BIBLIOGRÁFICAS

1. Stefanelli MC. Ensino de técnicas de comunicação terapêutica enfermeira-paciente. [Tese] São Paulo: Escola de Enfermagem da USP; 1985.
2. Sullivan HS. The interpersonal theory of psychiatry. New York: WW Norton, 1953.
3. Stefanelli MC. Comunicação enfermeira-paciente: teoria, ensino e pesquisa. São Paulo: Robe; 1993.
4. Stefanelli MC. Estratégias de comunicação terapêutica. In: Stefanelli MC, Carvalho EC. A comunicação nos diferentes contextos da enfermagem. São Paulo: Manole; 2005. p. 73-104.
5. Varcarolis EM. The clinical interview and communication skills. In: Varcarolis EM, Carson VB, Shoemaker NC. Foundations of psychiatric mental health nursing: a clinical approach. 5th ed. St. Louis: Saunders/Elsevier; 2006. p. 171-96.
6. Organização Pan-Americana da Saúde. Relatório sobre a saúde mental no mundo: 2001. Saúde mental: nova concepção, nova esperança. Genebra: Opas/OMS; 2001.
7. Hofling CK, Leininger MM, Bregg E. Compreensión de las relaciones enfermera y paciente. Enfermería psiquiátrica. 2ª ed. México: Interamericana; 1970. p. 23-60.
8. Sttefanelli MC, Arantes EC, Fukuda IMK. Apoio como medida terapêutica de relacionamento. Rev Esc Enferm USP. 1981;15(1):43-8.
9. Arantes EC, Stefanelli MC, Matsuo Y. Relacionamento terapêutico: considerações teóricas e relato de experiência. Rev Esc Enferm USP. 1979;13(3):217-23.
10. Herbert JM, Queen VA. Cuidado de enfermagem psiquiátrica no hospital. In: Suart GW, Laraia MT. Enfermagem psiquiátrica: princípios e prática. 6ª ed. Porto Alegre: Artmed; 2001. p. 738-53.

11. Brady N, McCain GC. Living with schizophrenia: a family perspective. J Issues Nurs [serial online]. 2004;29;10(1):7. Disponível em: <http://www.nursingworld.org/ojin/hirsh/topic4/tpc4_2.htm>. Acesso em: 29 jun. 2006.
12. Kantorski LP, Pinho LB, Saeki T, Souza MCBM. Relacionamento terapêutico e ensino de enfermagem psiquiátrica e saúde mental: tendências no estado de São Paulo. Rev Esc Enferm USP. 2005;39(2):317-24.
13. Arantes EC, Stefanelli MC, Fukuda IMK. Estabelecimento de limites como medida terapêutica de relacionamento. Rev Esc Enferm USP. 1981;15(2):155-60.
14. Fukuda IMK, Arantes EC, Stefanelli MC. Comportamento manipulativo e relacionamento terapêutico. Rev Esc Enferm USP. 1982;16(1):67-74.
15. Maguire EG, Ellis NK. Manipulation. In: Rawllins RP, Williams SR, Beck CK. Mental health-psychiatric nursing: a holistic lifecycle approach. 3rd ed. Saint Louis: Mosby; 1993. p. 467-78.
16. Townsend MC. Promovendo a autoestima. Enfermagem psiquiátrica: conceitos de cuidados. 3ª ed. Rio de Janeiro: Guanabara Koogan; 2002. p. 182-93.
17. Brooke PS. Legal and ethical guidelines for safe practice. In: Varcarolis EM, Carson VB, Shoemaker NC. Foundations of psychiatric mental health nursing: a clinical approach. 5th ed. St. Louis: Saunders/Elsevier; 2006. p. 115-35.
18. Carson VB, Trubowitz J. Relevant theories and therapies for nursing practice. In: Varcarolis EM, Carson VB, Shoemaker NC. Foundations of psychiatric mental health nursing: a clinical approach. 5th ed. St. Louis: Saunders/Elsevier; 2006. p. 15-33.
19. Saifnia JA. Milieu therapy. In: Rawlins RP, Williams SR, Beck CK. Mental health-psychiatric nursing: a holistic lifecycle approach. 3rd ed. Saint Louis: Mosby; 1993. p. 467-78.
20. Taylor CM. Fundamentos de enfermagem psiquiátrica de Mereness. 13ª ed. Porto Alegre: Artmed; 1992. p. 89-99.
21. Townsend MC. Enfermagem psiquiátrica: conceitos de cuidados. 3ª ed. Rio de Janeiro: 2002. p. 145-52.
22. Swisher M. Mental health nursing in acute care settings. In: Varcarolis EM, Carson VB, Shoemaker NC. Foundations of psychiatric mental health nursing: a clinical approach. 5th ed. St. Louis: Saunders/Elsevier; 2006. p. 74-84.

Unidade

6

Assistência de enfermagem à pessoa com manifestações de comportamento decorrentes de transtornos mentais

23

Assistência de enfermagem ao paciente com comportamento decorrente de esquizofrenia, transtornos esquizotípicos e transtornos delirantes

Maguida Costa Stefanelli
Ilza Marlene Kuae Fukuda
Evalda Cançado Arantes
Hideko Takeuchi Forcella (*in memoriam*)

PONTOS A APRENDER

1. Descrever as manifestações de comportamento decorrentes de esquizofrenia.
2. Discorrer sobre as formas mais comuns de esquizofrenia.
3. Listar os diagnósticos de enfermagem mais comuns às pessoas com esse comportamento.
4. Identificar os resultados esperados (objetivos).
5. Descrever as intervenções de enfermagem para pessoas com manifestações de comportamento decorrentes de esquizofrenia.
6. Orientar a família sobre a importância do tratamento e o cuidado do paciente no lar e na utilização de recursos da comunidade.

PALAVRAS-CHAVE

Enfermagem, saúde mental e psiquiátrica, esquizofrenia.

ESTRUTURA DOS TÓPICOS

Introdução. Etiologia. Características da esquizofrenia. Formas ou tipos de esquizofrenia. Exames complementares e diagnóstico. Tratamento. Processo de enfermagem. Intervenções de enfermagem. Considerações finais. Propostas para estudo. Referências bibliográficas.

INTRODUÇÃO

Neste capítulo, é apresentada a assistência de enfermagem ao paciente com esquizofrenia em suas formas clássicas, por serem as mais comuns (F20.0 a F20.3). Os demais transtornos classificados pela CID-10 no mesmo grupo guardam alguma semelhança na sua apresentação com a esquizofrenia e exibem sintomas e comportamento, em maior ou menor complexidade, associados às manifestações de outros transtornos ou de comorbidades (Quadro 23.1).

Quadro 23.1 CID-10: Esquizofrenia, transtornos esquizotípicos e transtornos delirantes

F20 – Esquizofrenia
F20.0 – Esquizofrenia paranoide
F20.1 – Esquizofrenia hebefrênica
F20.2 – Esquizofrenia catatônica
F20.3 – Esquizofrenia indiferenciada
F20.4 – Depressão pós-esquizofrênica
F20.6 – Esquizofrenia simples
F20.8 – Outras esquizofrenias
F20.9 – Esquizofrenia não especificada
F21 – Transtorno esquizotípico
F22 – Transtornos delirantes persistentes
F22.0 – Transtorno delirante
F22.8 – Outros transtornos delirantes persistentes
F22.9 – Transtorno delirante persistente não especificado
F23 – Transtornos psicóticos agudos e transitórios
F23.0 – Transtorno psicótico agudo polimorfo, sem sintomas esquizofrênicos
F23.1 – Transtorno psicótico agudo polimorfo, com sintomas esquizofrênicos
F23.2 – Transtorno psicótico agudo de tipo esquizofrênico (*schizophrenia-like*)
F23.3 – Outros transtornos psicóticos agudos, essencialmente delirantes
F23.8 – Outros transtornos psicóticos agudos e transitórios
F23.9 – Transtorno psicótico agudo e transitório não especificado
F24 – Transtorno delirante induzido
F25 – Transtornos esquizoafetivos

(continua)

Quadro 23.1. CID-10: Esquizofrenia, transtornos esquizotípicos e transtornos delirantes *(continuação)*

F25.0 – Transtorno esquizoafetivo do tipo maníaco
F25.1 – Transtorno esquizoafetivo do tipo depressivo
F25.2 – Transtorno esquizoafetivo do tipo misto
F25.8 – Outros transtornos esquizoafetivos
F25.9 – Transtorno esquizoafetivo não especificado

A esquizofrenia abrange todos os povos e culturas em uma incidência semelhante.[1-3] A psicose esquizofrênica ativa ocupa o terceiro lugar entre as doenças mais incapacitantes – orgânicas e mentais. Sua prevalência é de 1% da população mundial. Em um estudo epidemiológico realizado em dois bairros da cidade de São Paulo por pesquisadores brasileiros, encontrou-se prevalência de 1,9% para as psicoses não afetivas, o que pode representar uma estimativa da prevalência da esquizofrenia no Brasil.[4] O custo da esquizofrenia é muito alto para a sociedade e afeta pessoas de ambos os sexos, de diferentes culturas, constituindo sobrecarga para a pessoa doente, a família e a comunidade. Dentre as doenças mentais, a esquizofrenia é das mais estigmatizantes. É frequente ouvir a denominação "esquizofrênica" para qualquer pessoa portadora de doença mental, sempre expressa de forma pejorativa. Esse fato provoca perdas na vida profissional, econômica, social e educacional.[5-8]

A maior parte das pessoas com diagnóstico de esquizofrenia é incapaz de se manter em um emprego remunerado e, consequentemente, ser financeiramente independente. Outro fator que provoca profundo estresse para os familiares é o fato de as pessoas manifestarem comportamento inexplicável, muitas vezes contraditório, tendo dificuldade em perceber o ambiente adequadamente. Os familiares, então, não conseguem identificar as necessidades da pessoa doente e das demais pessoas da família.[9,10] Da população atingida pela esquizofrenia, menos de 1% apresenta a doença antes dos 15 anos. Em geral, o início se dá em torno dos 15 anos de idade ou no início da idade adulta, fase em que a pessoa está começando a firmar seu sentimento de *self* e estabelecer relacionamentos sociais duradouros, iniciando sua contribuição produtiva para a sociedade.[9] Raramente a esquizofrenia se estabelece após os 50 anos.[2] Atinge igualmente homens e mulheres, e inicia-se mais precocemente em pessoas do sexo masculino e com tendência a apresentar, com maior frequência, os sintomas negativos. De modo geral, o prognóstico para a mulher é mais favorável.[2,5,11,12]

As pessoas com esquizofrenia são mais vulneráveis à morte por acidentes e causas naturais do que a população em geral. Entre as pessoas acometidas por esse transtorno, 40 a 53% delas pensam em suicídio em algum momento da vida e o tentam pelo menos uma vez. Entretanto, 23 a 55% delas realmente tentam o suicídio. O risco do suicídio entre as pessoas com esquizofrenia é de 5%, segundo levantamento da Associação Americana de Psiquiatria.[13] Em acompanhamento dessa população feito durante 20 anos, verificou-se que 10% cometem o suicídio. A presença de fatores depressivos constitui um risco a ser considerado. Um dado interessante, citado na literatura, é que a maioria dos portadores desse transtorno nasce no inverno e no início da primavera.[2,3] Em um estudo brasileiro, foi evidenciada a alta prevalência de desordens mentais na comunidade, estando a esquizofrenia entre elas.[14]

ETIOLOGIA

As causas da esquizofrenia permanecem sem esclarecimento. Ela tem sido foco das principais investigações dos médicos e cientistas de todos os tempos. Segundo diversos autores, a esquizofrenia pode ser considerada um dos principais enigmas da psiquiatria, como a entidade nosológica mais obscura e mais destrutiva, tanto para o próprio portador como para seus familiares e a sociedade, nos últimos 100 anos.[9]

Ainda não há fundamentação biológica exata para explicar, por si só, as manifestações clínicas desse transtorno.[3,15] Descobertas significativas mais recentes feitas por pesquisadores, entretanto, começam a delinear pontos de convergência, sobretudo entre fatores genéticos, neurobiológicos e ambientais. Esse fato proporcionou progresso crescente, no que se refere ao tratamento, além do modo de como compreender a natureza dos aspectos modificadores do curso do transtorno, tentando, assim, minimizar os reflexos na própria pessoa, bem como em seus familiares e na sociedade.[9,16]

Os fatores ambientais estressantes, bem como os psicossociais e orgânicos, devem ser considerados também nos estudos sobre a etiologia da esquizofrenia. As pesquisas sobre neuroimagem e avanços epidemiológicos merecem destaque no estudo da etiologia dos transtornos mentais. Para alguns autores, a esquizofrenia é uma doença multifatorial e a sua prevalência na população geral é diferente daquela de população de famílias de portadores de outros transtornos. No grupo constituído de filhos de pais com diagnóstico de esquizofrenia, ela é de 40%.[2,3]

Em decorrência da heterogeneidade das manifestações de comportamento e prognóstico da esquizofrenia, não há um fator único que possa ser considerado o causador desse transtorno.[17]

CARACTERÍSTICAS DA ESQUIZOFRENIA

Segundo a CID-10,[1] a esquizofrenia caracteriza-se por distorções do pensamento, da percepção e de afetos inapropriados ou embotados. A consciência e a capacidade intelectual, em geral, estão preservadas, mas alguma deficiência cognitiva pode surgir com a evolução do transtorno.

As manifestações mais comumente encontradas, segundo vários autores, podem ser organizadas em três grupos: 1) sintomas positivos, mais presentes na fase aguda da doença; 2) sintomas negativos, que referem-se a aspectos clínicos supostamente com resultado da ausência de funções mentais normais, mais frequentes na fase crônica da doença, mas podendo estar presentes no período agudo; 3) transtornos das relações interpessoais, que se manifestam por desorganização na linguagem e no comportamento.[1-3,8,9,12,15,18] Os demais sintomas serão apresentados junto às diferentes formas da esquizofrenia.

Sintomas positivos

- Pensamento
  - Desagregação.
  - Eco do pensamento ou sonorização do pensamento.
  - Roubo do pensamento.
  - Inserção do pensamento.
  - Delírios: persecutório, de controle, de influência, de ciúme, de grandeza, de referência, de culpa e místico.
- Sensopercepção
  - Alucinações: auditiva, visual, tátil, olfativa e gustativa.
  - Pseudoalucinações ou vozes alucinatórias.
- Comportamento bizarro
  - Expresso no seu modo de ser.

Sintomas negativos

- Afetividade
  - Embotamento afetivo.
  - Falta de ressonância afetiva.
  - Apatia.
- Atividade
  - Apragmatismo.
- Vontade
  - Abulia ou hipobulia.

- Pensamento
  - Pobreza do pensamento expresso na comunicação verbal e não verbal.
  - Respostas verbais e não verbais incoerentes ou diminuídas.

Pode-se considerar que há maior predisposição genética para os sintomas negativos.

Reflexos na vida diária

- Isolamento social.
- Desinteresse aparente pelo mundo exterior.
- Introspecção.
- Ausência de objetivos.
- Manifestações de agressividade e de sexualidade inadequadas.
- Não estabelecimento de vínculos afetivos.
- Ausência de *insight* da doença e das situações vivenciadas.
- Déficit no autocuidado.

Os sintomas têm relação direta com as alterações comportamentais que surgem na vida diária e a integração deles interfere na qualidade de vida da pessoa (Figura 23.1).

A esquizofrenia pode ocorrer de forma insidiosa ou aguda, apesar de haver uma fase prodrômica caracterizada por isolamento social, ausência de respostas emocionais ou excentricidade, levando a pessoa a um mundo de vivências inteiramente próprias.[2,3,11,12] Uma das características marcantes desse transtorno é a ausência de *insight* da pessoa em relação ao próprio estado ou ao mundo que vivencia.

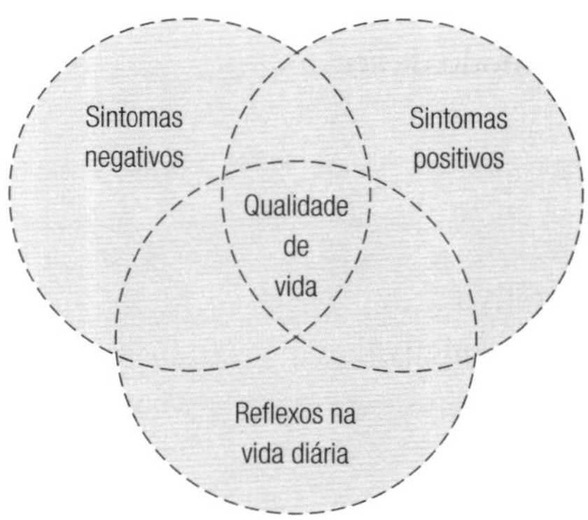

Figura 23.1. Diagrama de representação dos sintomas e da qualidade de vida.

Sinais prodrômicos

Há algumas manifestações comportamentais decorrentes de sinais e sintomas que são comuns no histórico de pessoas com esquizofrenia. Eles são denominados sinais e sintomas prodrômicos, muito embora sejam verbalizados somente no momento da procura de assistência psiquiátrica. Isso ocorre em um terço dos pacientes com esquizofrenia, apesar desse quadro prodrômico se manifestar meses ou anos antes da instalação da esquizofrenia, que surge de forma abrupta ou insidiosa.[12,19] Ressalta-se o importante papel do enfermeiro como educador.[20-22]

Os traços mais característicos podem surgir desde as duas primeiras décadas da vida, com expressão significativa inicial de que algo estranho ou errado está acontecendo.[1-3] As pessoas com esquizofrenia, de modo geral, apresentam retraimento social, tornam-se quietas, introvertidas, com tendência ao isolamento e à manifestação de desconfiança e excentricidade, com história de poucos amigos e dificuldades na escola. Na adolescência, não estabelecem relacionamento afetivo com o sexo oposto. Em geral, não conseguem participar de atividades esportivas, sociais ou profissionais, principalmente em equipe. Há um aparente interesse por assuntos filosóficos, esotéricos ou de ficção. Podem manifestar, isoladamente, ansiedade, fobia, obsessão ou compulsão.

FORMAS OU TIPOS DE ESQUIZOFRENIA

Os sintomas e os sinais da esquizofrenia são polimorfos e heterogêneos, o que dificulta a descrição completa de todas as possibilidades das manifestações desses transtornos. Essa gama de manifestações diversificadas tem reflexo na evolução do transtorno e no seu tratamento.[3,11,15]

Seguindo a orientação europeia clássica, a CID-10[1] mantém as quatro formas de esquizofrenia mais comumente conhecidas, as quais são descritas a seguir.[1,2,11,15]

Esquizofrenia paranoide (F20.0)

A esquizofrenia paranoide é uma das formas mais comuns de esquizofrenia em âmbito mundial. É caracterizada pela presença de delírios mais ou menos estáveis, que, de modo geral, são acompanhados por alucinações, principalmente auditivas, além de outras alterações sensoperceptivas.

Os tipos de delírios mais encontrados são o persecutório, o de referência, o de ciúme e o de grandeza, acompanhados de alucinações predominantemente auditivas, que contêm ameaças à sua pessoa ou que lhe dão ordens imperativas.

O início ocorre, em geral, aos 35 anos. O curso pode ser episódico ou crônico. Neste último, alguns sintomas persistem por anos, sendo difícil presenciar episódios bem delimitados.

Esquizofrenia hebefrênica ou desorganizada (F20.1)

O início da esquizofrenia hebefrênica ocorre, em geral, antes dos 25 anos, com evolução rápida. O comportamento é caracterizado por hiperatividade desorganizada, incongruência emocional com maneirismos e estereotipias. A pessoa manifesta comportamento bizarro, pueril e imprevisível. Apresenta desagregação e incoerência do pensamento. Os delírios e as alucinações auditivas são inconsistentes e fragmentados, com escasso contato com a realidade, alterações do humor e afeto inapropriados.[4] O prognóstico não é favorável, em decorrência dos sintomas negativos, principalmente a hipobulia e o embotamento afetivo.

Esquizofrenia catatônica (F20.2)

Há predomínio de transtornos psicomotores que podem se alterar entre polos opostos, como catalepsia, flexibilidade cérea, hiperatividade, hipercinesia, estupor catatônico e obediência automática; ou verbigeração, mutismo ou alogia, ecolalia, ecopraxia, estereotipia, maneirismos e negativismo. A pessoa também pode apresentar momentos de agitação violenta (furor catatônico). O começo das manifestações clínicas ocorre entre os 25 e 30 anos.[4]

Esquizofrenia simples (F20.3)

Apresenta desenvolvimento insidioso, progressivo, no qual podem ser percebidos sintomas negativos, como embotamento afetivo, hipobulia ou abulia e hipoatividade, com escassa manifestação de sintomas positivos. Podem surgir excentricidades e o não atendimento de exigências sociais.

EXAMES COMPLEMENTARES E DIAGNÓSTICO

Apesar do considerável avanço em relação à patogênese, ainda não existem exames complementares para confirmar o diagnóstico de esquizofrenia. Exames de imagem cerebral mostram que as pessoas com diagnóstico de esquizofrenia apresentam com maior frequência anormalidades, como dilatação do sistema ventricular, atrofia dos hipocampos e certas regiões do córtex cerebral, redução global do volume cerebral, anormalidades cerebelares e outras alterações que, no entanto, não são específicas da esquizofrenia. Tais alterações podem estar presentes também em pessoas com outros diagnósticos, como transtorno do humor.[23]

O diagnóstico baseia-se no quadro clínico, nas manifestações comportamentais, no relato dos familiares e da própria pessoa e na evolução do transtorno. Os exames subsidiários servem apenas para estabelecer o diagnóstico diferencial com diversos outros transtornos.[2,3,11]

TRATAMENTO

A esquizofrenia é uma doença crônica em que a pessoa apresenta períodos de remissão e períodos de exacerbação dos sintomas, com reflexos na sua vida social e funcional.[4]

O tratamento da pessoa com esquizofrenia continua desafiando a psiquiatria, apesar dos avanços obtidos por pesquisas dessa área, o que confirma a necessidade de integração das informações das várias áreas do conhecimento envolvidas no estudo dos transtornos mentais, como genética, neuroquímica e neuropatologia.[12] A integração também é exigida dos profissionais de diferentes áreas afins para o atendimento das dimensões biológicas, psicológicas, sociais e culturais da pessoa que sofre de esquizofrenia. Os familiares também necessitam de assistência.

Psicofármacos, especialmente os antipsicóticos, são considerados o tratamento de escolha, embora não se possa esquecer que outras condutas complementares, como terapia cognitiva comportamental, psicoterapias, psicoeducação, atividade física e entre intervenções familiares, devem ser associadas aos medicamentos. A terapia cognitiva comportamental ajuda o paciente a manter um grau de controle sobre seu comportamento, levando-o a compreender a relação entre o processo do seu pensamento e de seu comportamento. Além disso, auxilia o paciente a buscar modos de manter ou mudar o comportamento. As intervenções familiares têm por objetivo diminuir o nível de estresse dos familiares no convívio com o paciente e as recaídas. Os psicofármacos mais utilizados são os atípicos, associados a outros, de acordo com os sintomas e os sinais apresentados.[2,3,11,24,25] O tratamento pode ser realizado em regime ambulatorial, mas há pessoas com transtornos extremamente graves que necessitam de hospitalização, principalmente quando há riscos para o paciente, para a família ou para o meio em que ele vive. A internação deve durar o tempo essencialmente necessário (embora algumas tenham de ser por tempo mais prolongado). O hospital-dia e o centro de atendimento psicossocial são tipos de atendimentos a serem considerados quando houver decisão de internação. Têm de ser consideradas as diferentes modalidades de assistência que são oferecidas e escolher aquela que atenda harmonicamente as necessidades do regime terapêutico e as condições do paciente e da família.

A evolução clínica da esquizofrenia varia muito, de acordo com o início do transtorno, características individuais e ambientais. É uma doença de característica crônica, com períodos de exacerbação e remissão dos sintomas. Porém os avanços na área farmacológica, bem como as intervenções psicossociais e a orientação psicoeducacional para paciente, família e comunidade, como tratamento complementar ou coadjuvante, têm influenciado de modo positivo em seu prognóstico.[2,3,4,11,18,22,24] Dentre os pacientes em tratamento, na década de 1970, cerca de 80% deles seguiam o tratamento fora do hospital, em regime ambulatorial.[17]

PROCESSO DE ENFERMAGEM

O processo de enfermagem será apresentado segundo vários estudiosos.[26-34]

Avaliação inicial

Para a coleta inicial dos dados do paciente, o enfermeiro de saúde mental e de enfermagem psiquiátrica conta com um roteiro que inclui o histórico de enfermagem e o roteiro de observação. A coleta de dados é uma atividade que deve ser atualizada durante todo o processo de enfermagem (ver o capítulo 9).

Descrição geral do comportamento

As alterações das diferentes funções psíquicas da pessoa podem ser percebidas pelas suas manifestações comportamentais.

Apresentam-se as descrições comportamentais da pessoa com o transtorno em foco segundo suas formas, de modo sucinto,[31,32] ressaltando-se que, para a descrição mais abrangente do comportamento, deve-se utilizar o roteiro de observação de comportamento (ver o capítulo 9).

Não é apresentada uma descrição específica que caracterize o comportamento decorrente do transtorno em estudo porque a expressão dos sintomas varia com os fatores biológicos, ambientais, culturais, intelectuais e psicossociais (escolaridade, relacionamento social e familiar).

Em geral, as pessoas exibem aparência desleixada, com cabelos em desalinho e vestimenta inadequada para as condições climáticas ou para o ambiente em que se encontram ou, às vezes, apresentam-se de modo estranho. Em determinados momentos, podem se tornar agitadas e agressivas. Algumas vezes, observa-se queda no rendimento escolar ou mesmo abandono dos estudos ou do trabalho, conduta estranha, dificuldades no relacionamento social e redução geral no desempenho. A expressão facial denota falta de sintonia com a realidade, parecendo alheio a ela. A pessoa parece interpretar a realidade à luz de seus sintomas ou de seu viver esquizofrênico.

Na forma paranoide, a pessoa vive de acordo com seus delírios, dizendo sentir-se perseguida por outras pessoas, julgando-se superior aos demais ou expressando ideias místicas, dizendo ser enviada de Deus para salvar o mundo, entre outras.

A forma hebefrênica é a mais exuberante em alterações de comportamento. A pessoa pode agir como se fosse um objeto ou um animal. O comportamento é expresso de forma extravagante, atoleimada e aparentemente sem lógica.

Na forma catatônica, a pessoa permanece na mesma posição por um longo período e parece não perceber o que lhe é solicitado. Não responde a estímulos de qualquer espécie. Às vezes, entra subitamente em agitação, podendo voltar ao estado anteriormente descrito.

Na forma simples, a expressão facial de quem está alheio à realidade é mais marcante. A pessoa permanece isolada, parece não se interessar pelo que ocorre ao seu redor. Sua atenção volta-se com mais frequência para objetos ou animais. Em geral, ela não demonstra motivação para nada, quer apenas ficar quieta em seu quarto.

As manifestações de comportamento que decorrem do transtorno em estudo acarretam uma série de problemas, tanto para a assistência de enfermagem como para o portador desses transtornos. Elas devem ser consideradas na determinação do diagnóstico.

São problemas comuns para a assistência de enfermagem:

- Identificação dos problemas seja porque o paciente não os informa, seja porque sua linguagem às vezes é de difícil compreensão.
- Frustração pela falta de reação do paciente.
- Irritação e rejeição do paciente pela falta de ressonância aos estímulos externos.
- Dificuldade para experimentar empatia e envolvimento com o paciente ou o contrário (envolvimento não terapêutico).
- Dificuldade por parte do enfermeiro em controlar o próprio comportamento ou a ansiedade, diante das manifestações súbitas, exuberantes ou bizarras do portador do transtorno em estudo.
- Identificação dos problemas somáticos.

Os problemas para o paciente apresentam-se de forma global, em decorrência da evolução da doença e das manifestações de comportamento já apresentadas. Elas acarretam problemas ao paciente porque ele se sente incompreendido e não entende o porquê da reação demonstrada pelas outras pessoas ao seu comportamento e, consequentemente, isola-se ainda mais dentro do seu "viver esquizofrênico".

Diagnóstico de enfermagem

Com base na análise dos dados da avaliação inicial, são formulados diagnósticos de enfermagem apropriados para pacientes psicóticos e seus familiares. A partir da identificação, é executado o planejamento do cuidado de enfermagem. Os diagnósticos de enfermagem, a serem considerados na avaliação de pacientes com esquizofrenia e outros transtornos psicóticos, segundo a classificação da Nanda International (Nanda-I)[16], são listados a seguir:

1. Processo de pensamento perturbado*, relacionado a distúrbio nas operações e atividades cognitivas e evidenciado por pensamento inadequado, baseado em dados irreais e na incapacidade de se concentrar.
2. Percepção sensorial perturbada*, evidenciada por alucinações auditivas, visuais, cinestésica, cenestésica, gustativa, tátil, olfativa e agitação.
3. Distúrbio da identidade pessoal, evidenciado pela dificuldade de perceber-se como um ser único ou *eu*.
4. Ansiedade, relacionada à percepção e ao pensamento alterados.
5. Risco de suicídio em decorrência do transtorno psiquiátrico (percepção sensorial e pensamentos perturbados) ou desesperança (quando toma consciência da gravidade da doença).
6. Conflito de decisão, manifestado por atraso em tomar decisão, incerteza quanto às escolhas e sofrimento ao tomar decisão, em face da incapacidade de fazê-la.
7. Comunicação verbal prejudicada, evidenciada por verbalização imprópria relacionada às barreiras psicológicas, condições emocionais ou percepções alteradas.
8. Interação social prejudicada, evidenciada por interação disfuncional com pessoas do mesmo grupo etário, familiar ou outros, relacionada a barreiras ambientais, processo de pensamento alterado, barreiras de comunicação e distúrbio no autoconceito.
9. Isolamento social, evidenciado por retraimento, falta de estabelecimento de contato visual, ausência de demonstração de sentimentos, comportamento não aceito pelo grupo, ausência de resposta a estímulos externos, incapacidade de confiar nas pessoas e de engajar-se em relacionamentos pessoais satisfatórios, alteração na aparência pessoal e não expressão de objetivos significativos.
10. Risco de violência direcionada a si mesmo, manifestado por autoagressão, automutilação e tentativa de suicídio.

---

* Diagnóstico retirado da Classificação da Nanda International a partir da edição 2015-2017, com a recomendação de que sejam realizados estudos para sua reintegração como um novo diagnóstico.

11. Risco de violência dirigida a outros, manifestado por agressividade a outrem.
12. Déficit de autocuidado, evidenciado por dificuldade em executar as atividades da vida diária (cuidado com higiene, aparência, alimentação e eliminações).
13. Manutenção ineficaz da saúde, evidenciada por incapacidade, relatada ou observada, de assumir a doença e a responsabilidade de executar as práticas básicas de saúde.
14. Manutenção do lar prejudicada, evidenciada por ambiente doméstico inseguro, pouco limpo e desordenado, havendo sobrecarga dos familiares.
15. Padrão de sono perturbado, evidenciado pela presença de insônia.
16. Obstipação intestinal (constipação), evidenciada por mudanças nos padrões habituais, relacionada ao efeito da medicação e mudanças nos padrões habituais de alimentação, hidratação e atividade física.
17. Alteração da menstruação*, em decorrência da própria doença ou da medicação.
18. Processos familiares interrompidos, evidenciados por mudanças no relacionamento e funcionamento da família, relacionados a mudanças nos padrões de comunicação, inadequação nas respostas afetivas, na resolução de problemas, na tomada de decisões e à falta de conhecimento sobre a doença e o tratamento. Esses fatores geram dificuldade no estabelecimento de parceria com o paciente e sua família e a não adesão dos familiares ao plano de assistência.
19. Falta de adesão ao tratamento, evidenciado pelo não seguimento das orientações recebidas, com interrupção do tratamento pela não ingestão dos medicamentos ou pelo não comparecimento às outras terapias. Em geral, isso acontece em virtude do pouco conhecimento que o paciente e a família têm da importância do tratamento e da realização dos cuidados em geral.

Resultados esperados

Para avaliar os resultados esperados ou os objetivos no cuidado de pacientes com esquizofrenia, o enfermeiro vale-se de critérios de avaliação. Os mais específicos são apresentados a seguir, tomando-se como referência a classificação dos resultados de enfermagem (Nursing Outcomes Classification — NOC).[17] O paciente:

- Manifesta confiança nas pessoas.
- Reconhece que o conteúdo de seu delírio não condizia com a realidade.
- Reconhece que as percepções decorrentes das alucinações são irreais.
- Demonstra afetividade coerente com a situação.
- Não expressa reação de autoagressividade.
- Não expressa reação de heteroagressividade.

* Diagnóstico não pertencente à classificação da Nanda-I até a edição 2015-2017.

- Demonstra consciência de seu estado, suas limitações e capacidades.
- Percebe o eu de modo realista.
- Demonstra perceber corretamente o ambiente ou a realidade.
- Demonstra controle da ansiedade.
- Demonstra satisfação com o seu padrão de sono.
- Demonstra independência, adequação e certa autonomia no autocuidado (higiene, aparência, alimentação e eliminações) e na realização de outras atividades de vida diária.

INTERVENÇÕES DE ENFERMAGEM

A descrição das ações de enfermagem está fundamentada no Nursing Interventions Classification (NIC),[29] em vários clássicos da enfermagem em saúde mental e psiquiátrica, e na experiência das autoras deste capítulo.[18,21]

- Encorajar o paciente a manter-se na realidade, aproveitando cada contato com ele. (1-5, 16, 28)
  - Pesquisar junto ao paciente, suas habilidades e propiciar atividades de seu real interesse para mantê-lo na realidade e socializá-lo. Essas atividades devem ser simples, concretas e pertinentes ao seu cotidiano à sua cultura e à capacidade de desempenho.
  - À medida que se torna menos indiferente aos estímulos, proporcionar atividades que utilizem seu potencial, sua sensibilidade tátil, enfim, suas áreas conservadas. Por exemplo, pintura a dedo, modelagem em barro, ou outra atividade que exija a participação ativa do paciente.
  - Estimular sua participação em pequenos grupos.
- Estabelecer uma relação de confiança com pessoas com esquizofrenia. Isso exige a máxima tolerância e habilidade porque, dependendo de seus sintomas, o paciente pode desconfiar de tudo e de todos. (1-5, 11, 13, 16, 28)
  - Permanecer ao lado da pessoa, mesmo sem interação verbal, pois ela pode experimentar ansiedade intensa. Pode haver também aumento no nível da ansiedade do enfermeiro.
  - Cumprir as promessas feitas. Caso algumas promessas não possam ser cumpridas ou não seja possível realizar alguma coisa que a pessoa pediu, informar claramente o porquê do não atendimento.
  - Permitir ao paciente que verbalize o conteúdo de suas ideias — por determinado tempo — sem discutir, nem negar o que é expresso por ele. Não estimular a expressão de suas ideias fora da realidade (evitar perguntas ou comentários).

  - Tentar mantê-lo centrado em assuntos ou atividades concretas, valendo-se de acontecimentos diários, como a visita recebida. Folhear revista, bordar, oferecer material para escrever ou desenhar, entre outros, para que ele possa permanecer na realidade por mais tempo.
  - Não reforçar ideias delirantes, ajudando-o mais com os sentimentos subjacentes, que com o conteúdo do delírio.
- Controlar a ansiedade em face das mudanças bruscas de comportamento decorrentes da sintomatologia exuberante, como delírio, alucinação e despersonalização. Considerar que o paciente também experimenta ansiedade nessas situações. (1-6, 10-20)
- Ouvir atentamente o paciente quando ele fala sobre seus sentimentos porque, em geral, a pessoa não consegue fazê-lo ou acha que ninguém a entende, nem se interessa por ela, havendo, assim, perda de autoestima. (3, 7, 9)
  - Valorizar seus esforços, mesmo quando de forma incipiente, para obter mudanças de comportamento.
  - Encorajar o contato visual.
  - Ser assertivo, demonstrando ao paciente que acredita que ele é capaz de expressar seus sentimentos.
  - Estar atento ao estabelecimento de metas realistas.
- Cuidar da comunicação não verbal, pois é por meio da postura, de gestos, da expressão facial e da empatia que o enfermeiro pode confirmar sua atenção e seu interesse pelo paciente. (1-7, 11-14, 16, 28, 29)
  - Estar atento para evitar risos e sussurros. Falar sempre em tom de voz audível quando o paciente estiver por perto, porque o contrário pode gerar ou aumentar a desconfiança patológica.
- Estimular o paciente a expressar seus sentimentos, mas sem forçá-lo. Ele deve ser respeitado e ter liberdade para responder. (1, 2, 10, 11)
- Buscar compreender o que o paciente quer transmitir, porque, mesmo com pensamento incoerente e desagregado, ele pode estar tentando comunicar algo. O paciente pode usar palavras e frases com significados próprios que dificultam sua compreensão. Se verbalizar termos incomuns, solicitar que os esclareça. (1-10)
- Compreender que as experiências são reais para o paciente e reconhecer que ele tem necessidade de manifestar sua sintomatologia. Deixar o paciente satisfazer essa necessidade em ambiente seguro para ele e para os demais, e estimulá-lo a manter-se na realidade. Quando o paciente estiver em condições, analisar com ele a sua experiência. (1, 2, 10, 11, 13, 29)
  - Deixar bem claro para o paciente que essa experiência é só dele, dizer-lhe que acredita que ele a esteja experimentando. Se pedir confirmação, deixar claro que apenas ele vivencia essa experiência.

- Lembrar-se de que a pessoa sofre porque percebe que os outros têm medo dela, mas ela não é capaz de entender o porquê.
- Demonstrar compreensão e interesse. Oferecer apoio à pessoa permanecendo ao seu lado, ouvindo-a com atenção sempre que ela manifestar sua sintomatologia. Usar sempre linguagem simples, clara e com frases curtas. (1, 2, 29)
- Aproveitar o momento para encorajar o paciente a aceitar que essa experiência é decorrente de seu transtorno e que ele necessita de tratamento e cuidado.
- Esforçar-se para conseguir entendê-lo quando ele repetir sempre o mesmo assunto, pois isso evidencia a necessidade de ele falar sobre determinado tema. (1, 10, 11, 13)
- Focar a atenção nos temas que se repetem porque, em geral, eles estão relacionados aos problemas do paciente.
- Proteger o paciente e os demais se houver risco de agressividade. Estar atento a objetos que possam ser usados em momentos da manifestação de agressividade. (1, 2, 16)
- Desencorajar tentativas de fuga que possam surgir em decorrência da não aceitação do transtorno, de sua vivência, do tratamento ou da internação em algum serviço. (1-3, 5, 11, 13, 18, 29)
  - Verbalizar delicadamente para o paciente, mas com firmeza, que ele está doente e precisa ficar internado até que esteja em condições de retornar à sociedade. Prestar muita atenção na maneira como isso é dito a ele e validar a compreensão da mensagem.
- Estar atento ao risco de suicídio quando a pessoa toma conhecimento de sua doença. Muitos dizem que não sabem se vão suportar esse sofrimento. (1, 2, 4, 5, 14)
  - Comunicar o risco a todos os membros da equipe.
  - Aumentar a vigilância.
  - Encorajar e manter a pessoa ocupada em atividade, para que se sinta útil.
- Controlar a ansiedade quando o paciente não conseguir tomar uma decisão diante de uma situação de escolha.
  - Não exigir isso dele, pois poderá ficar muito ansioso. No caso de o paciente apresentar ambivalência afetiva em relação às pessoas de seu relacionamento, ele pode experimentar sentimento de culpa.
  - Nessa fase, tem-se de decidir por ele e não oferecer situação de escolha (ambivalência). Caso o paciente não aceite a decisão, respeitá-lo se for para seu bem-estar.
- Estar atento para que a pessoa com esquizofrenia não seja alvo de galhofa por parte de outras pessoas quando apresentar flexibilidade cérea. Quando

alguém a coloca em posições estranhas e desconfortáveis, ela assim permanece por longo tempo. (2, 10, 11, 13)

- Proteger a pessoa se ela experimentar atos automáticos (obediência automática), não deixando que se aproveitem dela. Nessa situação o paciente realiza tudo o que lhe é sugerido ou ordenado, executando todos os atos de forma robotizada. (7, 8)
- Expressar assertivamente as solicitações para os cuidados de higiene, aparência, alimentação, eliminações e participação nas atividades do dia a dia. (11, 17, 18, 26, 27)
  - Inicialmente, é necessário que alguém ajude o paciente, o oriente ou até mesmo faça isso por ele. Dependendo das condições do paciente e de sua tradição cultural, pode ser difícil ajudá-lo a aceitar essa dependência. Por isso, é preciso informá-lo que essa situação é passageira.
  - Quando as roupas do paciente não estão de acordo com a temperatura e o ambiente, tomar medidas para que ele se vista adequadamente. Caso a inadequação de sua aparência e da higiene pessoal, poderá ser rejeitado pelo grupo ou ser alvo de galhofa.
  - Quando houver essa situação, estabelecer limites na conduta do grupo em geral e orientar as pessoas envolvidas.
- Estabelecer os limites para proteção do paciente e dos demais quando ele está com o senso crítico diminuído, podendo apresentar comportamento antissocial. Como despir-se ou masturbar-se em público. As pessoas ao seu redor podem tentar agredi-lo e rejeitá-lo. Ele necessita, então, de assistência contínua e mais direta. Seguir os passos do estabelecimento de limites. Focar a atenção em atividades produtivas. (1, 11, 13, 18, 28)
  - Comunicar-se com o paciente utilizando termos concretos para informá-lo sobre o que se espera dele.
- Observar constantemente manifestações somáticas da pessoa com esquizofrenia, pois ela pode apresentar agravos nessa área. Em geral, ela não se queixa, pois sua atenção está voltada para a vivência de sua sintomatologia psíquica. Identificar as alterações existentes e intervir adequadamente. (1, 2, 17, 18, 20, 26, 27)
  - Verificar os padrões de eliminação do paciente. Estabelecer uma rotina quanto ao horário. Lembrá-lo de ir ao sanitário ou levá-lo e estimulá-lo para tal.
  - Verificar se recebe dieta equilibrada: alimentos e líquidos.
  - Estimular o paciente a aceitar a alimentação quando ele a recusa. Pesquisar e documentar se a causa da recusa é somática ou psíquica. Observar cuidados gerais quando há recusa alimentar e notificar ao médico e ao nutricionista.

- Investigar sobre o ciclo menstrual da paciente, pois é comum ocorrer transtorno menstrual, deixando-a preocupada com esse fato. Esclarecer à paciente que o transtorno pode ser decorrente da doença ou do medicamento, mas que é passageiro. Antes, porém, verificar a possibilidade de gravidez.
- Valer-se de medidas gerais de combate à insônia.

- Orientar os funcionários para que aceitem o paciente como pessoa e explicar que as manifestações de comportamento do paciente são decorrentes da esquizofrenia. (1-4, 29)
  - Não permitir que zombem do comportamento do paciente, pois ele é capaz de perceber e sofre muito com isso.
  - Estimular para que otimizem o uso de seu tempo com o paciente e orientar sobre como fazê-lo.
  - Instruir os funcionários a solicitar ajuda ao enfermeiro se não souberem agir diante de uma situação apresentada ou caso não consigam atuar terapeuticamente. Em determinadas situações, quando não se tem certeza do que o paciente quer dizer ou fazer, é melhor ficar calado e pedir ajuda.

Estimular gradativamente a pessoa com esquizofrenia a participar de atividades grupais para que ela desenvolva sua segurança na vida em grupo, visando à sua reintegração e reabilitação social.

- Prestar cuidados relativos ao tratamento que o paciente estiver recebendo. Considerar, para tanto, os capítulos 10 a 16 deste livro.
- Na fase de convalescença, corre-se o risco de não prestar o cuidado devido ao paciente porque o comportamento dele já não chama a atenção como antes, o que pode ocasionar regressão em seu comportamento, inclusive com manifestações de depressão e risco de suicídio. (4, 5, 10, 11, 13, 14)
  - Analisar junto ao paciente os objetivos dele para o futuro. Verificar se estão condizentes com a realidade e orientar a família sobre o melhor modo de apoiá-lo.
  - Não exigir algo além da capacidade do paciente, mas permitir que ele faça aquilo que for capaz. Testar as habilidades dele em um ambiente seguro para ele e para os demais.
- Incluir sempre a família no tratamento e no plano de cuidados. Orientá-la para que às primeiras manifestações de alteração do comportamento ou aos primeiros sinais prodrômicos, indicativos de recorrência ou recaída,

procure assistência imediatamente. A família e o paciente devem ser alertados para que não interrompam o tratamento sem consultar o profissional responsável.

Avaliação final

Nessa etapa do processo, faz-se nova avaliação do comportamento do paciente para estimar as mudanças ocorridas em seu comportamento, utilizando como parâmetros os resultados esperados.

O relacionamento terapêutico faz parte do tratamento global da pessoa com esquizofrenia. O paciente demora certo tempo para começar a responder aos cuidados, além de manifestar comportamento incoerente, bizarro e, muitas vezes, de difícil compreensão, o que pode levar o profissional a abandoná-lo involuntariamente. Portanto, o treinamento do profissional que cuida da pessoa com transtorno esquizofrênico é de fundamental importância.[26]

CONSIDERAÇÕES FINAIS

A fisiopatologia do transtorno esquizofrênico, que é uma experiência devastadora, tanto para a pessoa que a vivencia, como para seus familiares, ainda não está definitivamente esclarecida. Os esforços empregados por estudiosos nas áreas da neurociência, genética e ciência cognitiva e os resultados obtidos certamente trarão reflexos na prevenção primária ou secundária efetiva, aliviando, assim, a carga global desse transtorno, tanto para a pessoa, como para seus familiares e sociedade.[9]

A falta de profissional de enfermagem preparado e de tempo disponível, muitas vezes, levam o profissional a agir de modo inadequado em certas situações, não com o objetivo de prejudicar o paciente, mas por falta de preparo e de programas de educação continuada em serviço. O comportamento do paciente pode parecer extravagante e ilógico às pessoas que cuidam dele, mas é necessário observar e analisar profundamente o que o paciente está querendo expressar.

O enfermeiro tem papel decisivo na recuperação do paciente. A meta ao cuidar de paciente com esquizofrenia é mantê-lo em uma realidade coerente, sempre que possível, utilizando adequadamente todas as estratégias necessárias para que ele possa ser reintegrado à sociedade.

O enfermeiro e os familiares têm sempre papel importante no cuidado da pessoa com esquizofrenia, frente ao movimento da reforma psiquiátrica brasileira.

Ao implementar as ações de enfermagem, tenha sempre em mente o que acabou de ler. Enfrente o desafio. Os resultados obtidos promovem o crescimento de ambos e são gratificantes.

PROPOSTAS PARA ESTUDO

1. Escolha uma pessoa com esquizofrenia no serviço em que você se encontra.
2. Trace um plano de assistência para ela e discuta com pares, professor ou supervisor.
3. Destaque as ações mais indicadas para a fase aguda do transtorno e para a fase de reintegração da pessoa na comunidade, considerando as peculiaridades pessoais, familiares e comunitárias.
4. Apresente os recursos comunitários existentes.

REFERÊNCIAS BIBLIOGRÁFICAS

1. Organização Mundial da Saúde. Classificação de transtornos mentais e de comportamento da CID-10. Critérios diagnósticos para pesquisa. Porto Alegre: Artes Médicas; 1998.
2. Fontana AM. Manual de clínica em psiquiatria. In: Esquizofrenia, transtornos esquizotípicos e delirantes. São Paulo: Atheneu; 2005. p. 277-94.
3. Kaplan HI, Sadock BJ, Grebb JA. Compêndio de psiquiatria: ciências do comportamento e psiquiatria clínica. 7ª ed. Porto Alegre: Artes Médicas; 2003. p. 439-66.
4. Stahl SN. Psicofarmacologia; base neurocientífica e aplicações práticas. 2ª ed. Rio de Janeiro: Guanabara Koogan; 2008. p. 357-90.
5. Organização Mundial da Saúde (OMS). Relatório Mundial da Saúde: saúde mental: nova concepção, nova esperança. Washington: Opas/OMS; 2001.
6. Falkai P, Wobrock T, Lieberman J et al. Diretrizes da Federação Mundial das Sociedades de Psiquiatria Biológica para o tratamento biológico da esquizofrenia. Parte 1: tratamento agudo. Rev Psiq Clin. 2006;33(Supl):77-64.
7. Elkis H. Transtornos esquizotípicos, esquizofreniformes, esquizoafetivos e delirantes. In: Louzã Neto MR, Mota T, Yuan-Pang W, Elkis H. Psiquiatria básica. Porto Alegre: Artes Médicas; 1995. p. 205-15.
8. Beng-Choon H, Black DW, Andreasen NC. Esquizofrenia e outros transtornos psicóticos. In: Hales RE, Yudofsky SC. Tratado de psiquiatria clínica. 4ª ed. Porto Alegre: Artmed; 2006. p. 370-425.
9. Andrade L, Walters EE, Gentil V, Laurenti R. Prevalence of CID-10 mental disorders in a catchment area in the city of São Paulo, Brazil. Social Psychiatry and Psychiatric Epidemiology, Springer International. 2000;37:316-25.
10. Caetano D, Domingues ML. Classificação de transtornos mentais e de comportamento da CID-10. Critérios diagnósticos para pesquisa. Porto Alegre: Artes Médicas; 1998.
11. Varcarolis EM. The schizophrenias. In: Varcarolis EM, Carson VB, Shoemaker NC. Foundations of psychiatric mental health nursing: a clinical approach. 5th ed. St. Louis: Saunders/Elsevier; 2006. p. 384-421.

12. Selwood W, Tarrier N, Quinn J, Barrowclough C. The family and compliance in schizophrenia: the influence of clinical variables, relatives knowledge and the expressed emotion. Psycho Med. 2003;33(1):71-6.
13. Peplau HE. Psychiatric nursing: roles of psychiatric and psychiatric nurses. In: Nurs ver. 1978;25:41-7.
14. Moller MD, Murphy MF. Respostas neurobiológicas, esquizofrenia e transtornos psicóticos. In: Stuart GW, Laraia MT. Enfermagem psiquiátrica: princípios e prática. 6ª ed. Porto Alegre: Artmed; 2001. p. 438-71.
15. Paiva AS. Orientações de familiares de pacientes com diagnóstico de esquizofrenia [dissertação]. São Paulo: Escola de Enfermagem da USP; 1989.
16. Herdman TH, Kamitsuru S. Diagnósticos de enfermagem da Nanda: definições e classificação 2015-2017. Porto Alegre: Artmed; 2015.
17. Moorhead S, Johnson M, Mass ML, Swanson E. NOC – classificação dos resultados de enfermagem. Tradução da 4ª ed. Rio de Janeiro: Elsevier; 2008.
18. Bulecheck GM, Butcher HK, Dochterman JM. Classificação das intervenções de enfermagem (NIC). Tradução da 5ª ed. Rio de Janeiro: Elsevier; 2010.
19. Arantes EC, Stefanelli MC, Matsuo Y. Relacionamento terapêutico: considerações teóricas e relato de uma experiência. Rev Esc Enfer USP. 1979;13(3):217-23.
20. Arantes EC. Observação de comportamento de pacientes internados em hospital psiquiátrico. Rev Bras Enferm. 1968;21(1/3):39-49.
21. Stefanelli MC, Arantes EC. Descrição das manifestações de comportamento apresentadas por pacientes com diagnóstico de esquizofrenia. Rev Bras Enf. 1975;28(4):9-21.
22. Townsend MC. Enfermagem psiquiátrica: conceitos de cuidado. 3ª ed. Rio de Janeiro: Guanabara Koogan; 2002. p. 363-89.
23. Holmberg SK. Trust-mistrust. In: Rawllins RP, Williams SR, Beck CK. Mental health-psychiatric nursing: a holistic lifecycle approach. 3rd ed. Saint Louis: Mosby; 1993. p. 328-56.
24. Paiva AS, Arantes EC, Stefanelli MC. Grupo familiar na convivência com o doente mental: programa de educação em família. Rev Fam Saúde Desenv. 2000;2(Suppl 1):21-9.
25. Fukuda IMK. O convívio com paciente esquizofrênico: relato de experiência dos familiares [tese]. São Paulo: Escola de Enfermagem da USP; 1990.
26. van Meijel B, Megens Y, Koekkoek B, de Voegel W, Kruitwagen C, Grypdonck M. Effective interaction with patients with schizophrenia: qualitative evaluation of the interaction skills training programme. Perspect Psychiatr Care. 2009;45(4):254-61.

24

Assistência de enfermagem à pessoa com manifestações de comportamento decorrentes de transtorno do humor: caracterização geral

Evalda Cançado Arantes
Maguida Costa Stefanelli
Ilza Marlene Kuae Fukuda

PONTOS A APRENDER

1. Discorrer sobre a caracterização geral dos transtornos do humor.

PALAVRAS-CHAVE

Transtorno do humor, saúde mental, enfermagem em saúde mental e psiquiátrica.

ESTRUTURA DOS TÓPICOS

Introdução. Classificação dos transtornos do humor. Caracterização geral dos transtornos do humor. Epidemiologia dos transtornos do humor. Etiologia dos transtornos do humor. Tratamento geral dos transtornos do humor. Considerações finais. Propostas para estudo. Referências bibliográficas.

INTRODUÇÃO

Os transtornos do humor (TH) são caracterizados, fundamentalmente, pelas alterações patológicas que levam a pessoa a perder o controle sobre seu humor e seus afetos.[1] Desde a mais remota Antiguidade, como no Velho Testamento, há menção aos transtornos do humor como associação entre transtornos maníacos e depressivos, *folie à double forme*, entre outros. Em 1899, Emil Kraepelin descreveu a psicose maníaco-depressiva, com associações de sintomas maníacos e depressivos que correspondem à maioria dos critérios atuais para a descrição do transtorno bipolar, que, com a evolução da terminologia utilizada para definir os subtipos que foram sendo identificados, deu origem ao chamado espectro bipolar.[1,2]

CLASSIFICAÇÃO DOS TRANSTORNOS DO HUMOR

Os transtornos afetivos, conhecidos atualmente como transtornos do humor, englobam uma gama de transtornos, classificados segundo a CID-10[3] na categoria F30 (Quadro 24.1).

Quadro 24.1 Transtornos do humor – F30

F30 – Episódio maníaco
F31 – Transtorno afetivo bipolar
F32 – Episódio depressivo
F33 – Transtorno depressivo recorrente
F34 – Transtornos persistentes do humor (afetivos)
F38 – Outros transtornos do humor (afetivos)
F39 – Transtorno do humor (afetivo) não especificado

Neste capítulo, são abordados os transtornos do humor mais comuns, não obedecendo, entretanto, à sequência em que são citados, por questões didáticas e para evitar repetições na parte correspondente à assistência de enfermagem. A tendência mais atual é considerar o episódio maníaco como uma fase do transtorno bipolar, não isoladamente.[2]

Os transtornos do humor serão apresentados na seguinte sequência:

- Episódio depressivo (F32), transtorno depressivo recorrente (F33), distimia (F34.1) e depressão pós-parto – apesar de estar classificada como F53 (F53.0, F53.1), dada a importância das intervenções da assistência de enfermagem quanto aos aspectos depressivos.
- Episódio maníaco (F30).
- Transtorno afetivo bipolar (F31).
- Transtornos persistentes do humor (F34): ciclotimia (F34.0) e ciclagem rápida.

CARACTERIZAÇÃO GERAL DOS TRANSTORNOS DO HUMOR

Ao apresentar os transtornos do humor ou do afeto, é importante compreender que o humor se refere a um estado emocional vivenciado internamente e que se reflete em todas as manifestações de comportamento da pessoa, dando o colorido à sua percepção do mundo. O afeto é a expressão externa do estado de humor da pessoa e pode ser normal, elevado ou deprimido.[1,4-6]

As pessoas saudáveis, de modo geral, vivenciam uma gama de humores em sua vida diária, mas elas têm o controle de seus humores e afetos.[6]

Nas classificações dos transtornos mentais,[3,7] não há uniformidade na terminologia utilizada para defini-los. O mesmo ocorre com os transtornos do humor, principalmente em relação ao transtorno afetivo bipolar ou transtorno bipolar do humor (TB). Há várias denominações para esses transtornos e, em algum momento, tem-se de escolher uma denominação, já citada no Velho Testamento. A dificuldade reside apenas na nomenclatura, pois o TB é considerado uma condição clínica bem estabelecida, dispondo-se de conhecimentos sólidos e com pouca divergência diagnóstica e conceitual.[8]

Esses transtornos exibem características extremas do humor que podem variar de manifestações de comportamento deprimido, em todas as nuances da depressão, às manifestações de comportamento agitado, eufórico e agressivo em diferentes matizes.

As manifestações de comportamento deprimido ocorrem caracteristicamente em pessoas com episódio depressivo (F32) ou com depressão do TB (F31), em decorrência de tristeza profunda, incapacidade de sentir prazer e alegria, fadiga, entre outros.

As manifestações de comportamento agitado, eufórico ou agressivo são mais frequentemente apresentadas por pessoas com episódio maníaco (F30) em vários níveis.

Manifestações de comportamento agitado, eufórico, agressivo e deprimido podem ocorrer em pacientes com diversos transtornos mentais, como episódio maníaco, TB, episódio depressivo com ansiedade, transtorno alimentar, esquizofrenia, transtornos mentais decorrentes de transtornos orgânicos (*delirium*, demência, depressão pós-parto) e os associados ao uso de substâncias psicoativas (intoxicação ou abstinência, entre outros).

EPIDEMIOLOGIA DOS TRANSTORNOS DO HUMOR

Na análise dos dados da OMS sobre as maiores causas de incapacitação no mundo, verifica-se que entre as dez maiores causas de anos vividos com incapacidade (AVI), em âmbito mundial, cinco ocorrem em razão de transtornos psiquiátricos.[8] O episódio depressivo, ou depressão, ocupa o primeiro lugar (10,7%), e o transtorno afetivo bipolar, o sexto, com 3,0%, que, se somados à porcentagem de AVI de 10,7% por episódio depressivo, totalizam 13,7% para os TH.[8] Esses dados justificam a necessidade de mais pesquisas a respeito e mais atenção das políticas de saúde pública.[1,5]

Os transtornos do humor estão se tornando mais comuns e se iniciando cada vez mais cedo[5] entre crianças e adolescentes. As mulheres são mais vulneráveis, em proporção duas vezes maior que os homens.[5,10,11] Não se observa diversidade quanto à etnia e à classe social.[4,9,11] A depressão ocorre mais em pessoas que não têm relações interpessoais íntimas ou que são divorciadas.[1] O TH parece ser mais frequente em pessoas separadas ou divorciadas, talvez em decorrência da desarmonia consequente do próprio transtorno.[1]

O TH é um quadro clínico caracterizado por humor patológico e alterações de comportamento, cognitivas e vegetativas. O portador desse distúrbio, quando não diagnosticado e tratado adequadamente, manifesta incapacidade para o trabalho e para o relacionamento social e familiar.[12] Além disso, essas pessoas experimentam falta de interesse por tudo, anedonia, queda de energia, falta de reação aos estímulos positivos, podendo haver predomínio da apatia no lugar do humor sofrido, lentidão psicomotora, negativismo, insônia e sintomas físicos. Os afetos têm característica negativa representada por sentimentos de baixa autoestima, culpa, solidão, desesperança, ansiedade, vazio interior, entre outros.[12-14]

A idade média para o episódio depressivo/depressão não é constante entre os autores: está em torno dos 35 a 40 anos para alguns[1,4,5] e, para outros, 24 anos.[11]

Aproximadamente 15% das pessoas com transtorno bipolar e 11% das pessoas com depressão cometem suicídio.[5,11]

ETIOLOGIA DOS TRANSTORNOS DO HUMOR

Os TH são considerados doenças fásicas que se manifestam com episódios súbitos, únicos ou repetidos, tendo remissão espontânea ou caminhando para a cronicidade. A interação entre a gama de fatores biológicos (resposta ao estresse, fatores neurotróficos), psicológicos (personalidade e relacionamentos pessoais), ambientais (dieta, álcool, ritmos biológicos) e genéticos tem de ser considerada quando se trata do estudo da etiologia do TH. Diferentes etiologias fundamentam o processo, e a combinação de múltiplos fatores desencadearia o transtorno em pacientes biologicamente suscetíveis. Existe, ainda, associação entre as monoaminas e o ritmo circadiano.[12]

Outro fator a ser considerado é a correlação feita entre as alterações do ritmo circadiano com o TH. Períodos de pouca incidência de luz solar podem ocasionar depressão sazonal. Há pessoas que apresentam um padrão sazonal de episódios depressivos no início do outono e inverno, com remissão na primavera.[11] Contrariamente, episódios maníacos ou hipomaníacos ocorrem no verão.[5]

TRATAMENTO GERAL DOS TRANSTORNOS DO HUMOR

A escolha do tratamento é influenciada, principalmente, pelos seguintes fatores: idade, sexo, gravidade dos sintomas, comorbidades, resposta a tratamentos anteriores, sensibilidade a efeitos adversos e potenciais biomarcadores do paciente. Também têm peso importante na decisão sobre o tratamento de escolha: a eficácia, a tolerabilidade, a segurança, a efetividade, as potenciais interações medicamentosas, a simplicidade de uso, o custo, entre outros.

Há indicações de primeira escolha ou associação entre os diversos tratamentos, de acordo com o episódio apresentado e o critério médico. Entre os psicofármacos, têm-se os estabilizadores do humor (lítio e anticonvulsivantes), os inibidores seletivos de recaptação da serotonina e os inibidores da recaptação de serotonina-norepinefrina, que têm maior eficácia e segurança em relação à maioria dos antidepressivos mais antigos.[14] A terapêutica dos TH, na maioria das vezes, resulta da combinação de farmacoterapia, eletroconvulsoterapia, psicoterapia, terapia cognitiva comportamental, programas psicoeducacionais, suporte social, entre outras[1,4,5,9-17] (ver os capítulos 10 a 16).

No tratamento da pessoa com TH, deve-se, primordialmente, assegurar a vida do paciente, pois pessoas com esses transtornos podem apresentar ideia ou tentativa de suicídio. É fundamental ter, ainda, como objetivos: a recuperação do paciente, a melhora do seu bem-estar subjetivo e objetivo, e sua reintegração na comunidade. Os transtornos do humor afetam muito a vida pessoal, familiar, social, ocupacional ou profissional, diminuindo a qualidade de vida do indivíduo.

> Quando ocorrer um suicídio ou uma tentativa, deve-se fazer uma reunião com todos os membros da equipe, familiares e cuidadores para discutir os sentimentos que emergiram em relação à situação e para analisarem como cuidar de si. Também é importante planejar o cuidado dos outros pacientes, a fim de minimizar a dor da perda e ajudar na sua aceitação de forma realista. Desse modo, pacientes e equipe sentem-se mais confortados, surgindo da monitoração da situação melhor autoconhecimento e aprendizado.

CONSIDERAÇÕES FINAIS

Há muita discussão entre os peritos em TH quanto ao melhor tratamento a ser utilizado, não só para haver a remissão dos sintomas como para evitar reincidências e recaídas, consequentemente mantendo a pessoa com TH por mais tempo na comunidade, junto à família e sentindo-se útil ao participar da vida comunitária.

O sucesso do tratamento do TH depende da adesão do paciente e de sua família, que possui papel fundamental para se obter sucesso. Ela tem de atuar como parceira do tratamento e, para tal, tem de ser considerada e atendida nas suas necessidades. Os familiares sofrem o impacto, não só do transtorno que acomete um de seus membros, como também dos prejuízos psicológicos e socioeconômicos que surgem por conta dele. Torna-se imperioso que haja programas de orientação e educação dessas famílias.

PROPOSTAS PARA ESTUDO

1. Para familiarizar-se com a terminologia pertinente aos TH, leia publicações recentes sobre o assunto.

REFERÊNCIAS BIBLIOGRÁFICAS

1. Sadock BJ, Sadock VA. Transtorno do humor. In: Compêndio de psiquiatria: ciências do comportamento e psiquiatria clínica. 9ª ed. Porto Alegre: Artes Médicas; 2007. p. 572-629.
2. Moreno DH, Almeida KM. Quadro clínico dos subtipos do espectro bipolar. In: Moreno RAM, Moreno DH. Da psicose maníaco-depressiva ao espectro bipolar. São Paulo: Segmento Farma; 2005. p. 141-69.
3. Organização Mundial da Saúde. Classificação de transtornos mentais e de comportamento da CID-10. Critérios diagnósticos para pesquisa. Porto Alegre: Artes Médicas; 1998.
4. Fontana AM, Fontana MCPS. Transtorno do humor. In: Fontana AM. Manual de clínica em psiquiatria. São Paulo: Atheneu; 2005. p. 295-316.
5. Dubovsky SI, Davies R, Dubovsky AN. Transtorno do humor. In: Hales RE, Yudofsky SC. Tratado de psiquiatria clínica. 4ª ed. Porto Alegre: Artmed; 2006. p. 426-521.
6. Sadock BJ, Sadock VA. Manual de psiquiatria clínica. 5ª ed. Porto Alegre: Artmed; 2012. p. 153-67.
7. DSM-IV. Diagnostic and statistical manual of mental disorders. 4th ed. Washington (DC): American Psychiatric Association (APA); 1994.
8. Gentil V. Editorial. Rev Psiq Clin. 2005;32(Supl 1):5-6.
9. Organização Mundial da Saúde. Relatório mundial da saúde. Saúde mental: nova concepção, nova esperança. Washington: OPAS/OMS; 2001.
10. Varcarolis EM. Mood disorders: depression. In: Varcarolis EM, Carson VB, Shoemaker NC. Foundations of psychiatric mental health nursing: a clinical approach. 5th ed. Saint Louis: Saunders/Elsevier; 2006. p. 327-58.
11. Moreno DH, Dias RS, Moreno RA. Transtorno do humor. In: Louzã Neto MR, Elkis H. Psiquiatria básica. 2ª ed. Porto Alegre: Artmed; 2007. p. 219-34.
12. Moreno DH, Demétrio FN, Moreno RA. Depressão. In: Miguel EC, Gentil V, Gattaz WF. Clínica psiquiátrica. Barueri: Manole; 2011. p. 698-710.
13. Moreno DH, Moreno RA, Souza MGS. Transtorno depressivo ao longo da vida. In: Forlenza OV, Miguel EC. Compêndio de clínica psiquiátrica. Barueri: Manole; 2012. p. 298-314.

14. O'Donnel JM, Shelton RC. Tratamento farmacológico da depressão e dos transtornos de ansiedade. In: Brunton LL, Chabner BA, Knolman BC. As bases farmacológicas de terapêutica de Goodman & Gilman. 12ª ed. Porto Alegre: AMGH; 2012. p. 397-415.
15. Soares MBM, Almeida KM, Moreno RA. Tratamento médico-clínico. In: Moreno RA, Moreno DH. Da psicose maníaco-depressiva ao espectro bipolar. São Paulo: Segmento Farma; 2005. p. 325-82.
16. Stuart GW. Respostas emocionais e transtornos do humor. In: Stuart GW, Laraia MT. Enfermagem psiquiátrica: princípios e prática. 6ª ed. Porto Alegre: Artmed; 2001. p. 380-416.
17. Stefanelli MC, Moreno RA, Taveira AAC, Girade Sousa MG, Oliveira KC, Gentil V. Psychoeducational program: how patients with affective disorders and their families perceive it. J Affect Disord. 2006; 91(Suppl 1):S79.

25

Assistência de enfermagem à pessoa com manifestações de comportamento decorrentes de transtorno do humor: episódio depressivo

Ilza Marlene Kuae Fukuda
Evalda Cançado Arantes
Maguida Costa Stefanelli

PONTOS A APRENDER

1. Caracterizar o episódio depressivo.
2. Discorrer sobre os diagnósticos de enfermagem.
3. Listar os resultados esperados.
4. Descrever as intervenções de enfermagem.
5. Discorrer sobre a tentativa de suicídio em pessoas com episódio depressivo, destacando os pontos centrais.

PALAVRAS-CHAVE

Episódio depressivo, distimias, psicose pós-parto, enfermagem em saúde mental, enfermagem psiquiátrica.

ESTRUTURA DOS TÓPICOS

Introdução. Caracterização do episódio depressivo. Outros transtornos do humor. Tratamento. Assistência de enfermagem. Avaliação inicial. Diagnósticos de enfermagem. Intervenções de enfermagem. Considerações finais. Propostas para estudo. Referências bibliográficas.

INTRODUÇÃO

O termo depressão refere-se a um sintoma, síndrome ou transtorno mental de etiologia variada.[1] A diversidade de sintomas, reações ao tratamento, alterações no curso da vida e prejuízos sofridos contribuem para uma interação complexa de causas, que acabam afetando a qualidade de vida da pessoa com diagnóstico de episódio depressivo (ED). As alterações e os sintomas dos ED estão centrados na função psíquica da afetividade, mais especificamente do humor. Em consonância com a intensidade das alterações dessa área, pode haver principalmente redução da atividade, da energia e da perda da capacidade de experimentar prazer, acompanhados de queixas ou aparência de tristeza profunda.[2,3] A pessoa não consegue descrever o que vivencia.

O risco de a pessoa apresentar ED ao longo da vida é de aproximadamente 15%. As mulheres são acometidas de depressão duas vezes mais que os homens, principalmente em idade fértil, mas essa diferença se reduz quando o estudo é realizado com mulheres mais jovens.[1,4]

Os ED são mais comuns entre solteiros e divorciados do que em casados. Em relação aos grupos étnicos e religiosos, não há diferença. Quanto à idade média de início do transtorno, é de 27,2 anos em países em desenvolvimento, e de 28,9 anos em países desenvolvidos. Atualmente, entretanto, há uma tendência de o ED se iniciar em idade mais precoce.[1,5]

CARACTERIZAÇÃO DO EPISÓDIO DEPRESSIVO

O quadro clínico do ED é caracterizado por alterações do humor patológico, da psicomotricidade, da cognição e das funções vegetativas. Na esfera do humor, o sintoma marcante é tristeza, melancolia ou irritabilidade e disforia com baixa tolerância às frustrações que enfrenta. O paciente pode apresentar desesperança, apatia frente ao mundo, angústia, ansiedade, "sofrimento emocional e sensação de dor psicológica" que diz ser mais intensa do que a dor física. Pode experimentar também sentimento de baixa autoestima e anedonia, com perda de prazer e interesse pelas atividades que antes o interessavam. Quanto à psicomotricidade, o paciente pode manifestar tanto agitação psicomotora com sensação de perda de energia quanto dificuldade de realizar as atividades de vida diária, falta de iniciativa, indecisão e inibição. Na área do pensamento, pode haver lentidão, pessimismo, medos irracionais e, em situações mais graves, delírio de culpa, ruína e hipocondria. O paciente, em geral, queixa-se de insônia ou hipersonia, aumento ou diminuição do apetite, taquicardia, tremor, sudorese e diminuição da libido.[6]

Quanto à etiologia, o transtorno depressivo resultaria da completa interação de processos biológicos, psicológicos, ambientais e genéticos.[5,7]

Os critérios para definir o episódio depressivo, segundo a CID-10,[8] são descritos no Quadro 25.1, acrescidos da denominação das alterações das funções psíquicas.

Segundo a CID-10,[8] o episódio depressivo (F32) pode ser leve, moderado ou grave, com ou sem sintomas psicóticos.

No episódio depressivo leve (F32.0), a pessoa pode apresentar dois ou três sintomas dos descritos anteriormente, sofrer com a manifestação deles, mas conseguir manter sua vida diária. Na depressão moderada (F32.1), o paciente apre-

Quadro 25.1. Caracterização do episódio depressivo

Episódio depressivo CID-10 (F32)
A. Critérios gerais
• O episódio deve ter duração de pelo menos duas semanas • Não há sintomas maníacos ou hipomaníacos em nenhuma época da vida • O episódio não deve estar relacionado ao uso de substâncias psicoativas
B. Critérios principais (dois ou mais destes sintomas devem estar presentes)
• Humor depressivo, tristeza profunda • Inibição ou ausência da capacidade de sentir alegria ou prazer (anedonia) • Redução da energia e fatigabilidade aumentada (hipoatividade, apragmatismo, fadiga)
C. Sintomas adicionais para episódios depressivos
• Perda de confiança, da autoestima e da esperança (ideias pessimistas em relação ao futuro) • Sentimentos irracionais de autorreprovação ou culpa excessiva e inapropriada, com sentimento de inutilidade • Pensamentos recorrentes de morte ou manifestação de ideia e comportamento suicida • Queixas ou evidências de diminuição da capacidade de pensar (bradipsiquia) e de concentrar-se (hipoprosexia) • Lentificação ou, às vezes, agitação psicomotora • Qualquer tipo de perturbação do sono (insônia ou hipersonia)
Episódio depressivo CID-10 (F32)
C. Sintomas adicionais para episódios depressivos
• Alteração do apetite (diminuição ou aumento), com correspondente alteração do peso
Pode haver presença ou ausência da chamada síndrome somática (características melancólicas, neurovegetativas ou físicas) • Marcante perda de interesse e prazer em atividades que são normalmente prazerosas • Falta de reações emocionais a eventos ou atividades que são normalmente prazerosos • Levantar-se de manhã, duas ou mais horas antes do habitual (insônia terminal) • Depressão pior pela manhã • Evidência objetiva de retardo ou agitação psicomotora, observado ou relatado • Marcante perda de apetite (anorexia) • Perda de peso (aproximadamente 5% em um mês) • Marcante perda da libido

senta quatro ou mais sintomas e experimenta dificuldades nas atividades cotidianas. No episódio depressivo grave sem sintomas psicóticos (F32.2), vários dos sintomas descritos são marcantes, como a perda da autoestima e a presença de ideias de desvalia ou culpa, e produzem sofrimento intenso. O paciente não consegue desempenhar as atividades diárias. Ideias e atos suicidas são frequentes, bem como a presença de sintomas somáticos. No episódio depressivo grave com sintomas psicóticos (F32.3) devem estar presentes mais de quatro dos sintomas citados associados a delírios ou alucinações e estupor depressivo. A gravidade do episódio, em geral, impossibilita as atividades sociais e ocupacionais. A pessoa pode morrer por desidratação, desnutrição ou cometer suicídio.[9]

Se os episódios se repetem, são denominados episódios depressivos recorrentes (F33), que podem ser leves, moderados, com ou sem síndrome somática, ou graves, com sintomas psicóticos congruentes ou incongruentes com o humor.[8,9]

OUTROS TRANSTORNOS DO HUMOR

Distimia (Transtorno persistente do humor F34.1)

A distimia ocorre em 5% da população geral, ao longo da vida e acomete, principalmente, as mulheres. É um transtorno do humor persistente, de intensidade leve e crônica, de duração de dois anos ou mais, e o sentimento marcante é de insatisfação e pessimismo.[1]

Distimia significa "mal-humorado".[10] É caracterizada por humor semelhante ao do episódio depressivo (observado ou relatado).[3] Em geral, a pessoa sente-se cansada, com baixa autoestima, sensação de tristeza, falta de interesse pelas atividades habituais, falta de apetite ou alimentação excessiva. É comum queixar-se de letargia, inércia, anedonia e sensação de inadequação. Apresenta insônia, sentimento de desesperança, é poliqueixosa, apesar de ser capaz de desempenhar suas atividades diárias. Há períodos de humor normal por poucas semanas, sem haver, no histórico, episódios de hipomania.[2,5,9,11]

O início é precoce, quando ocorre no final da adolescência, ou tardio, quando se manifesta entre 30 e 50 anos.[2,9] A distimia é frequentemente associada a outros transtornos, como o episódio depressivo, de ansiedade, de personalidade *borderline* e de abuso de substâncias.[2]

Em geral, é tratada com psicofármacos, antidepressivos e estabilizadores do humor, associados a outras terapias, como a terapia cognitiva comportamental[1,2,9-14] (ver o capítulo 14).

Depressão pós-parto (F53.0)

Aproximadamente 80% das mulheres experimentam alguma alteração do humor durante o período pré-natal.[7,15] Em geral, a depressão pós-parto se instala nas primeiras quatro semanas após o parto, porém pesquisadores afirmam que, com frequência, esse quadro tem início na gestação e pode se instalar até meses após o parto.[1,8] De modo geral, as pessoas relatam que os sintomas são leves. Cerca de 10 a 15% das puérperas, no entanto, experimentam sintomas clinicamente significativos.[7] As manifestações mais comuns são tristeza, disforia, choro frequente, dependência excessiva e alteração do sono e do interesse sexual. É chamada de melancolia da maternidade ou depressão pós-parto leve e é atribuída à rápida alteração dos níveis hormonais, ao estresse do parto e ao fato de a mulher assumir o novo papel de mãe. Geralmente ocorre remissão espontânea por volta do décimo dia.[2,9,15] É denominada também disforia puerperal ou *blues* e, em geral, 50 a 85% das mulheres a experimentam, mas não sofrem prejuízos funcionais.[1,15]

A etiologia desses transtornos mentais associados ao puerpério é desconhecida. A patogênese pode estar associada à alteração dos níveis hormonais, fatores psicossociais (estresse pós-parto e a responsabilidade de ser mãe), fatores predisponentes, como história familiar ou pessoal de depressão, episódio anterior de depressão puerperal, entre outros,[2,9,10,15,16] e o modo como a mulher percebe o apoio ou suporte afetivo do companheiro ou cônjuge.[15]

Algumas mulheres podem apresentar depressão pós-parto moderada a grave, com queixas de fadiga excessiva associadas à ideação suicida, com início na segunda ou terceira semana pós-parto.

Há casos graves de psicose puerperal com início súbito, em geral nos primeiros dias até três semanas após o parto. Este quadro é denominado depressão psicótica pós-parto ou psicose pós-parto (F53.1). A prevalência é de 1 para 500-1.000 nascimentos. Embora seja raro, é um quadro grave, com sério prejuízo funcional e representa risco de suicídio e infanticídio. Há manifestações de sintomas psicóticos, como alucinações, delírios e ideias de infanticídio e suicídio. A identificação e o tratamento precoces são fundamentais para a prevenção de novos episódios, os quais podem trazer consequências altamente prejudiciais, tanto para a paciente como para a criança e seus familiares.[2,7,9,15]

TRATAMENTO

O diagnóstico e o tratamento precoce são de fundamental importância. De modo geral, todos os tratamentos têm se mostrado de grande valia.

O tratamento farmacológico da depressão é feito com antidepressivos, de forma isolada ou com a associação de vários medicamentos. Quando eles não produzem o resultado desejado, o paciente é reavaliado e o clínico pode decidir pela introdução de antidepressivos, estabilizadores do humor (lítio como potencializador) ou eletroconvulsoterapia.[2,9-14] Terapias complementares associadas à farmacoterapia vêm sendo utilizadas e têm contribuído muito para a qualidade de vida das pessoas com esse transtorno, para a adesão ao tratamento com psicofármaco e para o desenvolvimento de convivência mais saudável com o novo ritmo de vida. Entre essas terapias estão: as psicoterapias, a terapia ocupacional, a terapia de enfermagem, a terapia cognitivo-comportamental, a psicoeducação, entre outras. É importante ressaltar que o pai da criança deve ser incluído no tratamento[7,13] (ver os capítulos 10 a 16).

ASSISTÊNCIA DE ENFERMAGEM

No desenvolvimento do processo de enfermagem ao paciente com depressão, é necessário considerar os diagnósticos de enfermagem, os resultados esperados e as intervenções descritas de acordo com o quadro apresentado, e as manifestações de comportamento da pessoa sob cuidado do enfermeiro. Os diagnósticos estão identificados nas intervenções de enfermagem (adiante) por números entre parênteses.

AVALIAÇÃO INICIAL

Para a coleta inicial dos dados do paciente, o enfermeiro vale-se do histórico de enfermagem e do roteiro de observação (ver o capítulo 9).

A pessoa deprimida é quieta, mantém expressão facial demonstrando tristeza profunda, sofrimento interno e o olhar fixo em ponto indefinido. A rima bucal, em geral, está voltada para baixo. Aparenta envelhecimento e emagrecimento. Permanece sentada ou deitada a maior parte do tempo, podendo apresentar edema nos membros inferiores. Mantém-se isolada dos demais a maior parte do tempo ou permanece junto aos outros, se a colocam, mas parece nem os perceber. Senta-se com o corpo curvado para a frente, o rosto voltado para um dos lados, apoiado em uma das mãos e com o sobrecenho "franzido". Não cuida de sua higiene e aparência. Permanece com roupas e cabelo em desalinho, parecendo não se importar com a temperatura ambiente e com os acontecimentos. Pode subitamente puxar os cabelos, retorcer uma mão na outra com expressão facial de sofrimento. Em geral, apresenta dificuldade para se locomover, como se estivesse carregando um fardo muito pesado. Quando se trata de depressão ansiosa, caminha rapidamente de um lado para o outro.

Quando a pessoa fala, o faz vagarosamente, em tom de voz baixo, por meio de monossílabos. Quando expressa seus sentimentos a respeito da dor que experimenta, define-a como indescritível, "dor na alma", "dor lá do fundo", "ninguém entende". As ideias expressadas são de cunho pessimista e de inutilidade. Em geral, o paciente refere-se à falta de sentido para viver, à morte e ao suicídio. Frases como "Para que viver?", "Não sirvo para mais nada", "Sou um peso morto", "Me arrumar para quê?", "Para que este remédio? Não vai resolver...", entre outras, podem ser indícios da presença de ideias e possibilidade de suicídio. O paciente queixa-se de que não consegue lembrar mais dos fatos do passado e denota dificuldade de concentração. Tanto pode não conseguir chorar, como apresentar choro fácil.

Em geral, acorda nas primeiras horas da manhã e tem dificuldade para conciliar o sono. Não participa espontaneamente de nenhuma ocupação ou atividade de lazer, mesmo quando convidado. Em geral, não aceita a alimentação.

DIAGNÓSTICOS DE ENFERMAGEM[17]

1. Risco de violência direcionada a si mesmo evidenciado pela incapacidade de experimentar ansiedade em decorrência da desesperança, da perda de sentido da vida e de ideias de suicídio.
2. Risco de suicídio evidenciado pela tristeza profunda ("dor na alma"), desesperança, solidão e incapacidade.
3. Sofrimento espiritual evidenciado pela perda de significado e objetivo da vida relacionado ao sentimento de culpa, solidão, desesperança em relação a si e a terceiros.
4. Desesperança relacionada à incapacidade para visualizar alternativas de solução ou percepção limitada de alternativas, evidenciada pela incapacidade de mobilizar energia a seu favor.
5. Baixa autoestima crônica relacionada à não valorização de si mesmo, evidenciada pela verbalização de autodepreciação, sentimentos negativos de culpa e impotência.
6. Baixa autoestima situacional evidenciada pela verbalização da depreciação de si mesmo, sentimentos de desamparo e inutilidade.
7. Processo de pensamento perturbado* relacionado ao seu conteúdo de cunho depressivo, de culpa e menos valia e ideia de suicídio.
8. Percepção sensorial perturbada* evidenciada pela pouca concentração no mundo externo, à tristeza, à alteração nos padrões de comunicação e interpretação não acurada do ambiente.
9. Risco de sentimento de impotência evidenciado pela baixa autoestima crônica, à falta de energia, à apatia e à visão pessimista de si mesmo e do mundo.
10. Pesar relacionado à baixa autoestima, à tristeza profunda e à perda de sentido da vida.

* Diagnóstico retirado da Classificação da Nanda International a partir da edição 2012-2014, com a recomendação de que sejam realizados estudos para sua reintegração como um novo diagnóstico.

11. Comunicação verbal prejudicada evidenciada pela inibição psicomotora e à fala lentificada.
12. Desempenho de papel ineficaz relacionado a pensamentos pessimistas, à descrença em relação a si e ao mundo e ao sentimento de impotência.
13. Interação social prejudicada relacionada ao isolamento, fala monossilábica e distúrbio no autoconceito.
14. Risco de solidão evidenciado pela falta de energia e isolamento social.
15. Isolamento social evidenciado pela preocupação com seus pensamentos, tristeza e embotamento.
16. Manutenção ineficaz da saúde relacionada à falta de interesse e de energia para buscar atendimento à saúde.
17. Manutenção do lar prejudicada evidenciado pelo fato de a atenção estar voltada para seu viver depressivo.
18. Falta de adesão relacionada à manutenção ineficaz da saúde em consequência da ausência de perspectiva de vida.
19. Enfrentamento ineficaz relacionado à falta de energia, de interesse e incapacidade total ou parcial de sentir prazer.
20. Nutrição desequilibrada: menor que as necessidades corporais relacionada à falta de energia e interesse pela vida em decorrência de seu transtorno, evidenciada por não se alimentar ou fazê-lo de forma insuficiente.
21. Autonegligência evidenciada por higiene e cuidados à saúde e com o ambiente insuficientes, relacionada à falta de motivação, à inibição psicomotora e à apatia.
22. Disfunção sexual evidenciada pela falta de interesse por tudo, falta de energia ou em decorrência do transtorno e tratamento medicamentoso.
23. Padrão de sono prejudicado relacionado ao viver depressivo da pessoa, evidenciado pela privação em diferentes graus e pelo maior tempo de sono.
24. Constipação relacionada à inatividade, não ingestão de alimentos e líquidos.

Resultados esperados

Para avaliar os resultados esperados ou os objetivos no cuidado de pacientes, o enfermeiro vale-se de critérios de avaliação. Os mais específicos são apresentados a seguir, tomando-se como referência a classificação dos resultados de enfermagem (Nursing Outcomes Classification – NOC).[18] O paciente:

- Busca ajuda ao sentir-se autodestrutivo.
- Permanece sem causar danos a si mesmo.
- Demonstra controle das ideias de suicídio e dos impulsos suicidas.
- Mantém o controle do seu comportamento.

- Experimenta prazer em viver.
- Expressa vontade de viver.
- Expressa sentido para a vida.
- Verbaliza sentimento de autovalorização, descreve seus sucessos.
- Mantém postura ereta.
- Informa a frequência e o conteúdo de suas ideias depressivas.
- Evidencia pensamentos com base na realidade.
- Demonstra afetividade adequadamente.
- Demonstra interesse pelos eventos da vida.
- Demonstra grau adequado de energia.
- Identifica padrões eficazes de enfrentamento.
- Identifica os precursores da recaída e da recorrência da depressão.
- Planeja estratégias para evitar recaídas.
- Segue o plano de tratamento e cuidados e busca orientação sobre a doença e o tratamento.
- Mantém comunicação adequada com pessoas da família, da comunidade e do trabalho.
- Participa de atividades de lazer.
- É capaz de contribuir no atendimento das necessidades dos membros da família.
- Apresenta padrão de sono adequado.
- Executa as atividades adequadas de autocuidado e de vida diária em relação à higiene, à alimentação, à aparência, à postura e à deambulação. Mantém o peso corporal adequado.

INTERVENÇÕES DE ENFERMAGEM

A descrição das ações de enfermagem está fundamentada no Nursing Interventions Classification (NIC),[19] em vários clássicos da enfermagem em saúde mental e psiquiátrica e na experiência e produção científica das autoras deste capítulo.[20-25]

> A assistência de enfermagem ao paciente deprimido deve estar centrada na proteção da vida do paciente, em decorrência de suas ideias de morte e tentativa de suicídio.

- Manter observação constante do paciente porque ele apresenta potencial de risco de violência contra si e pode tentar colocar em prática sua ideia de suicídio. (1-10, 12-16, 18, 19)
  - Determinar a presença e o potencial de risco suicida.

- Observar, registrar e comunicar a todos da equipe terapêutica, ao cuidador e aos familiares as mudanças de humor percebidas que podem ser indicativas de risco de suicídio.
- Manter o paciente, se internado, em quarto próximo ao posto de enfermagem, para assegurar sua proteção. Sempre que possível, mantê-lo em quarto com outra pessoa, avaliando previamente as condições de ambos.
- Oferecer apoio, permanecendo ao lado do paciente mesmo que ele não diga nada, pois seu silêncio deve ser respeitado.
- Não utilizar frases estereotipadas para animar o paciente, como "Vamos lá, essa tristeza passa", "Veja como o dia está lindo!", "Vamos, ânimo".
- Utilizar frases curtas, objetivas e no nível de compreensão do paciente para explicar algo ou valorizar seus pequenos progressos. Não demonstrar para o paciente decepção ou ansiedade pela ausência de resposta.
- Manter observação constante dos espaços aos quais o paciente tem acesso para manter sua segurança e intervir terapeuticamente, quando necessário.
- Manter-se atento durante a utilização de objetos potencialmente perigosos, mas que fazem parte do viver diário do paciente (lâmina de barbear, tesoura, pratos e talheres, pesos para papel etc.).
- Estar alerta quanto à segurança do paciente, independentemente do número de pessoas designadas para cuidar dele.
- Evitar solicitar repetições desnecessárias sobre tentativas de suicídio anteriores, aproveitando a energia do paciente para analisar o presente voltado para o futuro. Se ele manifestar vontade, falar sobre tentativas anteriores, ouvi-lo e, a seguir, introduzir outro assunto relacionado a ele.
- Verificar sempre se o paciente ingeriu a medicação, pois ele pode armazená-la para usar em tentativa de suicídio, ingerindo-a de uma só vez. Conversar com ele logo após ministrar medicação oral, para certificar-se de que ele a ingeriu.
- Permanecer ao lado do paciente, transmitindo-lhe interesse genuíno, por meio de comunicação empática, aceitando-o como pessoa, demonstrando que ele não está sozinho em sua experiência.
- Demonstrar interesse e aceitação pelo paciente, independentemente do comportamento apresentado. Não alimentar a dependência, mas aceitá-la quando necessário. Desse modo, o paciente poderá experimentar redução do medo e sentir-se seguro e apto para mover-se para a interdependência saudável e a independência.
- Empregar o toque manual, se necessário, principalmente quando o nível de depressão do paciente está muito acentuado.

- Manter vigilância constante e discreta do paciente quando começar a remissão dos sintomas, porque a energia para atos ocorre mais precocemente do que o alívio de sentimentos e ideias depressivas, incluindo a de suicídio.[17] (2, 3, 5, 6)
  - Mantê-lo ocupado em atividades, de acordo com suas condições e preferências.
  - Valer-se de estratégias de comunicação terapêutica para ajudar o paciente a verbalizar suas ideias e seus sentimentos, mantendo-se atento ao conteúdo expresso para avaliar o potencial, tanto para o ato suicida como para o início à sua reintegração na família e na comunidade, caso o paciente esteja internado em algum serviço de saúde mental.
- Estar atento para perceber e valorizar os esforços para mudanças de comportamento, por mínimas que sejam, para estimular o desenvolvimento da autoestima. (4-6)
  - Encorajar o paciente a perceber seus pontos positivos.
  - Propiciar atividades em grupo com tarefas específicas que a pessoa possa desempenhar, permanecendo ao seu lado inicialmente.
  - Oferecer experiências que propiciem o desenvolvimento da autonomia.
  - Reduzir a demanda das exigências cognitivas e motoras quando perceber que o paciente está se tornando cansado ou desinteressado.
  - Ajudar o paciente na percepção dos sucessos obtidos, demonstrando confiança em seu potencial, encorajando-o a avaliar seu próprio comportamento, promovendo assim a independência gradativa do paciente.
  - Estimular exercícios físicos, como caminhadas, jogos, de acordo com as condições do paciente.[9]
  - Estimular a aceitação de novos desafios assim que perceber que o paciente está apto para analisá-los.
- Observar os cuidados relacionados à medicação específica (ver os capítulos 10 a 12). (1-24)
- Ressaltar a importância do tratamento e da sua continuidade, pois há a tendência de abandoná-lo ao experimentar o início da remissão dos sintomas. Dar ênfase na continuidade do tratamento para evitar recaídas (ver os capítulos 10 a 16). (1-24)
- Estimular o paciente a desempenhar as atividades de autocuidado e aquelas relacionadas às mudanças necessárias no ritmo de vida diária, como higiene oral e corporal, aparência (roupas, cabelo, maquiagem), alimentação e hidratação, eliminações, sono, repouso, lazer, ocupação, entre outras. (5, 6, 13-15, 21, 23, 24)
  - Participar das atividades com o paciente, se necessário, inicialmente. Aceitar sua dependência sem valorizá-la, promovendo a interdependência saudável e a independência.

  - Estimular gradativamente, de acordo com as condições do paciente, sua autonomia para gerenciar o próprio cuidado.
  - Oferecer alimentos ricos em fibras e proteínas, além de líquidos para estimular a motilidade intestinal e melhorar o estado geral.
  - Pesar o paciente semanalmente – ou mais vezes, se o estado geral dele assim o exigir.
  - Estabelecer rotina de horário para uso periódico do sanitário, até o paciente estar apto para atender às próprias necessidades.
- Estimular e orientar sobre a utilização dos sistemas de apoio familiar e comunitário, como associações, grupos de autoajuda, programas psicoeducacionais,[18] entre outros. (13, 16, 18)

Avaliação final

Nessa etapa do processo, faz-se nova avaliação das manifestações de comportamento do paciente para verificar as mudanças ocorridas, utilizando como parâmetro os resultados esperados.

> Destaca-se que, no cuidado ao paciente deprimido, o essencial é centrar a atenção no desenvolvimento de sua autoestima, promovendo, assim, a valorização de si mesmo e de sua vida.

CONSIDERAÇÕES FINAIS

A intervenção psicoeducacional aberta, dirigida à pessoa com TH, à sua família, aos amigos e interessados, em âmbitos nacional e internacional, têm demonstrado resultados promissores em relação à adesão ao tratamento e à aceitação e aprendizado sobre a convivência com o TH, atendendo também aos aspectos relacionados à qualidade de vida objetiva e subjetiva das pessoas envolvidas. Estas, em geral, são desenvolvidas por uma equipe interdisciplinar, coordenadas por médicos, enfermeiro ou psicólogo e contam com a participação de outros profissionais da área da saúde, considerando a multiplicidade de fatores que circundam esse transtorno[17,20] (ver o capítulo 16).

PROPOSTAS PARA ESTUDO

1. Observe um paciente que contemple a caracterização de um episódio depressivo.
2. Descreva quatro diagnósticos de enfermagem.
3. Identifique os resultados esperados.
4. Planeje as intervenções de enfermagem para o paciente.
5. Discuta a assistência de enfermagem planejada com colegas ou pares e professor ou supervisor.

REFERÊNCIAS BIBLIOGRÁFICAS

1. Moreno DH, Demétrio FN, Moreno RA. Depressão. In: Miguel EC, Gentil V, Gattaz WF. Clínica psiquiátrica. Barueri: Manole; 2011. p. 699-710.
2. Kaplan HI, Shaddock BJ, Grubb JA. Transtorno do humor. In: Compêndio de psiquiatria: ciências do comportamento e psiquiatria clínica. 7ª ed. Porto Alegre: Artes Médicas; 2003. p. 493-544.
3. Moreno DH, Almeida KM. Quadro clínico dos subtipos do espectro bipolar. In: Moreno RAM, Moreno DH. Da psicose maníaco-depressiva ao espectro bipolar. São Paulo: Segmento Farma; 2005. p. 141-69.
4. O'Donnell JM, Shelton RC. Tratamento farmacológico da depressão e dos transtornos e ansiedade. In: Brunton LL, Chabner BA, Knolman BC. As bases farmacológicas de terapêutica de Goodman & Gilman. 12ª ed. Porto Alegre: AMGH; 2012. p. 397-415.
5. Sadock BJ, Sadock VA.Transtornos do humor. In: Sadock BJ, Sadock VA. Manual de psiquiatria clínica. 5ª ed. Porto Alegre: Artmed; 2012. p. 183-207.
6. Lafer B, Caetano SC, Kleinman A, Ladeira RB. Transtorno bipolar ao longo da vida. In: Forlenza OV, Miguel EC. Compêndio de clínica psiquiátrica. Barueri: Manole; 2012. p. 315-36.
7. Tess VLC. Abordagem dos transtornos psiquiátricos na gestação e no puerpério. In: Forlenza OV, Miguel EC. Compêndio de clínica psiquiátrica. Barueri: Manole; 2012. p. 639-55.
8. Organização Mundial da Saúde. Classificação de transtornos mentais e de comportamento da CID-10. Critérios diagnósticos para pesquisa. Porto Alegre: Artes Médicas; 1998.
9. Fontana AM, Fontana MCPS. Transtorno do humor. In: Fontana AM. Manual de clínica em psiquiatria. São Paulo: Atheneu; 2005. p. 295-316.
10. Dubovsky SI, Davies R, Dubovsky AN. Transtorno do humor. In: Hales RE, Yudofsky SC. Tratado de psiquiatria clínica. 4ª ed. Porto Alegre: Artmed; 2006. p. 426-521.
11. Moreno DH, Dias RS, Moreno RA. Transtorno do humor. In: Louzã Neto MF, Elkis H. Psiquiatria básica. 2ª ed. Porto Alegre: Artmed; 2007. p. 219-34.
12. Sadock BJ, Sadock VA. Transtornos do humor. In: Sadock BJ, Sadock VA. Manual conciso de psiquiatria clínica. 2ª ed. Porto Alegre: Artmed; 2008. p.195-234.
13. Gabbard GO. Transtornos afetivos. In: Gabbard GO. Psiquiatria psicodinâmica. 4ª ed. Porto Alegre: Artmed; 2006. p. 165-89.
14. Soares MBM, Almeida KM, Moreno RA. Tratamento médico-clínico. In: Moreno RA, Moreno DH. Da psicose maníaco-depressiva ao espectro bipolar. São Paulo: Segmento Farma; 2005. p. 325-82.
15. Rennó Junior, Soares CN. Transtornos mentais associados ao ciclo reprodutivo feminino. In: Louzã Neto MR, Elkis H. Psiquiatria básica. 2ª ed. Porto Alegre: Artmed; 2007. p. 418-28.
16. Dias RS, Santos CHR. Transtorno bipolar, gênero, gravidez e puerpério. In: Moreno RAM, Moreno DH. Da psicose maníaco-depressiva ao espectro bipolar. São Paulo: Segmento Farma; 2005. p. 431-47.

17. Diagnósticos de enfermagem da Nanda: definições e classificação 2015-2017. Porto Alegre: Artmed; 2015.
18. Moorhead S, Johnson M, Mass ML, Swanson E. NOC Classificação dos resultados de enfermagem. Tradução da 4ª ed. Rio de Janeiro: Elsevier; 2008.
19. Bulecheck GM, Butcher HK, Dochterman JM. Classificação das intervenções de enfermagem (NIC). Tradução da 5ª ed. Rio de Janeiro: Elsevier; 2010.
20. Varcarolis EM. Mood disorders: Depression. In: Varcarolis EM, Carson VB, Shoemaker NC. Foundations of psychiatric mental health nursing: a clinical approach. 5ª ed. Saint Louis: Saunders/Elsevier; 2006. p. 327-58.
21. Stuart GW. Respostas emocionais e transtornos do humor. In: Stuart GW, Laraia MT. Enfermagem psiquiátrica: princípios e prática. 6ª ed. Porto Alegre: Artmed; 2001. p. 380-416.
22. Townnsend MC. Enfermagem psiquiátrica: conceitos de cuidado. 3ª ed. Rio de Janeiro: Guanabara Koogan; 2002. p. 391-424.
23. Stuart GW. Respostas de autoproteção e comportamento suicida. In: Stuart GW, Laraia MT. Enfermagem psiquiátrica: princípios e prática. 6ª ed. Porto Alegre: Artmed; 2001. p. 417-37.
24. Laraia MT. Psicofarmacologia. In: Stuart GW, Laraia MT. Enfermagem psiquiátrica: princípios e prática. 6ª ed. Porto Alegre: Artmed, 2001. p. 607-39.
25. Moreno RA, Stefanelli MC, Sousa MGG, Oliveira KC, Taveira ACA, Fentil V. Psychoeducational program for bipolar patients and their families. In: Pittsburgh 2005. Sixth International Conference on Bipolar Disorder. Bipolar Disord. 2005;7(Suppl 2):NRP162.

26

Assistência de enfermagem à pessoa com manifestações de comportamento decorrentes de transtorno do humor: episódio maníaco ou mania

Maguida Costa Stefanelli
Evalda Cançado Arantes
Ilza Marlene Kuae Fukuda

PONTOS A APRENDER

1. Caracterizar o episódio maníaco ou mania.
2. Discorrer sobre os diagnósticos de enfermagem.
3. Listar os resultados esperados.
4. Descrever as intervenções de enfermagem.
5. Discorrer sobre como a tentativa de suicídio pode se manifestar em pessoas com episódio maníaco.

PALAVRAS-CHAVE

Transtorno do humor, episódio maníaco, mania, enfermagem em saúde mental, enfermagem psiquiátrica.

ESTRUTURA DOS TÓPICOS

Introdução. Caracterização do episódio maníaco. Tratamento. Processo de enfermagem. Avaliação final. Propostas para estudo. Referências bibliográficas.

INTRODUÇÃO

No transtorno do humor (TH), o episódio maníaco – hipomania e mania – é estudado atualmente integrando os transtornos bipolares.[1,2] Neste capítulo, o TH é apresentado separadamente apenas por questões didáticas.

A CID-10[3] apresenta o episódio maníaco em cinco desdobramentos: hipomania, mania sem sintomas psicóticos, mania com sintomas psicóticos, outros episódios maníacos e episódio maníaco não especificado (Quadros 26.1 e 26.2).

Quadro 26.1. Hipomania (F30.0)

O humor está elevado ou irritável, fora dos padrões normais para a pessoa em foco, e presente há pelo menos quatro dias. A pessoa apresenta pelo menos três dos sintomas descritos a seguir, com alguma interferência do desempenho pessoal na vida diária:

- Atividade aumentada ou inquietação física.
- Loquacidade aumentada ("pressão para falar").
- Distraibilidade ou mudanças constantes e rápidas de atividades e planos.
- Diminuição da necessidade de sono.
- Aumento da energia sexual.
- Leve excesso de gastos e outras manifestações de comportamentos imprudentes.

Para se considerar que o comportamento decorre de hipomania, não se pode atribuí-lo ou associá-lo ao uso de substância psicoativa ou ao transtorno mental orgânico.

Quadro 26.2. Mania sem sintomas psicóticos (F30.1)

O humor está predominantemente elevado, expansivo ou irritável, fora dos padrões normais para a pessoa em foco, e presente há pelo menos uma semana. Apresenta três ou quatro dos sintomas descritos a seguir:

- Atividade aumentada ou inquietação física.
- Loquacidade aumentada ("pressão para falar").
- Fuga de ideias ou pensamento acelerado.
- Perda de inibições sociais normais, com comportamento inadequado para as circunstâncias.
- Diminuição da necessidade do sono.
- Autoestima inflada ou grandiosidade.
- Distraibilidade ou mudanças constantes e rápidas de atividades e planos, com comportamento de riscos não reconhecidos pela pessoa (gastos excessivos, empreendimentos grandiosos sem finalidade definida, direção imprudente, discussões, brigas, entre outros).
- Energia sexual aumentada com comportamento sexual inadequado.
- Não há alucinações ou delírios. Pode ocorrer hiperacusia subjetiva, percepções vívidas de cores, entre outras.

Para se considerar o comportamento apresentado como decorrente de mania, ele não pode ser atribuído ao uso de substância psicoativa ou ao transtorno mental orgânico.

CARACTERIZAÇÃO DO EPISÓDIO MANÍACO

Diferentes alterações do estado de humor, como expansividade e euforia, irritabilidade, labilidade de humor, inclusive depressão nos estados mistos, podem estar presentes nas manifestações de comportamento da pessoa em episódio maníaco. A maioria delas manifesta fuga de ideia e aceleração do curso do pensamento. Além dessas, podem apresentar diminuição da atenção, distraibilidade, pensamento arborizado; delírio de conteúdo religioso ou de grandiosidade e poder ou, às vezes, de cunho persecutório; e, ainda, alucinação, às vezes de caráter religioso ou de poder excessivo, que, em geral, são flutuantes e inconstantes.[4-6]

Os delírios nem sempre se manifestam durante todas as horas do dia. Eles estão mais presentes quando a pessoa está mais ativa.[4]

A diminuição das horas de sono pode estar presente em 80% no comportamento da pessoa em estado maníaco e 90% podem apresentar verborragia. Na esfera sexual, 50% delas manifestam hiperatividade sexual e impulsividade.[4]

Assim, os episódios maníacos, além da alteração do humor caracterizam-se também por alteração da psicomotricidade e cognição.[4,7]

Os transtornos hipomaníacos se manifestam por comportamento semelhante aos quadros maníacos, exceto pela ausência de sintomas psicóticos, e não provocam prejuízo acentuado no relacionamento social e ocupacional.[4]

Vale ressaltar que quadros hipomaníacos, dependendo da gravidade, muitas vezes podem passar despercebidos pelos familiares e não exigem internação hospitalar.[4]

Mania com sintomas psicóticos (F30.2)

Em relação à mania com sintomas psicóticos (F30.2), os critérios são os mesmos da mania sem sintomas psicóticos, porém com presença de alucinações e delírios com conteúdo grandioso, autorreferente, erótico ou persecutório, condizentes ou não com o humor apresentado pela pessoa.[3] As áreas mais afetadas nesse transtorno são afetividade, cognição, sensopercepção, psicomotricidade e funções vegetativas ou sintomas físicos.[4,5,7]

TRATAMENTO

O tratamento pode ser realizado em ambulatório, a menos que a pessoa manifeste comportamento de auto/heteroagressão, falta de crítica ou risco de suicídio.[4-11]

O tratamento farmacológico da mania é feito com estabilizadores do humor (lítio, anticonvulsivantes), antipsicóticos atípicos e típicos. A eletroconvulsoterapia tem se mostrado efetiva na fase aguda da mania. A indicação deles na prevenção da mania e no tratamento de manutenção depende da fase em que se encontra a evolução da doença além de critérios médicos.[1,2,4-11]

Terapias complementares associadas à farmacoterapia e ao programa psicoeducacional[12] têm sido utilizadas e contribuído muito para a qualidade de vida das pessoas com esse transtorno e para a adesão ao novo ritmo de vida e ao tratamento (ver os capítulos 10 a 16).

PROCESSO DE ENFERMAGEM

A assistência de enfermagem ao paciente com manifestações de agitação, euforia e agressividade decorrentes do TH deve ser centrada na sua proteção, seja em relação à autoagressão e à agressão a outras pessoas, seja na prevenção da exaustão e do risco de morte por colapso cardíaco em decorrência de agitação e euforia.[13]

Avaliação inicial

Para a coleta inicial dos dados do paciente, o enfermeiro deve valer-se de um roteiro que inclui o histórico de enfermagem e o roteiro de observação (ver o capítulo 9).

As manifestações de comportamento do paciente agitado e agressivo decorrentes de mania dependem da fase da doença, do tratamento e da personalidade dele. O paciente aparenta estar sempre apressado e demonstra estar muito atarefado. Sua energia parece inesgotável. Como consequência desse comportamento, em geral, o paciente perde peso, apresenta desidratação e pode ser acometido por outros problemas de ordem somática.

A fisionomia do paciente denota alegria, pois está quase sempre rindo, gargalhando ou cantando. Com o agravamento do episódio, sua fala torna-se mais alta, rápida e de difícil entendimento. O estado de humor oscila frequentemente, passando do estado de euforia para o de irritabilidade ou de agressividade, especialmente quando são colocados limites ao seu comportamento ou quando ele não tem seus pedidos atendidos.

O paciente fala incessantemente. Como o curso de seu pensamento torna-se mais rápido, ele passa de um assunto para outro sem nenhum estímulo e sem concluir seu pensamento. Por essa razão, muitas vezes, sua fala torna-se desconexa e, em geral, é rica em trocadilhos, piadas, entre outros artifícios. Interfere na conversa das pessoas ao seu redor, fazendo críticas ou emitindo opiniões sobre assuntos que não lhe dizem respeito. O paciente pode tornar-se jocoso, sarcástico e irônico ao se dirigir às outras pessoas e, em geral, destaca, aponta e reforça os pontos fracos que percebe nos outros. Por essa razão, pode ser agredido e também revidar a agressão. É frequente falar sobre grandes conquistas, realizações ou posses imaginárias. É comum realizar gastos inadequados às suas condições econômicas. Não tem *insight* de sua doença e de seus limites financeiros, podendo levar a família à ruína.

Qualquer estímulo externo, por menor que seja, chama a sua atenção, mas a pessoa não se fixa em nenhuma atividade porque a concentração da atenção está diminuída. De modo geral, o paciente não consegue parar nem para atender às suas necessidades, alimentar-se ou dormir, ou desenvolver as atividades de vida diária e o cuidado de si mesmo, podendo passar dias em estado de vigília. Veste roupas impróprias para o ambiente ou para a estação, geralmente muito coloridas, que propiciam aparência quase sempre bizarra. As mulheres usam vários acessórios ao mesmo tempo, como colares, pulseiras e anéis de cores vivas, e em quantidade. Enfeitam os cabelos com flores ou laços grandes. A maquiagem está sempre presente, porém feita de modo descuidado e exagerado. Usam sombra de cores fortes em toda a pálpebra, batom de cor forte que ultrapassa o contorno dos lábios. Apresentam maior interesse sexual, demonstrando isso, às vezes, sem crítica alguma.

Diagnósticos de enfermagem[14]

1. Risco de lesão evidenciada pela hiperatividade extrema, ausência de controle devido à agitação, à deambulação excessiva e aos movimentos sem finalidade e potencialmente lesivos.
2. Risco de violência direcionada a outros evidenciada pela hiperatividade, agitação, agressividade, euforia, delírio e alucinações, quando presentes.
3. Risco de suicídio evidenciado pela vergonha, ansiedade e culpa em consequência das manifestações de comportamento apresentadas na fase de euforia e agitação, estando presente a ideia de suicídio, bem como indícios verbais e planos do ato suicida.
4. Processo de pensamento perturbado* relacionado a pensamentos inadequados e ideias em desacordo com a realidade (quando presentes).
5. Percepção sensorial perturbada** relacionada à pouca concentração, à euforia e à agitação, provocando a interpretação não acurada do ambiente.
6. Enfrentamento defensivo relacionado a ideias de grandiosidade, negação de problemas ou fraquezas, atitude superior em relação aos outros ao seu redor, expondo-os ao ridículo.

---

* Diagnóstico retirado da classificação da Nanda International a partir da edição 2012-2014, com a recomendação de que sejam realizados estudos para sua reintegração como novo diagnóstico.

** Diagnóstico retirado da classificação da Nanda International a partir da edição 2015-2017, com a recomendação de que sejam realizados estudos para sua reintegração como novo diagnóstico.

7. Ansiedade relacionada à irritabilidade, à incapacidade de concentração da atenção, principalmente quando se tenta impor limites ao comportamento do paciente e por ocasião da remissão de sintomas.
8. Interações sociais prejudicadas relacionadas a processos afetivos alterados e falta de concentração evidenciada por incapacidade de desenvolver relações satisfatórias, em função da aceleração e expressão de pensamento, e ao comportamento agitado e agressivo.
9. Nutrição desequilibrada: menor que as necessidades corporais relacionadas à recusa ou à incapacidade de parar por tempo suficiente para alimentar-se, com consequente perda de peso e desidratação.
10. Volume de líquidos deficiente relacionado à não ingestão de líquidos por recusa e incapacidade de parar para ingeri-los.
11. Padrão de sono prejudicado relacionado à hiperatividade evidenciada por dificuldade em conciliar o sono e dormir por curtos períodos.
12. Fadiga relacionada à hiperatividade, à aceleração e à expressão do pensamento.
13. Autonegligência.
14. Relacionado à hiperatividade extrema, sem controle e com agitação.
15. Disfunção sexual relacionada a manifestações inadequadas de comportamento sexual em função de falta de autocrítica e da não existência de controle sobre sua impulsividade.
16. Processos familiares interrompidos relacionados à agitação, à agressividade e à incapacidade de completar as tarefas habituais, em virtude de mudanças no relacionamento e no funcionamento do grupo familiar.
17. Manutenção ineficaz da saúde, evidenciada pela não aceitação da doença e à falta de cuidados básicos de saúde.
18. Manutenção do lar prejudicada, evidenciada pelo descuido com o ambiente, com a higiene do lar e aos gastos excessivos relatados ou observados.

Resultados esperados (objetivos)[15]

- Mantém-se sem causar danos a si mesmo.
- Mantém-se sem causar danos aos outros e ao ambiente.
- Identifica situações que precipitam a hostilidade.
- Busca ajuda ao sentir-se autodestrutivo.
- Demonstra controle da ansiedade.
- Identifica alternativas à agressão.
- Controla a agressividade.
- Controla a agitação.
- Apresenta autocontrole sem supervisão.

- Reconhece sua responsabilidade pelos próprios atos.
- Concentra a atenção em atividades.
- Relaciona-se adequadamente com as pessoas.
- Comunica adequadamente seus sentimentos.
- Reconhece mudanças no estado de saúde.
- Toma decisões adequadas.
- Demonstra *insight* do seu comportamento no curso da doença.
- Desempenha atividades de autocuidado adequadamente (atividades de vida diária).
- Consegue manter equilíbrio entre sono e vigília.
- Aceita dieta balanceada e ingestão de líquidos em intervalos regulares.
- Utiliza recursos da comunidade para manutenção da saúde.

Intervenções de enfermagem

A descrição das ações de enfermagem está fundamentada no Nursing Interventions Classification (NIC),[16] em vários clássicos da enfermagem em saúde mental e psiquiátrica, e na experiência das autoras deste capítulo.[6,17-21] Os números entre parênteses correspondem ao do diagnóstico de enfermagem.

O primeiro impacto emocional que as pessoas agitadas e agressivas provocam nos profissionais que lhes prestam assistência, médico e equipe de enfermagem, é a situação de ameaça à integridade física desses profissionais. É natural que experimentem sentimentos de medo ou raiva frente a essa situação de ameaça. É importante, porém, que os profissionais estejam conscientes desses sentimentos vivenciados para que não reflitam na interação com o paciente.[13,17-22] O enfermeiro deve ter sempre em mente e compreender que aquela reação de agressividade é decorrente de sintomas psíquicos, e não uma manifestação de hostilidade à pessoa do profissional.[22]

> Na assistência à pessoa com episódio maníaco, deve-se, primordialmente, assegurar a vida do paciente, prevenir a autolesão, minimizar prejuízos psicossociais e evitar tentativa de suicídio por ocasião da remissão dos sintomas, que afetam em muito sua vida pessoal, familiar, social e ocupacional.

Ao prestar assistência de enfermagem ao paciente deve-se ter como referências três aspectos importantes: o controle de fatores ambientais que podem aumentar a agitação e a agressividade; a antecipação e diagnóstico precoce do risco de agitação e agressividade; e a intervenção imediata.[13,17-22]

É por meio da comunicação e relacionamento interpessoal que o enfermeiro conquistará a confiança do paciente, estabelecendo vínculo com ele e, assim, prestando assistência de enfermagem efetiva. O enfermeiro deve sempre ter em mente:

- Manter o nível de estímulos reduzido no ambiente. (1, 2, 5, 7, 8)
  - Se houver música ambiente, ela deve ser suave e mantida em baixo volume.
  - A decoração do ambiente deve ser o mais simples possível, conservando os objetos essenciais, para minimizar ameaças e riscos.
  - Reduzir estímulos externos.
- Acomodar o paciente o mais próximo do seu cuidador ou do posto de enfermagem, quando hospitalizado. (1-8, 15)
- Se possível, manter o paciente em quarto individual, evitando colocá-lo com outras pessoas com comportamento semelhante. (1, 2, 7, 9)
- Observar continuamente o comportamento do paciente, estando atento às suas mudanças de humor para prevenir agitação e agressividade. (1-8, 14, 15)
  - Observar constantemente os espaços aos quais o paciente tem acesso para manter a segurança dele e intervir terapeuticamente, quando necessário.
  - Manter-se atento durante a utilização de objetos potencialmente perigosos, mas que fazem parte do cotidiano do paciente (por exemplo: lâmina de barbear, tesoura, pratos e talheres, pesos para papel etc.).
- Observar o comportamento do paciente estando atento às mudanças de humor para identificar as manifestações de comportamento indicativos da mudança de polaridade para depressão. (1-9)
- Proporcionar atividades que canalizem a energia do paciente para uma ocupação útil. Essa ocupação deve ser simples e exigir movimentos amplos e de fácil execução e conclusão, para tentar mantê-lo nessa atividade por tempo determinado, cuidando para não haver desgaste físico excessivo. (1, 2, 7, 13)
  - Evitar atividades de caráter competitivo.
  - As atividades oferecidas não devem exigir esforço excessivo para evitar fadiga.
  - Ensinar estratégias de organização das atividades e controle do tempo gasto com elas.
  - Auxiliar o paciente a estabelecer metas e atividades reais.
  - Auxiliar o paciente a identificar situações que possam desencadear autoagressão. (1, 3, 7)
- Estar atento ao período em que se inicia a remissão da agitação, da agressividade ou da euforia, porque o paciente experimenta sentimento de culpa e

vergonha quando tem conhecimento de seu comportamento anterior. Esse *insight* pode levá-lo a tentar o suicídio. (3)

- Colocar limites quando a agitação, a agressividade e a euforia apresentam-se em ritmo crescente. Limites que podem ser determinados: retirar o paciente do ambiente em que está; colocá-lo em local mais tranquilo; tentar mantê-lo ocupado em alguma atividade junto ao enfermeiro ou cuidador (ver o capítulo 22). (1- 9, 15)
  - Não julgar o comportamento do paciente, nem puni-lo. Entender que o comportamento é decorrente dos sintomas.
  - Ao conversar com o paciente, utilizar tom de voz mais baixo que o dele, porém audível, a fim de que ele também diminua o tom de voz.
  - Falar de maneira clara e simples que o limite que está sendo colocado é uma medida terapêutica, e não punitiva, e esclarecer que o comportamento dele é prejudicial aos demais e a ele próprio.
  - Não discutir com o paciente.
- Somente quando houver riscos à integridade física do paciente e das demais pessoas ao redor, e as medidas anteriores não forem bem-sucedidas, a restrição física torna-se necessária, devendo a decisão ser tomada e seguida pela equipe (ver o capítulo 36). (1, 2, 3, 7)
- Não fazer ameaças, ser firme em relação à necessidade de restrição física, que deverá ser mantida pelo menor tempo necessário. Efetuar avaliação do paciente a cada 15 minutos, isto é, até que haja remissão da manifestação que motivou a restrição, não ultrapassando o período de duas horas. Decorrido esse tempo, se não ocorrer remissão do comportamento que motivou a restrição, deverá haver nova avaliação por parte da equipe interdisciplinar.
  - Explicar ao paciente o que está sendo feito e o porquê.
  - Falar de maneira clara e simples que é uma medida terapêutica e não punitiva.
  - Administrar a medicação prescrita.
  - Manter um funcionário, adequadamente orientado sobre os cuidados necessários, junto ao paciente, até a sua liberação.
  - Estar ciente e atualizado sobre as implicações ético-legais que envolvem a intervenção. Cada serviço deve ter seu protocolo sobre essa ação.
- Quando o paciente manifestar ideias fora da realidade, ouvi-lo por um tempo, não julgá-lo, não discutir e mudar de assunto assim que possível, introduzindo temas concretos, tentando mantê-lo ocupado. No entanto, é necessário estar atento ao momento em que o paciente demonstra estar apto a analisar suas ideias. Para ajudá-lo nessa análise, utilizar as estratégias de comunicação terapêutica. (4-6)

- Observar os cuidados relacionados à medicação específica (ver os capítulos 10 a 12). (1-15)
- Se o paciente não se alimentar adequadamente, oferecer nessa fase alimentos ricos em proteínas e calorias de fácil ingestão e que possam ser consumidos enquanto ele se movimenta. Esses alimentos podem ser sanduíches, biscoitos, frutas e sucos. Caminhar ou sentar-se com o paciente enquanto ele se alimenta, para estimulá-lo. (4, 5, 10, 11)
- Observar e anotar as eliminações e a ingestão de líquidos e alimentos. (4, 5, 10, 11, 14, 17)
- Pesar periodicamente o paciente, pois esse é um parâmetro importante para a avaliação de seu estado nutricional e possíveis efeitos colaterais de medicamentos. (10, 11, 14)
- Proporcionar repouso periódico. (12-14)
- Observar e registrar as horas de sono do paciente. (12)
- Supervisionar o paciente durante seus cuidados com a higiene, uma vez que estes são feitos rapidamente, sem a devida atenção. Às vezes, ele não consegue parar para cuidar de si. (4, 5, 14)
- Quanto à aparência, orientar o paciente e a família a respeito da adequação e da propriedade, evitando que o paciente seja ridicularizado pelos demais. (5, 14)
- Manter relacionamento entre enfermeiros e familiares do paciente para poder conhecê-los e tentar compreender o funcionamento da família, desde o início do tratamento. Isso é fundamental para estabelecer um clima de parceria entre paciente, familiares e equipe, evidenciando a importância da participação deles no tratamento, na recuperação e na prevenção de recaídas. (9, 16, 18)
- Orientar os familiares do paciente sobre a natureza da doença e as manifestações de agitação e agressividade apresentadas por ele e sobre como se relacionar com ele em casa. (16-18)
- Orientar os familiares e pacientes sobre a importância da medicação e a não suspensão desta, mesmo que o paciente esteja se sentindo melhor. Procurar o médico sempre que tiver qualquer dúvida a respeito do tratamento (ver os capítulos 10 a 12). (1-18)
- Orientá-lo também a seguir as recomendações do médico para a realização de exames laboratoriais para controle da medicação, principalmente do lítio. (17)
- Encorajar o paciente a ter papel ativo no seu tratamento e na sua recuperação. (17)
- Encaminhar o paciente e os familiares para os recursos da comunidade e, em especial, programas psicoeducacionais.[16] Caso esses programas não existam

no local em que o enfermeiro atua, ele deverá empenhar-se para a sua criação, com caráter interdisciplinar, para abranger os fatores biopsicossociais e culturais que envolvem o sofrimento decorrente do transtorno. (17)

AVALIAÇÃO FINAL

Nessa etapa do processo, é feita uma nova avaliação do comportamento do paciente para verificar as mudanças obtidas, utilizando como parâmetros os resultados esperados.

Quadro 26.3 Resultados esperados

Fase aguda	Fase de continuação	Fase de manutenção
• Hidratação e alimentação • Redução da atividade física • Manutenção de mais horas de sono e repouso • Manutenção sem autolesão e sem tentativa de suicídio • Educação em saúde	Educação em saúde para pacientes e familiares sobre: • Prevenção de recaídas • Fatores precipitantes de recaídas • Identificação de sinais de recaída • Orientação sobre medicação • Adesão ao tratamento • Procura por grupos de apoio social • Habilidades de comunicação	• Aquisição de controle sobre seu comportamento • Participação em grupos de relacionamento interpessoal, grupal e familiar • Participação em programa psicoeducacional • Avaliação periódica

PROPOSTAS PARA ESTUDO

1. Observe um paciente, no local onde está atuando, que contemple a caracterização de um episódio maníaco.
2. Descreva quatro diagnósticos de enfermagem.
3. Identifique os resultados esperados.
4. Planeje as intervenções de enfermagem para o paciente.
5. Discuta a assistência de enfermagem planejada com colegas ou pares e professor ou supervisor.

REFERÊNCIAS BIBLIOGRÁFICAS

1. Kaplan HI, Saddock BJ, Grubb JA. Transtorno do humor. In: Compêndio de psiquiatria: ciências do comportamento e psiquiatria clínica. 7ª ed. Porto Alegre: Artes Médicas; 2003. p. 493-544.
2. Moreno DH, Almeida KM. Quadro clínico dos subtipos do espectro bipolar. In: Moreno RAM, Moreno DH. Da psicose maníaco-depressiva ao espectro bipolar. São Paulo: Segmento Farma; 2005. p. 141-69.

3. Organização Mundial da Saúde. Classificação de transtornos mentais e de comportamento da CID-10. Critérios diagnósticos para pesquisa. Porto Alegre: Artes Médicas; 1998.
4. Lafer B, Almeida KM, Abreu LN, Amaral JAMS. Transtorno bipolar. In: Miguel EC, Gentil V, Gattaz WF. Clínica psiquiátrica. Barueri: Manole; 2011 p. 711-31.
5. Lafer B, Caetano SC, Kleinman A, Ladeira RB. Transtorno bipolar ao longo da vida. In: Forlenza OV, Miguel EC. Compêndio de clínica psiquiátrica. Barueri: Manole, 2012. p. 315-36.
6. Mantovani C, Migon MN, Alheira FV, Del-Bem CM. Manejo do paciente agitado ou agressivo. Rev Bras Psiq. 2010;32(supl):596-603.
7. Fontana AM, Fontana MCPS. Transtorno do humor. In: Fontana AM. Manual de clínica em psiquiatria. São Paulo: Atheneu; 2005. p. 295-316.
8. Dubovsky SL, Davies R, Dubovsky AN. Transtorno do humor. In: Hales RE, Yudofsky SC. Tratado de psiquiatria clínica. 4ª ed. Porto Alegre: Artmed; 2006. p. 426-521.
9. Moreno DH, Dias RS, Moreno RA. Transtorno do humor. In: Louzã Neto MR, Elkis H. Psiquiatria básica. 2ª ed. Porto Alegre: Artmed; 2007. p. 219-34.
10. Soares MBM, Almeida KM, Moreno RA. Tratamento médico-clínico. In: Moreno RA, Moreno DH. Da psicose maníaco-depressiva ao espectro bipolar. São Paulo: Segmento Farma; 2005. p. 325-82.
11. Meyer JM. Farmacoterapia da psicose e da mania. In: Brunton LL, Chabner BA, Knollmann BC. As bases farmacológicas da terapêuticade Goodman & Gilman.12ª ed. Porto Alegre: AMGH; 2012. p. 417-55.
12. Stefanelli MC, Moreno RA, Taveira AAC et al. Psychoeducational program: how patients with affective disorders and their families perceive it. J Affect Disord. 2006;91(Suppl 1):S79.
13. Varcarolis EM. Mood disorders: bipolar. In: Varcarolis EM, Carson VB, Shoemaker NC. Foundations of psychiatric mental health nursing: a clinical approach. 5th ed. Saint Louis: Saunders/Elsevier; 2006. p. 359-83.
14. Diagnósticos de enfermagem da Nanda: definições e classificação 2015-2017. Porto Alegre: Artmed; 2015.
15. Moorhead S, Johnson M, Mass ML, Swanson E. NOC, classificação dos resultados de enfermagem. Tradução da 4ª ed. Rio de Janeiro: Elsevier; 2008.
16. Bulecheck GM, Butcher HK, Dochterman JM. Classificação das intervenções de enfermagem (NIC). Tradução da 5ª ed. Rio de Janeiro: Elsevier; 2010.
17. Townnsend MC. Enfermagem psiquiátrica: conceitos de cuidado. 3ª ed. Rio de Janeiro: Guanabara Koogan; 2002. p. 391-424.
18. Teixeira MB, Stefanelli MC, Arantes EC. Assistência de enfermagem a pacientes com comportamento caracterizado por manifestações de agitação e agressividade. Rev Esc Enferm USP. 1981;15(2):141-6.
19. Stuart GW. Respostas emocionais e transtornos do humor. In: Stuart GW, Laraia MT. Enfermagem psiquiátrica: princípios e prática. 6ª ed. Porto Alegre: Artmed; 2001. p. 380-416.
20. Stefanelli MC, Moreno RA, Sousa MGG et al. Compreendendo el significad del transtorno bipolar en la família. In: Libro de ponencia 2005. II Congreso Iberoamericano de Investigación Cualitativa em Salud. Madrid, 20-25 de Junio de 2005. p. 39-40.
21. Castro ARS. Cuidado de enfermagem a pacientes com comportamento agitado e/ou agressivo. Dissertação [Mestrado Profissional em Enfermagem]. Curitiba: Universidade Federal do Paraná; 2013.
22. Castro ARSC, Maftum MA, Paes MR et al. Percepções da equipe de enfermagem sobre os pacientes com comportamento agitado e/ou agressivo. Rev Enferm UFPE on line. 2014;8(7):1868-73.

27

Assistência de enfermagem à pessoa com manifestações de comportamento decorrentes de transtorno do humor: transtorno afetivo bipolar

Maguida Costa Stefanelli
Evalda Cançado Arantes
Ilza Marlene Kuae Fukuda

PONTOS A APRENDER

1. Caracterizar o transtorno afetivo bipolar ou transtorno bipolar do humor.
2. Discorrer sobre os diagnósticos de enfermagem.
3. Listar os resultados esperados.
4. Descrever as intervenções de enfermagem.
5. Discorrer sobre a tentativa de suicídio em pessoas com episódio depressivo, destacando os pontos centrais.

PALAVRAS-CHAVE

Transtorno do humor, transtorno afetivo bipolar, transtorno bipolar, ciclotimia, ciclagem rápida, enfermagem em saúde mental, enfermagem psiquiátrica.

ESTRUTURA DOS TÓPICOS

Introdução. Caracterização. Epidemiologia. Etiologia. Tratamento. Ciclagem rápida. Processo de enfermagem. Avaliação final. Considerações finais. Propostas para estudo. Referências bibliográficas.

INTRODUÇÃO

O transtorno afetivo bipolar (TAB) é uma doença crônica, grave e recorrente, que compromete o funcionamento e o bem-estar da pessoa afetada e de sua família no curso da vida. Representa um fardo econômico para a família e para os sistemas de saúde, com altos índices de mortalidade. Quando subdiagnosticado, pode levar anos para ser reconhecido.[1-5] Há uma demanda reprimida crescente e, para assumi-la com responsabilidade, tem-se de priorizar as intervenções eficientes, considerando não só os recursos terapêuticos como os de pesquisa e de educação continuada, o treinamento de técnicos e a orientação para a saúde dos pacientes e de seus familiares, amigos e comunidade.[6]

CARACTERIZAÇÃO

O TAB é caracterizado, no paciente, por alternâncias no estado de humor, de energia e de habilidade para o desempenho diário. Ele pode apresentar episódios depressivos com ou sem sintomas psicóticos e episódios de hipomania ou mania com ou sem sintomas psicóticos.[1-5,7] Em geral, entre os episódios há um período de eutimia, porém o prejuízo no desempenho profissional, ocupacional, social e pessoal durante essa fase também é evidenciado.[2,5]

Comumente, o TAB se instala no final da adolescência e início da idade adulta, é recorrente, apresenta índice de morbidade e mortalidade maior que o da população geral e traz grande prejuízo para o próprio paciente, seus familiares e sociedade em geral. O índice de suicídio é de 15% ao longo da vida.[7,8] Quando o início do TAB se dá precocemente, o risco de se tornar crônico e a probabilidade de apresentar ciclagem rápida, estados mistos, sintomas psicóticos e resistência ao tratamento são maiores.

O CID-10[9] apresenta o transtorno afetivo bipolar (F31) em vários episódios (Quadro 27.1).

As denominações transtorno bipolar I e II são utilizadas para transtornos bipolares do humor pelo *Diagnostic and Statistical Manual of Mental Disorders* (DSM IV).[10]

Quadro 27.1 Transtorno afetivo bipolar

F31.0 – Transtorno afetivo bipolar, episódio atual hipomaníaco
F31.1 – Transtorno afetivo bipolar, episódio atual maníaco sem sintoma psicótico
F31.2 – Transtorno afetivo bipolar, episódio atual maníaco com sintoma psicótico
F31.3 – Transtorno afetivo bipolar, episódio atual depressivo leve ou moderado
F31.4 – Transtorno afetivo bipolar, episódio atual depressivo grave sem sintoma psicótico
F31.5 – Transtorno afetivo bipolar, episódio atual depressivo grave com sintoma psicótico
F31.6 – Transtorno afetivo bipolar, episódio atual misto
F31.7 – Transtorno afetivo bipolar, episódio atual em remissão
F31.8 – Outros transtornos afetivos bipolares
F31.9 – Transtorno afetivo bipolar, não especificado

Transtorno bipolar I (TAB I): a pessoa já apresentou ou está apresentando um conjunto de sintomas de mania durante o curso do transtorno. O TAB I cursa com a mania.[1,3-5]
Transtorno bipolar II (TAB II): há a presença de episódio depressivo com história de pelo menos um episódio hipomaníaco, traços ciclotímicos e hipertímicos. O TAB II cursa exclusivamente com hipomania.[3-5]

EPIDEMIOLOGIA

Na estimativa de anos vividos com incapacitação (AVI) da OMS para o ano 2000, o TAB ocupava o quinto lugar entre as doenças. A estimativa para 2020 é de que passe a ocupar o segundo lugar.[11]

Estudos epidemiológicos recentes, ampliando o limiar de TAB e considerando o espectro bipolar, estimam que a prevalência para o TAB esteja em torno de 5 a 8%.[12,13]

Em relação à idade, o transtorno bipolar inicia-se precocemente, podendo dar-se desde a infância até por volta dos 50 anos, com média de 30 anos de idade.[1,3] Pesquisas recentes indicam que esses transtornos estão começando mais precocemente e tornando-se mais comuns,[4] mas raramente ocorrem após os 60 anos.[14]

No TAB não há diferença na prevalência quanto ao gênero e à etnia.[1,4] O TAB I acomete igualmente ambos os sexos e o TAB II é mais frequente entre as mulheres. Essa diferença entre homens e mulheres pode estar relacionada ao hipotireoidismo, ao efeito de hormônios esteroides ou vinculada à utilização de antidepressivos.

Escolaridade incompleta pode ser relacionada ao início mais precoce desse transtorno.[1,4] Em outro estudo sobre TAB, constatou-se que, apesar de o nível de escolaridade ser mais elevado, mais da metade da população estudada não tinha ocupação ou mantinha atividades em nível inferior ao da sua formação.[15] Considera-se maior frequência do TAB em pessoas divorciadas ou separadas, porém há a ponderação sobre a ocorrência de essas situações serem decorrentes de relacionamentos conflituosos que esse transtorno, em geral, pode provocar.[1,3,4]

O TAB é o transtorno mental com mais alta ocorrência de suicídio e apresenta alto índice, não só de morbidade, como de mortalidade.[8,16,17] Os indicadores apontados, por si só, demonstram a necessidade de mais atenção do poder público e da manutenção de políticas de saúde pública.[1,2,4]

ETIOLOGIA

Apesar de o TAB ser considerado um transtorno grave e recorrente, sua etiologia ainda é desconhecida.[7,17,18]

Supõe-se que a etiologia do TAB seja complexa, apontada como tendo forte influência de fatores genéticos, neurobiológicos (ritmo biológico, neurotransmissores), neuroendócrinos e ambientais, que podem variar entre as pessoas.[7,17,18]

Existem, atualmente, evidências de disfunções cognitivas e alterações em estrutura e neuroquímica cerebrais que sugerem alterações em circuitos cerebrais que possibilitam a compreensão dos mecanismos neurobiológicos associados à recorrência, cronicidade e comorbidades com outros transtornos clínicos e psiquiátricos.[1,4,7,18]

A neuroimagem possibilita promissoras perspectivas para a elucidação dos fatores etiológicos[1,4,16-18] (ver o capítulo 7).

Aproximadamente 50% das pessoas com TAB I têm pelo menos um dos pais com algum transtorno afetivo, principalmente depressão.[18]

TRATAMENTO

De modo geral, o tratamento do TAB pode ser feito em regime ambulatorial, a menos que a pessoa corra o risco de suicídio, manifeste falta de crítica ou não adesão ao tratamento.[17,19]

Para o tratamento dos pacientes com TAB, são utilizados medicamentos como estabilizadores do humor (carbonato de lítio e anticonvulsivantes), antidepressivos, antipsicóticos atípicos e típicos, ansiolíticos, eletroconvulsoterapia e as terapias complementares, como a terapia cognitivo-comportamental, interpessoais e psicossociais, segundo critério médico[7,17-21] (ver os capítulos 10 a 16).

Estudos nacionais e internacionais evidenciam a importância do programa psicoeducacional aberto dirigido à pessoa com TAB, à sua família e aos amigos e interessados na aceitação do transtorno, na adesão ao tratamento, na adaptação ao ritmo de vida do paciente e dos familiares e nas adequações necessárias para prevenir recorrências e recaídas.[7,21-24]

Geralmente os primeiros sinais de TAB não são reconhecidos, e a pessoa é encaminhada ao psiquiatra somente é quando ocorre o agravamento do quadro, podendo resultar no insucesso do tratamento.

Ciclotimia (F34.0 – Transtorno persistente do humor)

A ciclotimia caracteriza-se como um transtorno flutuante do humor, isto é, a pessoa manifesta períodos de sintomas hipomaníacos e depressivos ao longo de dois anos com períodos de normalidade (cerca de dois meses), trazendo prejuízos em alguma esfera da vida.[17]

Na ciclotimia deve haver um período não inferior a dois anos de oscilação de humor, compreendendo vários períodos de depressão e hipomania, com ou sem períodos intermediários de humor normal, os quais podem ser sinais prodrômicos da bipolaridade.[1,2,4,17,21]

Para a caracterização da ciclotimia, a pessoa deve ter pelo menos quatro das seguintes manifestações: letargia alternada com eutonia, autoestima oscilante entre autoconfiança baixa e exagerada, falar pouco, alternado com tagarelice, confusão mental alternada com pensamento claro criativo, choro inexplicável alternado com excessiva jocosidade, piadas ou trocadilhos, introspecção alternada com sociabilidade desinibida.[17]

As pessoas com ciclotimia podem constituir 3 a 10% da população de ambulatório psiquiátrico. Na população geral, a prevalência é estimada em 1% e, geralmente, coexiste com o transtorno *borderline*. A idade de início dos sintomas está entre 14 a 25 anos.[1,2,4,19]

Conflitos conjugais, história de relacionamentos instáveis, extravagâncias financeiras, alterações seguidas de rotinas de vida, entre outros fatores, são comuns em pacientes com ciclotimia. As pessoas também podem se tornar desorganizadas e apresentar dificuldades na escola e no trabalho.[1,2,19] O tratamento, em geral, é feito com base em psicofármacos e em terapias psicossociais.[1,4]

CICLAGEM RÁPIDA

A ciclagem rápida pode acometer em torno de 20% das pessoas com TAB e é caracterizada pela ocorrência de quatro ou mais episódios depressivos mistos, mania ou hipomania no período de 12 meses.[1,17] A ciclagem rápida acomete mais as mulheres.[1,14,25] Em uma publicação recente, são apontadas, além dela, a ciclagem ultrarrápida, com quatro ou mais episódios ao mês, e a ciclagem ultradiana, apresentando quatro ou mais episódios ao dia.[2]

A ciclagem rápida pode estar associada ao uso de antidepressivos e uso abusivo de álcool e outras drogas.[17,19]

PROCESSO DE ENFERMAGEM

No desenvolvimento do processo de enfermagem ao paciente com TAB, é preciso considerar os diagnósticos de enfermagem, os resultados esperados e as intervenções descritas para episódios maníacos e depressivos, considerando as manifestações predominantes no comportamento da pessoa com TAB e a fase que cada uma apresenta, acrescentando as descritas a seguir. É fundamental lembrar-se de que pode haver oscilações de humor, bruscas ou não.

Para a coleta inicial dos dados do paciente, o enfermeiro vale-se de um roteiro que inclui o histórico de enfermagem e o roteiro de observação (ver o capítulo 9).

Intervenções de enfermagem

Apresentam-se as ações de enfermagem fundamentadas no Nursing Interventions Classification (NIC),[26] em vários clássicos da enfermagem em saúde mental e psiquiátrica, e na experiência das autoras deste capítulo.[5,22-24,27,28]

> Esteja atento aos cuidados para evitar suicídios. Registre todas as manifestações relatadas ou observadas que possam indicar a presença ou a evolução de ideia de suicídio.

- Esclarecer a família sobre a importância da identificação dos sinais prodrômicos.
- Orientar o paciente para que ele não interrompa a medicação sem consultar o médico.
- Estar atento às mudanças de comportamento do paciente. Além das oscilações de humor próprias do transtorno, o paciente pode apresentar manifestações de ciclagem rápida. Foi observada, também, a associação de sintomas maníacos ao tratamento por antidepressivos (virada maníaca), bem como a indução da ciclagem rápida, em uso contínuo ou intermitente de antidepressivos.
- Orientar paciente, familiares e cuidadores, alertando-os para os períodos de eutimia. Nesses períodos, deve-se manter a continuidade do tratamento, a convivência e o desempenho no meio familiar, social e ocupacional com o máximo de qualidade de vida, prevenindo, assim, as recaídas e até as internações, indicadas em alguns casos.
- Estar atento ao surgimento de alterações das manifestações de comportamento decorrentes do tratamento (virada maníaca ou surgimento de sintomas depressivos).
- Permanecer alerta às mudanças de humor para identificar as manifestações de comportamento indicativas do risco de indução ou de exacerbação de episódio depressivo. Esse episódio pode ocorrer também quando o paciente é tratado com antipsicóticos típicos.
- Orientar o paciente e a família a procurarem o serviço de saúde mental sempre que perceberem mudanças no comportamento do familiar com o transtorno, seja em relação ao estado do humor, ao tratamento ou às mu-

danças nos hábitos de vida diária – no lar, na escola, no círculo de amigos, no trabalho, entre outros.

- Orientar o paciente e seus familiares sobre a medicação prescrita e seus efeitos desejados/colaterais segundo protocolo ou rotina utilizados pela equipe local. Dar explicações claras a respeito das oscilações de comportamento (humor) que podem ocorrer.
- Estabelecer um plano de orientação à família ou ao cuidador sempre que possível em parceria com eles (ver os capítulos 10 e 16).
- Orientar o paciente e seus familiares sobre os recursos da comunidade.
- Encaminhar o paciente e seus familiares para programa psicoeducacional dirigido para transtornos do humor (ver o capítulo 16).
- Se não houver programas desse tipo, estimular sua criação junto a pacientes, familiares e amigos.
- Documentar todas as ações de enfermagem.

AVALIAÇÃO FINAL

Nessa etapa do processo, faz-se é feita uma nova avaliação do comportamento do paciente para verificar as mudanças obtidas, utilizando como parâmetros os resultados esperados.

CONSIDERAÇÕES FINAIS

Embora tenha sido apontado já no Velho Testamento, o transtorno do humor continua desafiando a ciência, apesar dos avanços ocorridos, das descobertas nas áreas de genética, neuroimagem, psicofármacos e outros tratamentos ou da associação deles. Embora diversos tratamentos tenham sua indicação, o que parece ser a forma ideal é a associação entre eles e as diversas categorias de psicoterapia, além da psicoeducação do paciente e de sua família, pois, em geral, esses transtornos exigem seguimento ao longo do curso da vida. As pessoas têm de encontrar a melhor forma para conviver com seu transtorno, adequando-se ao tratamento, às mudanças e às limitações exigidas no estilo de vida, para, em vez de perceberem sua vida como sofrimento, aprenderem a vivê-la da melhor forma possível, colaborando para evitar recaídas.

O programa psicoeducacional aberto dirigido à pessoa com transtorno do humor, aos seus familiares, aos amigos e aos profissionais tem promovido o encontro deles para compartilharem suas ideias de forma mais saudável entre si e com profissionais. É fundamental, para apoiar a adesão ao tratamento, realizar mudanças no estilo de vida e oferecer informações sobre sinais prodrômicos de recaída, evitando o agravamento da situação.[22-28]

Essa estratégia deveria ser adotada em todos os serviços de saúde mental, pois os transtornos do humor constituem um problema sério da saúde mental. A educação em saúde faz parte do ser enfermeiro como uma de suas principais funções. Deve-se buscar a qualificação necessária para implementar essa estratégia em locais onde ela não exista.

PROPOSTAS PARA ESTUDO

1. Escolha um paciente com manifestações de comportamento características de algum TH.
2. Liste os recursos existentes na comunidade para atendimento ao paciente.
3. Identifique os recursos da comunidade que ele e a família utilizam.
4. Leia o histórico do paciente e faça um paralelo entre a vida pessoal e familiar antes e depois do TH.
5. Elabore o processo de enfermagem para cuidar do paciente e da família no serviço em que ele estiver sendo tratado.
6. Discuta o procedimento com seus colegas e professor ou supervisor.

REFERÊNCIAS BIBLIOGRÁFICAS

1. Sadock BJ, Sadock VA. Transtorno do humor. In: Compêndio de psiquiatria: ciências do comportamento e psiquiatria clínica. 9ª ed. Porto Alegre: Artes Médicas; 2007. p. 572-629.
2. Moreno DH, Almeida KM. Quadro clínico dos subtipos do espectro bipolar. In: Moreno RAM, Moreno DH. Da psicose maníaco-depressiva ao espectro bipolar. São Paulo: Segmento Farma; 2005. p. 141-69.
3. Fontana AM, Fontana MCPS. Transtorno do humor. In: Fontana AM. Manual de clínica em psiquiatria. São Paulo: Atheneu; 2005. p. 295-316.
4. Dubovsky SL, Davies R, Dubovsky AN. Transtorno do humor. In: Hales RE, Yudofsky SC. Tratado de psiquiatria clínica. 4ª ed. Porto Alegre: Artmed; 2006. p. 426-521.
5. Varcarolis EM. Mood disorders: bipolar. In: Varcarolis EM, Carson VB, Shoemaker NC. Foundations of psychiatric mental health nursing: a clinical approach. 5th ed. Saint Louis: Saunders/Elsevier; 2006. p. 359-83.
6. Gentil V. Editorial. Rev Psiq Clin. 2005;32(Supl 1):5-6.
7. Lafer B, Caetano SC, Kleinman A, Ladeira RB. Transtorno bipolar ao longo da vida. In: Forlenza OV, Miguel EC. Compêndio de clínica psiquiátrica. Barueri: Manole; 2012. p. 315-36.
8. Santos CM, Rothenberg D, Tung TC. Suicídio. In: Barros, Castellana GB. Psiquiatria forense: interfaces jurídica, ética e clínica. Rio de Janeiro: Elsevier: 2015. p. 108-15.
9. Organização Mundial da Saúde. Classificação de transtornos mentais e de comportamento da CID-10. Critérios diagnósticos para pesquisa. Porto Alegre: Artes Médicas; 1998.
10. Diagnostic and statistical manual of mental desorders. 4th ed. (DSM-IV). Washington (DC): American Psychiatric Association (APA); 1994.

11. Organização Mundial da Saúde. Relatório mundial da saúde: saúde mental 3/4 nova concepção, nova esperança. Washington: Opas/OMS; 2001.
12. Lima MS, Tassi J, Novo IP, Mari JJ. Epidemiologia do transtorno bipolar. Rev Psiq Clin. 2005;32(supl 1):15-20.
13. Moreno DH, Andrade LA. The lifetime prevalence, health services utilization and risk of suicide in bipolar spectrum subjects, including subthresold categories in the São Paulo ECA study. J Affect Disord. 2005;87:231-41.
14. Moreno DH, Dias RS. Epidemiologia. In: Moreno RAM, Moreno DH. Da psicose maníaco-depressiva ao espectro bipolar. São Paulo: Segmento Farma; 2005. p. 117-39.
15. Kupfer D, Frank E, Grochocinsky VJ et al. Demographic and clinical characteristics of individual in bipolar disorder case registry. J Clin Psychiatry. 2002;63:120-5.
16. Jamison KR. Suicide and bipolar disorder. J Clin Psychiatry. 2000;61(Suppl. 9):47-51.
17. Lafer B, Almeida KM, Abreu LN, Amaral JAMS. Transtorno bipolar. In: Miguel EC, Gentil V, Gattaz, WF. Clínica psiquiátrica. Barueri: Manole; 2011. p. 711-31.
18. Teng CT, Meltzer DL, Humes EC. Ritmos biológicos e modelos bioquímicos. In: Moreno RAM, Moreno DH. Da psicose maníaco-depressiva ao espectro bipolar. São Paulo: Segmento Farma; 2005. p. 259-88.
19. Soares MBM, Almeida KM, Moreno RA. Tratamento médico-clínico. In: Moreno RA, Moreno DH. Da psicose maníaco-depressiva ao espectro bipolar. São Paulo: Segmento Farma; 2005. p. 325-82.
20. Moreno RA, Stefanelli MC, Sousa MGG et al. Psychoeducational program for bipolar patients and their families. Bipolar Disorders. 2005; 7(Suppl. 2):NRP162. In: Pittsburgh 2005. Sixth International Conference on Bipolar Disorder.
21. Lafer B, Soares MBM. Tratamento da depressão bipolar. Rev Psiq Clin. 2005;32(Suppl. 1):49-55.
22. Moreno RA, Moreno DH, Ratzke R. Diagnóstico, tratamento e prevenção da mania e da hipomania no transtorno bipolar. Rev Psiq Clin. 2005;32 (Suppl. 1):39-48.
23. Stefanelli MC, Moreno RA, Sousa MGG et al. Compreendendo el significad del transtorno bipolar en la família. In: Libro de ponencia 2005. II Congreso Iberoamericano de Investigación Cualitativa em Salud. Madrid, 20-25 de Junio de 2005. p. 39-40.
24. Colon F, Vieta E. Melhorando o desfecho do transtorno bipolar usando estratégias não farmacológicas: o papel da psicoeducação. Rev Bras Psiquiatr. 2004;26(Suppl. 3):47-50.
25. Moreno DH, Dias RS, Moreno RA. Transtorno do humor. In: Louzã Neto MR, Elkis H. Psiquiatria básica. 2ª ed. Porto Alegre: Artmed; 2007. p. 219-34.
26. Sadock BJ, Sadock VA. Transtornos do humor. In: Sadock BJ, Sadock VA. Manual conciso de psiquiatria clínica. 2ª ed. Porto Alegre: Artmed; 2008. p.195-234.
27. Bulecheck GM, Butcher HK, Dochterman JM. Classificação das intervenções de enfermagem (NIC). Tradução da 5ª ed. Rio de Janeiro: Elsevier; 2010.
28. Stuart GW. Respostas emocionais e transtornos do humor. In: Stuart GW, Laraia MT. Enfermagem psiquiátrica: princípios e prática. 6ª ed. Porto Alegre: Artmed; 2001. p. 380-416.
29. Stefanelli MC, Moreno RA, Taveira AAC et al. Psychoeducational program: how patients with affective disorders and their families perceive it. J Affect Disord. 2006;91(Suppl. 1):S79.

28

Assistência de enfermagem à mulher com manifestações de comportamento depressivo no ciclo gravídico-puerperal identificada por meio da *Edinburgh Post-Natal Depression Scale*

Maria da Graça Girade Souza

PONTOS A APRENDER

1. Caracterizar o episódio depressivo no ciclo gravídico-puerperal.
2. Diferenciar os quadros depressivos maternos no período pós-parto.
3. Listar os fatores de risco para o desenvolvimento da depressão nesse ciclo.
4. Descrever as intervenções de enfermagem.

PALAVRAS-CHAVE

Episódio depressivo, gestação, depressão puerperal, *Edinburgh Post-Natal Depression Scale*, assistência de enfermagem no ciclo gravídico-puerperal.

ESTRUTURA DOS TÓPICOS

Introdução. Apresentação da depressão gestacional e da depressão pós-parto. *Edinburgh Post-Natal Depression Scale* (EPDS) – instrumento de rastreio. Tratamento. Assistência de enfermagem. Considerações finais. Propostas para estudo. Referências bibliográficas.

INTRODUÇÃO

Ao contrário do que se imagina, o período de gestação nem sempre é marcado por alegrias e realizações. Muitas mulheres experimentam diferentes graus de ansiedade e tristeza. Estar grávida é um estado que pode gerar desequilíbrio. O contexto da gravidez vai nos indicar pistas para facilitar a compreensão dos sintomas e comportamento da mulher diante das modificações inerentes ao seu estado. Muitas gestantes apresentam um contexto com aspectos biopsicossociais comprometidos e dão sinais precoces de sintomas depressivos antes mesmo do puerpério, podendo evoluir para um quadro depressivo.[1]

A depressão apresenta-se no ciclo gravídico-puerperal com características peculiares, pois esse período representa maior surgimento de transtornos psíquicos na mulher, envolvendo uma crise adaptativa caracterizada por complexas transformações fisiológicas, sociais, familiares e psicológicas. Essas mudanças implicam potencial de risco de comportamento depressivo que, dependendo do grau, poderá ser diagnosticado como transtorno psiquiátrico.[1]

Na atualidade, além de mudanças psicológicas e bioquímicas que envolvem a fase gravídico-puerperal, a mulher pode estar envolvida em problemas socioeconômicos abrangentes, inserida no mercado de trabalho e participando ativamente do orçamento familiar, sendo, muitas vezes, arrimo de sua família. Também cabe à mulher responder pela maior parcela de compromissos familiares e sociais, que podem comprometer a gestação ou vice-versa.[2] Assim, é preciso delinear fatores de risco para o desencadeamento da depressão no transcorrer do processo de nascimento. A depressão pós-parto (DPP) é a de maior prevalência entre os transtornos psíquicos, tendo, na maioria das vezes, a depressão gestacional como sua preditora.[1-8] Portanto, os recursos terapêuticos eficazes dependem somente da percepção precoce de comportamento depressivo.[9,10]

APRESENTAÇÃO DA DEPRESSÃO GESTACIONAL E DA DEPRESSÃO PÓS-PARTO

Depressão gestacional

Pesquisas científicas atuais têm mostrado que a gravidez comumente é associada a um estado de felicidade e momentos de alegria da mulher. Porém esse período não a protege de desenvolver transtornos psíquicos. Por isso sua saúde mental deve ser bem avaliada.[11] A depressão gestacional é um transtorno mental comum, com prevalência estimada em 20 a 29%, sendo 15% nos países desenvolvidos e aproximadamente 20% no Brasil.[12] É prevalente no primeiro e no último trimestre da gravidez, com índices maiores que a depressão puerperal, indicada nos estudos com prevalência de 10 a 15%.[12] Por ser um importante problema de saúde pública, requer intervenção precoce e é comum quando associada a fatores de risco que podem desencadear um quadro que vai além das mudanças esperadas nessa fase, como aumento da sensibilidade e da sonolência, gravidez indesejada, conflitos conjugais, dificuldade de lidar com as mudanças no corpo, medo de não conseguir cuidar de uma criança, tratamentos de fertilização, aborto prévio e dificuldade financeira.[13,14]

Os sintomas da depressão gestacional assemelham-se aos de outros transtornos depressivos,[15] apesar de serem caracterizados por um estado especial que se desenvolve nas gestantes. A assistência no pré-natal, porém, não pode ser voltada para uma visão apenas biológica e fragmentada da mulher. É importante favorecer o espaço para a expressão de seus sentimentos e pensamentos frente ao contexto dessa gestação.[16,17] O diagnóstico precoce de transtornos depressivos durante a fase gestacional permite a tomada de medidas que previnam agravos à saúde mental da mulher no pós-parto, como a depressão pós-parto, que será abordada a seguir.

Depressão pós-parto

É uma síndrome psiquiátrica caracterizada por um episódio de depressão maior, com alta prevalência. Alguns estudos demonstram que ela está em 10 a 15% das mães, em países desenvolvidos, e 20 a 29% no Brasil, país em desenvolvimento, no qual nascem cerca de três milhões de crianças por ano, e aproximadamente 500 mil mulheres apresentam depressão pós-parto.[18-24] Boa parte das mães não procura ajuda para esse transtorno afetivo ou utiliza os recursos de saúde apenas para seus bebês, e não para si mesmas[18-24] – por exemplo, procuram a atenção primária para vacinas e queixas comuns de que o bebê não dorme e não quer mamar. Muitas puérperas não verbalizam sua angústia e medo para algum familiar, amigo e nem mesmo para os profissionais de saúde, pois se sentem culpadas por estarem tristes, infelizes, e não em êxtase por estarem grávidas ou terem um bebê.[25]

Os primeiros seis meses após o parto podem ser exaustivos pela responsabilidade, insegurança com o novo papel e a necessidade de conciliar os afazeres domésticos com os cuidados do bebê e outros filhos.[26,27] A DPP desenvolve-se lentamente em semanas ou meses, atingindo um limiar. O prognóstico está intimamente ligado ao diagnóstico precoce e a intervenções adequadas. A maioria das mulheres apresenta melhora espontânea em período de 3-6 meses, mas cerca de 40% podem ter depressão persistindo até um ano após o nascimento do bebê.[27,28]

Muitas vezes, profissionais de saúde despreparados acreditam que os estados de exaustão a que algumas mães chegam, e referidos por elas como "depressão", são estados "normais" nesse período. Portanto não são devidamente diagnosticadas, agravando a situação. Suas características incluem hipersensibilidade a estímulos ambientais, com labilidade afetiva, como choro fácil, alteração na entonação da voz, comportamento hostil e irritabilidade. Apresentam-se apáticas ou agitadas, tristes, silenciosas, voltadas para si próprias e desinteressadas de tudo e de todos. Apresentam, ainda, dificuldades na higiene, descuido com as vestes e pensamentos de inutilidade, de culpa e menos valia.[28,29] Na interação com o bebê, elas têm pouca expressão afetiva e verbal, são pouco ou quase nada comunicativas, não sentem prazer nos cuidados com ele e agem com mímica facial inexpressiva ao olhar para o filho. No entanto, a detecção precoce de fatores de risco para a depressão na fase gestacional é considerada fundamental na prevenção da depressão pós-parto e de suas repercussões na interação mãe-filho[24,30] porque, mesmo em sua apresentação mais leve, pode prejudicar o desenvolvimento do feto e, posteriormente, o vínculo afetivo com o bebê. Tal vínculo é essencial à saúde mental da criança que, se comprometido, traz riscos de distúrbios para o seu desenvolvimento cognitivo, afetivo e motor.[30-32]

Enquanto alguns autores discutem sobre não ser completamente conhecida a etiologia da depressão puerperal, outros evidenciam que ela pode ser determinada por uma combinação de fatores biopsicossociais,[18,19,22,24] além dos gestacionais e puerperais, denominados "de risco". Dessa forma, uma lista com esses fatores de risco oferece subsídios para observação e registro das ocorrências pelos profissionais, que podem utilizá-la como instrumento para ensino, para que sejam destacadas as ocorrências em cada área, subsidiando assim propostas de intervenção mais precocemente.[18,24,33]

Quadro 28.1 Fatores de risco para depressão no ciclo gravídico-puerperal

A. Gestacionais
• Abortos prévios • Alta frequência em serviços de saúde • Antecedentes de óbito fetal • Gravidez de alto risco • Malformações congênitas
B. Biológicos
• Antecedentes psiquiátricos • Disfunção tireoidiana • Doenças crônicas • História anterior de depressão pós-parto • História anterior de transtorno de humor • História anterior de transtornos da ansiedade
C. Psicossociais
• Abuso sexual na infância • Baixa autoestima • Baixa escolaridade • Baixa renda

(continua)

Quadro 28.1 Fatores de risco para depressão no ciclo gravídico-puerperal *(continuação)*

C. Psicossociais
• Baixo suporte familiar • Conflitos no lar • Conflitos conjugais • Desemprego • Dificuldade financeira • Gravidez indesejada • Gravidez não planejada • Gravidez precoce • Mãe solteira • Perda do companheiro • Vida estressante • Violência doméstica • Muitos filhos
C. Puerperais
• Dificuldade na amamentação • Intercorrências no parto • Intercorrências com o neonato • Morte do bebê • Nascimento prematuro • Retorno precoce ao trabalho

Em face de tais considerações, ações efetivas são necessárias, não só por parte do enfermeiro, como pelos profissionais que cuidam da mulher no ciclo gravídico-puerperal, para identificação da sintomatologia depressiva, de eventuais episódios de tristeza, depressão ou psicose e para que se possa providenciar um tratamento adequado. É de suma importância, portanto, que existam em torno da gestante e da puérpera profissionais capazes de rastrear, por meio de escalas e questionários próprios, fatores de risco para depressão, comportamentos depressivos e situações de vulnerabilidade dessas mulheres, visando desenvolver terapêuticas e assistência adequada e competente.[24]

A seguir, é apresentada uma escala que pode auxiliar os profissionais a identificarem a presença de sinais e sintomas da depressão pós-parto.

EDINBURGH POST-NATAL DEPRESSION SCALE (EPDS) – INSTRUMENTO DE RASTREIO

Estudos demonstraram a utilização de várias escalas para detecção de transtornos do puerpério, como inventário de Beck e escala de depressão de Hamilton (que prioriza sintomas cognitivos e somáticos). Mas para rastreamento da depressão pós-parto, a EPDS revela-se um instrumento de autoavaliação específico para o pós-parto. É a mais utilizada mundialmente por apresentar melhores índices de sensibilidade e especificidade, superiores às outras duas, além de melhores valores de predição para confirmação de diagnóstico de sintomas depressivos, quando há encaminhamento para um profissional de saúde mental.[22,23,34-36]

Em trabalho desenvolvido na Grã-Bretanha, com tradução para 11 idiomas, a EPDS tem sido utilizada como suporte para intervenções e aconselhamento, também em países desenvolvidos, nos estudos epidemiológicos, testes de hipótese relacionados à depressão puerperal e encaminhamento diagnóstico.[36] Traduzida para o português e validada no Brasil,[35] é um autoquestionário com palavras simples, frases curtas, de fácil aplicação, que geralmente não ultrapassa 10 minutos para ser respondido. Respeita a sensibilidade da mulher, sua vulnerabilidade ao julgamento de outros e a liberdade de escolha ao assinalar as respostas.[22,23,34-37] Foi elaborada para facilitar o rastreamento das depressões pós-natais e para o reconhecimento de um estado depressivo por profissionais que não necessitam de especialização em saúde mental para aplicá-la.[22,23,34-37] A EPDS vem sendo utilizada como instrumento de rastreamento sistemático sob uma ótica de prevenção secundária e como instrumento de pesquisa.[36]

Alguns autores utilizaram-na em suas pesquisas para detecção de depressão ao longo da gravidez, com a finalidade de apontar risco de desenvolver a depressão pós-parto.[35-37] Afirmam terem utilizado a EPDS pelo desconhecimento de escalas específicas para depressão gestacional.[34] O próprio autor, Cox,[36] afirma que, embora a tenha elaborado originalmente para triagem de depressão pós-natal, a escala não é específica apenas para esse fim, podendo ser utilizada para rastreamento de depressão em mulheres não puérperas e na gestação.[37] Seus objetivos incluem verificar se uma mulher está apresentando sintomas depressivos, evitando riscos de banalização, e avaliar a melhora do estado depressivo quando é realizado tratamento, repetindo-a quantas vezes forem necessárias, pois o escore é sensível à evolução do humor depressivo.[35] Vale ressaltar que é uma escala que permite detectar a presença de sintomatologia depressiva, e não de diagnóstico.[36]

Constitui um autorregistro, composto de 10 enunciados, cujas opções são pontuadas de 0 a 3, de acordo com a presença e a intensidade do sintoma. Seus itens avaliam sintomas como perda de prazer, perda de apetite, distúrbio do sono, diminuição de desempenho, medo, preocupação excessiva, tristeza, cansaço intenso sem o mínimo esforço, humor deprimido, culpa e ideação suicida. As respostas mais graves valem 3, totalizando a pontuação de 30. Em estudos realizados[36] objetivando sua utilização em uma lógica clínica, o ponto de corte fica entre os escores 10 e 13, sendo que o escore 11 assegura melhor rastreamento, pois revela melhor sensibilidade para especificidade com melhor valor preditivo. Assim, uma mãe tendo escore de ao menos 11 terá 80% de chance de estar deprimida. A especificidade aumenta com o escore, sendo o 13 muito discriminativo, com especificidade maior, mas não muito sensível para a utilização clínica de rastreamento das depressões pós-natais. O escore 10 não traz sensibilidade melhor que o escore 11, mas perde em especificidade. Cox[9] recomenda o escore 10 para rastreamento sistemático sob uma ótica de prevenção secundária e como instrumento de pesquisa. De qualquer forma, para a escolha do ponto de corte, é preciso considerar o tipo de amostra, aspectos sociodemográficos, cultura e período pós-parto.[36-37]

Enfermeiros que atuam na atenção básica e na área obstétrica e pediátrica[22,23,34-37] devem ter conhecimento da sua utilização ao prestarem cuidados diretos às gestantes e às puérperas. Pode-se utilizá-la a partir de 4 a 8 semanas após o parto[35] e no pós-parto imediato, pois a EPDS favorece a identificação do risco de a puérpera desencadear esse transtorno.[35,37] O encaminhamento para um profissional especializado em saúde mental pode facilitar a avaliação clínica e a confirmação precoce do diagnóstico da DPP, prevenindo ou atenuando agravos.[34] É um auxílio à avaliação clínica, mas não a substitui: o julgamento do profissional é respeitado, qualquer que seja o escore adotado.[36] Contudo, o conhecimento da DPP pelos enfermeiros é de fundamental importância, principalmente no que diz respeito identificação sintomas depressivos advindos de contextos de vida prejudicados, para que seja possível prestar assistência qualificada e efetiva as ações preventivas são direcionadas para proporcionar amparo em situações de conflito, segurança com relação a gestação, parto e pós-parto, e prevenir o risco de as mulheres fazerem mal a si mesmas.[22,34,37] Esta última, no entanto, caso a mulher venha a assinalar o item 10 da escala, independentemente do escore total obtido, pode ser detectada, merecendo uma investigação maior.[36]

Estudos sugerem a utilização da EPDS no Sistema Único de Saúde (SUS) por ser um bom instrumento de triagem da DPP, sendo que sua aplicabilidade aumentaria significativamente o reconhecimento, o diagnóstico e o tratamento da DPP[38] quando é feito o encaminhamento por enfermeiros para um profissional de saúde mental, no sentido de reduzir os índices de depressão puerperal,[34,38,39] está muito repetitivo.

Quadro 28.2 *Edinburgh Post-Natal Depression Scale*

Nome: ______________________________

Por favor, marque a resposta que mais se aproxima de como você tem se sentido nos últimos sete dias, não apenas hoje.

Aqui está um exemplo.

Eu tenho me sentido feliz:
( ) Sim, o tempo todo
( ) Sim, a maior parte do tempo
( ) Não, não muito frequentemente
( ) Não, de maneira alguma

Isso significaria: "Eu me senti feliz a maior parte do tempo durante a última semana".
Complete o restante do questionário da mesma forma.

Nos últimos sete dias:

1. Eu tenho sido capaz de rir e achar graça das coisas.
   ( ) Tanto quanto eu sempre fiz
   ( ) Não tanto quanto antes
   ( ) Sem dúvida, menos que antes
   ( ) Não acho graça de jeito nenhum
2. Eu sinto prazer quando penso no que está por acontecer em meu dia a dia.
   ( ) Como sempre senti
   ( ) Talvez menos do que antes
   ( ) Com certeza menos
   ( ) Não sinto prazer de jeito nenhum
3. Eu tenho me sentido culpada sem necessidade quando as coisas saem erradas.
   ( ) Não, nenhuma vez
   ( ) Não muitas vezes
   ( ) Sim, algumas vezes
   ( ) Sim, a maior parte do tempo
4. Eu tenho me sentido ansiosa ou preocupada sem uma boa razão.
   ( ) Não, de maneira alguma
   ( ) Raramente
   ( ) Sim, algumas vezes
   ( ) Sim, frequentemente
5. Eu tenho ficado assustada ou em pânico sem uma boa razão.
   ( ) Não, nenhuma vez
   ( ) Não, não muito
   ( ) Sim, algumas vezes
   ( ) Sim, muito
6. Eu tenho me sentido sobrecarregada pelas tarefas e acontecimentos do meu dia a dia.
   ( ) Não, sempre tenho controlado a situação
   ( ) Não, na maioria das vezes eu controlo bem a situação
   ( ) Sim, algumas vezes eu não consigo controlar a situação
   ( ) Sim, na maioria das vezes eu não consigo controlar a situação
7. Eu tenho me sentido tão infeliz que tenho dificuldade de dormir.
   ( ) Não, nunca
   ( ) Não muito frequentemente
   ( ) Sim, algumas vezes
   ( ) Sim, na maioria das vezes
8. Eu tenho me sentido triste ou arrasada.
   ( ) Não, de jeito nenhum
   ( ) Não muito frequentemente
   ( ) Sim, frequentemente
   ( ) Sim, na maioria das vezes

(continua)

Quadro 28.2 *Edinburgh Post-Natal Depression Scale (continuação)*

9. Eu tenho me sentido tão infeliz que tenho chorado.
   ( ) Não, nunca
   ( ) De vez em quando
   ( ) Sim, frequentemente
   ( ) Sim, na maior parte do tempo

10. A ideia de fazer mal a mim mesma passou pela minha cabeça.
   ( ) Nunca
   ( ) Raramente
   ( ) Algumas vezes nos últimos dias
   ( ) Sim, muitas vezes, ultimamente

Pontuação máxima: 30
Possível depressão: 10 ou mais
Sempre ficar atento ao item 10 (pensamentos suicidas)

Quadro 28.3 Questionário específico ou dossiê da gestante/puérpera

I. Dados sociais e demográficos

Nome ____________________

Idade __________ Estado civil __________ Religião __________

Profissão __________ Escolaridade __________

Moradia: ( ) Casa própria ( ) Alugada ( ) Mora na casa de outra pessoa
( ) Outro ____________________
Tem saneamento básico? ( ) Não ( ) Sim Bairro: __________
Quantas pessoas moram na casa? ____ Qual a renda familiar (em salários mínimos)? ______
Quantas pessoas contribuem com a renda familiar? __________
Você trabalha atualmente? ( ) Não ( ) Sim
Local: __________ h/dia: _____ Recurso de saúde __________

____

II. Dados pessoais

Você tem alguma dessas doenças ?

( ) Hipertensão ( ) Diabete ( ) Cardiopatia ( ) Doenças renais ( ) Anemia
( ) Hanseníase ( ) Tuberculose ( ) Herpes ( ) Doença mental ( ) Sífilis ( ) Gonorreia

Se apontou alguma dessas, desenvolveu quando? Em que momento? __________
( ) Antes da gestação ( ) Na gestação ( ) Na infância
( ) Na adolescência ( ) Nasci com a doença

Alguém da sua família tem alguma dessas doenças? Quem?
( ) Hipertensão __________ ( ) Diabete __________
( ) Doenças congênitas __________ ( ) Câncer de mama __________
( ) Hanseníase __________ ( ) Tuberculose __________
( ) Doença mental __________ ( ) Outras__________

(continua)

Quadro 28.3 Questionário específico ou dossiê da gestante/puérpera *(continuação)*

Você já fez:

Transfusão de sangue? ( ) Não ( ) Sim Quando? __________ Com que idade? _____

Algum tipo de cirurgia? ( ) Não ( ) Sim Qual(is)? ______________________________

Com que idade? ____

Você tem alergias? ( ) Não ( ) Sim Quais? ______________________________

Faz uso de algum medicamento? ( ) Não ( ) Sim Qual(is)? ______________________

Hábitos:

Durante a gestação fez ou faz uso de:
Álcool ( ) Não ( ) Sim Quantidade? ______________________________
Drogas ( ) Não ( ) Sim Qual? ______________________________
Cigarro ( ) Não ( ) Sim Quantos por dia? ______________________________

Observações: ____

II. Dados ginecológicos

Ciclo menstrual: de quanto em quanto tempo você menstrua? ____________________

Quantos dias duram a sua menstruação? ______________________________

Você teve que fazer algum tipo de tratamento para engravidar? ( ) Não ( ) Sim
Qual? ____

Tem ou teve alguma alteração da mama? ( ) Não ( ) Sim
Qual?______________________________ Com que idade ? __________

Já fez Papanicolau? ( ) Não ( ) Sim Quando? ________ O último há quanto tempo? ____

Sabe qual foi o resultado? ______________________________

Observações: ____

III. Dados obstétricos

Quantas vezes você ficou grávida? ______________________________

Quantos filhos você tem? ______________________________

De que tipo de parto eles nasceram? ( ) Cesárea ( ) Normal ____________________

Dos que nasceram de parto cesárea, qual(is) foi(ram) o(s) motivo(s)? _______________

Algum nasceu morto? ( ) Não ( ) Sim Por quê? ______________________________

Amamentou todos? ( ) Não ( ) Sim Caso não tenha amamentado a gum(s), por quê? _____

Teve algum parto prematuro? ( ) Não ( ) Sim Quantos? ____________________

Já teve algum aborto? ( ) Não ( ) Sim Quantos? ____________________
( ) Provocado ( ) Espontâneo Em que mês estava? ____________________

Observações: ____

(continua)

Quadro 28.3 Questionário específico ou dossiê da gestante/puérpera *(continuação)*

V. Dados da gestação atual/psicológico/qualidade de vida

Pré-natal

Idade gestacional: _____ Início do pré-natal ___/___/___ Peso quando engravidou _____

Altura _________ Quantas consultas pré-natais fez até agora? ______

Por quê? ____

Sabe para que serve o pré-natal? ( ) Não ( ) Sim Explique: ____________________

Essa gravidez foi:

( ) Planejada ( ) Rejeitada ( ) Surpresa ( ) Muito desejada ( ) Decepção

Gerou: ( ) Tristeza ( ) Ansiedade ( ) Muita alegria

O que sentiu ou pensou na hora em que ficou sabendo da gravidez? ________________

Em algum momento pensou em interromper a gravidez? ( ) Não ( ) Sim Explique: _______

O que você percebeu de diferente no seu corpo que indicava que estava grávida? _________

____

Quais modificações já aconteceram com você depois da gravidez? ________________

Observações: ____

Relacionamentos:

Vive com o pai do bebê? ( ) Sim ( ) Não ____________________

Como está seu relacionamento com ele ? Ótimo ( ) Bom ( ) Regular ( )
Ruim ( ) Péssimo ( )

Qual foi a reação de seu companheiro? ________________________

Como está seu relacionamento com sua família? Ótimo ( ) Bom ( ) Regular ( )
Ruim ( ) Péssimo ( )

Qual foi a reação de sua família? ________________________

Como foi a reação de seus pais? (Se for adolescente) ________________________

Observações: ____

Aspectos psicológicos

Tem alguma coisa que a assusta nessa gravidez? ( ) Não ( ) Sim O quê? ___________

Tem alguma coisa que a incomoda? ( ) Não ( ) Sim O quê? ________________

Como você está em relação à sua gravidez?
( ) Muito bem ( ) Bem ( ) Regular ( ) Mal ( ) Muito mal

Tem conversado com o bebê na barriga? ( ) Nada ( ) Pouco ( ) Muito (ORIENTAR)

Está tendo dificuldade em conversar? ( ) Não ( ) Sim Explique: ______________

Sabe cuidar de recém-nascido? ( ) Não ( ) Sim ________________

Está se estressando em pensar nos cuidados que vai ter que dar ao bebê? ( ) Não ( ) Sim

Acha que vai ter dificuldade para cuidar do seu bebê? ( ) Não ( ) Sim Qual(is) : ________

(continua)

Quadro 28.3 Questionário específico ou dossiê da gestante/puérpera *(continuação)*

Você pensa em trabalhar após o nascimento do bebê? ( ) Não ( ) Sim ______________

Isso está te preocupando? ( ) Não ( ) Sim Explique: ______________

Sabe o que é depressão? ( ) Não ( ) Sim Explique: ______________

Isso que falou, já sentiu em alguma época de sua vida? ( ) Não ( ) Sim Quando? ______

Fez tratamento? ( ) Não ( ) Sim Por quanto tempo? ______________

Se não fez, por quê? ______________

Como está se sentindo emocionalmente nos últimos tempos? ______________

Há quanto tempo está assim?

( ) 1 semana ( ) 15 dias ( ) 1 mês ( ) 2 meses
( ) Mais de 2 meses ( ) A gestação toda

Acha que está precisando de apoio psicológico? ( ) Não ( ) Sim Expl que: ______________

Sabe onde procurar? ( ) Não ( ) Sim Onde? ______________

Se precisasse, procuraria um? ( ) Não ( ) Sim Por quê?______________

Obervações: ______________

Qualidade de vida

Como está sua situação?
De vida: ( ) Ótima ( ) Boa ( ) Regular ( ) Ruim ( ) Péssima
No trabalho: ( ) Ótima ( ) Boa ( ) Regular ( ) Ruim ( ) Péssima
Financeira: ( ) Ótima ( ) Boa ( ) Regular ( ) Ruim ( ) Péssima
De lazer: ( ) Ótima ( ) Boa ( ) Regular ( ) Ruim ( ) Péssima
Com amigos: ( ) Ótima ( ) Boa ( ) Regular ( ) Ruim ( ) Péssima

Parto/amamentação

Que tipo de parto pretende fazer? Normal ( ) Cesárea ( ) Explique: ______________

Pretende amamentar? ( ) Não ( ) Sim Explique: ______________

O que significa amamentar para você? ______________

Grupo de gestante

Participou de grupos de gestantes? ( ) Não ( ) Sim

Gostaria de participar? ( ) Não ( ) Sim Por quê? ______________

Quais orientações sobre a gravidez gostaria de receber? ______________

Obervações:______________

Puerpério:

Você teve alguma complicação no parto? ( ) Não ( ) Sim Qual? ______________

Está tendo dificuldade para cuidar do bebê? ( ) Não ( ) Sim Qual? ______________

Está se estressando nos cuidados com ele? ( ) Não ( ) Sim ______________

(continua)

Quadro 28.3 Questionário específico ou dossiê da gestante/puérpera *(continuação)*

O choro do bebê tem incomodado? ( ) Não ( ) Sim Explique: ___

Como você está em relação ao seu filho(a)?

Muito bem ( ) Bem ( ) Regular ( ) Mal ( ) Muito mal ( ) Explique: ___

Tem conversado com ele(a)? Nada ( ) Pouco ( ) Muito ( ) (ORIENTAR)

Está tendo dificuldade em conversar? ( ) Não ( ) Sim Explique: ___

Está amamentando? ( ) Não ( ) Sim Por quê?___

O que significa amamentar para você? ___

Se for trabalhar, sabe com quem vai deixar o bebê? ( ) Não ( ) Sim Quem? ___

Está tendo ajuda de alguém para cuidar do bebê? ( ) Não ( ) Sim Quem ?___

Acha que está precisando de ajuda nos cuidados ? ( ) Não ( ) Sim

Como está se sentindo emocionalmente nos últimos tempos? ___

Há quanto tempo está assim?
( ) 1 semana ( ) 15 dias ( ) 1 mês ( ) 2 meses
( ) Mais de 2 meses ( ) A gestação toda

Acha que está precisando de apoio psicológico? ( ) Não ( ) Sim Explique: ___

Sabe onde procurar? ( ) Não ( ) Sim Onde? ___

Se precisasse, procuraria um? ( ) Não ( ) Sim Por quê?___

Gostaria de ser encaminhada? ( ) Não ( ) Sim Por quê? ___

Tem recebido visita de algum profissional? ( ) Não ( ) Sim Qual? ___
O que ele vem fazer? ___

Obervações:___

Problemas levantados pelo profissional durante esta gestação/puerpério		
Gravidez	**Problemas obstétricos**	**Problemas familiares**
Muito jovem ( ) Não planejada ( ) Não desejada ( ) Muito estressada ( ) Muito esperada ( )	Sangramento ( ) Diabete ( ) Pressão alta ( ) Contrações ( ) Infecção urinária ( )	Financeiros ( ) Falta de apoio ( ) Muitos filhos ( ) Doença na família ( ) Morte na família ( )
Problemas conjugais	**Problemas pessoais**	
Abandono ( ) Brigas ( ) Separação ( ) Violência ( ) Sem companheiro ( )	Medo de morrer ( ) Desemprego ( ) Autoestima baixa ( ) Medo de ser mãe ( )	

(continua)

Quadro 28.3 Questionário específico ou dossiê da gestante/puérpera. *(continuação)*

Levantamento de problemas: ______________________________
____
Diagnóstico de enfermagem: ______________________________
____
Intervenção: ______________________________
____
Histórico da gestante/puérpera
Parecer do profissional: ______________________________
Encaminhada para o serviço de: Psicologia ( ) Serviço social ( ) Psiquiatria ( ) Nutrição ( )
Próxima avaliação em: ____/____/____
Aplicar Escala EPDS: escore________
______________________________ Assinatura do profissional

Observações

Esse instrumento pode ser aplicado na gestação, no puerpério ou quando se faz acompanhamento da gestação/puerpério. Serve de auxílio, também, quando o profissional verifica que a história da gestante/puérpera é extremamente conflituosa, com muitos problemas, sugestiva para desenvolvimento de estados depressivos, com incoerência quanto à pontuação da EPDS, sendo esta bem inferior ao escore escolhido para verificação da sintomatologia depressiva. Nesse caso, vale uma interação mais efetiva, investigativa e afetiva do enfermeiro, no sentido de criar um vínculo de confiança para que a mulher possa dar o verdadeiro sentido no contexto de gestação que está vivenciando. Quanto à EPDS, deve ser aplicada quantas vezes o profissional achar necessário para monitoramento, quando há suspeita, pela coleta de dados, de depressão.

TRATAMENTO

A terapêutica realizada para a DPP é basicamente a mesma utilizada na depressão que não tem relação com o pós-parto (ver o capítulo 25). Quanto ao tratamento farmacológico, dependerá do quadro clínico da puérpera. Muitas mulheres não aderem a esse tratamento quando precisam usar antidepressivos por causa da amamentação, temendo prejuízos ao filho. Permanece ainda alguma controvérsia relativa ao risco-benefício da utilização dos psicofármacos durante a gravidez, pois não há confirmação que estabeleça qual é o melhor antidepressivo a ser utilizado.[18-34]

ASSISTÊNCIA DE ENFERMAGEM

A realidade brasileira ainda está voltada para o atendimento à gestante priorizando os aspectos físicos e ao cuidado voltado para o bebê no pós-parto. Enfermeiros que trabalham na atenção básica e que lidam com gestantes, famílias, bebês, ainda não usufruem da delimitação de seu papel articulado ao trabalho de outros profissionais como educador com ações definidas.[38]

Nos serviços de saúde, o enfermeiro é o profissional que mantém o primeiro contato com a gestante/puérpera. Dessa forma, e de acordo com o protocolo do Ministério da Saúde, atende as queixas relacionadas aos aspectos físicos da gestante, porém deve também investigar e atender os problemas advindos dos aspectos psicológicos, principalmente em gravidez de alto risco, em ambulatórios e/ou em internações por alguma intercorrência obstétrica. Portanto, essa investigação pode ser realizada por meio de ações de saúde que propiciem levantamento da história pessoal e familiar de depressão, do suporte social, familiar e conjugal, objetivando traçar um perfil da gestante e de suas necessidades especiais, programando contatos frequentes, de acordo com os períodos da gestação e do pós-parto, individualizando a assistência, assegurando ações autênticas para a identificação de depressão.[38,39]

Escutar e entender as experiências dessas mulheres pode ajudar os enfermeiros a planejarem intervenções adequadas, melhorando a qualidade do cuidado que lhes é oferecido,[38,39] e a reduzirem a depressão puerperal, um grave problema de saúde pública.

Avaliação inicial

A atenção à mulher no ciclo gravídico-puerperal, independentemente do tipo de assistência (primária, secundária ou terciária), envolve procedimentos simples. O enfermeiro que presta esse cuidado deve dedicar-se para escutar a gestante, oferecer-lhe apoio e estabelecer uma relação de confiança com ela para ajudá-la a conduzir a experiência da maternidade com mais autonomia.[18] Para a coleta inicial dos dados, o enfermeiro deve ter uma postura acolhedora, ética, solidária e contínua. Um ouvir reflexivo, diferenciado é o requisito mais importante para a ação preventiva na identificação das necessidades da gestante/mãe. Essa postura permite à mulher confiar no profissional que lhe proporciona a expressão de sentimentos com relação ao contexto de sua história. Escutar e refletir o que ela fala, sente e tem necessidade pode fazer toda a diferença, pois seus sintomas de mal-estar podem estar na representação dos aspectos somáticos, compreendendo que os sinais estão carregados de significados naquele contexto individualizado da gestação e não podem ser interpretados de forma padronizada, nem banalizados. A mulher pode ter crise de choro e ficar mais sensível. Isso tudo é normal, comum e não deve ser motivo de preocupação. Porém, algumas mulheres podem ser mais sensíveis que o normal a essas alterações, podendo vivenciar a depressão. Portanto, toda gestante deve ser acompanhada, durante o pré-natal, numa dimensão significante.

O enfermeiro precisa ter conhecimento sobre o atendimento da mulher no ciclo gravídico-puerperal para a prevenção da depressão e, consequentemente, dos agravos à saúde da mulher em toda sua dimensão e contexto de vida.

Precisa ter, ainda, sensibilidade para relacionar a apresentação pessoal da gestante/puérpera a pensamento e sentimento que possam levar a um comportamento indicativo de sinais e sintomas de depressão.[38]

Atuando dessa forma, o enfermeiro ocupa espaço significativo na equipe multiprofissional, para desenvolver uma interação efetiva com essa clientela, com o auxílio de um questionário específico e um instrumento de rastreio como a EPDS. Assim, dimensiona a real situação da gestante/puérpera, permitindo a detecção precoce da depressão no ciclo gravídico-puerperal, com a identificação de sintomatologia depressiva, proporcionando condições para o seu tratamento e reduzindo agravos de toda ordem.

CONSIDERAÇÕES FINAIS

O conhecimento do enfermeiro sobre a depressão pós-parto, sobre os fatores de risco para o seu desenvolvimento e a utilização da EPDS proporciona condições para a identificação de sintomatologia depressiva em mulheres no ciclo gravídico-puerperal, prevenindo e atenuando os seus agravos. Deve ser incentivado o uso dessa escala pelo enfermeiro em todos os tipos de serviços de saúde, não para substituir a avaliação clínica, mas para complementá-la, fazendo detecção e encaminhamento precoce para um profissional da área de saúde mental. O objetivo é reduzir os riscos de desenvolvimento de depressão puerperal e proporcionar vínculos afetivos mais saudáveis e seguros entre mãe e filho. Portanto, as ações devem ser frequentes, acolhedoras e investigativas.

Pode-se, assim, vislumbrar a importância do enfermeiro no acompanhamento da mulher no ciclo gravídico-puerperal – a qual necessita de acolhimento digno, recomendações, orientações e cuidados –, para prevenir riscos à sua saúde física e mental e à prematuridade, além de proporcionar o desenvolvimento saudável do feto/bebê.

PROPOSTAS PARA ESTUDO

1. Aplique os instrumentos de rastreio para depressão no ciclo gravídico-puerperal e correlacione o contexto gestacional com possíveis intercorrências obstétricas e comportamento depressivo.
2. Descreva os possíveis fatores de risco para o desenvolvimento da depressão.

REFERÊNCIAS BIBLIOGRÁFICAS

1. Stern DN, Bruschweiller-Stern N, Freeland A. Nascimento de uma mãe: a experiência da maternidade. Porto: Ambar; 2005.
2. Alves VM, Moura ZA, Palmeira ILT, Lopes MVO. Estudo do diagnóstico de enfermagem em gestantes atendidas numa unidade básica de atenção à saúde. Acta Paul Enferm. 2006;19(1):70-5.
3. Szejer M. Uma abordagem psicanalítica da gravidez e do nascimento. In: Corrêa Filho L et al., editores. Novos olhares sobre a gestação e a criança até os 3 anos. Brasília: LGE; 2002. p. 188-204.
4. Skocir AP, Hundley V. Are Slovenian midwives and nurses ready to take on a greater role in caring for women with postnatal depression? Midwifery. 2006;22(1):40-55.
5. Rodrigues DP, Fernandes AFC, Silva RM, Pereira MS. O domicílio como espaço educativo para o autocuidado de puérperas: binômio mãe-filho. Texto & Contexto Enferm. 2006;15(2):277-86.
6. Vesga-López O, Blanco C, Keyes K, Olfson M, Grant BF, Hasin DS. Psychiatric disorders in pregnant and postpartum women in the United States. Arch Gen Psychiatry. 2008;65(7):805-15.
7. Figueira P, Corrêa H, Malloy-Diniz L, Romano-Silva MA. Escala de depressão pós-natal de Edimburgo para triagem no sistema público de saúde. Rev Saúde Pública. 2009;43:79-84.
8. Canale A, Furlan MMDP. Depressão. Arq Mudi. 2006;10(2):23-31.
9. Veras AB, Nardi AE. Depressão na mulher. RBM. 2008;65(6)154-63.
10. Rennó Jr J, Soares CN. Transtornos mentais associados ao ciclo reprodutor feminino. In: Louzã Neto MR, Elkis H. Psiquiatria básica. 2ªed. Porto Alegre: Artes Médicas; 2007. p. 418-28.
11. Steiner M, Dunn E, Born L. Hormones and mood: from menarche to menopause and beyond. J Affect Disord. 2003;74(1):67-83.

12. Pereira PK, Lovisi GM. Prevalência da depressão gestacional e fatores associados. Rev Psiquiatr Clin. 2008; 35(4):144-53.
13. Weinstock M. Alterations induced by gestational stress in brain morphology and behaviour of the offspring. Prog Neurobiology. 2001;65(5):427-51.
14. Cruz EBS, Simões GL, Faisal-Cury A. Rastreamento da depressão pós-parto em mulheres atendidas pelo Organização Mundial da Saúde. Classificação de transtornos mentais e de comportamento da CID-10. Critérios diagnósticos para pesquisa. Porto Alegre: Artes Médicas; 1998.
15. Bydlowski M. O olhar interior da mulher grávida: transparência psíquica e representação do objeto interno. In: Corrêa Filho L et al., editores. Novos olhares sobre a gestação e a criança até os 3 anos. Brasília: LGE; 2002. p. 205-14.
16. Falcone VM, Mäder CVN, Nascimento CFL, Santos JMM, Nóbrega FJ. Atuação multiprofissional e a saúde mental de gestantes. Rev Saúde Pública. 2005;39(4):612-8.
17. Camacho RS, Cantinelli FS, Ribeiro CS, Cantilino A, Gonsales BK, Braguittoni E, Rennó Jr. Transtornos psiquiátricos na gestação e no puerpério: classificação, diagnóstico e tratamento. Rev Psiquiatr Clín. 2006;33(2):92-102.
18. Cantilino A, Zambaldi CF, Sougey EB, Rennó Jr. Transtornos psiquiátricos no pós-parto. São Paulo: Rev Psiquiatr Clin. 2010;37(6).
19. Silva ET, Botti NCL. Depressão puerperal: uma revisão de literatura. Rev Eletr Enf. 2005;7(2)231-8.
20. Rennó Junior, Soares CN. Transtornos mentais associados ao ciclo reprodutivo feminino. In: Louzã Neto MR, Elkis H. Psiquiatria básica. 2. ed. Porto Alegre: Artmed; 2007. p. 418-28.
21. Souza MGG. Nova postura do enfermeiro para detecção da depressão no ciclo gravídico-puerperal e fatores de risco associados [tese]. São José do Rio Preto: Faculdade de Medicina de São José do Rio Preto; 2009.
22. Faisal-Cury A, Menezes PR. Depressão pré-natal prediz fortemente depressão pós-parto em cuidados de saúde primários. Rev Bras Psiquiatr. 2012;34(4):446-50.
23. Gomes LA, Torquato VS, Feitoza AR, Souza AR, Silva MAM, Pontes RJS Identificação dos fatores de risco para depressão pós-parto: importância do diagnóstico precoce. Rev Rene. 2010;11(esp):117-23.
24. Coutinho MPL, Saraiva ERA. Depressão pós-parto: considerações teóricas. Estud P Esqui Psicol. 2008;8(3):759-73.
25. Ryan D, Milis L, Misri N. Depression during pregnancy. Can Fam Physician. 2005;51:1087-93.
26. Rodrigues OMPR, Schiavo RA. Stress na gestação e no puerpério: uma correlação com a depressão pós-parto. Rev Bras Ginecol Obstet. 2011;33(9):252-7.
27. Greinert BRM, Milani RG. Depressão pós-parto: uma compreensão psicossocial. São Paulo: Rev Psicol Teor Prát. 2015;17(1):26-36.
28. Schmidt EB, Piccoloto NM, Müller MC. Depressão pós-parto: fatores de risco e repercussões no desenvolvimento infantil. Psico-USF. 2005;10(1):61-8.
29. Carleso JPP, Souza APR. Dialogia mãe-filho em contextos de depressão materna. Revisão de literatura. Rev. Cefac. 2011;13(6).
30. Carlesso JPP. Análise da relação entre depressão materna e índices de risco ao desenvolvimento infantil. Dissertação (mestrado). Universidade Federal de Santa Maria; 2011.
31. Wendland J, Correia Filho L, Barr A. Primeira infância: ideias e intervenções oportunas. Comissão de Valorização da Primeira Infância e Cultura da Paz. Brasília: Senado Federal; 2012. 366 p.
32. Li D, Liu L, Odouli R. Presence of depressive symptoms during early pregnancy and the risk of preterm delivery: a prospective cohort study. Hum Reprod. 2009;24(1):146-53.
33. Menezes FL, Oliveira AMN, Lemos LAP, Silva PA, Costa KPN, Silva MRS. Frequência da depressão puerperal na maternidade de um hospital universitário da Região Sul. Enfermería Global. Julho 2012; n. 27.

34. Santos MFS, Martins FC, Pasqual L. Escala de autoavaliação de depressão pós-parto: estudo no Brasil. Rev Psiquiatr Clin. 1999;26(2):90-5.
35. Cox JL, Holden JM, Sagovsky R. Detection of postnatal depression: development of the 10-item Edinburgh Postnatal Depression Scale. Br J Psychiatry. 1987;150:782-86.
36. Marini FCS. Estudo dos fatores relacionados à pontuação de depressão pós-parto de Edinburgh [tese]. Universidade de Belo Horizonte; 2014.
37. Brancaglion MY, Couto TC, Vasconcellos AG, Malloy-Diniz LF, Nicolato R, Corrêa H. Edinburgh Postnatal Depression Scale for screening antepartum depression in the Brazilian public health system. Universidade Federal de Minas Gerais. Giovanni Fioriti Editore s.r.l. Clin Neuropsychiatry. 2013;10(2):102-6.
38. Duarte SJH, Almeida EP. O papel do enfermeiro do Programa Saúde da Família no atendimento pré-natal. Rev Enferm Cent-Oeste Min. 2014;4(1):1029-35.

29

Assistência de enfermagem à pessoa com manifestações de comportamento decorrentes de *delirium*

Maguida Costa Stefanelli
Ilza Marlene Kuae Fukuda
Evalda Cançado Arantes
Hideko Takeuch Forcella (*in memoriam*)

PONTOS A APRENDER

1. Discorrer sobre *delirium*.
2. Descrever o comportamento do paciente com *delirium*.
3. Listar os diagnósticos de enfermagem comuns a pacientes com *delirium*.
4. Identificar os resultados esperados comuns a pacientes com *delirium*.
5. Elaborar as intervenções de enfermagem indicadas à pessoa com *delirium*.

PALAVRAS-CHAVE

Delirium, processo de enfermagem, enfermagem em saúde mental e psiquiátrica.

ESTRUTURA DOS TÓPICOS

Introdução. Histórico do termo *delirium*. Conceito. Dados epidemiológicos. Etiologia. Caracterização do *delirium*. Exames complementares. Tratamento. Processo de enfermagem. Avaliação da intervenção. Considerações finais. Propostas para estudo. Referências bibliográficas.

INTRODUÇÃO

Neste capítulo, apresenta-se a assistência de enfermagem à pessoa com transtornos mentais orgânicos, mantendo-se o foco na categoria *delirium* (F05)[1] – Quadro 29.1.

Apresenta-se, primeiramente, o transtorno classificado em F05, *Delirium*,[1] pois há certa reciprocidade entre *delirium* e demência. O *delirium* pode ser o prenúncio da demência. A pessoa com demência apresenta suscetibilidade ou maior vulnerabilidade ao *delirium*.[2-4]

Quadro 29.1 Transtornos mentais orgânicos, incluindo os sintomáticos – CID-10.1

F00 – Demência na doença de Alzheimer
F01 – Demência vascular
F02 – Demência em outras doenças classificadas em outros locais
F03 – Demência não especificada
F04 – Síndrome amnésica orgânica, não induzida por álcool ou por outras substâncias psicoativas
F05 – *Delirium* não induzido por álcool ou outras substâncias psicoativas
F06 – Outros transtornos mentais decorrentes de lesão e disfunção cerebrais e de doença física
F07 – Transtornos de personalidade e de comportamento decorrentes de doença, lesão e disfunções cerebrais
F09 – Transtorno mental orgânico ou sintomático não especificado

HISTÓRICO DO TERMO *DELIRIUM*

O termo *delirium* deriva do latim *delirare*, que significa "estar fora do lugar". No senso comum, usa-se com o seu sentido figurado de "insano, confuso, fora de si". A palavra foi usada por Celsus em I d.C., tanto na descrição de agitação como na de sonolência excessiva decorrente de transtornos mentais.

Esse termo, ao longo do tempo, teve várias denominações na literatura. O termo frenite, utilizado por médicos greco-romanos, referia-se à descrição de condição clínica semelhante ao *delirium*, transtorno mental agudo associado a estado febril. No século XVII, foi descrito como uma síndrome, sendo reconhecida a associação com a febre e também a relação com o uso excessivo de bebida alcoólica. No final do século XVIII, o *delirium* foi descrito de forma distinta da loucura ou da confusão.[2,5]

No século XIX, foi reconhecido como doença reversível da cognição e do comportamento. O *delirium* e os quadros confusionais foram caracterizados como manifestações de falência cerebral. O *delirium* passa a ser considerado uma doença cerebral aguda e reversível, associada à febre e a diversas doenças sistêmicas. Somente no século XX foi correlacionado às descobertas clínicas, psicológicas e eletroencefalográficas. Chega-se, assim, ao conceito de *delirium* utilizado atualmente, embora ele continue sendo subdiagnosticado.[2]

CONCEITO

Atualmente o *delirium* é conceituado como uma síndrome mental orgânica, neurocomportamental, global e de curso flutuante de atividade cerebral generalizada, em decorrência de distúrbios sistêmicos. Instala-se de modo agudo em horas ou poucos dias, sendo considerado potencialmente reversível. O *delirium* e engloba comprometimento da consciência, da cognição – atenção, orientação, memória, distúrbios da linguagem, da emoção –, do ciclo sono-vigília e da área psicomotora. Há flutuações na intensidade desses comprometimentos ao longo do dia – são menores pela manhã e mais intensos ao entardecer, são principalmente à noite, quando as manifestações psíquicas se tornam mais intensas. Esses períodos alternam-se com momentos de lucidez ao longo do dia.[2,3,6-12]

Períodos prolongados de internação hospitalar por qualquer transtorno funcional irreversível podem estar associados ao *delirium*, que poderá interferir na identificação de controle de outros sintomas físicos e psíquicos, especialmente em doentes sob cuidados paliativos.[9]

DADOS EPIDEMIOLÓGICOS

Cerca de 15 a 30% dos pacientes de hospitais gerais podem apresentar o *delirium* durante o período de internação. Essa prevalência pode atingir 20 a 60% da população de idosos internada em hospital geral e é associada à maior morbidade e mortalidade (26,4%). Em pacientes idosos que estão se recuperando de cirurgia de quadril ou fêmur, o risco para *delirium* é de 40 a 50%. Das pessoas internadas com síndrome de imunodeficiência adquirida, 20% apresentam episódios de *delirium*. Pouca idade (criança), lesão cerebral preexistente, episódio anterior de *delirium*, diabetes melito, desnutrição, entre outros, constituem fatores predisponentes de *delirium*. A taxa de mortalidade, em três meses, para pessoa que tem um episódio de *delirium* é estimada em 23 a 30%.[2,3,6,7]

Com o aumento da vida média da população, a prevalência do *delirium* na comunidade vem aumentando, segundo os pesquisadores porque as pessoas idosas com demência são particularmente suscetíveis.[9]

Um estudo feito nos Estados Unidos demonstrou que a incidência do *delirium* é baixa em adultos jovens, aumentando em pessoas mais idosas.[9] Em um levantamento feito numa comunidade europeia constatou-se um resultado semelhante ao realizado nos Estados Unidos.[13]

ETIOLOGIA

É difícil definir a etiologia do *delirium*. A mais aceita é que ele é sempre orgânico.[2,3] Na maioria das vezes, é secundário a uma doença física grave, à intoxicação medicamentosa, ou ao uso abusivo de álcool ou outras drogas. Não se deve desconsiderar, entretanto, que esse transtorno pode ser desencadeado por diferentes fatores, dependendo também da suscetibilidade ou da vulnerabilidade da pessoa e da interação entre o sistema de neurotransmissores (acetilcolina e serotonina) e os processos patológicos. Alguns autores apontam crianças e idosos como aqueles com maior predisposição para o desenvolvimento do *delirium*, relacionando isso à maturação e à integridade do sistema nervoso central.

Em geral, no idoso, a etiologia, é multifatorial. Há uma relação inversa entre a gravidade do dano necessária para desencadear o *delirium* e a vulnerabilidade preexistente da pessoa. Os fatores preexistentes mais importantes talvez sejam as alterações do próprio envelhecimento e outros fatores, como sexo masculino, comorbidades como depressão, demência anterior, fraturas que levem a imobilização, desidratação, alcoolismo, acidente vascular cerebral, distúrbio metabólico, infecções e, consequentemente, alto consumo de medicamentos.[8,9,12,14]

Qualquer droga, na realidade, pode causar *delirium*. Certa classe de drogas, entretanto, como os opioides, os anticolinérgicos e os benzodiazepínicos, são os que mais frequentemente provocam o desencadeamento do *delirium* nas pessoas submetidas aos cuidados paliativos. A causa ainda pode estar associada à diminuição do suprimento cerebral de oxigênio e à redução da atividade da acetilcolina, que tem papel importante no desencadeamento do *delirium*, de acordo com resultados de várias pesquisas.[3,6-9]

Quadro 29.2 Causas mais comuns do *delirium*

Intracranianas
• Epilepsias e estados pós-ictais, traumatismo cranioencefálico (principalmente a concussão), acidente vascular cerebral, hematomas e neoplasias
• Infecção: meningite e encefalite
Extracranianas
• Respiratória. Descompensação decorrente de doença pulmonar obstrutiva crônica, pneumonias e fenômenos tromboembólicos que levam à hipoxemia ou à hipotensão acentuada e prolongada

(*continua*)

Quadro 29.2 Causas mais comuns do *delirium* (*continuação*)

Extracranianas
• Cardiovascular. Infarto do miocárdio e insuficiência cardíaca
• Hepática. Encefalopatia hepática
• Renal-metabólica. Nefropatias. A uremia é importante causa de *delirium* (encefalopatia urêmica)
• Endócrina. Disfunção da hipófise, pâncreas (diabete melito), adrenal, paratireoide e tireoide
• Gastrointestinal. Obstipação intestinal (fecaloma)
• Infecções sistêmicas com febre ou sepse
• Medicamentosa. Por ação de efeito colateral, por intoxicação ou suspensão abrupta: sedativos, tranquilizantes, agentes anticolinérgicos, anticonvulsivantes, anti-hipertensivos, opiáceos, antiparkinsonianos, lítio (nível sérico acima de 1,5 mEq/L), insulina, salicilatos, entre outros
• Agentes tóxicos. Monóxido e dióxido de carbono, anticolinesterase, organofosforado, metais pesados, solventes orgânicos, entre outros
• Politraumatismo
• Transtorno eletrolítico por qualquer causa
• Intoxicações e abstinência de drogas psicoativas
• Doenças carenciais. Insuficiência de tiamina, ácido nicotínico, vitamina B12
• Estados pós-operatórios

CARACTERIZAÇÃO DO *DELIRIUM*

O *delirium*, de modo geral, é evidenciado pelas manifestações decorrentes, fundamentalmente, do comprometimento da consciência, da atenção e das funções cognitivas, comumente acompanhadas de distúrbios do ciclo sono-vigília e da psicomotricidade.[3,6,7,15,16] É caracterizado pela redução do nível de consciência, com diminuição da percepção do ambiente; é flutuante e alterna-se com períodos de lucidez, sendo essa obnubilação da consciência a característica básica do *delirium* (consciência). Incapacidade para direcionar, fixar, manter ou deslocar a atenção encontra-se presente (atenção). O paciente não consegue lembrar-se de eventos novos, mas a memória remota está relativamente conservada (memória).

A pessoa apresenta desorientação espacial e temporal em relação a si mesma e ao ambiente externo. O pensamento pode se apresentar desorganizado e também podem surgir delírios inconsistentes, incoerentes e de cunho paranoide (pensamento). Ilusões e alucinações dificultam a percepção adequada de estímulos, ocasionando ansiedade, reações abruptas e interpretação inadequada do ambiente (sensopercepção). Entre as alterações do humor decorrentes do *delirium*, a mais comum é a instabilidade emocional, que pode se manifestar por medo, ansiedade, depressão, irritabilidade, raiva, euforia ou apatia. As manifestações alternam-se rapidamente ao longo do dia. A pessoa com *delirium* apresenta alterações do ciclo sono-vigília. Em geral, permanece sonolenta durante o dia, dormindo por curtos períodos. Durante a vigília, os pesadelos e os sonhos perturbadores podem se apresentar como experiência alucinatória durante o dia (sono). A atividade psicomotora pode variar bruscamente de hiper para hipoatividade no curso da doença (atividade). As manifestações do *delirium* se acentuam ao entardecer ou na hora de dormir (síndrome crepuscular). Dentre os sintomas neurológicos, os mais comuns são tremores, nistagmo, asterixia e incoordenação motora.[6] Os outros sintomas orgânicos dependem da etiologia do *delirium*. Essas alterações que caracterizam o *delirium* nem sempre são reconhecidas em uma primeira avaliação.[3,6,7,15,16] As manifestações do *delirium* variam desde leve desorientação até o coma vigil.[17]

Alguns sinais prodrômicos são descritos na literatura. Apesar de o início do *delirium* ser súbito, há alguns sinais e sintomas que podem surgir dias antes, antecedendo a instalação do *delirium*. A pessoa pode manifestar cefaleia, mal-estar generalizado, ansiedade, inquietação, irritação, alterações do ciclo sono-vigília, pesadelo, medo e dificuldade em pensar com clareza.[17]

É dada ênfase na literatura médica quanto ao subdiagnóstico do *delirium*, apesar da prevalência em 10 a 16% já na admissão.[5,10] Assim, é de fundamental importância a observação minuciosa do comportamento do paciente, para a identificação das manifestações comportamentais que possibilitam a elucidação diagnóstica. Em geral, é a equipe de enfermagem que documenta 60 a 90% dos sinais e sintomas de *delirium*. O enfermeiro está em situação privilegiada para colaborar com a equipe interdisciplinar, uma vez que a observação de comportamento é uma das ações que fundamentam o planejamento da assistência de enfermagem, além de ser a pessoa que permanece mais tempo com o paciente.[2,9,10]

EXAMES COMPLEMENTARES

O exame físico completo é de suma importância para a identificação de sepse, desidratação ou insuficiência de um órgão importante.

Os exames laboratoriais, dependendo da condição clínica identificada ou presumida do paciente com *delirium*, são um importante rastreio de alterações metabólicas. Em geral, são realizados os seguintes exames: hemograma, cálcio plasmático, ureia, creatinina, glicemia, eletrólitos, testes de função hepática e tireoidiana, sorologia para sífilis e para aids, culturas de sangue e urina. Exames de imagem cerebral, como tomografia computadorizada ou ressonância magnética, radiografia de tórax, eletroencefalograma, eletrocardiograma e líquido cerebrospinal, entre outros, podem ser importantes em algumas situações.[3,6,10,15,16]

TRATAMENTO

O primeiro passo é identificar a etiologia e o tratamento do *delirium* concomitantemente aos cuidados gerais do paciente. Quando a causa é encontrada, o tratamento é dirigido para ela. Quanto mais precoce a identificação, melhor o prognóstico, tanto do quadro orgânico, como do psíquico. Identificar e intervir em fatores de risco é uma medida fundamental para reduzir o início do quadro clínico e, portanto, uma medida para a prevenção e o tratamento.[9]

O tratamento do *delirium* engloba o farmacológico e outros complementares, como os que promovem reorientação e manutenção dos ciclos circadianos, adequação do ambiente, estimulação do funcionamento cognitivo, desempenho das atividades de vida diária etc, de acordo com as manifestações de sinais e sintomas de cada paciente.

Além do tratamento da causa, em geral, são utilizados psicofármacos que tenham menos ação anticolinérgica, de acordo com as condições clínicas do paciente e a critério médico. O *delirium*, quando tratado, pode apresentar remissão total ou gradual. Há divergências na literatura sobre a evolução do *delirium* para outros transtornos cognitivos mais duradouros, como síndrome amnéstica ou demência.[4,6,15,16,18]

Além da utilização do tratamento farmacológico do *delirium*, a abordagem não farmacológica fundamental seria a prevenção, quando há indícios da associação entre *delirium* e mortalidade, morbidade, declínio das funções cognitivas e hospitalização. A prevenção pode ser dividida em primária (que são aquelas medidas para diminuir a incidência), secundária (que tem por objetivo diminuir a gravidade e a morbidade imediatas) e terciária (que busca enfrentar as consequências em longo prazo).[9]

PROCESSO DE ENFERMAGEM

O processo de enfermagem será apresentado de acordo com suas fases, segundo estudiosos da área.

Avaliação inicial

Para a coleta inicial dos dados do paciente, o enfermeiro de saúde mental/ psiquiátrica vale-se de um roteiro que inclui o histórico de enfermagem e o roteiro de observação (ver o capítulo 9).

Às vezes é difícil diagnosticar o *delirium*.[11] Somente por meio de observação acurada do comportamento o enfermeiro terá elementos para contribuir com a equipe na elucidação do diagnóstico e elaborar a assistência de enfermagem.[9] Há uma escala criada, testada e validada por enfermeiros americanos[19] para guiar o reconhecimento precoce do *delirium* por meio da observação.

Descrição de comportamento

A pessoa com *delirium* pode apresentar inúmeros problemas somáticos, dependendo de sua condição física e da etiologia do transtorno: hipertermia, língua saburrosa, emagrecimento, palidez e lábios ressecados, retenção urinária, obstipação intestinal, sudorese, desidratação e desnutrição.

A expressão facial do paciente com *delirium* denota medo e perplexidade nos momentos de lucidez, quando tudo lhe parece estranho. Ele faz uma série de perguntas: Onde estou? O que está acontecendo? Por que estou assim? Que lugar é este? Olha as pessoas com os olhos bem abertos para como se indagasse sobre o que está ocorrendo, onde está ou quem é a pessoa à sua frente.

Pode apresentar lentidão de movimentos, movimentar-se sem parar, ou permanecer imóvel. Pode tornar-se inquieto, gritar, correr, rasgar suas vestes, agredir as pessoas ou a si mesmo, perceber objetos ou pessoas como vultos aterradores. Muitas vezes, diz ver bichos ou cenas de terror, demonstrando expressão facial de pavor intenso.

O paciente fala sem cessar, de forma ininteligível ou parecendo não saber ou não entender o significado das palavras. Outras vezes, fala em tom de voz baixo, como se estivesse murmurando, ou pode permanecer em mutismo por um longo tempo.

Não consegue se situar no tempo e no espaço, tendo dificuldade em localizar seu próprio leito e em identificar pessoas e objetos que o cercam. Não se recorda de fatos e orientações recentes, mas consegue lembrar-se de eventos remotos. Isso faz com que a pessoa tenha dificuldade em seguir as orientações do serviço de saúde no qual está sendo atendido.

Em geral, não cuida de sua higiene e aparência, nem denota preocupação em se alimentar.

Diagnóstico de enfermagem

Com base na análise dos dados da avaliação inicial são formulados diagnósticos de enfermagem apropriados para pacientes com *delirium* e seus familiares. A partir da identificação, é executado o planejamento do cuidado de enfermagem. Os diagnósticos de enfermagem mais comuns em pacientes com *delirium* foram elaborados segundo a Nanda International (Nanda-1).[20]

1. Confusão aguda, evidenciada por distúrbios globais e transitórios da consciência e alterações de outras funções psíquicas associadas, como atenção, percepção, memória etc.
2. Risco de lesão, evidenciada pela manifestação de comportamento intempestivo, em consequência do medo de suas alucinações e ilusões, e da obnubilação da consciência.
3. Risco de violência direcionada a outros, evidenciada pela incapacidade de controle das ações impulsivas, decorrentes de distúrbios da sensopercepção.
4. Percepção sensorial perturbada*, relacionada às alterações da sensopercepção e aos estímulos ambientais insuficientes ou excessivos, provocando respostas distorcidas e levando à interpretação ambiental inadequada.
5. Síndrome de interpretação ambiental prejudicada**, relacionada à percepção sensorial inadequada, à falta de orientação sobre si mesmo, sobre outras pessoas e sobre o tempo e o lugar.
6. Processo de pensamento perturbado***, evidenciado pela interpretação não acurada do ambiente, podendo desencadear ideias paranoides em que o paciente acha que os outros querem confundi-lo.
7. Memória prejudicada, evidenciada pela incapacidade de lembrar-se de fatos recentes, decorrente da alteração do nível de consciência com consequente dificuldade para entender e reter as orientações recebidas.
8. Medo evidenciado pela interpretação errônea do ambiente, decorrente da alteração da sensopercepção, como ilusão e alucinação, que podem ser percebidas pela expressão verbal ou não verbal.

---

* Diagnóstico retirado da classificação da Nanda International a partir da edição 2015-2017, com a recomendação de que sejam realizados estudos para sua reintegração como novo diagnóstico.

** Diagnóstico retirado da classificação da Nanda International a partir da edição 2015-2017.

*** Diagnóstico retirado da classificação da Nanda International a partir da edição 2012-2014, com a recomendação de que sejam realizados estudos para sua reintegração como novo diagnóstico.

9. Ansiedade, evidenciada pelos momentos de lucidez nos quais o paciente pode apresentar medo e insegurança, pois não consegue entender o que está acontecendo consigo e o porquê dos cuidados que recebe.
10. Enfrentamento ineficaz, evidenciado pela incapacidade de avaliar acuradamente os fatos e os acontecimentos da vida diária, consequente à diminuição do nível da consciência e interpretação imprópria do ambiente.
11. Risco de suicídio, evidenciado pela dificuldade na percepção sensorial e pela interpretação errônea do ambiente que podem levá-lo a cometer suicídio.
12. Comunicação verbal prejudicada, relacionada à não fixação, à retenção e à evocação de fatos, nomes de objetos, pessoas – inclusive os referentes ao período agudo do *delirium* – dificultando a manutenção dos padrões usuais de comunicação.
13. Desempenho de papel ineficaz, evidenciado pelas limitações impostas pelas alterações psíquicas.
14. Interação social prejudicada, evidenciada pelas barreiras da comunicação, decorrentes do prejuízo global da consciência e da cognição que afetam a linguagem e as habilidades sociais.
15. Volume de líquido deficiente, relacionado à falha nos mecanismos reguladores.
16. Nutrição desequilibrada (menor que as necessidades corporais), relacionada às alterações globais das funções psíquicas e, em especial, da obnubilação da consciência.
17. Risco de desequilíbrio da temperatura corporal, evidenciado pela alteração da taxa metabólica, desidratação, doença ou trauma, afetando a regulação térmica.
18. Padrão respiratório ineficaz, evidenciado pela ventilação inadequada.
19. Padrão de sono perturbado, relacionado à diminuição do nível de consciência e em decorrência de distúrbio orgânico.
20. *Déficit* de autocuidado para alimentação/banho/higiene íntima/vestir-se, relacionado à diminuição do nível de consciência e aos fatores de risco do *delirium*.
21. Tensão do papel de cuidador relacionada à dificuldade de observar a evolução da doença, à falta de apoio, de conhecimento suficiente sobre o transtorno e dos recursos específicos da comunidade.

Resultados esperados

Para avaliar os resultados esperados ou os objetivos no cuidado de pacientes com *delirium*, o enfermeiro conta com critérios de avaliação. Os mais específicos são apresentados a seguir, tomando-se como ponto norteador a classificação dos resultados de enfermagem (Nursing Outcomes Classification – NOC).[21] Vale lembrar que os resultados esperados obedecem a uma gradação, de acordo com a etapa do transtorno vivenciado pela pessoa.

- Apresenta-se sem mudanças globais e transitórias de distúrbios da atenção, atividade psicomotora e nível de consciência.
- Demonstra perceber corretamente o ambiente ou a realidade, interpretando adequadamente os eventos. Sente-se seguro e livre de lesão física.
- Mantém-se sem manifestações de violência contra si mesmo.
- Mantém-se sem manifestações de comportamento indicativas de violência em relação aos outros.
- Manifesta ideias de acordo com a realidade.
- Reconhece as pessoas do convívio diário, chama-as pelo nome correto, tanto as do serviço em que é atendido, como os familiares.
- Reconhece o local em que se encontra.
- Identifica corretamente datas e estações do ano.
- Analisa corretamente as situações e identifica padrões de enfrentamento de forma adequada.
- Comunica-se com as pessoas de modo adequado às circunstâncias.
- Manifesta prazer na participação em eventos da vida.
- Mantém desempenhos social e familiar adequados.
- Demonstra sentimento de autoapreciação.
- Apresenta ciclo sono-vigília adequado.
- Demonstra independência, adequação e certa autonomia no autocuidado (higiene, aparência, alimentação e eliminações) e na realização de outras atividades da vida diária.

Intervenções de enfermagem

> Ao cuidar da pessoa com *delirium*, é essencial que o enfermeiro proporcione um ambiente seguro e mantenha o paciente orientado.

A descrição das ações de enfermagem está fundamentada no Nursing Interventions Classification (NIC),[22] em vários clássicos da enfermagem em saúde mental e psiquiátrica e na experiência das autoras deste capítulo.[23-26]

- Manter uma observação acurada do comportamento do paciente, inclusive das manifestações relacionadas às condições orgânicas que ele possa apresentar. Permanecer alerta às informações dos familiares para colaborar com a equipe no esclarecimento da etiologia do *delirium*, do cuidado e do tratamento. A duração do *delirium* está diretamente relacionada à elucidação de sua causa. (1-21)

- Oferecer cuidados, de acordo com as manifestações clínicas básicas que estão provocando ou podem provocar o *delirium*, com ênfase na hidratação do paciente e na manutenção do equilíbrio hidroeletrolítico, pois a não atenção a esses fatores favorece o agravamento do *delirium*. (15-17)
- Criar um quadro para registro da ingestão hídrica programada para as 24 horas, com local para documentar a quantidade aceita pela pessoa.
- Estar atento aos cuidados quanto às manifestações orgânicas, quando elas são desencadeadoras do *delirium*.
- Verificar os sinais vitais do paciente com a periodicidade exigida, de acordo com a necessidade de cada um. Esses cuidados assumem importância vital, em função das causas do *delirium*. (17-18)
- Manter um relacionamento interpessoal terapêutico com o paciente, tendo foco no que lhe é familiar e significativo. O conteúdo do pensamento dele, em geral, apresenta-se ilógico, incoerente e, muitas vezes, ininteligível, provocando ansiedade e irritação nas pessoas que o atendem. (1-14)
- Oferecer apoio genuíno ao paciente, demonstrando aceitação de sua pessoa.
- Esclarecer o paciente sobre o nome real das pessoas quando ele não se refere a elas pelos nomes corretos ou as identifica como sendo outra pessoa (falso reconhecimento).
- O enfermeiro e os membros da equipe de enfermagem têm de chamá-lo sempre pelo nome, conservando os títulos ou particularidades específicas (doutor, senhor, senhora) para mantê-lo orientado quanto a sua pessoa. Apelidos devem ser evitados, pois pertencem à intimidade da pessoa.
- Expressar-se com voz calma, em tom audível e validar a compreensão do que foi dito, se as condições do paciente permitirem. Falar vagarosamente e em pequenos períodos, com intervalos, pois o paciente não consegue fixar a atenção e, consequentemente, as orientações.
- Oferecer ao paciente informações sobre o que está acontecendo, o que está sendo feito e sobre os próximos eventos. O objetivo é mantê-lo orientado e minimizar a ansiedade que ele experimenta pela não compreensão do que está acontecendo com ele ou por não se lembrar dos fatos acontecidos durante o período confusional. (1-12)
- Repetir as orientações sempre que o paciente se demonstrar desorientado, utilizando o mesmo vocabulário, com frases curtas e claras, e linguagem acessível ao paciente, sem demonstrar irritação ou impaciência.

- Não fazer perguntas ou comentar com o paciente o que ele disse ou fez no período confusional, porque isso pode gerar aumento da ansiedade, sentimento de culpa e vergonha.
- Evitar questões sobre fatos recentes que o paciente não seja capaz de responder, por dificuldade em recordá-los.
- Manter relógio e calendário em local de fácil visualização, para a orientação temporal do paciente.
- Manter óculos, aparelho auditivo e outras próteses necessárias de uso do paciente.
- Estar alerta para que o paciente seja cuidado pelos mesmos profissionais, cuidadores e familiares, e para que receba visita de seus familiares, se estiver internado. A presença deles ajuda a manter um ambiente familiar, o que pode ser benéfico para a recuperação do paciente, ajudando-o a manter-se orientado auto/alopsiquicamente.
- Conversar com o paciente e dar as orientações necessárias, considerando sempre que ele apresenta momentos de lucidez. Evitar comentários sobre o comportamento impróprio durante os períodos confusionais. O medo e a ansiedade são frequentes nesse momento, pela incapacidade de compreender o que está acontecendo. Não permitir que o paciente seja alvo de zombaria em virtude de seu comportamento. (1, 2, 5-7)
- Fazer as intervenções no ambiente, mantendo-o livre de estímulos desencadeadores de manifestações de comportamento características de confusão aguda. (1, 2, 4, 5, 7)
- Manter uma iluminação adequada, livre de contrastes, jogo de luz e penumbra, uma vez que sombras propiciam o aparecimento de ilusões, às quais o paciente pode reagir intempestivamente.
- Manter o mesmo ambiente físico e as rotinas relacionadas às atividades de vida diária. Se possível, com o mesmo mobiliário e sem mudar sua posição.
- Sempre que possível, permitir o uso de objetos pessoais, como óculos, aparelho de audição, entre outros – ação importante para manter o paciente orientado.
- Quando acamado, é recomendável o uso de grades de proteção para evitar quedas durante os períodos de confusão aguda.
- Permanecer ao lado do paciente caso ele apresente alucinações, ilusões e delírios. O enfermeiro deve aguardar que a ansiedade ou agitação diminua, procurando mantê-lo na realidade por meio de assuntos ou atividades concretas, afirmando que acredita que ele esteja vendo ou ouvindo algo, mas que essa experiência é só dele, decorrente do seu transtorno, e é passageira (ver o capítulo 22). (1-10)

- Não discutir nem julgar o paciente quando ele manifestar ideias fora da realidade. É importante deixá-lo falar sobre ela por certo tempo, sem utilizá-las para obter sua cooperação e direcionar a conversa para assuntos ou atividades concretas. Quando o paciente demonstrar condições para analisar suas ideias, valer-se das estratégias de comunicação terapêutica para essa análise.
  - Colocar limites se ele apresentar agitação e agressividade que ofereçam riscos à sua integridade, à dos demais e ao ambiente, adotar conduta com tato, considerando as condições do paciente (ver o capítulo 22). (1-12)
  - Explicar, de maneira clara e simples, que o limite está sendo delimitado como medida terapêutica, mas não punitiva. Esclarecer que seu comportamento está sendo prejudicial para si mesmo e para os outros.
  - Retirar o paciente do ambiente em que ele está e colocá-lo em um local mais tranquilo; tentar mantê-lo ocupado com alguma atividade junto ao enfermeiro, cuidador ou familiar.
  - Não discutir com o paciente, não julgá-lo, nem puni-lo por seu comportamento.
  - Manter vigilância, oferecendo segurança à integridade física do paciente, porque ele pode apresentar quedas do leito ou tentar escapar, até pela janela, levado por alterações da consciência e percepção sensorial perturbada. Essas alterações provocam uma interpretação inadequada do ambiente, favorecendo o aparecimento de falsas ameaças.
  - Evitar ao máximo a contenção física. Utilizá-la apenas em caso extremamente necessário, devendo a decisão ser tomada e seguida pela equipe interdisciplinar. Essa medida pode exacerbar o quadro confusional. Observar os protocolos existentes no serviço, mantendo-se alerta para as implicações ético-legais dessa intervenção (ver o capítulo 36). (1-12)
  - Ser firme na orientação sobre a necessidade de restrição física, que deverá ser mantida pelo menor tempo necessário, isto é, até que haja remissão da manifestação que motivou a restrição.
  - Falar de maneira clara e simples que se trata de uma medida terapêutica e não punitiva.
  - Explicar ao paciente o que é e o porquê.
  - Administrar a medicação prescrita.
  - Manter um funcionário adequadamente orientado sobre os cuidados necessários junto ao paciente até sua liberação.
  - Observar e ter cuidados constantes com vigilância intensa quando for necessário o uso de sondas nasogástrica, vesical, drenos e equipamento para infusão venosa. Em momento de agitação intensa, confusão aguda

e interpretação inadequada do ambiente, o paciente pode tentar arrancá-los abruptamente, provocando sérias lesões. (1, 3-5, 10)

- Observar o ciclo sono-vigília, anotando rigorosamente a duração dos períodos do sono. Ao longo do dia, mantê-lo acordado, se possível, por meio de estímulos ou atividades que sejam do interesse do paciente. (1, 5, 8, 9, 19)
- Oferecer os cuidados necessários para a realização das atividades do autocuidado, procurando obter a cooperação do paciente até que ele tenha condições para assumi-los. (1, 20)

Durante a convalescença, não fazer comentários ou perguntas a respeito seu comportamento no período confusional, pois nessa fase de remissão dos sintomas, o paciente não se lembra do ocorrido, uma vez que apresenta amnésia lacunar decorrente do quadro clínico. Os sentimentos de culpa e de vergonha em decorrência do comportamento apresentado na fase aguda do *delirium* podem levá- o a manifestações de comportamento depressivo e à tentativa de suicídio. (1, 2, 10)

- Orientar familiares e cuidadores sobre o cuidado e o tratamento do paciente. Elaborar um plano de orientação para o paciente com *delirium* fundamentado no comportamento apresentado, respeitando a singularidade de cada paciente. (1-21)
- Criar um serviço de interconsulta entre o departamento de enfermagem de hospital geral e o de enfermagem psiquiátrica de diferentes níveis de complexidade para reduzir a tensão gerada nos profissionais de enfermagem, em consequência do cansaço e da irritação dos membros da equipe de enfermagem relacionados à falta de conhecimento, ao grau de dependência do paciente e à necessidade de vigilância constante. (21)
- Documentar as ações de enfermagem realizadas.

AVALIAÇÃO DA INTERVENÇÃO

Nessa etapa do processo, o enfermeiro estabelece as mudanças ocorridas e faz a avaliação final do comportamento do paciente, utilizando como parâmetros os resultados esperados.

CONSIDERAÇÕES FINAIS

A porcentagem da existência de pacientes com *delirium* em hospital geral é alta, assim como o "número destes que saem do hospital com problemas não resolvidos (52%)". Qual é o papel do profissional de saúde?[27] O enfermeiro que atua em hospital geral tem um papel decisivo no cuidado da pessoa com *delirium* nas diferentes esferas da assistência, desde a primária, até a reintegração na comunidade.

O enfermeiro deve estar alerta para reconhecer a presença de *delirium* nos diferentes tipos de serviços em que atua, para colaborar com a equipe interdisciplinar, não só no cuidado competente de pessoas com fatores de risco, mas também na identificação de sinais prodrômicos, como os indicativos de *delirium*, e na prevenção secundária e terciária. Com conhecimento sobre o *delirium* e a observação de comportamento sistematizada, o enfermeiro ocupa uma posição privilegiada para atuar precocemente – desde a prevenção e a elucidação diagnóstica do *delirium*, até a recuperação parcial ou integral com o máximo de independência e autonomia possíveis, de acordo com as condições do paciente. O enfermeiro vale-se para tal do relacionamento terapêutico para manter os pacientes orientados sobre si mesmos e sobre outras pessoas, no tempo e no espaço, em sintonia com o seu mundo familiar e comunitário, e com o desempenho das atividades de vida diária. Isso se torna possível à medida que os enfermeiros começam a ampliar seu campo de ação, a utilizar o trabalho interdisciplinar e a criar serviços de interconsulta na enfermagem com consulta ao enfermeiro psiquiátrico. Desse modo, contribui para reduzir a morbidade e a mortalidade, pois quanto antes os fatores de risco ou as condições causadoras do *delirium* forem identificados, melhor o prognóstico.

O reconhecimento da presença de *delirium* é imperioso em pessoas internadas em hospital geral, principalmente nas unidades de terapia intensiva, em pronto-socorro e na população idosa, associado ou não à demência.

PROPOSTAS PARA ESTUDO

1. Observe um paciente com manifestações de comportamento indicativas da instalação do *delirium*, anotando tudo que observar em seu comportamento.
2. Leia o prontuário com atenção e converse com a família sobre o paciente e seu transtorno.
3. Elabore um plano de orientação para cuidadores e discuta com seus pares e supervisores ou em sala de aula com colegas e docentes.

REFERÊNCIAS BIBLIOGRÁFICAS

1. Organização Mundial da Saúde. Classificação de transtornos mentais e de comportamento da CID-10. Critérios diagnósticos para pesquisa. Porto Alegre: Artes Médicas; 1998.
2. Wacker P, Nunes PV, Forlenza OV. Delírio e demência no idoso: existem fatores de risco comuns? Rev Psiq Clin. 2005;32(3):113-8.

3. Ventura MM, Giannastácio FC. Délirium. In: Bottino CM, Lacks J, Blay SL. Demência e transtornos cognitivos em idosos. Rio de Janeiro: Guanabara-Koogan; 2006. p. 153-76.
4. Wacker P, Nunes PV, Forlenza OV. Delirium: uma perspectiva histórica. Rev Psq Clin. 2005;32(3):97-103.
5. Lôbo RR, Silva Filho SRB, Lima NKC, Ferriolli JC. Medicina (Ribeirão Preto). 2010;43(3):249-57.
6. Kaplan HI, Sadock BJ, Grebb JA. Compêndio de psiquiatria: ciências do comportamento e psiquiatria clínica. 7ª ed. Porto Alegre: Artes Médicas; 2003. p. 324-59.
7. Fontana AM, Salvador A. Transtornos mentais orgânicos, incluindo sintomáticos. In: Fontana AM. Manual de clínica em psiquiatria. São Paulo: Atheneu; 2005. p. 277-94.
8. Santos FS. Mecanismos fisiopatológicos do delirium. Rev Psiq Clin. 2005;32(3):104-12.
9. Santos FS, Fraguas Jr R, Forlenza OV. Delirium. In: Miguel EC, Gentil V, Gattaz WF. Clínica psiquiátrica. Barueri: Manole; 2011. p. 567-81.
10. Silva RFLC, Moreira LR. Fatores de risco para ocorrência de delirium em idosos na terapia intensiva. Enfermagem Revista. 2012;15(1):102-19.
11. Bourgeois JA, Seaman JS, Servis ME. In: Halles RE, Yudofsky SC, Gabbard GO. Tratado de psiquiatria clínica. Porto Alegre: Artmed; 2012. p. 326-87.
12. Santos FS, Forlenza. Delirium. In: Forlenza OV, Miguel EC. Compêndio de clínica psiquiátrica. Barueri: Manole; 2012. p. 137-49.
13. Tavares A, Vieira CC, Vianna IE. Epidemiologia do delirium. In: Santos FS. Delirium: uma síndrome mental orgânica. Rio de Janeiro: Atheneu; 2008.
14. Baldaçara L, Gonçalves IA, Batista L, Neves AAM, Silva I, Jackowski AP. Emergências psiquiátricas nos idosos. Estudo epidemiológico. Arq Med Hosp Fac Cien Med Santa Casa São Paulo. 2012;57(1):11-8.
15. Bourgeois JA, Seaman JS, Servis ME. Delirium, demência e transtorno amnéstico. In: Hales RE, Yudofsky SC. Tratado de psiquiatria clínica. 4. ed. Porto Alegre: Artmed; 2006. p. 257-301.
16. Hirata ES, Ferreira MP. Transtornos mentais agudos. In: Louzã Neto MR, Elkis H. Psiquiatria básica. 2ª ed. Porto Alegre: Artmed; 2007. p. 141-51.
17. Nunes Filho EP, Bueno JR, Nardi AE. Psiquiatria e saúde mental: conceitos clínicos e terapêuticos fundamentais. São Paulo: Atheneu; 2005. p. 43-56.
18. Meyer JM. Farmacoterapia da psicose. In: Brunton LL, Chabner BA, Knollmann BC. As bases farmacológicas da terapêutica de Goodman & Gilman.12ª ed. Porto Alegre, AMGH; 2012. p. 417-55.
19. Schursman MJ, Shotridge-Baggett LM. A screaning instrument for Delirium. Res Theory Nurs Pract. 2003;17(1):31-50.
20. Diagnósticos de enfermagem Nanda: definições e classificação 2015-2017. Porto Alegre: Artmed; 2015.
21. Moorhead S, Johnson M, Mass ML, Swanson E. NOC, classificação dos resultados de enfermagem. Tradução da 4ª ed. Rio de Janeiro: Elsevier; 2008.
22. Bulecheck GM, Butcher HK, Dochterman JM. Classificação das intervenções de enfermagem (NIC). Tradução da 5ª ed. Rio de Janeiro: Elsevier; 2010.
23. Sundeen SJ. Respostas cognitivas e transtornos orgânicos. In: Stuart GW, Laraia MT. Enfermagem psiquiátrica: princípios e prática. 6ª ed. Porto Alegre: Artmed; 2001. p. 495-518.
24. Eliopoulos C, Carson VB, Varcarolis EM. Cognitive disorders. In: Varcarolis EM, Carson VB, Shoemaker NC. Foundations of psychiatric mental health nursing: a clinical approach. 5th ed. St. Louis: Saunders/Elsevier; 2006. p. 384-421.
25. Townsend MC. Enfermagem psiquiátrica: conceitos de cuidado. 3ª ed. Rio de Janeiro: Guanabara Koogan; 2002. p. 307-22.
26. Irving K, Foreman M. Delirium, nursing practice and the future. Int J Older People Nurs. 2006;1:121-7.
27. Coulson BS, Almeida OP. Delirium moving beyond the clinical diagnosis. Rev Bras Psychiatr. 2002; 24 (Suppl 1):28-33.

30

Assistência de enfermagem à pessoa com manifestações de comportamento decorrentes de demência

Maguida Costa Stefanelli
Ilza Marlene Kuae Fukuda
Evalda Cançado Arantes
Cássio Machado de Campos Bottino (*in memoriam*)

PONTOS A APRENDER

1. Discorrer sobre demência.
2. Descrever o comportamento do paciente com demência.
3. Identificar as características da demência que a tornam distinta do *delirium*.
4. Listar os diagnósticos de enfermagem comuns a pacientes com demência.
5. Identificar os resultados esperados comuns a pacientes com demência.
6. Elaborar as intervenções de enfermagem indicadas à pessoa com demência.
7. Citar as intervenções básicas a serem ensinadas à família e ao cuidador do paciente com demência.
8. Descrever os recursos existentes na comunidade para pessoa com demência.
9. Citar indicadores para avaliação da intervenção de enfermagem.

PALAVRAS-CHAVE

Delirium, demência na doença de Alzheimer, demência vascular, processo de enfermagem, enfermagem em saúde mental e psiquiátrica.

ESTRUTURA DOS TÓPICOS

Introdução. Epidemiologia das demências. Desafios das demências. Demência na doença de Alzheimer. Demência vascular. Processo de enfermagem. Considerações finais. Propostas para estudo. Referências bibliográficas.

INTRODUÇÃO

Os avanços do conhecimento, as mudanças socioeconômicas, as melhorias no saneamento básico e na saúde pública resultaram no aumento da expectativa de vida da população. Com esse progresso, há o crescimento das doenças degenerativas e, em especial, das demências. Esse paradoxo traz consigo um dos maiores desafios para as próximas décadas: quem e como se cuidará do bem-estar dos idosos, perante o aumento da expectativa de vida estimada para 2025, quando os idosos constituirão 20% da população mundial?[1] No Brasil, a população de idosos dobrou, passando de 7% em 1980, para 14,5% atualmente, sendo um dos países que apresentam os maiores percentuais de envelhecimento populacional.[2]

O relatório mundial da Organização Mundial da Saúde (OMS) apresenta a estimativa dos anos vividos com incapacitação (AVI) em torno de 2%. A demência é uma das principais causas de morbidade entre os idosos. A mudança desse cenário ficará na dependência direta dos avanços do conhecimento com novas descobertas, inclusive na área preventiva dos fatores de risco.[1]

A estigmatização existente na sociedade em relação ao idoso, associada à existente em relação à pessoa com transtorno mental – no caso da demência –, faz com que o idoso com esse transtorno sofra em dobro.[1] As pessoas comumente chamam o idoso de "vovô" ou referem-se a ele como "velho", "demente", usando uma entonação de zombaria.

Torna-se necessário compreender o que é envelhecimento normal, ou senescência, e o significado de envelhecimento patológico, ou senilidade, que guardam relação direta com o progresso de estudos nessa área, abrangendo todos os níveis de assistência.

Senescência é o envelhecimento normal, caracterizado pelo declínio gradual de todos os sistemas orgânicos. A maioria das pessoas nesse processo conserva a capacidade física e cognitiva[3] em um grau que permite uma convivência saudável com as limitações que ocorrem no processo de envelhecer. Nessa etapa da vida, ainda podem experimentar bem-estar e qualidade de vida.

Senilidade é o envelhecimento anormal ou patológico em que ocorrem agravos à saúde nessa etapa da vida, com perda da capacidade funcional. Os sinais de degeneração são mais acentuados e graves,[3] o que leva a pessoa a experimentar dependência e incapacidade para levar uma vida saudável e ativa.

Entre os transtornos mais comuns da senilidade encontram-se as demências, em seus diversos tipos. Elas são causadas por um grupo de diferentes patologias, mas caracterizam-se por terem como denominador comum o declínio progressivo das funções cognitivas.

Os diversos tipos de demência são agrupados pela CID-10[4] dentro de transtornos mentais orgânicos (Quadro 30.1), incluindo os sintomáticos, classificados em F00 a F04, destacando-se neste capítulo os transtornos demenciais.

Quadro 30.1 Transtornos mentais orgânicos, incluindo os sintomáticos – CID-10

F00 – Demência na doença de Alzheimer
F01 – Demência vascular
F02 – Demência em outras doenças classificadas em outros locais
F03 – Demência não especificada
F04 – Síndrome amnéstica orgânica, não induzida por álcool ou por outras substâncias psicoativas
F05 – *Delirium*, não induzido por álcool ou outras substâncias psicoativas
F06 – Outros transtornos mentais decorrentes de lesão e disfunção cerebrais e de doença física
F07 – Transtornos de personalidade e de comportamento decorrentes de doença, lesão e disfunções cerebrais
F09 – Transtorno mental orgânico ou sintomático não especificado

A demência é uma síndrome caracterizada pela perda progressiva da cognição, englobando memória, atenção, pensamento, cálculo, linguagem, inteligência geral, aprendizagem, discernimento e habilidades sociais, sem alteração da consciência.[3-7] O declínio que ocorre na capacidade intelectual propicia prejuízo gradual na competência socioeconômica da pessoa,[3] ou seja, é suficiente para prejudicar a sua capacidade executiva e funcional.

O declínio das funções cognitivas pode ocorrer em diferentes graus: leve, moderado e grave. No grau leve, ou inicial, a perda de memória é suficiente para interferir nas atividades cotidianas e na aquisição de novas habilidades. No moderado, ou intermediário, há um sério prejuízo à vida independente. No grave, ou final, além das alterações anteriores, há evolução para a completa incapacidade de reter novas informações e habilidades e para execução das atividades inerentes ao cuidado de si mesmo.[3-8] Como consequência dessa evolução há gradativa perda da autonomia, o que exige cuidados de terceiros[3,9] – cuidadores, familiares ou não, e profissionais.

EPIDEMIOLOGIA DAS DEMÊNCIAS

A demência na doença de Alzheimer (DA) é o tipo mais comum, sendo responsável por cerca de 60% delas, com tendência de predomínio no gênero feminino. A DA é constituída por pré-senis (10%), antes de 65 anos, e senis (90%), a partir de 65 anos. Em segundo lugar, está a demência vascular (DV), relacionada às doenças cerebrovasculares.[3,5-7,10,11]

De acordo com um estudo feito por autores brasileiros, a prevalência das demências apresenta média mundial de 6%, com amplitude de 2,2% na África a 9% na Europa. Nos outros continentes, a média é de 7,1% na América do Sul, 6,2% na América do Norte e de 6,2% na Ásia. A taxa de prevalência no Brasil entre as pessoas com mais de 65 anos é de 7,1%, situando-se na faixa intermediária internacional.[12]

Ressalte-se que as taxas médias de prevalência da demência aumentam com a idade, em todas as regiões do mundo, mas não com a mesma intensidade nas idades mais avançadas, o que demonstra que a demência está mais relacionada à idade que ao envelhecimento. A porcentagem da demência é, em média, de 0,7%[11] antes de 65 anos, entre 2 e 25% acima de 65 anos e, em média, de 38,6% acima de 85 anos.[11,12]

Com a evolução há um declínio cognitivo global, a morte sobrevém entre 5 e 12 anos, e 15% evoluem eventualmente para a morte, em geral em consequência da associação com comorbidades.[3,6,9,12]

DESAFIOS DAS DEMÊNCIAS

Os dados apresentados corroboram o aumento da preocupação existente entre os estudiosos com essa população, em face da projeção de que os idosos serão 20% da população geral,[1] de que a idade é um dos principais fatores de risco para demências e de que há um crescimento exponencial de síndromes demenciais.

Entre os principais fatores de risco para as demências têm-se:[13]

- Idade avançada.
- Gênero feminino.
- Doenças degenerativas.
- Fatores genéticos.
- Trauma encefálico.
- Exposição a pesticida.
- Hipertensão.
- Hipercolesterolemia.
- Diabete melito.
- Doença de Parkinson.
- Baixo nível intelectual na infância.
- Síndrome de Down.

Tais fatores constituem um desafio para a saúde pública em relação a esse grupo etário, uma vez que essas síndromes são altamente incapacitantes e tornam a pessoa dependente. Essa dependência exige tanto o cuidado com as atividades de vida diária do idoso como os da área socioeconômica, tendo em vista o ônus do tratamento médico, domiciliar ou institucional.[14]

Não se pode esquecer, também, o custo pela perda de produtividade de um familiar que deixa de trabalhar para assumir o papel de cuidador, sem remuneração, agravando ainda mais a sobrecarga financeira da família, agregada ao seu desgaste físico, emocional e social. Isso sem considerar o ônus para a sociedade, que tem de enfrentar o desafio de criar políticas públicas que realmente atendam às necessidades desse segmento da população, que também envolve a economia do país, embora não haja dados a respeito do seu valor real. Nos Estados Unidos, os gastos anuais com essas pessoas chegam a 20 bilhões de dólares; são investidos em pesquisas mais de 50 bilhões de dólares.[9,11,14]

A abordagem psicossocial da sexualidade é outro desafio a ser enfrentado pela família e pela equipe de profissionais e cuidadores da pessoa com demência quando ela apresenta inadequação nas manifestações da sexualidade: hipersexualidade demonstrada por impropriedades na abordagem desse assunto; leituras de publicações sobre sexo; toque em outras pessoas (genitais, mamas e glúteos); masturbação em público; exposição da própria genitália; tentativas de se desnudar e seduzir sexualmente outras pessoas.[15]

DEMÊNCIA NA DOENÇA DE ALZHEIMER

A doença de Alzheimer (F00) é uma doença neurodegenerativa que compromete o córtex cerebral, sem distúrbio da consciência, caracterizada por declínio cognitivo global progressivo, de início insidioso, mais comumente após os 65 anos, com piora progressiva interferindo no desempenho das atividades de vida diária.[5]

Etiologia

A etiologia da DA para alguns estudiosos permanece desconhecida.[3,8,10] Estudos genéticos têm apontado para a presença do gene que codifica a apolipoproteína E (ApoE) como fator de suscetibilidade para o desenvolvimento da DA, contribuindo para o seu diagnóstico; apesar de os autores considerarem que esses estudos ainda estão em desenvolvimento.[16]

Exames complementares

Além da história da doença e do exame físico, faz-se também a avaliação do prejuízo cognitivo por meio do miniexame do estado mental (MMSE), nesse caso, por exemplo, o de Folstein e outros testes.[17] A observação acurada do comportamento do paciente feita pelo enfermeiro é fundamental para contribuir não só para esse exame, como para todo o processo de atendimento da pessoa idosa com demência – desde a primeira vez que ela procura um serviço para sua reintegração na sociedade.

A avaliação das estruturas cerebrais por meio de exames de imagem, como tomografia computadorizada e ressonância magnética, auxilia no diagnóstico.

Caracterização

O início da DA é insidioso, progressivo e de instalação lenta, interferindo no desempenho das atividades de vida diária e provocando alterações no ciclo sono-vigília, sem ausência de distúrbios da consciência. Trata-se de um processo degenerativo, progressivo, que leva à atrofia cortical cerebral, ao alargamento dos sulcos, à diminuição do volume do hipocampo, a fissuras e à dilatação ventricular.[5,5,12]

Quando se inicia em idade pré-senil, instala-se abruptamente e tem uma evolução rápida e grave. Em geral, há histórico familiar do acometimento desse transtorno em gerações sucessivas. Preponderante nela, além do comprometimento da memória, é a presença de sintomas como afasia, agrafia, acalculia e apraxia, que indicam comprometimento temporoparietal e frontal.[3,11] A pessoa com DA apresenta distúrbios da memória para fatos recentes, evoluindo para os remotos, e dificuldade de concentração da atenção. Apresenta empobrecimento de vocabulário e dificuldade de encontrar palavras adequadas para nomear objetos e pessoas. Com o evoluir da demência, apresenta desorientação temporoespacial, afasia, apatia e agnosia. Posteriormente, manifesta declínio cognitivo múltiplo, lentidão do curso do pensamento, tendência à rigidez de pensamento e afetiva ou labilidade afetiva, puerilidade e dificuldade para cálculo, dificuldade para adquirir novos hábitos, egocentrismo, fadiga e repetição de palavras ou de assunto. Surgem, também, alterações neurológico-funcionais, como ataxia da marcha, paresia e hipertonia muscular, que podem ser extremamente limitantes. Na fase final da DA, podem surgir transtornos não cognitivos, como agitação e agressividade, depressão e ansiedade, alterações do humor e outros fenômenos. Há sintomas que evidenciam a possibilidade de a pessoa com DA apresentar *delirium*, em decorrência da vulnerabilidade ao *delirium* ou evolução deste para a DA.[5,8,9]

A continuidade do funcionamento cognitivo e emocional nem sempre acompanha a incapacidade para o desempenho de atividades instrumentais de vida diária.

Tratamento

Como a disponibilidade de acetilcolina encontra-se reduzida, o tratamento farmacológico da DA está fundamentado na utilização de inibidores da acetilcolinesterase. Entre os principais inibidores mais citados na literatura para tratamento da DA, têm-se: tacrina (uso restrito por sua hepatotoxicidade), donepezil, galantamina e rivastigmina. Existem, ainda, os antagonistas glutamatérgicos (memantina), os sintomáticos e outros.[18,19]

Todas essas drogas são utilizadas de acordo com as manifestações ou fases da doença, a critério médico. Consideram-se também as terapias complementares, como cognitivo-comportamental, psicossociais, de enfermagem, musicoterapia, arteterapia, atividades físicas, entre outros.

DEMÊNCIA VASCULAR

A demência vascular (F01), denominada anteriormente de demência arteriosclerótica, tem início súbito e é considerada a segunda causa dentre os quadros demenciais, resultando de patologia vascular que leva à perda da capacidade funcional do córtex. A localização e a extensão das lesões são fatores relevantes, pois podem comprometer lobos temporais, gânglios da base e outras estruturas do sistema límbico que, de modo geral, estão associados aos quadros demenciais.[3,5,6,8,20]

Epidemiologia

Acomete, principalmente, os homens e a estimativa é a de que a demência vascular (DV) atinja 15 a 20% da população geral, sendo que 2% dessas pessoas têm entre 65 a 70 anos e 20 e 40% têm mais de 80 anos.[20]

Apesar de não se conhecer exatamente o mecanismo fisiopatológico dos quadros demenciais, há consenso entre os cientistas de que as doenças cerebrovasculares podem ser as grandes responsáveis pelas demências. Os trombos, na forma de êmbolos que se formam nos vasos de calibre médio e grande, desprendem-se, provocando infartos cerebrais. Por outro lado, a doença vascular hipertensiva, que provoca lesão na parede de pequenos vasos, causa isquemia, inúmeros pequenos infartos e degeneração difusa na substância subcortical.

Outras patologias também podem provocar os infartos cerebrais, como vasculites, arritmias cardíacas e diabetes melito.[3,6,10,20]

A DV apresenta-se em um *continuum*, desde a patologia subcortical descrita como demência multi-infarto, até a que ocorre após um único acidente vascular cerebral (AVC), a demência pós-AVC.[8]

Caracterização

As manifestações clínicas da DV dependem da causa, bem como da localização das inúmeras lesões que atingem as áreas corticais, subcorticais e as vias associativas. De modo geral, as alterações de grandes vasos provocam múltiplos infartos corticais; as de pequenos vasos (predominância subcortical), decorrente de doença vascular hipertensiva, comumente causam isquemia subcortical e infartos lacunares. A isquemia hipoperfusiva geralmente provoca encefalopatia anóxico-isquêmica difusa, e a hemorrágica causa hemorragia cerebral ou subaracnoide, além de trombose venosa.[5,10]

De modo geral, a DV tem início abrupto e, a cada crise de insuficiência vascular cerebral, as funções cognitivas pioram. Os pacientes podem ser hipertensos, queixar-se de tonturas, desmaios e apresentar episódios de *delirium* que pioram à noite. O que particulariza a pessoa com DV é que a maioria delas preserva sua personalidade pré-mórbida e sua capacidade de julgamento (*insight*), isto é, ela tem consciência do estado de saúde e de suas perdas cognitivas.[5,6,20]

Como as manifestações clínicas dependem da localização e da extensão das lesões, há uma ampla gama de apresentações neuropsicológicas. Em geral, a pessoa com DV manifesta alterações dos domínios cognitivos – atenção, memória, linguagem, gnosia, praxia e função executiva, alterações depressivas e um grande número de sintomas neurológicos, como apraxia de marcha, distúrbio da deglutição e da fonação, distúrbio do controle motor e oculomotor, e incontinência esfincteriana.[10,20]

Diversos estudos mostram que a localização e a extensão das lesões também são muito importantes, como as lesões envolvendo os lobos temporais, os gânglios de base e outras estruturas do sistema límbico que estão fortemente associadas a quadros demenciais.[5]

Aspectos preventivos

O conhecimento dos fatores de risco é um dos aspectos para prevenção da DV. Entre os mais comuns, estão: hipertensão arterial, diabetes melito, hipercolesterolemia, doenças cardiovasculares, trombose, tabagismo, uso abusivo de álcool e fatores genéticos. Se constatada a DV, medidas preventivas de novos surtos devem ser observadas, como controle da pressão arterial, medicação vasoativa e dieta específica.[19]

Tratamento

O tratamento é centrado na prevenção e na interrupção do processo degenerativo e também na busca da remissão das alterações cognitiva e comportamental. A utilização de estratégias colinérgica, glutamatérgica, monoaminérgica, entre outras, permite melhora da cognição e contribui para a neuroproteção. Há diversas opções terapêuticas, da prevenção à estabilização ou melhora parcial do comprometimento funcional.[19] Contribuem para essa melhora as terapias complementares, como terapia cognitivo-comportamental, terapia de enfermagem, musicoterapia, arteterapia, atividades físicas, entre outras.

PROCESSO DE ENFERMAGEM

No desenvolvimento do processo de enfermagem ao paciente com demência, devem ser considerados os diagnósticos de enfermagem, os resultados esperados e as intervenções descritas, de acordo com o grau e o tipo de demência apresentado e com as manifestações de comportamento da pessoa sob cuidado do enfermeiro.

Avaliação inicial

Apresenta-se uma visão geral do comportamento do paciente como comportamento decorrente de demência. Para a coleta inicial dos dados de determinado paciente, o enfermeiro vale-se de um roteiro que inclui o histórico de enfermagem e o roteiro de observação do comportamento (ver o capítulo 9).

Descrição geral do comportamento

A expressão facial pode denotar indiferença ou irritação. Outras vezes, a pessoa parece pensativa, com sobrecenho franzido. Não cuida da higiene, da alimentação, da aparência; às vezes, urina nas vestes – talvez por incontinência urinária. A pessoa com demência, em geral, caminha com dificuldade, necessitando de auxílio. A manifestação que desperta mais atenção é o esquecimento de compromissos, acontecimentos, informações, nomes dos familiares e pessoas do círculo de amizade. Não se lembra onde colocou seus pertences ou outros objetos nem do nome deles. Não sabe dizer se já se alimentou. Não consegue reter informações e conhecimentos novos. Repete o mesmo assunto várias vezes com as mesmas palavras.

Pode sair caminhando e não voltar porque não se lembra do seu endereço nem o dos familiares. Seu vocabulário fica reduzido. Recusa ajuda, torna-se mais rígida e não aceita negativas a seus pedidos. Queixa-se de que ninguém lhe dá atenção. Ora apresenta-se alegre, ora triste, irritada ou indiferente. Pode tornar-se agressiva, física e verbalmente. Demonstra não experimentar afeto, como anteriormente, pelos seus familiares. Levanta-se à noite, anda pela casa ruidosamente, como se fosse dia, inclusive querendo executar atividades diurnas.

Diagnóstico de enfermagem

Os diagnósticos de enfermagem mais comuns em pacientes com demência foram elaborados segundo a classificação da Nanda International (Nanda-I).[21]

1. Memória prejudicada, relacionada à incapacidade de concentrar-se, de reter informações, no todo ou em parte, de evocar fatos passados mais recentes e de realizar atividades que desempenhava anteriormente.
2. Confusão crônica, evidenciada pela crescente deterioração da capacidade cognitiva, diminuição da interpretação dos estímulos ambientais e processos de pensamento consequentes dos distúrbios da memória, da orientação e da dificuldade de concentração.
3. Processos de pensamento perturbado*, relacionados a distúrbio nas operações e atividades cognitivas, caracterizados por dissonância cognitiva, egocentrismo e, por exemplo, ideia de prejuízo, ideias depressivas, avareza, rigidez de pensamento.
4. Percepção sensorial perturbada*, relacionada à percepção sensorial diminuída decorrente de limitações orgânicas ou diminuição da concentração, ilusão, diminuição de sensibilidade tátil, olfativa e gustativa, e perda de acuidade auditiva e visual.
5. Síndrome de interpretação ambiental prejudicada**, relacionada à falta de orientação sobre si mesmo, outras pessoas, lugar e tempo ou situação; diminuição da percepção sensorial; disfunção da orientação e memória prejudicada.
6. Baixa autoestima crônica, evidenciada pelas perdas ou limitações decorrentes do próprio envelhecimento, agravada com a presença da demência, com autoavaliação negativa de si mesmo, consequentes de alterações orgânicas e psíquicas, entre outras.

---

* Diagnóstico retirado da classificação da Nanda International a partir da edição 2012-2014, com a recomendação de que sejam realizados estudos para sua reintegração como novo diagnóstico.

** Diagnóstico retirado da classificação da Nanda International a partir da edição 2015-2017.

7. Risco de violência direcionada a si mesmo, evidenciada pela não aceitação e percepção de suas limitações.
8. Risco de violência dirigida a outros, evidenciada pelas manifestações de comportamento com presença de agressão física, emocional e sexualmente nociva a outros.
9. Comunicação verbal prejudicada, evidenciada pela habilidade diminuída, certa lentidão ou dificuldade para receber, processar e emitir mensagem. Comunicação caracterizada pela dificuldade para formar palavras ou sentenças, dificuldade para expressar sentimentos e pensamentos devido ao empobrecimento do vocabulário e *déficit* de memória com certa incoerência entre comunicação verbal e não verbal.
10. Pesar complicado, evidenciado pela utilização inadequada de reações cognitivas e emocionais diante da sensação de perda da vitalidade física e cognitiva, do poder e das limitações decorrentes ou da perda de pessoa significativa.
11. Baixa autoestima situacional, relacionada ao prejuízo funcional, mudança de papel social, rejeição das outras pessoas, em decorrência de suas limitações para fixar a atenção, reter e evocar informações, aprender e realizar coisas novas.
12. Desesperança, evidenciada pelas restrições prolongadas de suas atividades habituais impostas pela perda da acuidade visual, auditiva e tátil, e pelos sintomas depressivos.
13. Desempenho de papel ineficaz, evidenciado pelas condições clínicas e emocionais descritas anteriormente e incapacidade progressiva de satisfazer suas necessidades básicas, que levam à dependência.
14. Mobilidade física prejudicada, relacionada às limitações orgânicas impostas pelo transtorno ou próprias do envelhecimento, evidenciada pela limitação de movimentos.
15. Enfrentamento familiar comprometido, evidenciado pela desorganização familiar temporária e mudança de papéis, decorrentes da comunicação verbal prejudicada e limitações orgânicas.
16. Processos familiares interrompidos, evidenciados pela troca de papéis na família, decorrente de comunicação prejudicada, vocabulário reduzido, incapacidade de reter e evocar experiências novas e de manter um diálogo.
17. Manutenção do lar prejudicada, evidenciada pela organização ou planejamento insuficiente das tarefas do lar decorrentes da desorganização do estado mental do paciente.
18. Risco de trauma, quedas ou lesão, evidenciado pela limitação imposta pelo próprio envelhecimento ou ao seu transtorno e pelas condições ambientais consequentes à desorganização da cognição.

19. Fadiga, relacionada às limitações das condições orgânicas, distúrbio do sono, modificações no espaço físico, incapacidade de manter as rotinas habituais e aumento de queixas físicas, caracterizada por sensação opressiva de cansaço.
20. Incontinência urinária funcional, relacionada à perda da capacidade funcional decorrente de fatores psicológicos e enfraquecimento das estruturas de apoio de suporte pélvico.
21. *Déficit* no autocuidado para alimentação/banho/higiene íntima/vestir-se, evidenciado por suas limitações cognitivas ou comorbidades.
22. Padrão de sono perturbado, relacionado à mudança ambiental, à fadiga e ao envelhecimento, com movimentação noturna no seu quarto ou em áreas de circulação no lar ou no serviço de atendimento, com prejuízo para os demais.
23. Tensão do papel do cuidador, evidenciada pelo cansaço e irritação dos membros da família e/ou cuidador, em consequência do grau de dependência do paciente, dos distúrbios de memória, da necessidade de vigilância constante e do cuidado contínuo.

Resultados esperados

Os resultados esperados mais específicos ou os objetivos do cuidado de pacientes com demência são apresentados a seguir, fundamentados na classificação dos resultados de enfermagem (Nursing Outcomes Classification – NOC).[22] Os resultados esperados obedecem a uma gradação, de acordo com a etapa do transtorno vivenciado pela pessoa:

- Concentra a atenção em atividades.
- Permanece com a pulseira de identificação.
- Permanece em ambiente seguro no serviço de atendimento ou em casa.
- Permanece livre de ferimentos ou agressões a outra pessoa ou ao ambiente.
- Ingere a medicação que lhe é dada.
- Aceita a dieta oferecida.
- Ingere líquidos oferecidos.
- Responde com monossílabos ou de forma não verbal mantendo coerência às perguntas feitas.
- Comunica suas necessidades de forma verbal ou por meio de sinais.
- Processa informações simples.
- Pergunta o nome do profissional ou do cuidador responsável por ele sem demonstrar irritação ou vergonha.
- Identifica pessoas do serviço lendo seus nomes no crachá de identificação.

- Consegue localizar as dependências para seu autocuidado.
- Apoia-se no corrimão, faz uso de equipamentos como o andador ou pede ajuda do profissional, cuidador ou familiar para caminhar.
- Mantém o controle da eliminação urinária e fecal quando se estabelece uma rotina para levá-lo ao sanitário. Participa do autocuidado quando auxiliado: alimentação, higiene, uso do sanitário, cuidados com a aparência.
- Consegue usar seu vestuário apropriadamente quando orientado ou supervisionado.
- Permanece com a pele em bom estado, sem sinais de edema.

Intervenções de enfermagem

A descrição das ações de enfermagem está fundamentada no Nursing Interventions Classification (NIC),[23] em vários clássicos da enfermagem em saúde mental e psiquiátrica e na experiência das autoras deste capítulo.[24-28] Os números entre parênteses ao final das intervenções correspondem aos dos diagnósticos de enfermagem.

> Estimular ao máximo a manutenção da autonomia da pessoa com demência, aceitando as situações de dependência e interdependência, e quando necessário, demonstrando interesse e aceitação genuínos pela pessoa que ela é.

- Oferecer cuidados, de acordo com as necessidades decorrentes do próprio envelhecimento, de alguma comorbidade e de problemas somáticos existentes, bem como a gravidade do declínio (leve, moderada e grave).
- Examinar a atitude em relação ao cuidado desse paciente é dever do enfermeiro ou cuidador, pois ele necessita de muita dedicação, paciência, aceitação e empatia. (1-22)
- Manter o paciente com pulseira de identificação, pois ele pode sair de casa ou do serviço em que é atendido e perambular por horas ou dias, não sabendo informar seu nome, seu endereço ou seu telefone, pois, em geral, não sabe como retornar ao ponto de partida. É recomendável também que as vestes tenham, de maneira discreta, a identificação do paciente, contendo nome, endereço e telefone de contato, utilizando-se carimbo, tinta de tecido ou bordado. (1, 2, 5)
- Manter vigilância constante e discreta, certificando-se da presença do paciente no local porque ele pode sair e não saber como retornar. (1, 2, 5, 7, 8, 18)
- Oferecer ambiente físico e rotina diária consistentes, com baixa estimulação. (1, 2, 4, 5, 14, 18)

- Quando mudanças na rotina e no ambiente forem necessárias, informar paciente antecipadamente.
- Se houver música ambiente, ela deverá ser de acordo com as condições do paciente.
- Manter iluminação adequada, mas não excessiva.
- Manter a cama com altura adequada para facilitar a movimentação do paciente. Se necessário, usar cama com grades laterais, deixando no quarto apenas o mobiliário necessário.
- Manter os objetos de uso pessoal em locais familiares a ele e de fácil acesso.
- Identificar o local onde o paciente se encontra ou o quarto com seu nome bem legível com figuras escolhidas por ele.
- Identificar banheiro e refeitório com símbolos simples e pertinentes, de fácil visualização.
- Utilizar piso antiderrapante nos corredores e nas dependências nos serviços de atendimento ao paciente. Se o paciente estiver em sua própria casa, utilizar tapete ou passadeira antiderrapantes nos locais de circulação.
- Utilizar corrimão nos corredores para facilitar a deambulação do paciente. No banheiro, deve haver também um corrimão nas paredes e alças de apoio, de material resistente, para o paciente segurar ao sentar-se e ao levantar-se após usar o vaso sanitário ou tomar banho. Dispor de cadeira própria para levá-lo ao banheiro.
- Utilizar faixa colorida sinalizadora nos locais de acesso, como refeitório, banheiro e quarto.

▪ Manter o paciente orientado no tempo, dispondo de relógio e calendário em local de fácil visualização. (1, 2, 5)
  - Oferecer informações sobre o clima e as estações do ano.
  - Oferecer informações sobre o que está acontecendo, o que está sendo feito e sobre datas comemorativas e eventos que estão para acontecer, com o objetivo de mantê-lo orientado.
  - Manter óculos, aparelho auditivo e outras próteses necessárias de uso do paciente disponíveis para atender suas necessidades.
  - Dar orientações sempre que o paciente se demonstrar estar desorientado, utilizando o mesmo vocabulário, com frases curtas e claras, e em linguagem acessível a ele. Repeti-las sempre que necessário sem demonstrar irritação ou impaciência.
▪ Estimular a visita dos familiares, para manter um ambiente familiar, o que pode ser benéfico para a recuperação do paciente e para a manutenção da orientação auto/alopsíquica. Caso o paciente esteja internado, manter os visitantes com crachá ou etiqueta contendo seus nomes em letras maiúsculas, bem visíveis. (1, 2, 5)

- Manter relações interpessoais terapêuticas com o paciente, com foco no que está próximo dele e do que lhe é familiar e significativo. (1- 22)
  - Oferecer apoio ao paciente, estimular o desenvolvimento de sua autoestima.
  - Demonstrar aceitação genuína de sua dependência e ajudar a aceitá-la, estimulando gradativamente, promovendo a sua independência e sua autonomia e respeitando suas condições.
  - Dar responsabilidades condizentes com as condições do paciente e valorizar seus progressos, por menores que sejam.
  - Esclarecer ao paciente o nome das pessoas quando ele não se referir a elas pelos nomes corretos ou não reconhecê-las.
  - Chamar o paciente pelo nome e apresentar-se a ele dizendo o seu nome e repeti-lo sempre que necessário, mantendo os títulos ou particularidades específicas, do modo como o paciente é habitualmente tratado (professor, doutor, senhor, senhora), para mantê-lo orientado quanto a sua pessoa. Apelido deve ser evitado, pois pertence à intimidade da pessoa. Tratá-lo como pessoa adulta, responsável e digna. Não permitir que seja despersonalizado com tratamentos inadequados, como "vozinho", "vovô" ou "vovó", mesmo que a estes seja dada conotação carinhosa.
  - Expressar-se com voz calma, falar vagarosamente abordando um assunto de cada vez, com intervalos, pois o paciente não consegue fixar atenção e tem dificuldade em seguir o fio condutor do que está sendo dito. Utilizar tom de voz que o paciente consiga ouvir. Certificar-se de que ele compreendeu o que foi dito.
- Evitar questões sobre fatos recentes que o paciente não seja capaz de responder, pois ele tem dificuldade em fixar e evocar informações – principalmente as recentes. (1, 2, 4, 5, 11)
- Providenciar atividades individuais e em pequenos grupos, respeitando interesse e habilidades cognitivas da pessoa, se possível programadas em conjunto, como leitura, jogos, palavras cruzadas, entre outras. (1-6, 12)
  - Promover um esquema de atividades estruturado.
  - Dar orientações e apoio para a realização das atividades independentes, conduzindo o paciente passo a passo para a interdependência e independência, de acordo com as possibilidades dele.
  - Estimular o paciente a fazer caminhada ou outro exercício físico, de acordo com suas condições, sempre acompanhado do profissional, cuidador ou familiar.
- Ministrar a medicação prescrita e os cuidados pertinentes a cada uma delas (ver os capítulos 10 e 12).
- Evitar ao máximo a contenção física. (2, 3, 5, 7, 8, 18)
- Observar horas de sono e repouso do paciente. (22)

  - Estimular a participação em atividades durante o dia, com intervalos regulares de repouso, de acordo com seu padrão do ciclo sono-vigília.
  - Oferecer as intervenções gerais para indução do sono (leitura, música suave, diminuição de ruídos, banho morno, entre outras).
  - Se perturbar o sono das outras pessoas, colocá-lo em um quarto individual.
- Estar atento à alimentação adequada, às condições dentárias do paciente e à hidratação para satisfação de suas necessidades alimentares e manutenção do equilíbrio hidroeletrolítico. (1, 21)
  - Pesar o paciente regularmente, de acordo com suas condições, e oferecer líquidos em intervalos regulares.
- Observar e registrar eliminações do paciente. (20, 21)
  - Estar atento a sinais e sintomas indicativos de intercorrências clínicas que possam determinar incontinência urinária ou fecaloma (diminuição da motilidade intestinal).
  - Providenciar dieta rica em fibras, respeitando as condições de cada paciente.
  - Levá-lo ao sanitário em intervalos regulares.
- Identificar os *déficits* do autocuidado e proporcionar a assistência necessária: vestuário e aparência, higiene, alimentação e eliminações, respeitando o ritmo de cada paciente. (6, 21)
  - Promover a independência do paciente, de acordo com a sua capacidade.
  - Dar ao paciente tempo suficiente para executar as tarefas.
  - Ajudá-lo, se necessário, e valorizar o que ele faz.

Quadro 30.2 Plano de orientação à família ou ao cuidador

Transtorno demencial
Tratamento
Cuidados relacionados: • Às manifestações de comportamento decorrentes dos sintomas • À segurança da pessoa, incluindo os aspectos médico-legais • Às relações interpessoais • Aos aspectos socioeconômicos • À rotina de vida diária • Ao ambiente • Às atividades e responsabilidades • Ao autocuidado: alimentação, hidratação, eliminações, higiene, aparência e ciclo sono-vigília • Aos problemas somáticos • Às reações do cuidador

- Criar o serviço de interconsulta entre o departamento de enfermagem de hospital geral e o de enfermagem psiquiátrica de serviços de diferentes níveis de complexidade para reduzir a tensão gerada nos profissionais de enfermagem e nos cuidadores.
  - Essa tensão surge em consequência do cansaço e da irritação dos membros da equipe de enfermagem relacionados à falta de conhecimento, ao grau de dependência do paciente e à necessidade de vigilância constante. (22)
- Estabelecer um plano de orientação à família ou ao cuidador contendo as informações contidas no Quadro 30.2. (1-23)
- Documentar todas as ações de enfermagem. (1-22)

Avaliação final

Nessa etapa do processo, o enfermeiro avalia as mudanças detectadas e analisa a evolução final do comportamento do paciente, utilizando como parâmetros os resultados esperados.

CONSIDERAÇÕES FINAIS

O cuidado às pessoas com demência requer tempo e paciência, exigindo avaliação constante da atitude de todos aqueles envolvidos no cuidado. O enfermeiro tem de fazer a análise de seus sentimentos e orientar cuidadores e familiares a fazê-lo. Isso promove o crescimento de todos. O enfermeiro tem papel decisivo na recuperação do paciente. A meta ao cuidar do paciente com demência é mantê-lo orientado temporalmente, em relação a si mesmo, aos outros e aos acontecimentos o maior período de tempo possível, utilizando adequadamente todas as estratégias possíveis para que ele possa viver com mais conforto. Os esforços têm de ser voltados para a interdependência saudável, a independência e a autonomia possíveis para assegurar-lhe o máximo de qualidade de vida.

> Tratá-lo como pessoa que, de alguma forma, já deu sua contribuição para o desenvolvimento da humanidade e merece respeito como tal.

PROPOSTAS PARA ESTUDO

1. Observe o comportamento de pessoas idosas na família, na comunidade ou em serviços de saúde mental.
2. Identifique manifestações de comportamento que possam ser indicativas da presença do início do processo de demenciação.
3. Realize discussões em grupo, em sala de aula, com colegas e professor ou com seus pares no local de serviço.
4. Identifique os recursos existentes na comunidade aos quais família e paciente possam ser encaminhados para orientação.
5. Destaque as ações mais indicadas para facilitar a reintegração da pessoa na comunidade, considerando as peculiaridades pessoais, familiares e comunitárias, além dos recursos disponíveis

REFERÊNCIAS BIBLIOGRÁFICAS

1. Organização Mundial da Saúde (OMS). Relatório mundial da saúde: saúde mental – nova concepção, nova esperança. Washington: Opas/OMS; 2001.
2. Stoppe A, Bottino CMC, Scalco MZ, Hirata ES. Psiquiatria geriátrica. In: Louzã Neto MR, Elkis H. Psiquiatria básica. 2ª ed. Porto Alegre: Artmed; 2007. p. 668-90.
3. Sadock BJ, Sadock VA. Compêndio de psiquiatria: ciências do comportamento e psiquiatria clínica. *Delirium*, demência, transtorno amnéstico e outros transtornos cognitivos e transtornos mentais devidos a uma condição médica geral. 9ª ed. Porto Alegre: Artes Médicas; 2007. p. 350-402.
4. Organização Mundial da Saúde. Classificação de transtornos mentais e de comportamento da CID-10. Critérios diagnósticos para pesquisa. Porto Alegre: Artes Médicas; 1998.
5. Hototian SR, Bottino CMC, Azevedo D. Critérios e instrumentos para o diagnóstico da síndrome demencial. In: Bottino CM, Lacks J, Blay SL. Demência e transtornos cognitivos em idosos. Rio de Janeiro: Guanabara-Koogan; 2006. p. 51-67.
6. Fontana AM, Salvador A. Transtornos mentais orgânicos, incluindo sintomáticos. In: Fontana AM. Manual de clínica em psiquiatria. São Paulo: Atheneu; 2005. p. 277-94.
7. Ferreira MP, Hirata ES. Transtornos mentais orgânicos. In: Louzã Neto MR, Elkis H. Psiquiatria básica. 2ª ed. Porto Alegre: Artmed; 2007. p. 152-73.
8. Bourgeois JA, Seaman JS, Servis ME. Delirium, demência e transtorno amnéstico. In: Hales RE, Yudofsky SC. Tratado de psiquiatria clínica. 4ª ed. Porto Alegre: Artmed; 2006. p. 257-301.
9. Abreu ID, Forlenza OV, Barros HL. Demência de Alzheimer: correlação entre memória e autonomia. Rev Psiq Clin. 2005;32(3):131-6.
10. Gallucci Neto J, Tamelini MG, Forlenza OV. Diagnóstico diferencial das demências. Rev Psiq Clin. 2005;32(3):121-30.
11. Lacks J, Marinho V, Engelhardt E. Diagnóstico clínico da doença de Alzheimer. n: Bottino CM, Lacks J, Blay SL. Demência e transtornos cognitivos em idosos. Rio de Janeiro: Guanabara-Koogan; 2006. p. 173-6.
12. Lopes MA, Bottino CMC, Hototian SR. Epidemiologia das demências: análise crítica das evidência atuais. In: Bottino CM, Lacks J, Blay SL. Demência e transtornos cognitivos em idosos. Rio de Janeiro: Guanabara-Koogan; 2006. p. 23-30.
13. Scalco MZ, Van Reekum R. Prevention of Alzheimer disease: encouraging evidence. Can Fam Physician. 2006;52:200-7.

14. Veras RP, Caldas CP, Dantas SB, Sancho LG, Sicsú B, Motta LB, et al. Avaliação dos gastos com o cuidado do idoso com demência. Rev Psiq Clin. 2007;34(1):5-12.
15. Abdo CHN, Fleury HJ. A sexualidade nos pacientes com demências. In: Bottino CM, Lacks J, Blay SL. Demência e transtornos cognitivos em idosos. Rio de Janeiro Guanabara-Koogan. 2006. p. 437-51.
16. Cordeiro Q, Vallada H. Genética e aconselhamento genético na doença de Alzheimer. In: Engelhardt E. Demência vascular. In: Bottino CM, Lacks J, Blay SL. Demência e transtornos cognitivos em idosos. Rio de Janeiro: Guanabara-Koogan; 2006. p. 177-95.
17. Okamoto IH, Bustamante SEZ. Testes de rastreio para o diagnóstico de demência. In: Bottino CM, Lacks J, Blay SL. Demência e transtornos cognitivos em idosos. Rio de Janeiro: Guanabara-Koogan; 2006. p. 77-85.
18. Bottino CMC, Santos L, Marques RCG. Eficácia dos inibidores da colinesterase. In: Bottino CMC, Lacks J, Blay SL. Demência e transtornos cognitivos em idosos. Rio de Janeiro: Guanabara-Koogan; 2006. p. 297-306.
19. Forlenza OV. Tratamento farmacológico da doença de Alzheimer. Rev Psiq Clin. 2005;32(3):137-48.
20. Engelhardt E. Demência vascular. In: Bottino CMC, Lacks J, Blay SL. Demência e transtornos cognitivos em idosos. Rio de Janeiro: Guanabara-Koogan; 2006. p. 177-95.
21. Diagnósticos de enfermagem da Nanda: definições e classificação 2015-2017. Porto Alegre: Artmed; 2015.
22. Moorhead S, Johnson M, Mass ML, Swanson E. NOC, classificação dos resultados de enfermagem. Tradução da 4ª ed. Rio de Janeiro: Elsevier; 2008.
23. Bulecheck GM, Butcher HK, Dochterman JM. Classificação das intervenções de enfermagem (NIC). Tradução da 5ª ed. Rio de Janeiro: Elsevier; 2010.
24. Sundeen SJ. Respostas cognitivas e transtornos orgânicos. In: Stuart GW, Laraia MT. Enfermagem psiquiátrica: princípios e prática. 6ª ed. Porto Alegre: Artmed; 2001. p. 495-518.
25. Townsend MC. Enfermagem psiquiátrica: conceitos de cuidado. 3ª ed. Rio de Janeiro: Guanabara-Koogan; 2002. p. 307-22.
26. Fukuda IMK, Arantes EC, Stefanelli MC. Assistência de enfermagem à paciente com manifestações de senilidade. Rev Esc Enferm USP. 1980;14(3):265-70.
27. Eliopoulos C, Carson VB, Varcarolis EM. Cognitive disorders. In: Varcarolis EM, Carson VB, Shoemaker NC. Foundations of psychiatric mental health nursing: a clinical approach. 5th ed. St. Louis: Saunders/Elsevier; 2006. p. 384-421.
28. Sommerhalder C. Aspectos socioeconômicos, éticos e legais. In: Forlenza OV. Psiquiatria geriatrica: do diagnóstico precoce à reabilitação. São Paulo: Atheneu; 2007. p. 39-44.

31

Assistência de enfermagem à pessoa com transtornos de ansiedade

Marli Alves Rolim
Lucia Helena Grando

PONTOS A APRENDER

1. Reconhecer os diversos níveis de ansiedade e identificar suas respostas fisiológicas, comportamentais, cognitivas e afetivas.
2. Diferenciar os tipos mais comuns dos transtornos de ansiedade.
3. Discorrer sobre os fatores predisponentes e desencadeantes dos transtornos da ansiedade e os tratamentos mais preconizados.
4. Reconhecer comportamentos indicativos da presença de transtornos de ansiedade nas pessoas assistidas, nos diversos contextos de atenção à saúde mental.
5. Formular os diagnósticos de enfermagem e os objetivos para o cuidado de pessoas com transtornos de ansiedade.
6. Descrever as intervenções de enfermagem no cuidado de pessoas com transtornos de ansiedade e de suas famílias.

PALAVRAS-CHAVE

Transtornos de ansiedade, transtorno de pânico, agorafobia, transtorno obsessivo-compulsivo, transtorno de estresse pós-traumático, enfermagem em saúde mental, enfermagem psiquiátrica.

ESTRUTURA DOS TÓPICOS

Caracterização dos transtornos de ansiedade. Níveis de ansiedade. Respostas fisiológicas, comportamentais, cognitivas e afetivas à ansiedade. Etiologia. Epidemiologia. Caracterização. Tratamento dos transtornos de ansiedade. Processo de enfermagem. Diagnósticos de enfermagem. Considerações finais. Propostas para estudo. Referências bibliográficas.

CARACTERIZAÇÃO DOS TRANSTORNOS DE ANSIEDADE

A experiência da ansiedade é universal e faz parte da existência humana. Todas as pessoas já experimentaram algum grau de ansiedade. Ela é imprescindível para o desenvolvimento humano. Um pequena dose de ansiedade é necessária para a criança em idade escolar aprender, para o artista criar e para todos nós podermos enfrentar os desafios que a vida apresenta. A ansiedade é básica na condição humana e oferece um alerta inestimável. A capacidade de senti-la é necessária à sobrevivência, já que está ligada à autopreservação.[1,2]

A partir do momento em que a ansiedade deixou de ser apenas uma das molas propulsoras do desenvolvimento do ser humano, ela passou a ser objeto de distúrbios, em decorrência das exigências crescentes e estressantes da sociedade atual.

Assim, o estresse passou a ser o desencadeante da ansiedade, com todas as suas repercussões psíquicas. O fato de um evento ser percebido como estressante não depende apenas de sua natureza, como acontece no mundo animal, mas sim do significado atribuído a ele pelo indivíduo, de seus recursos, de suas defesas e de seus mecanismos de enfrentamento.[3,4]

NÍVEIS DE ANSIEDADE

As respostas à ansiedade variam amplamente. O Quadro 31.1 apresenta os quatro níveis de ansiedade e os efeitos identificados e descritos por Peplau.[5]

RESPOSTAS FISIOLÓGICAS, COMPORTAMENTAIS, COGNITIVAS E AFETIVAS À ANSIEDADE

Todas essas alterações ou respostas fisiológicas, comportamentais, cognitivas e afetivas variam de pessoa para pessoa e de acordo com o seu nível de ansiedade, podendo monopolizar suas atividades psíquicas a ponto de comprometer algumas funções, como a atenção e a memória, e até a interpretação fiel da realidade. Essas reações são apresentadas no Quadro 31.2.

Com todas essas manifestações, a ansiedade é uma experiência que gera sensação de desconforto intenso na pessoa e pode impedi-la de realizar as tarefas do cotidiano para evitar o sentimento de apreensão, podendo chegar a episódios tão aterrorizantes que podem imobilizá-la. Para aliviar tais desconfortos, os indivíduos recorrem a comportamentos não adaptativos que só agravam os sintomas.[6]

Como os limites entre normalidade e doença nem sempre são claros, pode-se identificar como doença o momento em que os comportamentos alterados passam a causar prejuízo na vida da pessoa, com sofrimento, perdas afetivas e sociais, além de interferências nos relacionamentos interpessoais. É interes-

Quadro 31.1. Níveis de ansiedade e seus efeitos[5]

Nível de ansiedade	Características	Efeitos
Leve	Associa-se com a tensão da vida cotidiana	Indivíduo alerta, campo da percepção aumentado. A pessoa vê, ouve e aprende mais que antes. Esse tipo de ansiedade pode motivar a aprendizagem e produzir o crescimento e a criatividade
Moderado	O indivíduo concentra-se apenas em suas preocupações imediatas	Envolve o estreitamento do campo da percepção, já que a pessoa vê, escuta e aprende menos. O indivíduo bloqueia áreas selecionadas, mas pode prestar maior atenção se instruído a fazê-lo
Intenso	O indivíduo tende a focalizar um detalhe específico e a não pensar em nenhuma outra coisa	É marcado por redução significativa no campo da percepção. Todo o comportamento é voltado para o alívio da ansiedade. Muita orientação é necessária para direcionar a atenção a outra área.
Pânico	Associa-se com perplexidade, temor e terror. Os detalhes parecem fora de proporção	Em virtude da perda total de controle, a pessoa se torna incapaz de realizar tarefas, mesmo com orientação, já que o pânico envolve a desorganização da personalidade. O indivíduo não consegue mais funcionar como um ser organizado. A atividade motora é acentuada e a capacidade de relacionar-se com as pessoas fica comprometida. Surgem percepções distorcidas e perda do pensamento racional. É uma experiência assustadora e incapacitante. A pessoa em pânico é incapaz de se comunicar ou de funcionar, efetivamente. Esse nível de ansiedade não pode persistir indefinidamente, porque é incompatível com a vida: um período prolongado de pânico resultaria em exaustão e morte

sante, para os profissionais de saúde mental, a delimitação entre a ansiedade normal e a patológica, que merece intervenção terapêutica.[7]

ETIOLOGIA

Os transtornos de ansiedade não têm causa específica determinada, entretanto, pode-se falar em uma combinação de fatores genéticos, bioquímicos, neuroanatômicos e psicológicos,[4] além de fatores ansiosos relacionados a outras condições clínicas e às experiências de vida.[6,8,9]

Quadro 31.2. Respostas fisiológicas, comportamentais, cognitivas e afetivas à ansiedade

Respostas fisiológicas				
Cardiovasculares	Neuromusculares	Gastrointestinais	Trato urinário	Cutâneas
Taquicardia Hipertensão arterial Tonturas Lipotímia Hipotensão Bradicardia Respiratórias Taquipneia Dispneia Sensação de pressão no tórax Respiração superficial Sensação de sufocamento Engasgos	Hiper-reflexia Abalos palpebrais Insônia Tremores Rigidez Inquietação Andar a esmo Tensão facial Fraqueza nos músculos inferiores ou generalizada	Perda do apetite Repulsa por comida Desconforto abdominal Náusea Gastralgia Diarreia	Pressão para urinar Micção frequente	Sudorese localizada (palma da mão) ou generalizada Rubor facial Prurido Ondas de calor e de frio
Respostas comportamentais	Respostas cognitivas		Respostas afetivas	
Tensão física Hipervigilância Discurso acelerado Inquietação Inibição Fuga Esquiva Isolamento social Tendência a acidentes Reação de sobressalto	Bloqueio do pensamento Diminuição da atenção e da concentração Esquecimento Julgamento errôneo Preocupação excessiva Diminuição do campo da percepção Redução da criatividade e produtividade Medo de morrer Perda de objetividade Medo de perder o controle do comportamento Imagens visuais assustadoras *Flashbacks* (recordações intrusivas) Pesadelos		Implicância Desconforto Tensão Medo Pavor Torpor Culpa Vergonha	

Fatores genéticos

Pesquisas têm demonstrado que alguns transtornos de ansiedade são, pelo menos em parte, determinados geneticamente e têm focalizado possíveis genes defeituosos que regulam mensageiros químicos específicos no cérebro (neurotransmissores), como serotonina e dopamina.[4,8] A favor dessa afirmação, há o registro de 15 a 25% de transtorno do pânico em familiares de portadores da enfermidade.[3] Outros autores relatam que cerca de 50% das pessoas com transtorno do pânico têm pelo menos um familiar com o mesmo quadro.[4,10]

Fatores bioquímicos

As pessoas com transtornos de ansiedade têm vulnerabilidade biológica para o estresse, porque tendem a ter o tônus simpático aumentado. Isso as torna mais suscetíveis a estímulos ambientais, pois há uma demora maior para adaptar-se às alterações do sistema nervoso autônomo.[4]

Outros estudos sugerem que os pacientes com transtornos de ansiedade são hipersensíveis aos efeitos do dióxido de carbono, considerado uma substância indutora de pânico, liberada pelos pulmões durante a expiração. A hipersensibilidade pode se agravar em espaços com aglomeração de pessoas, como avião, metrô, elevador, entre outros.[6]

Fatores neuroanatômicos

Estudos de imagens por ressonância magnética têm identificado que áreas cerebrais, como o sistema límbico e o córtex cerebral, se "tornaram foco de muitas hipóteses envolvendo os substratos neuroanatômicos dos transtornos de ansiedade".[4]

Fatores psicológicos

Teorias psicológicas – psicanalítica, comportamental e existencial – tentam explicar a origem dos diversos transtornos de ansiedade.

Em relação às fobias, o papel da convivência familiar no desenvolvimento de transtornos de ansiedade tem se mostrado de suma importância e evidencia forte correlação entre os temores dos pais e os de seus filhos. De alguma forma, parece que a criança "aprende" a ter medo ao imitar as respostas ansiosas de seus pais.

Condições clínicas

Embora não tenha sido ainda uma relação causal, alguns transtornos de ansiedade associam-se a condições clínicas específicas, como hipertireoidismo, hipotireoidismo, hipoparatireoidismo, prolapso da válvula mitral, feocromocitoma, entre outras.[4]

Eventos vitais traumáticos

Tem-se tornado cada vez mais evidente a importância do papel dos eventos traumáticos no desencadeamento de transtornos de ansiedade. O mais óbvio é o transtorno de estresse pós-traumático. Estupro, agressão física, assalto, sequestro e violência urbana, em geral, são categorias de alto risco. O transtorno do pânico também foi associado à ansiedade após separação ou perda de pessoas ou objetos significativos.[11,12] Alguns especialistas acreditam que somente alguém que é vulnerável apresentará transtorno ansioso em resposta a um trauma.[11]

Existem outros fatores de risco, como sexo feminino, idade inferior a 45 anos, separação conjugal ou divórcio, história de abuso físico ou sexual na infância e baixa condição socioeconômica.

EPIDEMIOLOGIA

A ansiedade tem ocorrência duas vezes maior no sexo feminino. Estima-se que até 5% da população geral tenha algum transtorno de ansiedade.[4]

Classificação dos transtornos de ansiedade

A CID-10[13] classifica os transtornos de ansiedade nos tipos descritos no Quadro 31.3.

Seguindo a orientação clássica da CID-10,[13] apresentam-se, neste capítulo, os transtornos mais comuns, caracterizados a seguir.

CARACTERIZAÇÃO

Transtorno de ansiedade generalizada (F41.1)

A ansiedade generalizada é caracterizada por ansiedade persistente, de grau intenso, incontrolável, apreensiva e desproporcional ao estímulo, o que leva à preocupação crônica, não realista e excessiva, além do sentimento de apreensão em relação aos eventos e problemas do dia a dia. Os sintomas devem estar presentes há seis meses ou mais e não podem ser atribuídos a fatores orgânicos específicos, como intoxicação por cafeína ou hipertireoidismo.[4]

O transtorno de ansiedade generalizada também é definido na classificação americana das doenças mentais (DSM-IV) como preocupação excessiva e

Quadro 31.3. Classificação dos transtornos de ansiedade – CID-10

F40 - Transtornos fóbico-ansiosos
F40.0 – Agorafobia F40.1 – Fobias sociais F40.2 – Fobias específicas F40.8 – Outros transtornos fóbico-ansiosos F40.9 – Transtorno fóbico-ansioso não especificado
F41 - Outros transtornos de ansiedade
F41.0 – Transtorno do pânico (ansiedade paroxística episódica) F41.1 – Transtorno de ansiedade generalizada F41.2 – Transtorno misto de ansiedade e depressão F41.3 – Outros transtornos mistos de ansiedade F41.8 – Outros transtornos de ansiedade especificados F41.9 – Transtorno de ansiedade não especificado
F42 - Transtorno obsessivo-compulsivo (TOC)
F42.0 – Predominantemente pensamentos ou ruminações F42.1 – Predominantemente atos compulsivos (rituais obsessivos) F42.2 – Pensamentos e atos obsessivos mistos F42.8 – Outros transtornos obsessivo-compulsivos F42.9 – Transtorno obsessivo-compulsivo não especificado
F43 - Reação a estresse grave e transtornos de ajustamento
F43.0 – Reação aguda a estresse F43.1 – Transtorno de estresse pós-traumático F43.2 – Transtornos de ajustamento

abrangente, acompanhada por uma variedade de sintomas somáticos que causam comprometimento significativo no funcionamento social ou ocupacional e acentuado sofrimento.[14,15]

São frequentes sintomas como insônia, dificuldade para relaxar, angústia, irritabilidade aumentada e dificuldade de concentração, além de sintomas físicos, como taquicardia, tontura, cefaleia, tremores, dor muscular, epigastralgia, boca seca, parestesias, sudorese, lipotimia etc. (ver o Quadro 31.2).

A prevalência do transtorno de ansiedade generalizada oscila entre 4 e 6%, havendo predomínio no sexo feminino e alta taxa de comorbidade.[4]

Transtorno do pânico (F41.0)

Trata-se de um transtorno caracterizado pela presença de ataques de pânico com vivência da angústia, diante da possibilidade de perigo, que ameaça a sobrevivência física ou psíquica da pessoa. Existe o medo de morrer, de perder a razão e o próprio controle ou de cometer atos inadequados. Sente-se uma angústia que dura pouco tempo, é limitante e cerceia a liberdade e toda capacidade para realizar os atos da vida. Sem tratamento adequado, os pacientes podem evoluir para a depressão.[16]

Na angústia presente nos ataques de pânico, ocorre importante descarga do sistema nervoso autonômico, produzindo sintomas como taquicardia, sudorese, tremores, dispneia, dor e desconforto torácico, náusea e desconforto abdominal, boca seca, ondas de calor, parestesia nos membros e lábios calafrio, e sensação de desfalecimento. Nas crises intensas, os pacientes podem experimentar diversos graus de despersonalização, com sensação de perda do controle e, também, de desrealização – sensação de que o ambiente está estranho, não familiar. Nessa crise, com frequência ocorre o medo de ter um infarto, morrer ou "enlouquecer". Os ataques são de início abrupto e chegam ao pico em 5 a 10 min. Geralmente têm duração de 5 a 30 min e raramente duram mais que uma hora. Tais sensações levam o indivíduo ao pronto atendimento, onde geralmente é rotulado de histérico e ouve a tradicional frase "você não tem nada", pois, realmente, nada é encontrado nos exames de laboratório e tampouco qualquer alteração física que justifique as manifestações apresentadas.[16,17] É de suma importância, nesses casos, o encaminhamento para atendimento ambulatorial.[18]

As crises agudas são periódicas e repetitivas, aumentando em frequência; quando não tratadas, surge o medo, que exige atendimento de urgência.[4] Os ataques são espontâneos, ocorrem em qualquer situação, local ou hora e até durante o sono. Por isso, não é possível prever o momento de seu desencadeamento. Ataques de pânico isolados não significam que a pessoa tenha o transtorno do pânico, mas podem ser considerados fatores de risco para o desenvolvimento de outros transtornos de ansiedade e depressão.[16,17]

A prevalência do transtorno do pânico é de 1,5 a 3% e, para os ataques de pânico isolados, é de 3 a 4%. O início desse transtorno pode ocorrer em qualquer idade, surgindo, em média, ao redor dos 25 anos. De modo geral, as mulheres são mais vulneráveis que os homens, na proporção de 2-3:1.[4]

Agorafobia (F40.0)

Agorafobia é o medo de espaços abertos. Atualmente é definida como medo de estar em locais públicos e de multidão, ou de estar em locais nos quais seria difícil qualquer saída rápida (avião, ônibus) ou a chegada de socorro imediato em caso de um ataque ou crise de pânico. A agorafobia é apontada por pesquisadores como complicação do ataque de pânico. Outros consideram que ela possa estar associada a esse ataque.[4,16] Esse transtorno corresponderia ao "medo de ter medo" (não do local em si, mas de experimentar os sintomas de pânico) ou o medo antecipatório de ter uma crise. A agorafobia está frequentemente associada ao desenvolvimento de comportamentos de evitação.[4] Ela pode existir isoladamente e, com frequência, é caracterizada por medo injustificado associado a ideias catastróficas e hipocondríacas (medo de passar mal, de que algo ruim aconteça), em geral acompanhado de evitação de lugares públicos, multidões e ambientes fechados.[4,16,17]

A prevalência da agorafobia oscila de 0,6 a 6%. A evolução desse transtorno é flutuante e, se não houver tratamento adequado, pode se tornar crônico. Cerca de 75% desses pacientes também apresentam transtorno do pânico.[4]

Transtorno obsessivo-compulsivo — TOC (F42)

O transtorno obsessivo-compulsivo é caracterizado essencialmente por comportamentos obsessivos e compulsivos recorrentes. A obsessão é conceituada como pensamentos, impulsos ou imagens recorrentes e persistentes que se impõem à pessoa de modo intrusivo, repetitivo e estereotipado, gerando ansiedade intensa e sofrimento. A pessoa tenta frequentemente ignorá-los ou eliminá-los sem sucesso. Ela reconhece, entretanto, que se trata de seus próprios pensamentos, mas estranhos à sua vontade e, em geral, vão contra os seus valores, causando sofrimento e mal-estar intensos.[4,19]

A situação descrita gera a compulsão, uma manifestação consciente de comportamento ou atos mentais repetitivos e estereotipados que levam à diminuição da ansiedade – por exemplo, repetir uma série de números, lavar as mãos repetidas vezes, tocar objetos ou pessoas, buscar simetria ou ordenação de objetos sempre no mesmo lugar e da mesma forma, na mesma sequência, fazer rituais de limpeza e verificações repetidas da execução de determinado ato (como fechar portas), entre outros. A ansiedade aumenta quando há resistência à realização da compulsão.[4,19]

A prevalência do TOC na população geral está estimada em 2 a 3%,[10] sendo ambos os sexos igualmente propensos na idade adulta. Estudos sugerem o início mais precoce nos homens (na infância) e mais tardio nas mulheres (puberdade e início da fase adulta). Atualmente o TOC, é considerado o transtorno mental de maior prevalência, sendo superado apenas pelas fobias, pelos transtornos depressivos e pelo uso de substâncias psicoativas.[19]

Transtorno do estresse pós-traumático (F43.1)

O transtorno do estresse pós-traumático compreende um conjunto de sintomas físicos e emocionais ligados à ansiedade e ocorre após um evento psicologicamente estressante, como agressão física ou sexual, assalto, sequestro, ataque terrorista, tortura, encarceramento, acidente automobilístico, diagnóstico de doença que ameace a vida, situações de combate etc. Esse transtorno consiste na revivência do trauma em sonhos e pensamentos durante a vigília, evitação persistente de coisas que lembrem o trauma, embotamento da resposta a esses indicadores e hiperexcitação persistente.[3,16]

Os sintomas que caracterizam a revivência são lembranças intrusivas, como pesadelos, que causam sofrimento ao recordar-se do trauma e reatividade fisiológica quando há reação do organismo às recordações. Caracterizam o embotamento ou o entorpecimento os esforços para evitar o pensamento, manter-se distante do que possa lembrar o trauma, não conseguir lembrar-se de todo o ato de violência, capacidade reduzida de experimentar afeto sensação de que pode morrer a qualquer momento. Na hiperestimulação ou hiperexcitação persistente, podem surgir insônia persistente, irritabilidade, dificuldade de concentração, hipervigilância e sobressalto.[12]

TRATAMENTO DOS TRANSTORNOS DE ANSIEDADE

No tratamento de pacientes com transtorno de ansiedade, em geral, utiliza-se uma combinação harmoniosa entre terapias farmacológicas (principalmente ansiolíticos e antidepressivos), diversos enfoques psicoterapêuticos (principalmente terapia cognitivo-comportamental), técnicas de relaxamento, terapia familiar, entre outras mais específicas para cada transtorno[4,10,11] (ver os capítulos 10 a 16).

Já o pilar do tratamento das fobias é a dessensibilização, que expõe gradualmente o paciente à situação que desencadeia o medo e o comportamento de evitação.[4] A terapia cognitivo-comportamental associada à terapia farmacológica tem sido usada com êxito no tratamento de pacientes com TOC. Quando os sintomas do TOC são decorrentes do episódio depressivo ou de depressão maior, alguns clínicos têm utilizado a eletroconvulsoterapia no caso de o paciente se mostrar resistente ao tratamento por psicofármacos.[4,10,19]

A psicoterapia psicodinâmica pode ser útil no tratamento de muitos pacientes com transtorno de estresse pós-traumático[10] (ver o capítulo 15).

PROCESSO DE ENFERMAGEM

O processo de enfermagem, instrumento básico para o cuidar, será apresentado segundo a perspectiva de vários estudiosos acrescida da experiência das autoras na área.

> A identificação de possíveis fatores precipitantes é o passo inicial para ensinar o paciente a interromper a escalada da ansiedade e começar a exercer algum controle sobre ela.

Avaliação inicial

Para a coleta inicial dos dados do paciente, o enfermeiro vale-se de um roteiro que inclui o histórico de enfermagem e um roteiro de observação (ver o capítulo 9).

Descrição geral do comportamento

Pessoas com transtornos de ansiedade podem se tornar menos eficientes e cuidadosas no trabalho e na escola, em decorrência da distração ou de outras alterações cognitivas ou da percepção. Podem apresentar distanciamento afetivo de pessoas outrora significativas ou tornarem-se extremamente dependentes de outras, isolando-se socialmente e evitando atividades de lazer e recreação. Demonstram necessidade excessiva de autoconfiança. É comum haver diminuição da produtividade, da criatividade e da habilidade para cuidar dos afazeres domésticos e da capacidade para cuidar de sua higiene.

Pessoas excessivamente ansiosas geralmente reconhecem a irracionalidade de seus sintomas, mas não conseguem evitar experimentá-los intensamente. Podem tornar-se dependentes de drogas, como os ansiolíticos, que, por sua vez, resultam em descontrole de seus impulsos. Pacientes ansiosos geralmente têm dificuldade para se comunicar. Eles podem falar rápido demais, de forma pouco compreensível e sobre vários assuntos ao mesmo tempo. Por serem de fácil distração, também podem ter problemas para entender explicações ou reter informações. Uma pessoa com ansiedade grave pode ficar incoerente, tornando a comunicação verbal prejudicada. A comunicação escrita pode, também, deteriorar-se.

A consequência parcialmente debilitante da fobia é a restrição que ela pode impor ao indivíduo. Pessoas que têm fobias graves podem se afastar drasticamente de atividades cotidianas e do convívio social.

A pessoa com TOC, dependendo do ritual que necessite realizar, tem sua atividade produtiva extremamente comprometida, além de apresentar sérios problemas decorrentes do ritual, por exemplo, nas mãos ou em outras partes do corpo, decorrentes de lavagem repetitiva.

DIAGNÓSTICOS DE ENFERMAGEM

Com base na análise dos dados da avaliação inicial, são formulados diagnósticos de enfermagem apropriados para pacientes ansiosos e seus familiares. A partir da identificação, é executado o planejamento do cuidado de enfermagem. Os diagnósticos de enfermagem mais comuns em pacientes com transtornos de ansiedade foram elaborados segundo a classificação da Nanda International (Nanda-I).[20]

1. Ansiedade relacionada a ameaça real ou percebida como tal à integridade biológica ou ao conceito do eu, evidenciada por respostas fisiológicas, comportamentais, cognitivas e afetivas.
2. Sentimento de impotência relacionado a distúrbio da cognição e evidenciado por expressões verbais, observadas ou relatadas, de dificuldade em assumir o controle das situações vividas e de participar na tomada de decisões em relação ao próprio cuidado.
3. Medo evidenciado pelo fato de sentir-se desconfortável diante de outras pessoas ou em lugar do qual não é possível sair ou, ainda, relacionado a estímulo específico evidenciado por comportamento dirigido a evitar o objeto ou a situação que se teme.
4. Isolamento social relacionado às fobias e aos comportamentos ritualísticos, evidenciado por isolamento, recusa de sair de determinados lugares e incapacidade de engajar-se em relacionamentos pessoais satisfatórios.
5. Enfrentamento ineficaz relacionado ao ego insuficientemente desenvolvido, ao superego punitivo, evidenciado por incapacidade de desenvolver avaliação adequada dos estressores, com escolha inadequada de respostas, como comportamentos ritualísticos e de evitação, caracterizando distúrbio no padrão de alívio de tensão.
6. Desempenho de papel ineficaz relacionado à necessidade de execução de rituais e evidenciado por incapacidade de satisfazer os padrões habituais de responsabilidade.
7. Síndrome pós-trauma relacionada a evento desconfortável considerado fora da gama de experiências habituais, evidenciada por flashbacks (recordações invasivas), pesadelos, entorpecimento psicológico relacionado ao evento, dissociação ou amnésia.
8. Baixa autoestima crônica relacionada ao sentimento de baixo valor próprio e às suas capacidades, evidente na verbalização de um único parâmetro de sucesso, estando este relacionado à aparência pessoal adequada. A pessoa avalia a si mesma como sendo incapaz de lidar com os acontecimentos, é indecisa, demasiadamente dependente e busca em excesso reafirmar-se.
9. Padrão respiratório ineficaz evidenciado por hiperventilação, relacionado às manifestações fisiológicas da ansiedade.
10. Padrão de sono perturbado relacionado à ansiedade e a pensamentos ruminantes pré-sono, evidenciado por distúrbio na quantidade ou qualidade do sono,* com dificuldade para adormecer, relatado ou observado.

---

* Diagnóstico retirado da classificação da Nanda International a partir da edição 2012-2014, com a recomendação de que sejam realizados estudos para a sua reintegração como novo diagnóstico.

11. Comunicação verbal prejudicada evidenciada pelas manifestações da ansiedade, principalmente a distração.
12. Sobrepeso ou obesidade evidenciada por excessiva ingestão alimentar para aplacar a intensa preocupação relacionada a altos níveis de ansiedade. Uso observado de comida como recompensa ou medida de conforto.
13. Nutrição desequilibrada: menor que as necessidades corporais, evidenciada pela perda do interesse pela comida ou excessiva ansiedade que se sobrepõe à necessidade de comer.
14. Processos do pensamento perturbado* relacionado à interpretação não acurada do ambiente e à dificuldade de concentração.
15. Memória prejudicada evidenciada por ansiedade, incapacidade de aprender ou reter novas habilidades e pelo esquecimento de efetuar ações em horários planejados.
16. Risco de violência direcionada a si mesmo evidenciada por estados emocionais como desesperança, desespero, ansiedade intensa, pânico, podendo haver risco de morte relacionado a aumento excessivo da ansiedade que inibe o *insight* da situação.

Resultados esperados

Para avaliar os resultados esperados ou os objetivos no cuidado de pacientes com transtornos de ansiedade, o enfermeiro vale-se de critérios de avaliação. Os mais específicos são apresentados a seguir, tomando-se como ponto norteador a Classificação dos Resultados de Enfermagem (Nursing Outcomes Classification – NOC):[21]

- Controla as respostas à ansiedade, reconhecendo sinais de aumento, assim como intervém para que ela não chegue ao nível do pânico.
- Discute planos em longo prazo para evitar a ansiedade em nível de pânico.
- Realiza técnicas de relaxamento e dedica-se à prática de exercícios físicos.
- Executa de modo independente as atividades de vida diária e expressa satisfação pelo seu funcionamento autônomo.
- Mantém a ansiedade em nível controlável sem o uso abusivo de medicação.
- Toma decisões objetivas acerca de eventos cotidianos, mantendo o controle sobre sua situação de vida.
- Verbaliza aceitação das situações sobre as quais não tem controle.
- Diminui estímulos ambientais quando está ansioso.
- Mantém o padrão de sono adequado.
- Manifesta comportamento adequado na presença da situação ou objeto fóbico sem apresentar ansiedade em nível de pânico.

- Executa técnicas que podem ser usadas para manter a ansiedade sob controle.
- Participa de atividades de grupo e interage com outras pessoas voluntariamente.
- Discute sentimentos que podem ter contribuído para os temores irracionais e verbaliza plano futuro de ação para responder à presença de situação ou de objeto fóbico sem apresentar ansiedade em nível de pânico.
- Mantém a ansiedade em nível controlável sem recorrer ao uso de rituais.
- Verbaliza compreender a relação entre ansiedade e comportamento ritualístico.
- Fala sobre situações específicas que, em épocas anteriores, provocavam ansiedade e ocasionavam a busca de alívio por meio de rituais, sem experimentar ansiedade.
- Demonstra estratégias mais coerentes e efetivas para lidar com o estresse, como interrupção do fluxo do pensamento, técnicas de relaxamento e exercícios físicos.
- Retoma as responsabilidades relacionadas às atividades profissionais e pessoais, sem necessidade de comportamentos ritualísticos.
- Admite o evento traumático e o impacto que ele teve em sua vida e apresenta menos *flashbacks* (recordações invasivas) e pesadelos.
- Concentra-se e estabelece objetivos realistas para o futuro.
- Inclui familiares e amigos no processo de recuperação, discute sugestões e aceita o apoio deles.
- Não verbaliza nenhuma ideia ou intenção de suicídio e consegue analisar os sentimentos de culpa pela sua sobrevivência.
- Identifica recursos da comunidade nos quais pode procurar auxílio em ocasiões de estresse.
- Frequenta grupo de apoio de indivíduos que se recuperaram ou estão se recuperando de experiências traumáticas semelhantes.
- Verbaliza o desejo de superar o trauma e estabelece planos para sua vida futura.
- Desempenha adequadamente seus papéis nas diversas situações de vida (família, trabalho e comunidade).
- Identifica indícios internos e externos que levam ao aumento do consumo de alimentos.
- Identifica os fatores emocionais e psicológicos que interferem na alimentação.

Intervenções de enfermagem

A descrição das ações de enfermagem está fundamentada no Nursing Interventions Classification (NIC),[22] em vários clássicos da enfermagem em saúde mental e psiquiátrica, e na experiência profissional das autoras deste capítulo.[1,2,6,8,20-24] É importante ter sempre em mente que as intervenções generalizadas para ansiedade devem ser incorporadas aos demais transtornos.

Os números entre parênteses, ao final de cada intervenção correspondem aos números dos diagnósticos de enfermagem.

Em todas as situações de ansiedade, o oferecimento de apoio é um recurso terapêutico básico.

Transtornos de ansiedade generalizada

- É imprescindível identificar precocemente as manifestações de ansiedade para prevenir a progressão rápida dos sintomas e a perda de controle por parte do paciente. Como exemplo de manifestações de comportamento indicativas de ansiedade, pode-se citar: andar de um lado para outro, "torcer as mãos" etc. (1, 16)
- Ensinar o paciente a identificar os sinais e os sintomas do aumento da ansiedade e as maneiras de interromper sua progressão (técnicas de relaxamento, exercícios de respiração profunda, meditação ou atividades físicas, como exercícios, caminhadas e corridas) de acordo com o seu nível de ansiedade. (1, 9, 16)
- Transmitir atitude de aceitação positiva e incondicional, interagindo com ele de forma breve e frequente. (1, 3, 4, 6)
- Manter uma abordagem não ameaçadora, direta e franca, avaliando o seu próprio nível de ansiedade, em um esforço consciente para manter a calma. A ansiedade é "contagiosa" e o paciente se sentirá mais confiante e seguro com um membro da equipe não ansioso e controlado. (1, 16)
- Diminuir os estímulos ambientais o máximo possível (iluminação adequada, som reduzido, poucas pessoas e decoração simples), porque eles podem aumentar o nível de ansiedade do paciente. (1)
- Saber ouvir, demonstrar empatia e compreensão quando o paciente verbaliza sentimentos desagradáveis, aceitando-o como pessoa. O paciente conseguirá expressar melhor seus sentimentos em ambiente seguro e acolhedor. (1, 8, 11)
- Usar palavras simples e mensagens breves, ditas com calma e clareza, para explicar as experiências no hospital, principalmente no início da hospitalização. Valer-se de estratégias de comunicação terapêutica. Pacientes que estão altamente ansiosos podem se tornar incapazes de tolerar ou compreender explicações complexas. (1, 5, 6, 11, 14, 15)

- Encorajar a verbalização de sentimentos, percepções e medos, conhecendo previamente o repertório de vida cultural e espiritual do paciente, bem como a extensão dos prejuízos que a ansiedade tem provocado e como tem afetado suas atividades de vida diária. A expressão de sentimentos em ambiente seguro e terapêutico ajuda o paciente a enfrentar as reações desagradáveis e a testar novos padrões de comportamento. (1, 3, 5)
- Ajudar a identificar áreas da situação de vida que o paciente consiga controlar, bem como aquelas cujo controle esteja além de sua capacidade, encorajando a verbalização de sentimentos relacionados a essa incapacidade. (2, 5, 11)
- Discutir a realidade da situação com o paciente para facilitar o reconhecimento de aspectos que podem ou não ser alterados quando ele tiver condições para fazê-lo. (1, 2, 5, 6, 8)
- Permanecer com o paciente e fazer asseverações de segurança e tranquilidade. Não deixá-lo sozinho quando ele estiver experimentando ansiedade. Os sintomas do paciente podem piorar quando ele é deixado sozinho durante algum tempo e podem progredir para ansiedade no nível de pânico. (1, 5, 16)
- Atender inicialmente às necessidades de dependência do paciente e, quando necessário, encorajar a independência e dar reforço positivo para comportamentos independentes. (2, 8)
- Apoiar os esforços do paciente em explorar o significado e o propósito do tratamento. (5)
- Oferecer os cuidados relacionados ao tratamento observando e documentando as mudanças no comportamento do paciente (ver os capítulos 10, 12, 14, 15). (1, 16)
- Discutir com o paciente os estressores identificados e a conexão de cada um deles com a ansiedade quando o nível dela estiver bem reduzido. (1, 5, 7)
- Desencorajar tomadas de decisão quando o paciente estiver sobrepujado por alto nível de ansiedade. (1, 2, 5, 16)
- Deixar o paciente assumir o máximo de responsabilidade possível pelas práticas de autocuidado. Por exemplo: deixá-lo estabelecer o horário para as atividades de autocuidado, incluir o paciente no estabelecimento dos limites ao cuidado, dar privacidade quando essa necessidade for determinada e oferecer *feedback* positivo para as decisões tomadas. Respeitar o direito do paciente de tomar essas decisões de modo independente quando elas não acarretarem prejuízos para ele e para os outros. Abster-se de tentar influenciá-lo em favor daquelas decisões que parecerem mais lógicas ao profissional. (1, 2, 5)
- Estabelecer com o paciente objetivos realistas e analisar em conjunto as possibilidades de sucesso. (2, 5)

- Proporcionar ambiente no qual o paciente se sinta seguro e explorar sua percepção da ameaça à integridade física ou da ameaça ao conceito do eu. (1, 5, 14)
- Ajudar o paciente a identificar os fatores que impedem ou interrompam o seu sono e repouso ou as atividades de autocuidado, promovendo esquema para manter horários regulares para deitar-se e levantar-se, favorecendo o funcionamento do relógio biológico. (10)

Transtornos fóbico-ansiosos

- Encorajar o paciente a explorar sentimentos subjacentes que possam contribuir para temores irracionais e planejar com ele os meios possíveis de enfrentá-los, em vez de suprimi-los. (3, 5, 11)
- Incluir o paciente na tomada de decisões relacionadas à seleção de estratégias de enfrentamento, de acordo com o nível de ansiedade. Por exemplo: o paciente pode decidir evitar o estímulo fóbico ou tentar eliminar o medo a ele associado. (1, 3, 5)

Transtorno de estresse pós-traumático

- Obter história exata com os familiares sobre o trauma e a resposta específica do paciente. (7)
- Frequentar atividades de grupo com o paciente se isso for assustador para ele. (4)
- Ter cuidado com o contato físico. Identificar com o paciente as possíveis vias de escape para as situações de ansiedade muito intensa. (1)
- Reconhecer e oferecer reforço positivo quando ele interage voluntariamente com os outros. (4)
- Procurar manter os mesmos membros da equipe, quando possível, usando abordagem não ameaçadora, franca e direta, porém amistosa, respeitando os desejos do paciente quanto à interação com indivíduos do sexo oposto nesse momento (particularmente importante caso o trauma tenha sido ocasionado por estupro) e ser consistente. (7)
- Permanecer junto ao paciente durante períodos de *flashback* e pesadelos. Tranquilizá-lo quanto ao fato de esses sintomas serem comuns após um trauma da magnitude que ele vivenciou. (7)
- Encorajar o paciente a falar a respeito do trauma no seu próprio ritmo. Proporcionar um ambiente não ameaçador, com privacidade, e incluir um ente querido se o paciente assim o desejar. Reconhecer e validar os sentimentos do paciente ao serem expressos (ver o capítulo 19). (7, 8)

- Discutir as estratégias de ajuste usadas em resposta ao trauma, assim como aquelas usadas em situações de estresse no passado. Identificar as que foram mais úteis e discutir alternativas para o futuro. (7)
- Utilizar os sistemas de apoio disponíveis, incluindo crenças religiosas e culturais. Identificar as estratégias de ajuste não adaptativas (por exemplo, uso de drogas, respostas psicossomáticas) e praticar estratégias de ajuste mais adaptativas para possíveis respostas pós-trauma futuras. (7)
- Ajudar o indivíduo a tentar compreender o trauma, se possível. Discutir os sentimentos de vulnerabilidade e o seu lugar no mundo após o trauma. (7)

Transtorno obsessivo-compulsivo

- Determinar, junto ao paciente, os tipos de situação que aumentam a ansiedade e ocasionam comportamentos ritualísticos. (4, 6)
- Dar tempo suficiente para a execução dos rituais no início do tratamento. Não fazer críticas ao comportamento da pessoa. (5, 6)
- Começar a limitar gradualmente o tempo que o paciente gasta na execução do ritual, à medida que ele for se envolvendo mais nas atividades da unidade. (5, 6)
- Planejar com o paciente um horário estruturado para a realização das atividades diárias. (5, 6)
- Dar reforço positivo aos comportamentos não ritualísticos. Ajudar o paciente a aprender maneiras de interromper os pensamentos obsessivos e o comportamento ritualístico por meio de técnicas, como suspensão da corrente de pensamentos, relaxamento e exercícios. (5, 6)
- Identificar o papel anterior do paciente na família e o grau em que foi alterado pela doença. (6)
- Ajudar o paciente a expressar sua percepção quanto às expectativas do seu papel. (6)
- Encorajar o paciente a identificar e discutir conflitos evidentes no sistema familiar. Identificar como o paciente e os outros membros da família responderam e reagiram a esse conflito e ao comportamento ritualístico. (6)
- Explorar as opções disponíveis para mudanças ou ajustes no papel existentes no local onde o paciente vive. Estimulá-lo a praticar o desempenho de seus papéis. (6)
- Dar ao paciente um reforço positivo pela capacidade de retomar as responsabilidades do papel e diminuir a necessidade de comportamentos ritualísticos. (6)
- Encorajar a participação da família na elaboração de planos para efetuar mudanças positivas e reduzir a ansiedade que leva o paciente a ter comportamentos ritualísticos. (5, 6)

Análise final

Na análise final do processo, faz-se uma reavaliação global do paciente para avaliar as mudanças ocorridas no seu comportamento, bem como a revisão de todas as fases anteriores do processo de enfermagem, a determinação do grau de conquista dos resultados esperados e as alterações necessárias nas intervenções, de acordo com os resultados esperados.

CONSIDERAÇÕES FINAIS

Os enfermeiros devem ter em mente que pacientes que apresentam ansiedade são encontrados em todos os ambientes de atenção à saúde, hospitalares ou não. Devem ser capazes de reconhecer os sintomas de ansiedade e ajudar os pacientes a encontrarem melhores estratégias para enfrentá-los. Profissionais que trabalham com pessoas com transtornos de ansiedade devem levar em consideração a causa subjacente à ansiedade. No processo de cuidar, as ações de enfermagem devem ser apropriadas para a condição clínica específica, bem como devem assegurar que as necessidades fisiológicas e psicossociais do paciente sejam atendidas. A intervenção deve propiciar aos pacientes aumento da própria compreensão em relação a sua doença e aprendizado de técnicas por meio das quais possam interromper o aumento da ansiedade antes que ela atinja níveis incontroláveis.

A educação em saúde é crucial para mudanças significativas no comportamento do paciente e de sua família na busca de estratégias mais eficientes para o manejo da ansiedade.

PROPOSTAS PARA ESTUDO

1. Observe o comportamento de um paciente ao ser submetido a uma intervenção que atue como estressora.
2. Identifique as respostas comportamentais, cognitivas e afetivas à ansiedade apresentada.
3. Avalie se o nível de ansiedade foi leve, moderado, intenso ou de pânico.
4. Analise as manifestações de ansiedade em conjunto com o paciente e faça um planejamento das intervenções que possam auxiliá-lo a lidar melhor com o distúrbio.

REFERÊNCIAS BIBLIOGRÁFICAS

1. Fortinash KM, Holoday-Worret PA. Psychiatric nursing care plans. 3rd ed. St. Louis: Mosby; 1999. p. 22-49.
2. Stuart GW. Respostas de ansiedade e transtornos de ansiedade. In: Stuart GW, Laraia MT. Enfermagem psiquiátrica: princípios e prática. 6. ed. Porto Alegre: Artmed; 2001. p. 305-30.
3. Ballone GJ. In: PsiqWeb [on-line]. Disponível em: <http://www.psiqweb.med.br/.html>. Acesso em: 16 jan. 2006.
4. Kaplan HI, Sadock BJ, Grebb JA. Compêndio de psiquiatria: ciências do comportamento e psiquiatria clínica. 7. ed. Porto Alegre: Artes Médicas; 2003. p. 545-83.
5. Peplau HE. A working definition of anxiety. In: Burd SF, Marshall A. Some clinical approaches to psychiatric nursing. Nova York: MacMillan; 1963. p. 323-27.
6. Shoemaker NC, Varcarolis EM. Anxiety disorders. In: Varcarolis EM, Carson VB, Shoemaker NC. Foundations of psychiatric mental health nursing: a clinical approach. 5th ed. St. Louis: Saunders/Elsevier; 2006. p. 227-51.
7. Gentil V, Lotufo-Neto F, Bernik M (eds.). Pânico, fobias e obsessões. São Paulo: Edusp; 1997.
8. Townsend MC. Enfermagem psiquiátrica: conceitos de cuidados. 3ª ed. Rio de Janeiro: Guanabara-Koogan; 2002. p. 429-60.
9. Organização Mundial da Saúde. Relatório sobre a saúde no mundo. Saúde mental: nova concepção, nova esperança. Brasil, 2001.
10. Fontana AM. Manual de clínica em psiquiatria. São Paulo: Atheneu; 2005.
11. Negro Júnior PJ. Atualização em neuropsiquiatria – emergências psiquiátricas. São Paulo: Lemos; 1999. 31 p.
12. Ferreira-Santos E. Avaliação da magnitude do transtorno de estresse em vítimas de sequestro [tese]. São Paulo: Faculdade de Medicina da Universidade de São Paulo; 2006.
13. Organização Mundial da Saúde. Classificação de transtornos mentais e de comportamento da CID-10. Critérios diagnósticos para pesquisa. Porto Alegre: Artes Médicas; 1998.
14. Diagnostic and statistical manual of mental desorders. 4th ed (DSM-IV). Washington (DC): American Psychiatric Association [APA]; 1994.
15. Ramos R. Transtorno de ansiedade generalizada, transtorno de estresse pós-traumático e transtorno de adaptação. In: Louzã Neto MR et al. Psiquiatria básica. 2. ed. Porto Alegre: Artmed; 2007. p. 338-45.
16. Dalgalarrondo P. Psicopatologia e semiologia dos transtornos mentais. Porto Alegre: Artes Médicas; 2000. p. 188-9.
17. Bernick MA, Santos GS, Lotufo Neto F. Transtorno de pânico e agorafobia. In: Louzã Neto MR et al. Psiquiatria básica. 2. ed. Porto Alegre: Artmed; 2007. p. 298-307.
18. Castel S, Lino EM, Guerra ABG. Emergências em psiquiatria. In: Cordás TA, Moreno RA. Condutas em psiquiatria. 4. ed. São Paulo: Lemos; 2001. p. 85-114.
19. Mercadante MT, Rosário-Campos MC, Shavitt RG, Lickman JF, Prado HS, Sada P, et al. Transtorno obsessivo-compulsivo. In: Louzã Neto MR, Elkis H. Psiquiatria básica. 2. ed. Porto Alegre: Artmed; 2007. p. 315-37.
20. Diagnósticos de enfermagem da Nanda: definições e classificação 2015-2017. Porto Alegre: Artmed; 2015.
21. Moorhead S, Johnson M, Mass ML, Swanson E. NOC – classificação dos resultados de enfermagem. Trad. da 4. ed. Rio de Janeiro: Elsevier; 2008.
22. Bulecheck GM, Butcher HK, Dochterman JM. Classificação das intervenções de enfermagem (NIC). Trad. da 5. ed. Rio de Janeiro: Elsevier; 2010.
23. Ralph SS, Taylor CM. Manual de diagnóstico de enfermagem. 6. ed. Rio de Janeiro: Guanabara-Koogan; 2007. p. 435-66.
24. Johnson M, Bulechek G, Dochterman JM, Mass M, Moorhead S. Diagnósticos, resultados e intervenções de enfermagem: ligações entre Nanda, NOC e NIC. Trad. Ana Thorell. Porto Alegre: Artmed; 2005.

32

Assistência de enfermagem à pessoa com transtornos do comportamento alimentar: anorexia e bulimia nervosas

Lucia Helena Grando

Marli Alves Rolim

PONTOS A APRENDER

1. Definir as formas mais comuns dos transtornos do comportamento alimentar: anorexia e bulimia nervosas.
2. Discorrer sobre as diversas abordagens teóricas e os tratamentos dos transtornos do comportamento alimentar.
3. Reconhecer a presença dos transtornos do comportamento alimentar nos diversos contextos de atenção à saúde mental.
4. Formular os diagnósticos de enfermagem e os objetivos para o cuidado de pessoas com transtornos do comportamento alimentar.
5. Descrever as intervenções de enfermagem no cuidado de pessoas com transtornos do comportamento alimentar e de sua família.
6. Explicar por que cuidar de pessoas com transtorno do comportamento alimentar pode mobilizar sentimento de frustração.

PALAVRAS-CHAVE

Transtornos do comportamento alimentar, anorexia nervosa, bulimia nervosa, enfermagem em saúde mental, enfermagem psiquiátrica.

ESTRUTURA DOS TÓPICOS

Caracterização dos transtornos alimentares. Anorexia nervosa. Bulimia nervosa. Etiologia. Tratamento. Processo de enfermagem. Considerações finais. Propostas para estudo. Referências bibliográficas.

CARACTERIZAÇÃO DOS TRANSTORNOS ALIMENTARES

A preocupação com o peso, a forma do corpo e a aparência, cada vez mais evidentes na população adulta feminina, afeta um significativo percentual de crianças e adolescentes. Fatores sociais, associados a outros de ordem psíquica e orgânica, fazem com que os indivíduos adotem comportamentos inadequados, levando, muitas vezes, ao desencadeamento de transtornos mentais graves, como os transtornos do comportamento alimentar.

Tais transtornos são muito mais frequentes nas sociedades desenvolvidas, em que há abundância de oferta de alimentos, e naquelas em que a cultura enfatiza a magreza.[1]

É, portanto, essa ênfase cultural ocidental sobre a forma e a preocupação com a imagem corporal a responsável pela incidência aumentada de distúrbios alimentares.[2]

No que diz respeito à anorexia nervosa, é importante esclarecer que não se trata simplesmente de uma perda do apetite; mas sim de uma restrição alimentar deliberada, qualitativa e quantitativa. A pessoa segue um regime aberrante, ingere apenas quantidades ínfimas de alimentos escolhidos e reputados por seu baixo valor calórico. As refeições são fonte de conflitos com os pais e podem se prolongar interminavelmente ou serem encurtadas por ardis engenhosos.[3]

Essa procura incansável pela magreza leva o paciente a uma grave e autoinduzida perda de peso, com o uso dos mais diferentes e, por vezes, bizarros recursos.[4]

ANOREXIA NERVOSA

A história da anorexia nervosa é muito antiga e encontra-se bem documentada. Muito embora já tenha sido considerada uma prática difundida de dietas entre as mulheres, o primeiro caso foi registrado há mais de 300 anos. Em 1874, a síndrome foi bem descrita e, atualmente, está entre os transtornos psiquiátricos mais incapacitantes e letais.[5] Há relatos a respeito de transtornos alimentares desde a Idade Média, quando era descrita como doença caracterizada pela perda de peso grave, decorrente de dietas autoimpostas.[6]

O termo anorexia deriva do grego *orexis* (apetite) acrescido do prefixo *an* (privação, ausência). Anorexia nervosa, que significa perda do apetite de origem nervosa, não é a expressão mais adequada, considerando que pelo menos no início do quadro há uma luta ativa contra a fome.[7]

Na anorexia nervosa, a perda de peso fica em torno de 15% ou mais do peso corporal total e a redução extrema da ingestão alimentar pode chegar a um consumo de 500 a 700 calorias por dia. Há casos em que o indivíduo ingere menos de 200 calorias ao dia ou não se alimenta por vários dias.[8] Esse transtorno afeta cerca de 1 a 2% da população feminina, entre as idades de 13 e 20 anos, mas pode ocorrer em qualquer grupo etário. Do total da população com diagnóstico de anorexia nervosa, apenas 5 a 10% constituem pessoas do sexo masculino. A anorexia nervosa apresenta altíssima taxa de mortalidade e foi estimada em 5,6% por década.[9,10] Em um "estudo realizado no Mausdsley Hospital obteve 17,5%; Ajuriaguerra fala em 9,81% (1976) e, para a maioria dos autores, estaria entre 4 a 30%".[10] O médico que assiste os adolescentes está sendo desafiado a realizar uma avaliação cuidadosa e o monitoramento das complicações, especialmente a perda de massa corpórea. O tratamento requer uma equipe multidisciplinar.[11]

Dois tipos de anorexia são descritos: a anorexia restritiva, na qual o paciente atinge seu objetivo de perder peso limitando a ingestão, e anorexia purgativa, na qual a perda de peso é obtida pela indução de vômitos ou uso de laxantes e diuréticos.[6,12]

De acordo com a Organização Mundial da Saúde (OMS),[13] para um diagnóstico definitivo de anorexia nervosa, todos os seguintes critérios são requeridos:

- Peso corporal mantido em pelo menos 15% abaixo do esperado ou índice de massa corpórea de Quetelet em 17,5 ou menos.
- Perda de peso autoinduzida por abstenção de "alimentos que engordam" e um ou mais dos comportamentos a seguir: vômitos ou purgação autoinduzidos; prática excessiva de exercícios físicos; uso de anorexígenos e diuréticos.
- Distorção da imagem corporal na forma de uma psicopatologia específica por meio da qual o medo de engordar persiste como ideia intrusiva e supervalorizada, em que o paciente impõe um baixo limiar de peso a si próprio.
- Transtorno endócrino generalizado, envolvendo o eixo hipotalâmico-hipofisário-gonadal, manifestado em mulheres como amenorreia e em homens como perda de interesse e potência sexuais.
- Quando no início pré-puberal, a sequência dos eventos da puberdade é demorada ou mesmo detida (o crescimento cessa; nas garotas, as mamas não se desenvolvem e há amenorreia primária; nos garotos, os genitais permanecem juvenis) e, com a recuperação, a puberdade é com frequência completada normalmente, porém a menarca é tardia.

Os critérios diagnósticos para a anorexia nervosa (AN), segundo o DSM-5 (2014), *Manual diagnóstico e estatístico da Associação Americana de Psiquiatria*,[14] são apresentados a seguir:

1. Restrição da ingestão de energia levando a significativo baixo peso corporal no contexto de idade, sexo, trajetória de desenvolvimento e saúde física. Sig-

nificativo baixo peso é definido como menor que o minimamente normal ou, para crianças e adolescentes, menor do que minimamente esperado.
2. Medo intenso de ganhar de peso ou tornar-se gordo, ou comportamento persistente que interfere no ganho de peso, mesmo com peso inferior.
3. Perturbação no modo de vivenciar o peso, tamanho ou forma corporais; excessiva influência do peso ou forma corporais na autoavaliação; ou persistente falta de reconhecimento da seriedade do atual baixo peso corporal.

Subtipos

- Restritivo: durante os últimos três meses, o indivíduo não teve episódios recorrentes de comportamentos compulsivos ou purgativos. Nesse subtipo, a perda de peso é alcançada por meio de dietas, jejuns e/ou atividades físicas.
- Compulsivo-purgativo: durante os últimos três meses, o indivíduo teve episódios recorrentes de comportamentos compulsivos ou purgativos (vômitos, abuso de laxantes e diuréticos ou enemas).

Gravidade

- Leve: IMC $\geq$ 17 kg/m^2.
- Moderada: IMC 16-16,99 kg/m^2.
- Grave: IMC 15 a 15,00 kg/m^2.
- Extrema: IMC < 15 kg/m^2.

Crianças e adolescentes: existem complicações em determinar se uma criança ou adolescente está abaixo do peso. O uso do percentil de IMC por idade dos Centros de Controle e Prevenção de Doenças (CDCs) dos Estados Unidos pode ser útil. Os CDCs sugeriram que IMC abaixo do 5º percentil indica estado de baixo peso, mas, frequentemente, crianças e adolescentes acima do 5º percentil apresentam-se significativamente com baixo peso. O uso de um quadro de crescimento individual pode ser útil para determinar se a criança está acompanhando sua trajetória de crescimento pessoal. Uma criança ou adolescente pode deixar de ganhar peso (podendo ser o início de anorexia nervosa) e, portanto, seu crescimento pode também ser interrompido. Nessa situação, o paciente pode não estar abaixo do peso para a sua altura, mas ainda estará abaixo do peso em termos do que é necessário para o crescimento e desenvolvimento contínuos adequados. Portanto, o início da anorexia nervosa pode não ser notado, pois a criança não estará ganhando altura, mas sim peso.

Do ponto de vista psicopatológico, o que é característico da anorexia nervosa é a distorção da imagem corporal: apesar de muito emagrecida, a paciente percebe-se gorda e sente que algumas partes de seu corpo, como o abdome, as coxas e os glúteos, estão volumosos. O pavor de engordar persiste como ideia permanente, mesmo o indivíduo estando com seu peso bem abaixo do normal. Muitos casos iniciam-se com dietas aparentemente inocentes e evoluem para quadros anoréxicos graves.[15]

BULIMIA NERVOSA

A bulimia é caracterizada por perda de controle alimentar. Pessoas bulímicas consomem grandes porções de alimento em curtos períodos – episódios de *binge*. Esses episódios se repetem, podendo chegar a 10 ocorrências em apenas um dia. Após o *binge*, os indivíduos provocam vômitos, realizam exercícios físicos extenuantes, abusam do uso de laxantes e diuréticos ou fazem jejuns para evitar o ganho de peso.[1,16]

A bulimia foi oficialmente reconhecida como um transtorno psiquiátrico, em parte pelo aumento do número de indivíduos que procuram tratamento. Diversos estudos realizados no ano de 1980 sugerem que a frequência de bulimia nervosa entre mulheres universitárias nos Estados Unidos pode ter alcançado proporções epidêmicas.[5]

O termo *bulimia* tem história muito antiga; deriva do grupo *bous* (boi) e *limos* (fome), designando assim um apetite tão grande que seria possível a um homem comer um boi ou quase.[17]

A bulimia foi descrita por Gerald Russell a partir de 1979, e o seu conhecimento avançou rapidamente graças à proliferação de grupos de pesquisas em vários países, pela própria importância clínica e epidemiológica que esse transtorno demonstra, superando muito, na atual idade, o interesse por sua "irmã mais velha", a anorexia nervosa.

A taxa de prevalência da bulimia nervosa é de 2 a 4% entre mulheres adolescentes e adultas jovens. A maioria dos pacientes com bulimia nervosa é do sexo feminino, na proporção de nove mulheres para um homem. O início dos sintomas vai dos últimos anos da adolescência até os 40 anos, com idade média de início por volta dos 20 anos.[18]

Alguns profissionais, em particular, parecem apresentar maior risco, como é o caso de jóqueis, atletas, modelos e pessoas ligadas à moda, em que o rigor com o controle do peso é maior em comparação à população geral. Aspectos socioculturais também são importantes. Assim como a anorexia, a bulimia parece ser mais comum em classes econômicas mais elevadas.[18]

Para um diagnóstico definitivo de bulimia nervosa, de acordo com a OMS,[13] todos os critérios a seguir são requeridos:

- Preocupação persistente com alimentação e desejo irresistível de comer. O paciente sucumbe a episódios de hiperfagia, nos quais grandes quantidades de alimento são consumidas em curtos períodos.
- Tentativa de neutralizar os efeitos "engordativos" dos alimentos por meio de um ou mais dos comportamentos a seguir: vômitos autoinduzidos, abuso de purgativos, períodos alternados de inanição, uso de drogas como anorexígenos, preparados tireoidianos ou diuréticos.
- Sinais de psicopatologia, ou seja, pavor mórbido de engordar. O paciente impõe a si próprio um limite de peso, nitidamente definido, bem abaixo de seu peso pré-mórbido, que constitui o peso ideal ou saudável na opinião do médico. Há, frequentemente, mas nem sempre, história de episódio prévio de anorexia nervosa, com intervalo entre os dois transtornos de poucos meses a vários anos. Esse episódio pode ter sido completamente expressado ou ter assumido uma forma "disfarçada" menor, com perda de peso moderada e/ou fase transitória de amenorreia.

Os critérios diagnósticos para a bulimia nervosa (BN), segundo o DSM-5 (2014), *Manual diagnóstico e estatístico da Associação Americana de Psiquiatria*,[14] são apresentados a seguir:

- Episódios recorrentes de compulsão alimentar. Um episódio de compulsão alimentar é caracterizado pelos seguintes critérios: 1. ingestão, em um determinado período (por exemplo, dentro de duas horas), de uma quantidade de alimentos definitivamente maior do que a maioria das pessoas consumiria em período similar, sob circunstâncias similares; 2. sentimento de falta de controle sobre o episódio (por exemplo, sentimento de não conseguir parar ou controlar o que ou o quanto se come).
- A compulsão e o comportamento compensatório inapropriado devem ocorrer, no mínimo, uma vez por semana, por três meses.
- Autoavaliação indevidamente influenciada pelo peso e forma corporal.
- O transtorno não ocorre exclusivamente durante episódios de anorexia nervosa.
- Gravidade. Leve: média de 1 a 3 episódios de comportamentos compensatórios por semana. Moderada: média de 4 a 7 episódios de comportamentos compensatórios por semana. Grave: média de 8 a 13 episódios de comportamentos compensatórios por semana. Extremo: média de 14 ou mais episódios de comportamentos compensatórios por semana.

ETIOLOGIA

Novas informações estão emergindo acerca da patogênese da anorexia e da bulimia nervosas. O modelo multifatorial parece ser o mais aceito atualmente. Ele considera fatores biológicos (genéticos), psicológicos, familiares e socioculturais.[11,19,20]

Vários trabalhos apontam para uma predisposição genética no desenvolvimento da anorexia. Estudos demonstram uma taxa de concordância muito maior em gêmeos monozigóticos, em comparação com gêmeos dizigóticos (56% *vs.* 5%). Parentes de primeiro grau de pacientes com anorexia exibem risco aproximadamente oito vezes maior de apresentar a doença do que a população geral.[18]

No tocante aos aspectos psicológicos, os distúrbios alimentares femininos devem-se a um padrão que inibe o desenvolvimento como pessoa livre, receptiva e criativa, padrão que resulta da unilateralidade cultural e que privilegia valores patriarcais, em detrimento de aspectos femininos. Assim, "o vício de perfeição pode ser visto como uma rejeição da vida e uma negação da consciência feminina; a ânsia de controle é um medo da dependência, o terror pueril imenso de que o objeto amado daquela dependência não possa ser confiável como fonte de amor, nem como certeza de vida".[21]

Na década de 1940, a explicação dada por alguns psicanalistas foi a de que "a anorexia nervosa resultava de um medo da fecundação oral (engravidar pela boca)" por considerarem que a anorexia atinge as mulheres de forma preponderante. Hoje, estamos "numa posição que nos permite concluir que qualquer teoria expressa nos termos de uma biologia ou psicologia isoladamente feminina deve estar errada", já que sabemos que existem alguns homens anoréxicos.[22]

Alguns aspectos da teoria psicanalítica relacionados aos transtornos alimentares incluem o conceito de regressão a fases pré-puberais de desenvolvimento e o repúdio do desenvolvimento da sexualidade.[23]

Alguns teóricos propõem uma perspectiva comportamental relacionada ao desenvolvimento nos primeiros anos da infância, em torno de questões como confiança, autonomia e separação-individuação.[24]

Nesse sentido, as teorias psicanalíticas, cultural, de sistema familiar, comportamental, feminista e biológica contribuem para a compreensão do desenvolvimento e das dinâmicas dos transtornos alimentares. Em resumo, embora muitos estudos clínicos tenham sido publicados, a literatura sobre os transtornos alimentares mostra que não há consenso teórico quanto à sua etiologia e ao seu tratamento.[23]

É importante salientar que, para alguns teóricos sociais, o aumento drástico na incidência desses transtornos nos últimos anos está relacionado às pressões sociais para que as pessoas sejam magras, à mudança do papel das mulheres, às mensagens conflitantes dadas a elas e à ausência de um conjunto claro de valores e normas que orientava o comportamento das adolescentes de gerações anteriores.[24]

Os indivíduos com transtornos alimentares geralmente vêm de famílias com regras rígidas, limites pouco definidos e têm pais superprotetores ou perfeccionistas em relação ao filho. Com frequência, o filho tem dificuldade no desenvolvimento em busca da autonomia, baixa autoestima, senso de impotência na vida, inabilidade em identificar e expressar sentimentos e necessidades. O alimento pode ser usado para suprimir sentimentos, promover conforto ou adquirir autocontrole e controle sobre os membros da família.[25-27]

Há uma concordância por parte das autoras deste capítulo no fato de que "a pura descrição fenomenológica das síndromes não revela o grau de sofrimento do paciente e de sua família, nem mesmo a singularidade do indivíduo acometido. Nesses quadros, o sintoma alimentar é, frequentemente, a ponta de um *iceberg* de outros problemas psicológicos e sintomas psiquiátricos interconectados, que precisam ser adequadamente abordados".[28]

TRATAMENTO

Quanto ao tratamento, é aconselhável estabelecer um programa do qual participem o paciente e todos os membros da equipe interdisciplinar. O programa deve incluir um contrato estruturado, assinado pelo paciente ao ser admitido na internação. O documento deve possibilitar a compreensão do tratamento que o paciente receberá e a responsabilidade que ele terá de assumir em relação às tomadas de decisões sobre seu compromisso com o processo de tratamento e em relação à responsabilidade de cumprir o contrato. "Os termos do contrato podem variar, mas os objetivos são os mesmos: envolver o paciente em uma aliança terapêutica e obter um compromisso com o processo de tratamento."[9]

A premissa fundamental para que haja êxito é que o programa não deve controlar o paciente; ele tem de perceber que o sucesso está no respeito ao contrato firmado para o tratamento. O paciente deve ter controle sobre a ingestão de alimentos, sobre a quantidade de exercícios que realiza e até mesmo se deve ou não induzir vômitos, sabendo de todas as consequências que suas decisões acarretarão, como a perda de recompensas ou privilégios, estabelecidos no contrato.

Restaurar o estado nutricional do paciente constitui o objetivo imediato do tratamento, uma vez que algumas complicações podem levar à morte, como é o caso daquelas relacionadas à emaciação, à desidratação e ao distúrbio eletrolítico.

Cabe ressaltar que a hospitalização integral é uma modalidade terapêutica necessária para o tratamento de anorexia ou bulimia nervosas, cuja indicação mais frequente é para realização de terapia nutricional. A experiência adquirida pelos profissionais no manejo desses casos mais graves possibilita que o seguimento seja dado em nível ambulatorial e hospital-dia.[29]

Assim que a condição física estiver restabelecida e não mais representar risco para a vida do indivíduo, faz-se necessário instituir um programa de modificação do comportamento, no qual várias modalidades terapêuticas podem ser instituídas, como as terapias individual, familiar, de grupo e medicamentosa.

O tratamento psicofarmacológico é à base de antidepressivos e não é específico para os transtornos alimentares; é voltado para os sintomas associados, como ansiedade e depressão.[30]

Muitos modelos de terapia de grupo são usados, incluindo o cognitivo-comportamental, o psicopedagógico, o psicodinâmico e o interpessoal.

As intervenções cognitivo-comportamentais têm se mostrado eficazes na redução dos episódios de hiperfagia e de purgação. É de suma importância que o enfermeiro analise com o paciente suas distorções cognitivas e o pensamento incorreto sobre a forma corporal, o peso e os alimentos. Outras abordagens incluem o uso da imaginação e do relaxamento, trabalho com espelhos e representação de si próprio por meios artísticos, além de terapias de dança e movimentos que criam experiências corporais agradáveis e podem melhorar a integração entre mente e corpo, tornando mais claros os limites do corpo e modulando sentimentos negativos acerca dele.[9]

Na terapia familiar, a questão inicial concentra-se na separação e na individuação do paciente dentro do contexto familiar. Esse processo exige muita receptividade por parte da família, que nem sempre consegue completá-lo. Há de se considerar, também, que os familiares estão expostos a cargas que demandam necessidades objetivas (problemas financeiros, de interações sociais, entre outros) e subjetivas (sentimento de culpa, vergonha, ressentimentos e outros), e precisam contar com rede de apoio confiável para acompanhar o seu familiar e atender a eles próprios, que de modo solitário esgotam-se, excluem-se e requerem atenção.[31]

PROCESSO DE ENFERMAGEM

Avaliação inicial

Na fase inicial da assistência, durante a elaboração do histórico de enfermagem, é essencial que os pacientes e os familiares sejam submetidos a uma entrevista que aborde os tópicos descritos a seguir, além do solicitado no roteiro geral de observação do comportamento (ver o capítulo 9):

- Peso atual e desejado.
- Menarca e padrão da menstruação.

- Padrões alimentares: restrições e jejuns, preferências e peculiaridades alimentares.
- Frequência e extensão da hiperfagia e dos vômitos.
- Uso abusivo de laxantes, diuréticos, pílulas para emagrecer etc.
- Distorções na imagem corporal.
- Padrões de exercícios físicos.

Cabe ressaltar que, durante a entrevista, é útil explorar a compreensão do paciente sobre como a doença se desenvolveu e seu impacto nos relacionamentos sociais, na escola e no trabalho, de modo a obter o relato acerca do significado dessas experiências para o paciente. A avaliação de enfermagem geral deve incluir exames biológicos, psicológicos, socioculturais e dados referentes à dinâmica familiar.

Um exame físico completo deve ser feito, com especial atenção para sinais vitais, peso, altura, pele, sistema cardiovascular e evidências que denotem a realização de exercícios físicos extenuantes e vômitos. Um exame dentário pode ser indicado. Também é útil avaliar os indicadores de crescimento, desenvolvimento sexual e físico.

O Quadro 32.1 apresenta, resumidamente, as principais complicações clínicas da anorexia e da bulimia nervosas.

Quadro 32.1 Principais complicações clínicas de anorexia e bulimia nervosas

	Complicação	Causa
Cardiovasculares	• Bradicardia • Hipotensão • Arritmias • Cianose de extremidades • Desidratação	• Inanição • Inanição e perda de fluidos • Exercícios, inanição e hipocalemia • Intolerância ao frio • Inanição e perda de fluidos
Hematológicas	• Anemia • Hipercolesterolemia • Hipercarotenemia	• Inanição e baixa ingestão de ferro • Desconhecida • Ingestão de alimentos ricos em caroteno
Dermatológicas	• Pele seca e descamativa • Lanugem • Calosidade no dorso da mão (sinal de Russell)	• Desidratação e perda de gordura subcutânea • Desconhecida • Fricção dos dentes na indução dos vômitos
Respiratórias	• Pneumonia por aspiração	• Vômitos autoinduzidos

(continua)

Quadro 32.1 Principais complicações clínicas da anorexia e bulimia nervosas. (*continuação*)

	Complicação	Causa
Gastrointestinais	• Parótida aumentada • Esofagite • Constipação • Erosão do esmalte dos dentes, cáries e sangramento das gengivas • Diarreia • Ruptura gástrica • Sangramento ou prolapso do reto • Esvaziamento gástrico retardado	• Vômitos autoinduzidos • Inanição e dependência de laxantes • Vômitos autoinduzidos (acidez) • Abuso de laxantes • *Binge* – comer em exagero • Constipação e inanição • Inanição e redução do estômago
Geniturinárias e eletrolíticas	• Amenorreia • Menstruação irregular • Edema • Hipocalemia • Hiponatremia • Hipocloremia • Diminuição do volume urinário • Urina concentrada	• Inanição e desnutrição • Inanição e desnutrição • Não claramente conhecida • Perda de potássio decorrente de vômito, diarreia e uso de diurético • Purgação • Purgação • Purgação, perda de fluidos • Purgação, perda de fluidos
Musculo-esqueléticas	• Fraqueza e espasmos musculares • Osteoporose	• Inanição e hipocalemia • Inanição

Adaptado de Goldbloom, Garfinkel[32] e Grando, Rolim.[33]

Diagnóstico de enfermagem

Os diagnósticos de enfermagem relacionados aos transtornos alimentares abrangem temas biológicos, psicológicos e socioculturais. Em razão da complexidade desses transtornos, muitos diagnósticos de enfermagem segundo a classificação da Nanda International (Nanda-I) podem ser apropriados.[34]

Os diagnósticos de enfermagem, os resultados e as intervenções de enfermagem[8,9,26,30,31,33,35,36] possíveis em pacientes com transtornos alimentares – anorexia e bulimia nervosas – são apresentados a seguir:

1. Nutrição desequilibrada: menos do que as necessidades corporais, relacionadas ao medo de ganhar peso, evidenciada pelo não atendimento das necessidades que o corpo requer, perda de peso, déficit de volume de lí-

quidos, tônus muscular e turgor cutâneo deficientes, lanugem, bradicardia, hipotensão, arritmias cardíacas e membranas pálidas e secas decorrentes de jejuns, atividades purgativas e exercício físico excessivo.
2. Distúrbio na imagem corporal, relacionado à supervalorização da aparência física e ao medo de ganhar peso e evidenciado na verbalização de sentimentos que refletem uma visão alterada do próprio corpo na aparência, estrutura ou função. Verbaliza estar "gordo", quando na verdade está com peso corporal abaixo do ideal.
3. Processos familiares interrompidos, definidos como sistema familiar disfuncional – caracterizado por mudanças nas alianças de poder, nos padrões e nos rituais –, e relacionados à alteração do poder de membros da família e à troca dos papéis dessa família, bem como à alteração do estado de saúde de um de seus membros.
4. Déficit de conhecimento sobre nutrição e transtornos alimentares, relacionado à interpretação errônea de informação e evidenciado por um comportamento alimentar impróprio ou exagerado.
5. Isolamento social, relacionado ao medo de rejeição e preocupação com comportamentos ou rituais alimentares.
6. Risco para automutilação, relacionado a sentimento de inadequação e necessidade de alívio de tensão, evidente por ferimentos causados pelo excesso de exercícios e vômito autoinduzido.
7. Negação ineficaz ao relacionada ao retardo no desenvolvimento do ego e medo de perder o único aspecto da vida sobre o qual o paciente percebe ter algum controle (comer). É evidenciada pela incapacidade de admitir o impacto do comportamento alimentar não adaptativo sobre o padrão de vida.
8. Ansiedade, relacionada ao medo de ganhar peso, evidente em rituais associados com a preparação de alimentos e com ato de comer.
9. Baixa da autoestima crônica, relacionada a sentimento de baixo valor próprio e às suas capacidades, evidente na verbalização de um único parâmetro de sucesso, estando este relacionado à aparência pessoal adequada.

Resultados esperados

Os resultados esperados mais específicos são apresentados a seguir. O paciente:

- Apresenta padrões saudáveis e interessa-se em normalizar os parâmetros fisiológicos relativos ao peso corporal e à nutrição.
- Aceita o tratamento e reconhece que tem um transtorno alimentar e que precisa atingir 80 a 85% do peso corporal, não apresentando mais sinais e sintomas de desnutrição e desidratação.

- Faz descrições claras e corretas da sua dimensão corporal, limites do corpo e peso ideal. Corrige distorções da imagem corporal e modifica distorções cognitivas sobre peso e forma corporal.
- Desenvolve autonomia no meio familiar. Paciente e família identificam regras, papéis e rituais que impedem o funcionamento autônomo e diferenciado entre os membros da família e que contribuem para a manutenção do transtorno alimentar.
- É capaz de descrever uma dieta balanceada com base nos diferentes grupos de alimentos – os alimentos se dividem, basicamente, em energéticos (carboidratos e gorduras), formadores (proteínas) e reguladores (fibras e vitaminas) do organismo.
- Identifica sistemas de apoio social que reforcem percepções corporais corretas e respostas alimentares adaptadas. Sairá do isolamento social e aprenderá a realizar atividades nas quais possa se sentir produtivo e bem-sucedido.
- Está ciente das alterações metabólicas prejudiciais, resultantes das atividades físicas inadequadas e dos vômitos autoinduzidos. Demonstra interesse para, em curto prazo, praticar atividades diversificadas, saudáveis, que substituirão as anteriores.
- Verbaliza a compreensão de que os comportamentos alimentares não são eficazes e demonstra capacidade de lidar com problemas de controle, de forma mais amadurecida.
- Procura desenvolver outras estratégias para lidar com a ansiedade, sem recorrer a comportamentos alimentares inadequados.
- Verbaliza atributos pessoais positivos, não associados à aparência ou ao peso corporal.

Intervenções de enfermagem

As intervenções específicas de enfermagem podem ser facilitadas por protocolos elaborados pela equipe interdisciplinar que explicitem os objetivos do tratamento, os componentes do programa e as responsabilidades do paciente e da equipe. Os números entre parênteses, ao final de cada intervenção, correspondem aos números dos diagnósticos de enfermagem.

- Estabelecer com o paciente e a equipe interdisciplinar o peso-alvo (80 a 85% do peso corporal ideal, ou seja, índice de massa corporal [IMC] igual ou superior a 19) e determinar as calorias necessárias para uma nutrição adequada. O IMC é obtido dividindo-se o peso pela altura, ao quadrado: IMC = P/A2. (1, 4, 8)

- Firmar um contrato de aceitação mútua com o paciente para atingir essa meta, com o objetivo de envolvê-lo em uma aliança terapêutica e obter um compromisso com o processo de tratamento. (1, 5, 6, 8)
- Pesar o paciente diariamente, logo após o despertar e depois da primeira micção, cuidando para que ele mantenha a mesma quantidade de roupas, inspecionando a possível presença de objetos que elevem o peso artificialmente. Se possível usar sempre a mesma balança. (1, 8)
- Evitar discutir e comentar sobre o ganho ou a perda de peso. Assegurar que não é desejável um aumento rápido de peso e orientar que o ganho deve ser lento e constante até atingir o peso-alvo. (2, 4, 8)
- Manter o registro rigoroso de controle hídrico (líquidos ingeridos e eliminados) e aferir sinais vitais (temperatura, pulso, respiração e pressão arterial), estando atento às possíveis alterações hidroeletrolíticas ou metabólicas. (1)
- Avaliar diariamente turgor, integridade da pele, umidade e cor das membranas da mucosa oral. (1)
- Permanecer com o paciente durante o tempo estabelecido para as refeições (em geral, 30 minutos) e por pelo menos uma hora após as refeições, evitando que esconda, distribua seus alimentos ou induza vômitos. Ao mesmo tempo, interagir para maximizar seu valor de interação terapêutica, evitando manter o foco da interação no alimento e na ingestão alimentar. (1, 4-6, 8, 9)
- Planejar e supervisionar as atividades físicas e esclarecer sobre os danos do impacto físico causado pelos exercícios intensos e pelo vômito autoinduzido. (4, 6-8)
- Oferecer apoio. (2, 3, 5-9)
- Explorar o medo de ganhar peso quando o paciente expressar ou manifestar comportamento que denote exacerbação da ansiedade em relação ao aumento de peso. Explorar também as situações em que se evidenciem tentativas de burlar o tratamento, como por exemplo, quando o paciente tenta esconder ou trocar os alimentos, provoca vômitos ou tenta fazer exercícios. Ensiná-lo a buscar ajuda, a usar técnicas de relaxamento e a desenvolver atividades diversificadas que possam ser realizadas quando ele sentir necessidade de realizar exercícios físicos intensos, provocar vômito ou fazer uso de laxantes. (2, 6-9)
- Encorajar a participação em grupos nos quais são utilizadas técnicas de resolução de problemas (técnica cognitivo-comportamental – TCC; ver o capítulo 14). Essa modalidade terapêutica propiciará oportunidade para testar sua capacidade para tomada de decisões e, ao mesmo tempo, possibilitará o desenvolvimento de habilidades de relacionamento interpessoal. Tecer comentários positivos e realistas sobre suas conquistas e sobre sua cooperação e esforços no sentido de resolver seus problemas, estimulando-o e reforçando-o positivamente. (5, 7-9)

- Aceitar manifestações de frustração e medo, ouvindo-o atentamente e demonstrando compreensão. Ajudar o paciente a se aceitar como é, incluindo tanto as fraquezas como os pontos positivos, valorizando suas conquistas. (5, 6-9)
- Ajudar o paciente a perceber que a busca do corpo perfeito está fora da realidade. Explorar essa necessidade com ele. (2, 7-9)
- Ajudar o paciente a desenvolver uma percepção realista da imagem corporal e da relação com o alimento, principalmente quando evidenciar que tem alguma crítica do seu comportamento. Comparar medidas específicas do corpo do paciente aos cálculos imaginados por ele. Pedir para o paciente identificar a forma e o número do manequim ideal e avaliar com ele a sua adequação. (2, 7)
- Manter a colaboração interdisciplinar com o nutricionista para que o paciente e a família adquiram conhecimento sobre nutrição, calorias, valores dos alimentos, dieta balanceada e alimentos que promovam função intestinal normal, ressaltando a importância das fibras. Permitir e encorajar o paciente a preparar um cardápio normal balanceado. (3, 4, 7, 8)
- Reconhecer e discutir valores familiares e culturais, crenças e estereótipos que dizem respeito à magreza e à atratividade. Não é tão incomum que no meio familiar haja preocupação exagerada com o peso e a aparência. Os pais podem, desde a infância, exigir comportamentos como o de ingerir apenas alimentos *light* e *diet*. (2-4, 9)
- Explorar o grau de dependência e envolvimento entre os membros da família. Discutir, em conjunto com o paciente e seus familiares, as funções, os papéis e os limites adequados, bem como formas de comunicação mais efetivas. Identificar na família as regras que reforçam o comportamento inadequado do paciente e, com ela, buscar mecanismos para adequá-las. Realizar ou encaminhar para grupos de terapia de família ou de psicodrama familiar. (3, 5, 7-9)

Análise final

Os objetivos do atendimento prestado aos pacientes são: evitar as complicações clínicas, restabelecer e manter o peso-alvo e um padrão alimentar normal, permitir ao paciente que readquira o autocontrole, melhorar a autoestima e os sintomas depressivos, e, principalmente, restituir a sua capacidade de convívio mais bem preparado em todas as suas dimensões como ser humano.

Na análise final do processo, faz-se uma reavaliação global do paciente para listar as mudanças ocorridas no seu comportamento, bem como a revisão de todas as fases anteriores do processo de enfermagem, a determinação do grau de conquista dos resultados esperados e as alterações necessárias nas intervenções.

CONSIDERAÇÕES FINAIS

Profissionais que trabalham com pessoas com transtornos alimentares experimentam uma variedade de sentimentos, que vão desde compaixão e frustração, até indignação e impotência, advindos da própria tarefa de cuidar. O papel do enfermeiro inclui também a habilidade de lidar com sentimentos contraditórios que lhes são depositados, tanto pelo paciente como pelos familiares e pela equipe multidisciplinar. No processo de cuidar, evidencia-se uma grande carga de sofrimento psíquico no profissional. Entre os fatores geradores de sofrimento estão o risco de suicídio por parte do paciente, o risco de morte em função das complicações clínicas, a dificuldade na aceitação do tratamento, os comportamentos manipuladores e as recaídas constantes.[35]

O relacionamento entre a enfermeira e o paciente apresenta potencial enorme para tornar-se uma experiência terapêutica, embora não seja suficiente que ela compreenda o paciente. A enfermeira deve, também, desenvolver a autoconscientização. Isso vale também para o restante da equipe de saúde, que deve estar preparado para o uso terapêutico de sua própria personalidade e estar consciente de suas próprias crenças e sentimentos. A firmeza e a coesão entre os profissionais são imprescindíveis para a eficácia do tratamento.[37]

Outro fato que chama a atenção é o conflito que o profissional enfrenta quando percebe a dificuldade que os pacientes experimentam em tomar decisões, em ter controle sobre sua própria vida, colocando-a em risco. Muitas vezes, esse conflito leva o profissional a adotar uma postura de limite e controle considerada excessiva por ele próprio, pois não resulta em amadurecimento por parte do paciente, que continua sem possibilidades de vivenciar uma verdadeira autonomia.[35]

Tendo em vista que, na adolescência, são frequentes os modismos relativos às dietas, é fundamental fornecer informações aos adolescentes e seus familiares sobre os riscos dos regimes rigorosos, visto que eles podem ser considerados fatores indutores no desencadeamento dos transtornos alimentares.[38]

PROPOSTAS PARA ESTUDO

1. Faça um diário sobre sua alimentação por uma semana e relacione seus pensamentos sobre cada refeição. Solicite a um colega que o avalie.
2. Aplique o *Eating Attitudes Test* (EAT-26) em um colega e avalie seus resultados quanto ao risco para desenvolver um quadro de transtorno alimentar. Use como referência o instrumento já validado na pesquisa intitulada: "Tradução e validação do *Eating Attitudes Test* (EAT-26) em adolescentes do sexo feminino na cidade de Ribeirão Preto".[39]
3. Elabore um programa educativo de prevenção a transtornos alimentares.

REFERÊNCIAS BIBLIOGRÁFICAS

1. Cordás TA, Segal A. Bulimia nervosa I: aspectos clínicos. J Bras Psiquiatr. 1995;44:20-4.
2. Flaherty JA, Channon RA, Davis JM. Psiquiatria: diagnóstico e tratamento Porto Alegre: Artes Médicas; 1990.
3. Hevzey MFL. Psychopatologie de l'adolescent. Revue l'Infirmière. 1984;38(20):19-21.
4. Cordás TA (org.) Fome de cão: quando o medo de ficar gordo vira doença – anorexia, bulimia e obesidade. São Paulo: Maltese; 1993. p. 17-27.
5. Walsh BT, Devlin MJ. Eating disorders: progress and problems. Science. 1998;280(5368):1387-90.
6. Herscovici CR, Bay L. Anorexia nervosa e bulimia: ameaças à autonomia. Porto Alegre: Artes Médicas; 1997.
7. Abuchaim ALG. Aspectos históricos da anorexia nervosa e da bulimia nervosa. In: Nunes MAA, Appolinário JC, Abuchaim ALG, Coutinho W. Transtornos alimentares e obesidade. Porto Alegre: Artmed; 1998. p. 13-20.
8. Stuart GW, Sundeen SJ. Pochet guide to psychiatric nursing. St. Louis: Mosby; 1995. p. 357-74.
9. Cochrane CE. Respostas de regulagem alimentar e transtornos alimentares. In: Stuart GW, Laraia MT. Enfermagem psiquiátrica: princípios e prática. 6ª ed. Porto Alegre: Artmed; 2001. p. 559-80.
10. Busse SR, org. Anorexia, bulimia e obesidade. Barueri: Manole; 2004.
11. Emans SJ. Eating disorders in adolescent girls. Pediatr Int. 2000;42(1):1-7
12. Muscari ME. Screening for anorexia e bulimia. Am J Nurs. 1998;98(11):22-4.
13. Organização Mundial da Saúde. CID-10: classificação estatística internacional de doenças e de problemas relacionados à saúde. São Paulo: Edusp; 1996. 2 vol.
14. American Psychiatric Association. DSM-5. Porto Alegre. Artes Médicas; 2014.
15. Dalgalarrondo P. Psicopatologia e semiologia dos transtornos mentais. Porto Alegre: Artmed; 2000.
16. Childs-Clarke A. Nursing care of bulimia with cognitive behavioural therapy. Nurs Times. 1994;90(40):40-2.
17. Cordás TA. Aspectos históricos da bulimia nervosa. Bol Transtornos Afetivos e Alimentares. 1998;(4):3.
18. Ballone GJ. Anorexia nervosa. In: PsiqWeb [on-line].Disponível em: <http://www.psiqweb.med.br/anorexia.html>. Acesso em 28 nov. 2015.
19. Bó DEB, Barbosa B. Anorexia, bulimia e família: uma experiência com trabalho em grupo. J Bras Psiquiat. 1999;48(12):533-7.
20. Appolinário JC. Transtornos alimentares. In: Bueno JR, Nardi AE. Diagnóstico e tratamento em psiquiatria. Rio de Janeiro: Medsi; 2000. p. 345-67.
21. Woodman M. O vício da perfeição: compreendendo a relação entre distúrbios alimentares e desenvolvimento psíquico. São Paulo: Summus; 2002.
22. Lawrence M. A experiência anoréxica. São Paulo: Summus; 1991.
23. Chitty KK. Clients with eating disorders. In: Wilson HS, Kneisl CR. Psychiatric nursing. 5th ed. Califórnia: Addison-Wesley Nursing; 1996. p. 420-45.
24. Taylor CM. Fundamentos de enfermagem psiquiátrica de Mereness. 13ª ed. Porto Alegre: Artes Médicas; 1992. p. 329-49.
25. Irwin EG. A focused overview of anorexia nervosa and bulimia: part II – challenges to the practice of psychiatric nursing. Arch Psychiat Nurs. 1993;7(6):347-52.
26. Krupnick SLW, Wade AJ. Psychiatric care planning. Pennsylvania: Springhouse; 1993. p. 208-16.
27. Pérez Pérez BB. Bulimia nervosa: um transtorno alimentar. Enf Cient. 1996;(172/73):42-7.
28. Palma RFM, Santos JE, Ribeiro RPP. Hospitalização integral para tratamento dos transtornos alimentares: a experiência de um serviço especializado. J Bras Psiquiatr. 2013;62(1):31-7.
29. Abuchaim ALG, Somenzi L, Duchesne M. Aspectos psicológicos. In: Nunes MAA, Appolinário JC, Abuchaim ALG, Coutinho W. Transtornos alimentares e obesidade. Porto Alegre: Artmed; 1998. p. 62-76.

30. Towsend MC. Enfermagem psiquiátrica – conceitos de cuidados. 3. ed. Rio de Janeiro: Guanabara-Koogan; 2002.
31. Grando LH. Família e transtornos alimentares: uma forma singular de estar no mundo [tese]. São Paulo: Escola de Enfermagem da USP; 2005.
32. Goldloom DS, Garfinkel PE. Eating disorders: anorexia nervosa and bulimia nervosa. In: Garfinkel BD, Carlson GA, Weller EB. Psychiatric disorders in children and adolescents. Philadelphia: Saunders; 1990. p.115.
33. Grando LH, Rolim MA. Transtornos alimentares: desafio para a enfermagem. J Bras Psiquiatr. 1999;48(1)521-8.
34. Johnson M, Bulechek G, Butcher H Dochterman JM, Maas M. Ligações entre Nanda, NOC e NIC: diagnósticos, resultados e intervenções de enfermagem. 2ª ed. Porto Alegre: Artmed; 2009. 704 p.
35. Diagnósticos de enfermagem da Nanda: definições e classificação 2015-2017. 10ª ed. Porto Alegre: Artmed; 2015.
36. Grando LH. Representações sociais e transtornos alimentares: as faces do cuidar em enfermagem [dissertação]. São Paulo: Escola de Enfermagem da USP; 2000.
37. Rolim MA, Teixeira MB, Forcella HT. Assistência de enfermagem a pacientes com manifestações de comprometimento decorrente de sintomas de neurose. Rev Esc Enfer USP. 1985;19(1):47-53.
38. Martins CRA, Caccavo, PV. Enfermeiros e clientela com bulimia e anorexia: estudo de caso. Brasília. Rev Bras Enferm: 2012;65(3).
39. Grando LH, Rolim MA. Transtornos alimentares. In: Borges ALV, Fugimori E (orgs.). Enfermagem e a saúde do adolescente na atenção básica. Barueri: Manole; 2009, v. 1, p. 469-96.
40. Bighetti F. Tradução e validação do Eating Attitudes Test (EAT-26) em adolescentes do sexo feminino na cidade de Ribeirão Preto [dissertação]. Ribeirão Preto: Escola de Enfermagem de Ribeirão Preto da Universidade de São Paulo; 2003.

33

Assistência de enfermagem à pessoa com manifestações de comportamento decorrentes de transtornos de personalidade

Marina Borges Teixeira
Zélia Nunes Hupsel
Maguida Costa Stefanelli
Ilza Marlene Kuae Fukuda

PONTOS A APRENDER

1. Identificar as formas mais comuns de transtornos de personalidade.
2. Descrever as manifestações de comportamento decorrentes de transtornos de personalidade.
3. Listar os diagnósticos de enfermagem mais comuns a esses transtornos.
4. Discorrer sobre intervenções de enfermagem.
5. Descrever os critérios de avaliação.

PALAVRAS-CHAVE

Enfermagem em saúde mental, enfermagem psiquiátrica, saúde mental, serviços de saúde mental.

ESTRUTURA DOS TÓPICOS

Introdução. Etiologia. Epidemiologia. Características dos transtornos de personalidade. Tratamento. Processo de enfermagem. Descrição de comportamento. Avaliação final. Considerações finais. Propostas para estudo. Referências bibliográficas.

INTRODUÇÃO

A personalidade pode ser definida como o conjunto relativamente estável e previsível dos traços emocionais e comportamentais que caracterizam a pessoa em condições normais, no seu dia a dia, desde a infância e a adolescência, e que estão presentes ao longo de todo o curso da vida. A personalidade, portanto, pode ser considerada a integração resultante dos fatores constitucionais, evolutivos e do curso da vida.[1-3] Quando ocorrem modificações acentuadas nos traços emocionais e comportamentais, além do encontrado na maioria da população, pode-se dizer que há um transtorno de personalidade (TP). Somente quando as modificações são associadas à rigidez marcante e ao não ajustamento a determinada função comprometida ou sofrimento subjetivo é que elas são consideradas como TP.[1]

Nos TP destacam-se, portanto, os atos de desajustamento de comportamento, a inabilidade para seguir normas sociais e para atender às próprias necessidades. Esse indivíduo não experimenta ansiedade em face dessas manifestações e das consequências para as pessoas de seu relacionamento e para a sociedade. Em geral, o comportamento é persistente, em desacordo com as expectativas dos padrões culturais. Essas manifestações são mais frequentes nas esferas cognitiva, afetiva, impulsiva, no relacionamento com outras pessoas e no controle ou gerenciamento das situações sociais, devido aos padrões inflexíveis e às alterações na autopercepção, nos relacionamentos estabelecidos. Esses pacientes não costumam buscar ajuda profissional, sendo considerados, muitas vezes, irrecuperáveis.[1-7]

Transtorno semelhante em criança ou adolescente é chamado de transtorno de conduta.

Transtornos específicos de personalidade (F60) são condições que afetam padrões de comportamento profundamente enraizados e duradouros, expressos pelas pessoas nas respostas inflexíveis às experiências sociais e pessoais.[4,5]

ETIOLOGIA

Não há uma causa específica para os TP. Os autores os atribuem a um conjunto de fatores genéticos, constitucionais, biológicos e/ou socioculturais; em geral, os transtornos são desencadeados por estressores, isto é, os problemas comuns enfrentados no dia a dia. Pode-se dizer que o TP resulta da interação da vulnerabilidade herdada com fatores ambientais, por exemplo, um trauma na infância.[2,3] Resultados apontando para fatores genéticos, biológicos e ambientais têm sido divulgados em estudos científicos.[2,6,7]

EPIDEMIOLOGIA

Há escassez de informações sobre a epidemiologia de TP, em virtude da imprecisão conceitual e da dificuldade universal de definir limites entre o que é normal e o que é patológico.[2] Outro fator que dificulta os estudos epidemiológicos é a falta de procura espontânea de assistência médica. No entanto, há controvérsias na literatura sobre se as características apresentadas por essas pessoas devem ser consideradas um transtorno ou uma maneira de ser no mundo. Alguns autores apresentam prevalência estimada de 4,4 a 13% na população geral.[2,3,7]

Os tipos *borderline* e histriônico são mais frequentes no sexo feminino, e os tipos paranoide, anancástico ou obsessivo-compulsivo e antissocial, no masculino.[2,6] O transtorno *borderline* é a forma mais comum em todas as culturas.

O TP é um transtorno crônico que tende a se tornar mais ameno por volta dos 40 anos, porém os relacionamentos interpessoais conturbados persistem na idade avançada, assim como o uso abusivo de drogas ou a presença de outros transtornos mentais.[2,3]

CARACTERÍSTICAS DOS TRANSTORNOS DE PERSONALIDADE

Apresentam-se as características dos TP em seus diferentes tipos, embora se tenha de considerar que as pessoas com transtorno podem exibir traços que permitem identificar mais de um dos tipos descritos.[1-9]

Transtorno de personalidade paranoide (F60.0)

Caracteriza-se por desconfiança persistente, atitude autorreferente com exagerada autovalorização, sensibilidade exagerada a críticas, hipervigilância, ten-

Quadro 33.1 Classificação dos transtornos de personalidade

F60.0 – Transtorno de personalidade paranoide
F60.1 – Transtorno de personalidade esquizoide
F60.2 – Transtorno de personalidade antissocial
F60.3 – Transtorno de personalidade emocionalmente instável .30 – tipo impulsivo .31 – tipo *borderline* (limítrofe)
F60.4 – Transtorno de personalidade histriônica
F60.5 – Transtorno de personalidade anancástica (obsessivo-compulsivo)
F60.6 – Transtorno de personalidade ansiosa (de evitação)
F60.7 – Transtorno de personalidade dependente
F60.8 – Outros transtornos específicos de personalidade
F60.9 – Transtorno de personalidade não especificado

dência a distorcer os fatos, reações de agressividade decorrentes de interpretação errônea de ações de outras pessoas com tendência persistente a guardar rancor. Os acometidos por esse transtorno questionam frequentemente a lealdade dos demais sem justificativa aparente, além de apresentarem ciúme patológico.

Transtorno de personalidade esquizoide (F60.1)

Caracteriza-se por retraimento social e afetivo. Os indivíduos não possuem amigos íntimos ou confidentes, são incapazes de expressar seus sentimentos e experimentam prazer em poucas atividades. Apresentam introspecção, frieza, distanciamento, indiferença a elogios ou críticas, insensibilidade às normas ou convenções sociais, entre outros. Em geral, o transtorno tem início na infância.

Transtorno de personalidade antissocial (F60.2)

Caracteriza-se, principalmente, pela impulsividade com incapacidade de planejar o futuro, por desprezo em relação às normas e obrigações sociais. Há busca de satisfação imediata sem considerar as consequências; manipulação; indiferença e insensibilidade aos sentimentos alheios; incapacidade para aprender com a experiência e, particularmente, com a punição; baixa tolerância às frustrações e baixo limiar para agressividade. A pessoa vive em conflito constante com a sociedade; racionaliza seus atos e sempre culpa os demais por eles. Essas manifestações propiciam condições para o envolvimento da pessoa com atos antissociais e criminosos.

Transtorno de personalidade emocionalmente instável (F60.3)

Tipo impulsivo (F60.30)

É caracterizado pela falta de controle dos impulsos, sem preocupação com as consequências dos atos e instabilidade emocional, com alto risco de violência e baixa tolerância à crítica. O indivíduo só realiza atividades que lhe ofereçam gratificação imediata.

Tipo *borderline* – limítrofe (F60.31)

Além da falta de controle, caracteriza-se por sensação crônica de vacuidade e solidão. As relações interpessoais são intensas e instáveis; há tendência a comportamento autodestrutivo, medo crônico de abandono, raiva, autoagressão e tentativa de suicídio, uso de substâncias psicoativas.

Transtorno de personalidade histriônica (F60.4)

Caracteriza-se por afetividade superficial, dramatizações, egocentrismo e sugestionabilidade. A pessoa não leva em consideração os outros e tem tendência a se posicionar como o centro das atenções, com manifestação inadequada de comportamento sedutor. A tentativa de suicídio pode ocorrer e a busca de atenção é a tônica desse tipo de transtorno.

Transtorno de personalidade anancástica ou obsessivo-compulsivo (F60.5)

Caracteriza-se por sentimentos de dúvida, perfeccionismo, preocupação com pormenores e rigidez excessiva. A principal diferença entre TP e transtorno obsessivo-compulsivo (TOC) é que no TOC há ansiedade vivida pela pessoa para livrar-se dos pensamentos intrusivos e de rituais, o que não se manifesta no transtorno da personalidade.

Transtorno de personalidade ansiosa (de evitação) (F60.6)

Caracteriza-se por sentimentos de tensão, apreensão, insegurança e inferioridade, sensibilidade exagerada a críticas e rejeição, inabilidade de relacionar-se e dificuldade de enfrentar situações corriqueiras. Possivelmente, há um *continuum* entre a personalidade ansiosa e a fobia social, percebendo-se mais diferenças quantitativas do que qualitativas, porém o transtorno da personalidade é considerado mais grave. Nesse transtorno, há o isolamento social ante a possibilidade de ser humilhado, criticado e rejeitado, em virtude de a pessoa sentir-se socialmente incapaz, desinteressante e inferior às outras.

Transtorno de personalidade dependente (F60.7)

Caracteriza-se por incapacidade de tomar decisões e por submissão extrema, subordinando as necessidades pessoais às dos outros, dos quais é dependente; há medo de abandono e resistência em defender os próprios direitos; o indivíduo percebe-se como incompetente, incapaz e sem energia.

TRATAMENTO

O tratamento é difícil porque, na maioria das vezes, a pessoa com TP não se reconhece como doente e não adere ao tratamento proposto. Esses pacientes, quando internados, o são por outras causas associadas – entre as mais comuns estão os transtornos decorrentes do uso de substâncias psicoativas.[1-6]

O tratamento farmacológico é destinado ao alívio do sofrimento do grupo social e do paciente e ao controle dos sintomas de comorbidades. O tratamento é definido de acordo com o tipo de TP (antidepressivos, ansiolíticos, antipsicóticos, entre outros), além da psicoterapia, e planejado com o paciente e sua família.

Em geral, os pacientes abandonam o tratamento, seja por não quererem enfrentar seus problemas, por não obterem nenhum benefício secundário por sua "participação", seja por não se julgarem doentes. Outro grande desafio do tratamento psicoterápico é a dificuldade de estabelecer um vínculo entre terapeuta e paciente.[1-3]

A integração das abordagens terapêuticas se faz necessária para o tratamento desse transtorno. Exige-se paciência e tolerância por parte do profissional, em virtude da não adesão e do abandono do tratamento, além das próprias características de comportamento.[1-6]

PROCESSO DE ENFERMAGEM

No desenvolvimento do processo de enfermagem, serão abordados os transtornos de personalidade antissocial e *borderline*, porque esses transtornos acometem os pacientes com quem o enfermeiro mais interage na prática clínica de enfermagem; esses pacientes são os que mais procuram tratamento ou são levados por amigos e familiares.[2-19]

Os diagnósticos de enfermagem, os resultados esperados e as intervenções são apresentados, em geral, em consonância com as manifestações de comportamento mais frequentes.[9-17]

Avaliação inicial

Para a coleta inicial dos dados, o enfermeiro vale-se de um roteiro que inclui o histórico de enfermagem e o roteiro de observação (ver o Capítulo 9).

DESCRIÇÃO DE COMPORTAMENTO

Personalidade antissocial[7-14]

A pessoa com esse transtorno tem como principais características o desrespeito e a violação aos direitos dos demais, aos padrões éticos e às regras sociais, além da não responsabilidade por seus atos e da falta de preocupação com as ações do passado ou com acontecimentos futuros, vivendo apenas o momento presente. Características marcantes no comportamento são: presença de fraudes e de manipulação, ausência de sentimento de culpa e de empatia, incapacidade de adiar prazeres e, consequentemente, dificuldade para relacionamento interpessoal – tanto em relação ao grupo familiar como ao profissional, que, em geral, é superficial.

Há forte tendência mitômano-fantástica, da qual a pessoa se vale para atingir os seus objetivos. Ela racionaliza os seus atos e atribui aos demais as suas consequências. Apesar disso, apresenta encanto superficial e é gentil quando quer atingir objetivos imediatos. Não se liga afetivamente às pessoas, tem histórias de múltiplos relacionamentos sexuais e exploração de parceiros.

Personalidade *borderline*

O portador desse transtorno geralmente apresenta graves alterações no seu funcionamento global. Não apresenta ocupação ou carreira definida, seus objetivos não são explícitos e mudam rapidamente, com certa frequência. Desavenças, brigas e agressões são frequentes nos relacionamentos familiares e sociais.

A qualquer atrito ou negativa aos seus pedidos, a pessoa manifesta reação não condizente ao estímulo e comportamentos inapropriados. As relações de amizade praticamente não existem; a relação com professores e colegas é sempre tumultuada, gerando evolução insatisfatória nos estudos. É comum o envolvimento com drogas ilícitas e com atividades paralelas, gerando violência e, muitas vezes, situações com comprometimento legal. Apresenta histórias de impulsividade com autoagressão, tentativas de suicídio e manipulação, na tentativa de controle do meio. Frequentemente, exibe lesões no próprio corpo, como cortes e queimaduras. O indivíduo está sujeito a "ataques de fúria" e manifestações de comportamento teatral de curta duração. Apresenta alterações de humor, tendendo a ser ora irritável, ora deprimido e, por vezes, afirma "não sentir coisa alguma". Raramente, aparece como culpado dos atos antissociais que promove e tenta justificar suas manifestações.[7-14]

Diagnósticos de enfermagem

Os diagnósticos de enfermagem mais comuns em pacientes com TP e outros transtornos psicóticos foram elaborados segundo a classificação da Nanda International (Nanda-I).[15]

Os diagnósticos são apresentados de modo geral, a eles devendo ser agregados os específicos de acordo com as condições do paciente.

1. Percepção sensorial perturbada* relacionada, principalmente, à presença marcante de comportamento manipulador, o qual propicia a interpretação ambiental segundo os seus desejos em detrimento das necessidades do outro.
2. Enfrentamento ineficaz evidenciado pelo nível inadequado de percepção de controle e suporte social inapropriado, criado pelas características dos relacionamentos familiares e sociais, consequentes da resolução inadequada de problemas, do comportamento destrutivo em relação a si e aos outros, das mudanças nos padrões habituais de comunicação e do uso abusivo de substâncias psicoativas.
3. Risco de automutilação evidenciado pela manipulação para satisfazer suas necessidades por deficiência nos padrões de enfrentamento.
4. Risco de violência dirigida a outros evidenciada pela intoxicação por substâncias psicoativas e impulsividade, pelo enfrentamento inadequado.
5. Processos familiares interrompidos evidenciado pelo uso de substância psicoativa e à falta de habilidades para resolver problemas.
6. Isolamento social evidenciado pela incapacidade de engajar-se em relacionamentos pessoais satisfatórios, valores e comportamentos sociais inaceitáveis, recursos pessoais inadequados e interesses imaturos.
7. Processo de pensamento perturbado* relacionado à interpretação não acurada do ambiente.
8. Enfrentamento defensivo evidenciado pela hipersensibilidade ao menosprezo ou à crítica e projeção de culpa ou responsabilidade, ambos caracterizados pela racionalização de falhas e sentimento de superioridade em relação aos outros, às vezes evidenciados por riso hostil ou ridicularização dos demais.
9. Risco de solidão evidenciado pelo isolamento social.
10. Desesperança evidenciada pelo isolamento social.
11. Risco de suicídio evidenciado pela depressão, quando presente.
12. Interação social prejudicada em decorrência da interação disfuncional com o grupo familiar e social.
13. Manutenção ineficaz da saúde evidenciada pela não percepção de si mesmo como pessoa com transtorno de personalidade, incapaz de controlar, identificar ou buscar ajuda para a manutenção da saúde.
14. Falta de adesão evidenciada pela não aceitação da necessidade de tratamento, decorrente da falta de percepção de seu estado de saúde.
15. Tensão do papel do cuidador evidenciado pelas expectativas não realistas de si mesmo e em relação aos membros da família, cuidador ou equipe;

---

*Diagnóstico retirado da classificação da Nanda International a partir da edição 2012-2014, com a recomendação de que sejam realizados estudos para a sua reintegração como novo diagnóstico.

comportamentos inadequados em decorrência do comportamento manipulador e de outros não aceitos socialmente.

Resultados esperados

Para avaliar os resultados esperados, o enfermeiro vale-se de critérios de avaliação. Os mais específicos são apresentados a seguir, tomando-se como referência a classificação dos resultados de enfermagem (Nursing Outcomes Classification — NOC).[16] O paciente:

- Apresenta diminuição do comportamento manipulador.
- Apresenta comportamento mais aceito socialmente.
- Responsabiliza-se por suas ações.
- Controla o comportamento autodestrutivo.
- Mantém-se sem autolesão.
- Controla seu comportamento para não lesionar o outro.
- Expressa sentimentos de raiva e agressividade de forma socialmente tolerável.
- Mantém seu humor dentro de limites toleráveis.
- Demonstra ausência de manifestações de grandiosidade.
- Participa de atividades de grupo de modo aceito socialmente.
- Esforça-se para melhorar a adesão ao tratamento proposto.
- Segue regras sociais.
- Posterga a gratificação pessoal.
- Ocupa-se com atividades produtivas.
- Comparece às consultas agendadas.
- É capaz de planejar suas ações.
- Segue o tratamento.

Intervenções de enfermagem

A descrição das ações de enfermagem está fundamentada no Nursing Interventions Classification (NIC),[17] em vários clássicos da enfermagem em saúde mental e psiquiátrica, e na experiência das autoras deste capítulo.[7-12,18,19] Os diagnósticos de enfermagem correspondentes à intervenção descrita encontram-se ao final da cada uma delas, entre parênteses.

- Ter em mente que o paciente apresenta comportamento que dificulta o desenvolvimento de interações interpessoais adequadas com familiares, outros pacientes e profissionais. (1-14)

- Ao cuidar de pacientes com TP, todos os membros da equipe devem, inicialmente, analisar os próprios sentimentos, as atitudes e reações em relação ao comportamento do paciente, porque a atitude positiva do enfermeiro e dos demais integrantes da equipe perante o paciente é essencial para o cuidado adequado. O interesse pelo paciente só é possível após o *insight* em relação ao comportamento da pessoa. O enfermeiro deve oferecer supervisão ou orientação quando perceber que o comportamento e os sentimentos dos membros de sua equipe estão interferindo na atuação terapêutica. O enfermeiro também deve procurar supervisão quando necessário. (15)
- Estabelecer com o paciente o contrato terapêutico sobre o cuidado dele, deixando claro o contexto de limites e liberdade dentro do qual ele é livre para exercer sua cidadania. (1-14)
- Planejar a assistência em consonância com as equipes envolvidas com o paciente, incluindo os familiares. Analisar com o paciente os objetivos para o futuro, verificar se estes condizem com a realidade e orientar a família quanto a esses objetivos, sobre como apoiar o paciente e estabelecer limites. (1-15)
- Tentar criar vínculo, estimular a expressão de sentimentos relacionados à rejeição, ao medo da solidão e do abandono; analisar as mudanças necessárias de acordo com a real necessidade do paciente. (1-14)
- Ser autêntico diante das manifestações de comportamento que chocam os demais pacientes, profissionais e familiares. Isso significa dizer claramente ao paciente o que o seu comportamento está provocando nos demais. O enfermeiro deve expressar-se com segurança, tato e firmeza, sem conotação de julgamento. (1, 4, 8, 12)
- Manter o paciente em observação para prevenção da auto/heteroagressividade. (3, 4, 11)
- Estar atento ao risco de suicídio, identificando ideias e manifestações de comportamento indicativos de sua presença (ver o capítulo 25). (10, 11)
- Estabelecer limites de modo claro quando o paciente violar normas e regras do local onde se encontra em tratamento ou em contrato estabelecido no início com o enfermeiro. Os limites devem ser consistentes e realistas de acordo com o comportamento apresentado (ver o capítulo 22). (1, 2, 7, 8, 15)
  - Assegurar coesão da equipe no seguimento do limite preestabelecido.
  - Explicar ao paciente o limite que está sendo imposto e a razão para isso.
  - Informar sobre o comportamento esperado e oferecer retorno positivo quando o paciente conquistar objetivos e apresentar comportamento aceito.
  - Falar de maneira clara, simples e segura, explicando que se trata de uma medida terapêutica e não punitiva, levando em consideração o nível de compreensão do paciente.

  - Tentar ocupar o paciente com alguma atividade produtiva para estimulá-lo a assumir responsabilidades.
  - Oferecer retorno positivo quando o paciente cumprir o que foi estabelecido, esforçar-se para atingir os objetivos e apresentar comportamento aceito.
- Estar alerta às manifestações de comportamento de manipulação, sedução, auto/heteroagressão em relação a outros pacientes, ao pessoal da equipe terapêutica e ao ambiente. Nessa situação, o enfermeiro deve estabelecer limites para o comportamento apresentado, tendo em mente que é necessário aceitar a pessoa como ela é, mas que as manifestações de comportamento não aceito requerem limites (ver o capítulo 22). (1-4, 8, 11, 12)
- As normas e rotinas do serviço a serem cumpridas no local em que o paciente se encontra devem ser explicadas a ele, com validação da compreensão das mesmas. Quando a pessoa testa as normas e rotinas, o enfermeiro sente-se mais seguro para estabelecer os limites anteriormente validados. (1, 2, 7, 8, 15)
- Realizar o controle do comportamento impulsivo e autodestrutivo para evitar danos, observando o paciente frequentemente, na tentativa de identificar o que desencadeia essas atitudes, lembrar ao paciente o contrato estabelecido no início do tratamento e sua concordância com o mesmo. Aquilo que foi combinado no contrato deve ser reforçado sempre que necessário. (1-5, 7, 8, 11, 12)
- Prestar cuidados relativos ao tratamento que ele está recebendo (ver os capítulos 10-15). (13, 14)
- Não adesão ao tratamento pela falta de seguimento das orientações recebidas, interrompendo o tratamento pela não ingestão da medicação ou pelo não comparecimento às outras terapias. Isso, em geral, acontece pelo fato de o paciente não aceitar o tratamento ou por não se julgar doente. (13, 14)
- Oferecer apoio para incentivar o paciente a testar novos padrões de comportamento; demonstrar reconhecimento por seus esforços; estimulá-lo a verbalizar seus sentimentos e dificuldades, utilizando estratégias de comunicação terapêutica (ver o capítulo 19). (1-13)
- Observar e adotar as ações necessárias para suprir as necessidades de alimentação, higiene, sono e eliminações. (13)
- Desenvolver atividades ocupacionais e recreacionais, de acordo com as características e potencialidades de cada paciente. (1-4, 10-12)
- Envolver o paciente em medidas de reabilitação para atender suas preferências. (6, 9, 12)
- Estabelecer um relacionamento com o grupo familiar, com o objetivo de discutir e encontrar, em conjunto, soluções ou amenização para os problemas de convivência com o paciente. Para tanto, o enfermeiro deve conhecer

a dinâmica familiar, pois muitos dos problemas do paciente podem estar relacionados a um ambiente familiar disfuncional. (1-13)

- Orientar a família a procurar os recursos existentes na comunidade para o seu atendimento. (1-14)
- Orientar a família a procurar um programa psicoeducacional sobre o assunto. Caso não exista esse tipo de auxílio, analisar a possibilidade de criar o serviço (ver o capítulo 16). (1-14)

AVALIAÇÃO FINAL

Nessa etapa do processo, é feita uma nova avaliação do comportamento do paciente para analisar as mudanças ocorridas, utilizando como parâmetros os resultados esperados.

CONSIDERAÇÕES FINAIS

Apesar da descrença geral que domina a classe profissional em relação ao tratamento de pessoas com as características gerais de transtorno da personalidade, não se pode deixar de respeitá-las como pessoas que têm de aprender a viver com os direitos e deveres de todo cidadão, ou seja, é preciso respeitar o paciente como um indivíduo que tem os mesmos direitos que o enfermeiro e os demais.

Esse tipo de transtorno pode ser encontrado tanto nos diversos serviços de assistência, como no ambiente social. As intervenções descritas podem ser utilizadas em qualquer situação de convivência com pessoas que apresentam comportamento característico de TP. Nos programas de educação à saúde dirigidos para a população geral, deveriam ser incluídas orientações sobre como conviver com elas.

PROPOSTAS PARA ESTUDO

1. Observe um paciente com as características e manifestações de comportamento apresentadas.
2. Destaque os diagnósticos, os resultados esperados e as intervenções a serem implementadas.
3. Discuta com colegas, professores ou supervisores a assistência de enfermagem à pessoa com comportamento decorrente do transtorno específico.

REFERÊNCIAS BIBLIOGRÁFICAS

1. Sadock BJ, Sadock VA. Compêndio de psiquiatria: ciências do comportamento e psiquiatria clínica. 9ª ed. Porto Alegre: Artes Médicas; 2007. p. 852-76.
2. Bassit DP, Louzã Neto MR. Transtornos de personalidade. In: Louzã Neto MR, Elkis H. Psiquiatria básica. Porto Alegre: Artes Médicas; 2007. p. 346-60.
3. Fontana AM. Manual de clínica em psiquiatria. São Paulo: Atheneu; 2005.
4. OMS. Classificação estatística internacional das doenças e problemas relacionados à saúde. São Paulo: Edusp; 1995. p. 317-21.
5. Soares MH. Estudos sobre transtornos de personalidade antissocial e borderline. Acta Paul. Enferm. 2010;23(6). São Paulo. Disponível em: http://www.scielo.br/scielo.php?pid=S0103--21002010000600021&script=sci_arttext
6. Silva JFR. Programa ambulatório para transtorno de personalidade da Unifesp (Amborder). Disponível em: http://www.psiquiatria.unifesp.br/d/amborder/amborder/. Acessado em: 10 dez. 2015.
7. Tavares H, Ferraz RB. Transtornos de personalidade. In: Miguel EC, Gentil V, Gattaz WF. Clínica psiquiátrica. Barueri: Manole; 2011. p. 1051-64.
8. Del Porto JA. Transtornos da personalidade. In: Almeida OP, Dratcu L, Laranjeira R. Manual de psiquiatria. Rio de Janeiro: Guanabara-Koogan; 1996. p. 180-6.
9. Araújo AC, Lotufo Neto F. A nova classificação americana para os transtornos mentais – o DSM-5. Rev Bras Ter Comp. Cogn. 2014;XVI(1):67-82 Disponível em: http://www.usp.br/rbtcc/index.php/RBTCC/article/viewFile/659/406
10. Townsend MC. Distúrbios da personalidade. In: Townsend MC. Enfermagem psiquiátrica: conceitos de cuidados. Rio de Janeiro: Guanabara-Koogan; 2002. p. 600-23.
11. Shoemaker NC, Varcarolis EM. Personality disorders. In: Varcarolis EM, Carson VB, Shoemaker NC. Foundations of psychiatric mental health nursing: a clinical approach. 5ª ed. St. Louis: Saunders/Elsevier; 2006. p. 275-98.
12. Perlin J. Respostas sociais e transtornos da personalidade. In: Stuart GW, Laraia MT. Enfermagem psiquiátrica – princípios e prática. Porto Alegre: Artmed; 2001. p. 472-94.
13. Grando LH. Assistência de enfermagem a cliente com transtornos da personalidade. In: Teixeira MB et al. Manual de enfermagem psiquiátrica. São Paulo: Atheneu; 2001. p. 107-12
14. Teixeira MB, Stefanelli MC, Arantes EC. Assistência de enfermagem a cliente com comportamento antissocial como manifestação de personalidade psicopática. Rev Esc Enf USP. 1976;13(3):261-6.
15. Diagnósticos de enfermagem da Nanda: definições e classificação. 2005-2006. Porto Alegre: Artmed; 2006.
16. Johnson M, Maas M, Moorhead S. Classificação dos resultados de enfermagem (NOC). 2ª ed. Porto Alegre: Artmed; 2004.
17. McCloskey JC, Bulecheck GM. Classificação das intervenções de enfermagem (NIC). 3ª ed. Porto Alegre: Artmed; 2004.
18. Maguire EG, Ellis NK. Manipulation. In: Rawllins RP, Williams SR, Beck CK. Mental health psychiatric nursing: a holistic lifecycle approach. 3rd ed. Saint Louis: Mosby; 1993. p. 467-78.
19. Hupsel ZN. Transtornos de personalidade e assistência de enfermagem. In: Carvalho M (org.) Psiquiatria para enfermagem. São Paulo: Rideel; 2012. p. 178-96.

34

Assistência de enfermagem à pessoa com manifestações de comportamento decorrentes do uso de substância psicoativa

Maguida Costa Stefanelli
Ilza Marlene Kuae Fukuda
Ricardo Abrantes do Amaral
André Malbergier

PONTOS A APRENDER

1. Discorrer sobre o contexto do uso de substância psicoativa (SPA).
2. Listar os fatores etiológicos, sociais, familiares, genéticos e pessoais, além dos mecanismos neuroquímicos que envolvem o uso de SPA.
3. Listar conceitos utilizados no uso da SPA e da dependência.
4. Discorrer sobre a dependência.
5. Discorrer sobre o uso das SPA mais comuns.
6. Elaborar diagnósticos de enfermagem para o uso de SPA.
7. Descrever os resultados esperados para o uso de SPA.
8. Listar as intervenções de enfermagem para o uso de SPA.

PALAVRAS-CHAVE

Substância psicoativa, dependência, síndrome de abstinência, enfermagem em saúde mental, enfermagem psiquiátrica.

ESTRUTURA DOS TÓPICOS

Introdução. Síndrome de dependência. Transtornos mentais e comportamentais causados pelo uso de SPA. Processo de enfermagem. Considerações finais. Propostas para estudo. Referências bibliográficas.

INTRODUÇÃO

O uso instrumental de substâncias naturais é considerado por muitos como fator distintivo entre o ser humano e outros animais. Essa instrumentalização resulta em relações de proveito que nem sempre são julgadas adequadas. O consumo de substâncias extraídas de plantas tem servido de fonte de nutrientes e de prazer desde períodos remotos, como o do império mesopotâmico, 11 séculos antes de Cristo.

Do ponto de vista medicinal, entretanto, algumas das principais críticas ao consumo de drogas anestésicas como o ópio surgiram a partir do século XI d.C., em função do uso inadequado de superdosagem dessas substâncias.

O contexto do uso de uma substância psicoativa (SPA) pode ser experimental, recreacional ou ritual, sem que se estabeleçam, obrigatoriamente, problemas de saúde para o indivíduo. Antes, é válido considerar que existem padrões individuais de consumo que variam em intensidade ao longo de uma linha contínua,[1] em que se reconhecem níveis de uso com ou sem problemas e uso com complicações clínicas e/ou psíquicas.

A partir dos efeitos decorrentes da intoxicação aguda, que podem ocorrer nas relações citadas anteriormente até as complicações do uso crônico, como na dependência, diferentes níveis de atenção podem ser estabelecidos. Ao mesmo tempo, devem ser considerados os riscos específicos de cada uma das SPAs, sejam elas de uso lícito ou ilícito. No mesmo plano de atenção, os profissionais de saúde devem se pautar pelo respeito à autonomia de decisão do indivíduo, à sua cultura e sua crença, sem abrir mão da ênfase na promoção da saúde.

A abordagem do tema a partir da compreensão de fatores etiológicos sociais, familiares, genéticos e pessoais, do conhecimento mais claro dos mecanismos neuroquímicos que envolvem o uso de uma SPA e de como essa sensação modifica plástica e quimicamente as células do sistema nervoso central (SNC), permite uma visão mais clara dos processos de doença e reabilitação, tornando-os campos de atuação de um espectro maior de profissionais.[2]

O principal mediador dos efeitos das SPAs é a dopamina, potente neurotransmissor associado aos efeitos de sensação de prazer em vias específicas, do sistema de recompensa e de motivação. Essas vias, anatomicamente associadas ao sistema límbico, sofrem neuroadaptações quando expostas às drogas, de tal forma que, na ausência delas, o usuário pode experimentar desconforto importante. Esse fenômeno, conhecido como fissura (*craving*), expressa um forte desejo pela substância, levando o usuário ao restabelecimento do consumo. Em função da fissura, o usuário não apenas volta a consumir, mas dirige suas ações de forma a encontrar a droga mais facilmente, perdendo a capacidade de controlar o início, o término e os níveis de uso.

Em geral, esse processo é acompanhado pela tolerância, ou seja, a mesma quantidade da droga não produz mais o mesmo efeito ou são necessárias quantidades maiores da droga para a obtenção desse efeito. Nesse estágio, o usuário pode experimentar a abstinência, isto é, efeitos físicos e psíquicos desagradáveis, de intensidade variável, que surgem na redução ou na ausência da droga. A partir dessas condições, o usuário abandona ou reduz grande parte de suas atividades, mesmo as que anteriormente eram prazerosas ou interessantes. Apesar de identificar esses problemas, o usuário persiste na busca e no consumo da substância.[3-5]

SÍNDROME DE DEPENDÊNCIA

Os fenômenos descritos estão presentes na síndrome de dependência, de acordo com a Classificação Internacional de Doenças, em sua 10ª revisão (CID-10),[6] a mais utilizada em enfermagem psiquiátrica e o padrão em nossa base de dados oficial.[4] A simples constatação desses critérios, entretanto, não é suficiente para o diagnóstico. É necessário observar um conjunto de sintomas e respeitar períodos mínimos de manifestação desses sintomas. Três ou mais dos critérios mostrados no Quadro 34.1, presentes em um período de um mês ou em períodos maiores, ocorrendo conjunta e repetidamente por um ano, permitem diagnosticar a síndrome de dependência. Além desses critérios, é necessário que estejam presentes prejuízos físicos, psíquicos e sociais decorrentes do uso crônico da substância.[7]

Esses critérios são utilizados para todas as SPAs e podem ser vistos no Quadro 34.2. É importante ressaltar que estão previstos, ainda, critérios diagnósticos para a intoxicação aguda, para uso nocivo de substâncias, abstinência, quadros psicóticos, *delirium*, síndrome amnéstica e transtorno psicótico residual ou de instalação tardia.

Critérios para diagnóstico de dependência indicados pelo critério de fissura

Recentemente, a Associação Psiquiátrica Americana (APA) divulgou os critérios diagnósticos para *Substance-related problems* do DSM 5[6] ("transtornos

Quadro 34.1 Critérios diagnósticos para dependências de substâncias psicoativas (CID-10)[7]

Conjunto de fenômenos comportamentais, cognitivos e fisiológicos que se desenvolvem após repetido consumo de uma substância psicoativa, tipicamente associado:

- Ao forte desejo de usar a droga
- À dificuldade de controlar o consumo
- À utilização persistente, apesar das consequências nefastas
- À maior prioridade dada ao uso da droga, em detrimento de outras atividades e obrigações
- Ao aumento da tolerância pela droga
- Ao estado de abstinência física

A síndrome de dependência pode estar relacionada:

- À substância psicoativa específica (por exemplo, fumo, álcool ou diazepam)
- À categoria de substâncias psicoativas (por exemplo, substâncias opiáceas)
- Ao conjunto mais vasto de substâncias farmacologicamente diferentes

Quadro 34.2 Transtornos mentais e comportamentais devidos ao uso de substância psicoativa (CID-10)[7]

- F10 – Transtornos mentais e comportamentais devidos ao uso de álcool
- F11 – Transtornos mentais e comportamentais devidos ao uso de opiáceos
- F12 – Transtornos mentais e comportamentais devidos ao uso de canabinoides
- F13 – Transtornos mentais e comportamentais devidos ao uso de sedativos e hipnóticos
- F14 – Transtornos mentais e comportamentais devidos ao uso da cocaína
- F15 – Transtornos mentais e comportamentais devidos ao uso de outros estimulantes, inclusive cafeína
- F16 – Transtornos mentais e comportamentais devidos ao uso de alucinógenos
- F17 – Transtornos mentais e comportamentais devidos ao uso de tabaco
- F18 – Transtornos mentais e comportamentais devidos ao uso de solventes voláteis
- F19 – Transtornos mentais e comportamentais devidos ao uso de múltiplas drogas e de outras substâncias psicoativas

Quadro 34.3 Critérios da CID-10 para uso nocivo

Modo de consumo de substância psicoativa que é prejudicial à saúde. As complicações podem ser:

- Físicas (por exemplo: hepatite proveniente de injeções de droga pela própria pessoa)
- Psíquicas (por exemplo: episódios depressivos secundários a grande consumo de álcool ou provenientes do abuso de substância psicoativa)

Na evolução do tratamento da dependência, é possível encontrar:

- Lapso, que representa o uso da substância, geralmente associado às situações de risco para o consumo
- Recaída, cujo significado é a retomada do consumo após um período de abstinência; manifesta-se como um padrão de consumo recorrente
- Reinstalação, que expressa a retomada do padrão de consumo característico da síndrome de dependência identificado anteriormente

relacionados ao uso de substâncias", em tradução livre), que deixa de fazer a distinção entre abuso e dependência (CID-10),[6] sendo bastante semelhantes aos do Manual Diagnóstico e Estatístico de Transtornos Mentais, na sua 4ª edição (Diagnostic and Statistical Manual — DSM-IV), da Associação Psiquiátrica Americana (American Psychiatric Association — APA),[8] exceto pela ausência da conceituação (estrutura categorial), propondo um critério dimensional em que três critérios de abuso (exclusão de "problemas legais recorrentes relacionados ao uso") e sete critérios de dependência, mais o critério fissura (forte desejo ou urgência em consumir a substância), compõem um total de 11 critérios.[9] O diagnóstico envolveria um *continuum* de gravidade, conforme a quantidade de critérios preenchidos:

- 2 a 3 critérios: transtorno leve.
- 4 a 5 critérios: transtorno moderado.
- 6 ou mais critérios: transtorno grave.

Na apresentação dos transtornos mentais e comportamentais causados pelo uso de substância psicoativa, serão descritas as SPAs de uso mais comum.[3]

TRANSTORNOS MENTAIS E COMPORTAMENTAIS CAUSADOS PELO USO DE SPA

Transtornos mentais e comportamentais devidos ao uso de álcool (F10)

Entre as principais SPAs, pode-se ressaltar o *álcool*, substância lícita que representa a principal droga de consumo no Brasil. Segundo dados epidemiológicos,[10] o uso de álcool no ano de 2012 em nosso país, foi informado por 50% dos entrevistados e o padrão de beber pesado episódico (quatro ou mais doses para a mulher em duas horas ou cinco ou mais para o homem) chegou a quase 60% da amostra, o que representou crescimento de mais de 30% com relação aos dados verificados em 2006. Entre os entrevistados, 17% preenchiam critérios para abuso ou dependência.[11] Ao ser metabolizado pelo fígado, o álcool pode causar lesões de diversos níveis e com padrões reversíveis ou não, como a esteatose hepática ou a cirrose. O pâncreas, o coração, os músculos, o sistema nervoso central e periférico, além dos vasos, podem ser agredidos por essa substância.

Em virtude de uma série de carências nutricionais, o dependente de álcool deve ser visto como um paciente desnutrido – particularmente com deficiências de vitaminas do complexo B, como a tiamina. Com relação ao sistema cardiovascular, o uso de álcool tem sido associado à incidência de insuficiência cardíaca congestiva.

O uso crônico de álcool é responsável por um processo de adaptação cerebral, regulando para baixo os níveis do ácido gama-aminobutírico (GABA), que tem função inibidora sobre o SNC, e regulando para cima o N-metil-D-aspartato (NMDA), que é um dos sistemas excitatórios do SNC. Dessa forma, quando o dependente reduz seu consumo ou a metabolização do álcool, ou, ainda, quando para de consumi-lo, podem surgir sintomas que se caracterizarão como síndrome de abstinência do álcool. Esses sintomas podem variar desde ansiedade de níveis variáveis, taquicardia, alterações da pressão arterial e sudorese, caracterizando a síndrome de abstinência do álcool não complicada, até o surgimento de sintomas mais marcantes, chegando à agitação e ao desenvolvimento de crises convulsivas, caracterizando a síndrome de abstinência complicada. Em um processo de agravamento da crise de abstinência, pode-se observar o aparecimento do *delirium tremens*, um quadro grave que envolve perturbação da consciência, confusão mental, alucinações, medo infundado, ideação paranoide, além da agitação ou da inquietação. Em geral, o *delirium tremens* é desenvolvido por aproximadamente 3% dos pacientes em abstinência e tem duração de 3 a 5 dias, com boa resolução. Entretanto, quando não tratado, pode evoluir para óbito. Algumas condições clínicas como hipoglicemia, hipocalemia e quadros infecciosos concomitantes, assim como história prévia de síndrome de abstinência grave, podem sugerir a predisposição para esse tipo de quadro.

Outra complicação neurológica da síndrome de dependência do álcool é a síndrome de Wernicke, caracterizada por oftalmoplegia, confusão mental, ataxia e nistagmo. Seu tratamento é de extrema importância e relativamente simples, uma vez que envolve administração intramuscular ou via oral de tiamina.

A síndrome de Korsakoff é uma complicação da síndrome de Wernicke não tratada e caracteriza-se por amnésia anterógrada e retrógrada, ou seja, incapacidade de formar memórias novas ou de acessar registros mnêmicos prévios, respectivamente. *Déficits* cognitivos e de atenção de diversos graus podem se desenvolver.

O tratamento da síndrome de dependência do álcool deve se basear em conhecimentos relacionados aos processos de psicoterapia cognitivo-comportamental e aos mecanismos fisiopatológicos conhecidos atualmente. Neste capítulo, será apresentada uma pequena revisão sobre os principais medicamentos utilizados. Como visto anteriormente, o uso de álcool e de drogas está intimamente relacionado a processos de obtenção de prazer. Assim, o uso de naltrexona reduz a capacidade do álcool de produzir e estimular efeitos prazerosos no SNC e tem sido indicado para pacientes que manifestam sintomas importantes de fissura. Já em pacientes que apresentam sintomas mais intensos de síndrome de abstinência, assim como de fissura, o uso de medicações como acamprosato e topiramato pode ser mais indicado.[3,11,12]

Transtornos mentais e comportamentais devidos ao uso da cocaína (F14)

Com relação à cocaína, os dados para uso na vida, no ano de 2012, e a dependência foram, respectivamente, 4 e 2% em quase 1% dos entrevistados. Entre os usuários de cocaína, 14% referiram o uso da droga por via injetável.[10]

Com relação ao *crack*, segundo uma pesquisa nacional de 2013, 370 mil brasileiros são usuários regulares (uma vez por semana) nas capitais brasileiras

(0,8%), sendo 14% crianças e adolescentes. O perfil do usuário regular é jovem (cerca de 30 anos), homem, baixa escolaridade, não branco, em situação de rua, poliusuário; 70% compartilham apetrechos para uso (por exemplo: cachimbo e lata de refrigerante/cerveja). A prevalência de HIV nessa população foi de 5% (*versus* 0,6% na população geral) e, entre as mulheres, 10% estavam grávidas e 45% sofreram violência sexual.[13] Embora essa substância seja considerada um estimulante do SNC, a cocaína pode provocar sintomas psíquicos, como aumento do estado de vigília, euforia, sensação de bem-estar, autoconfiança elevada e aceleração do pensamento, além de sintomas físicos, como aumento da frequência cardíaca, da temperatura corporal e da frequência respiratória, sudorese, tremor leve de extremidades, espasmos musculares (principalmente da língua e da mandíbula), tiques e midríase.

Complicações psiquiátricas podem surgir na forma de ideação persecutória, ansiedade, agitação, irritabilidade, heteroagressividade, alucinações e confusão mental. Seu consumo pode estar associado a infarto agudo do miocárdio, dor torácica, dispneia, convulsões e lesões no SNC.

A forma mais utilizada é a inalada, mas a forma em pedra (*crack*) pode ser fumada e injetada intravenosamente após diluição, assim como o pó. Não raramente, a cocaína é utilizada em associação com álcool, combinação que tem um potencial agressivo maior sobre o coração.

A síndrome de dependência de cocaína não tem tratamento específico. Existem, entretanto, evidências de que o uso de antidepressivos inibidores da recaptação de serotonina, como a paroxetina, a fluoxetina e a sertralina, entre outros, pode reduzir os sintomas de fissura.[14]

Transtornos mentais e comportamentais devidos ao uso de canabinoides (F12)

A maconha é a substância ilícita mais utilizada em todo o mundo e, no Brasil, 7% referiram o uso na vida, 3% no ano de 2012 e 1,3 milhão de pessoas foram consideradas dependentes. Entre estas, 23% dos adultos e 19% dos adolescentes informaram já terem apresentado sintomas de abstinência.[10] Seus principais efeitos relacionam-se com sensação de leveza e relaxamento, podendo ser acompanhadas de alterações da sensopercepção. Existe associação importante entre seu consumo e o aparecimento de síndrome do pânico, especialmente quando o consumo é interrompido. O quadro de dependência não é frequente, mas pode ocorrer, tal como para as outras SPAs.

Outras preocupações específicas com relação à maconha são a reagudização de quadros psicóticos e o maior risco dos usuários para câncer de pulmão, bexiga e orofaringe. A absorção da maconha ocorre na cavidade oral (90 a 95%) e no pulmão (50%); ela pode ser fumada sob a forma de folhas secas preparadas para o fumo (cigarro) ou ingerida ou pela utilização de sua resina (haxixe). Existem evidências, de acordo com uma série de estudos, de que o consumo intenso de maconha possa desencadear episódios de esquizofrenia ou quadros psicóticos semelhantes.[3,14,15]

Transtornos mentais e comportamentais devidos ao uso de outros estimulantes, inclusive cafeína (F15)

A maior prevalência de uso de anfetaminas na América do Sul, segundo o relatório do Escritório contra Drogas e Crime das Nações Unidas (UNODC, 2011),[16] ocorreu no Brasil. De forma geral, seu uso ocorre por meio de formulações médicas ou de comprimidos não padronizados e ilegais. Ainda que seu consumo envolva risco de padrões de uso nocivo, dependência e quadros conhecidos como psicoses anfetamínicas (ideação paranoide), o uso clínico dessas substâncias sustenta-se com a finalidade de inibir o apetite.

Entre os efeitos produzidos pelo consumo de anfetaminas é possível encontrar redução do sono e do apetite, aceleração do curso do pensamento, pressão da fala (verborragia), diminuição da fadiga, euforia, irritabilidade, midríase, taquicardia e elevação da pressão arterial. Por se tratar de potentes estimulantes, as anfetaminas, mais especificamente um derivado anfetamínico (a metilenedioximetanfetamina, MDMA, *ecstasy*), têm sido associadas ao cenário eletrônico, ou seja, baladas e raves.

O tratamento medicamentoso da dependência de anfetaminas ainda não oferece resultados que permitam uma padronização. Na síndrome de abstinência, podem ser utilizados benzodiazepínicos ou, ainda, agonistas dopaminérgicos como a bromocriptina e a amantadina. No tratamento de longo prazo, são indicados antidepressivos tricíclicos ou inibidores de recaptação de serotonina.[3,14]

Transtornos mentais e comportamentais devidos ao uso de opiáceos (F11)

Embora o consumo de opioides no Brasil[16] seja reduzido, o alto potencial de desenvolvimento de dependência dessas substâncias justifica uma atenção especial. Esse grupo envolve substâncias como a morfina e a dolantina, que admitem uso clínico. Pacientes submetidos a procedimentos prolongados de analgesia e profissionais da área da saúde estão entre os principais usuários dos opioides. A intoxicação aguda por opiáceos provoca sedação, humor normal – tendendo ao eufórico – e miose. Na *overdose*, observam-se inconsciência, miose pronunciada, bradicardia, depressão respiratória, convulsões e coma. A utilização é bastante variável, permitindo administração via oral, intravenosa, intramuscular e intratecal. No caso da heroína, há o fumo, além de consumo por via intravenosa, intramuscular e oral. A buprenorfina pode ser utilizada por via sublingual, intratecal e subcutânea; a fentanila admite, ainda, a forma epidural e o emplastro transdérmico.

Com relação ao tratamento, é essencial observar que, na intoxicação aguda por opiáceos, o uso da naloxona deve ser conduzido em unidades de emergência. A desintoxicação pode incluir a buprenorfina ou a metadona, opiáceos de ação prolongada e com baixo risco de abuso, desde que se observem sintomas bem definidos da síndrome de abstinência, tais como midríase, aumento da pressão arterial sistólica em 10 mmHg, aumento da frequência cardíaca em 10 bpm ou associação dos seguintes sintomas: calafrios, bocejos, suores, dores no corpo, diarreia, rinorreia e lacrimejamento.

Transtornos mentais e comportamentais devidos ao uso de alucinógenos (F16)

Apesar de terem seu pico de consumo entre os anos 1960 e 1970, os alucinógenos, drogas capazes de produzir alucinações vívidas e delírios, ainda são encontrados eventualmente. A presença desses sintomas psicóticos está entre as principais complicações do uso agudo de LSD (dietilamina de ácido lisérgico), um alucinógeno usado com maior frequência, que pode ser encontrado sob a forma de tabletes, cápsulas, líquido ou colado no verso de selos.

Entre as complicações do LSD está o aparecimento de *flashbacks*, transtornos sensoperceptivos que podem ocorrer semanas ou meses depois de interrompido o consumo. Embora possa provocar quadros de dependência, esse evento é raro e não há tratamentos padronizados.[3,14]

Transtornos mentais e comportamentais devidos ao uso de sedativos e hipnóticos (F13)

Os benzodiazepínicos tiveram sua prescrição intensificada nos anos 1970 e 1980, sendo indicados, principalmente, para o tratamento dos transtornos ansiosos. Como sua ação em receptores Gaba tipo A aumenta o influxo de cloreto no neurônio, os benzodiazepínicos apresentam alta capacidade ansiolítica e de sedação. Esses efeitos têm motivado a associação dessas substâncias a quadros de uso nocivo, uso excessivo, dependência e, não raramente, a tentativas de suicídio. Sugestivamente, existem estimativas de que cada clínico tenha em sua lista de pacientes até 50 dependentes dessas substâncias.[17]

A síndrome de abstinência de benzodiazepínicos pode ser estabelecida a partir de sintomas ansiosos, eventualmente em níveis piores que os existentes anteriormente, quando o seu uso clínico foi indicado. Durante a abstinência, outros sintomas podem incluir disforia, irritabilidade, ideação paranoide, insônia, alteração do ciclo sono-vigília, inquietação, despersonalização, alucinações e convulsões.[14]

Transtornos mentais e comportamentais devidos ao uso de tabaco (F17)

Existem mais de quatro mil substâncias químicas nos produtos à base de tabaco e, entre eles, um dos sistemas mais eficientes de oferta de nicotina é o cigarro. Cerca de 1 a 2 mg de nicotina são rapidamente conduzidos até o cérebro a cada cigarro fumado. Logo após a administração de nicotina, as glândulas adrenais são estimuladas e ocorre uma descarga de adrenalina. No SNC, a nicotina ativa o sistema de recompensa por meio do aumento nos níveis de dopamina. Esses efeitos são rapidamente produzidos e extremamente passageiros; assim, o fumante sente-se estimulado a repetir o processo de fumar para manter os efeitos prazerosos. Além da propriedade de induzir abuso, existem sintomas claramente relacionados à abstinência da substância, como irritabilidade, fissura, déficits de atenção, alterações de sono e aumento de apetite. O quadro de dependência é tão acentuado que seu tratamento pode exigir, além de estratégias de abstinência, medicações que diminuem a sensação de fissura e grupos de mútua ajuda, a administração de gomas de mascar ou adesivos de reposição de nicotina.[3,14]

Transtornos mentais e comportamentais devidos ao uso de solventes voláteis (F18)

Outras substâncias cujo consumo causa preocupação para os especialistas – embora de impacto reduzido na população geral – são os inalantes, a cetamina e o ácido gama-hidroxibutírico (GHB).

Os inalantes são substâncias voláteis que, através de seus vapores, são rapidamente absorvidos pelos pulmões e chegam ao SNC, produzindo efeitos depressores. Com exceção do éter e do clorofórmio, os solventes não têm finalidade clínica. Entre as substâncias mais usadas estão a cola, o cimento para PVC, os removedores, o gás para isqueiro, o *thinner*, os aerossóis para cabelo e para tinta, esmaltes e vernizes. Facilmente encontrados no mercado formal e com preço acessível, essas substâncias estão entre as drogas mais usadas entre estudantes de escolas públicas e entre adolescentes de baixa renda.

O efeito do uso crônico dessas substâncias no SNC é bem documentado. Prejuízos mentais envolvendo retardo mental e lesão cerebral progressiva têm sido associados ao uso de solventes orgânicos (acetona, tolueno, cloridrato de metila, metanol, butano e isopropano).

A cetamina tem efeitos anestésicos e é usada, principalmente, em procedimentos veterinários. Seu uso está associado à cena eletrônica (*clubbers*) em função de um potencial efeito reforçador da sociabilização. Embora esse efeito não seja comprovado, sabe-se que em altas doses a substância pode provocar comportamento autista e inabilidade na realização de tarefas cognitivas. Seu uso geralmente é por inalação.

O GHB tem características semelhantes às da MDMA e, por isso, é conhecido como *ecstasy* líquido. Sua ação é semelhante à de um neurotransmissor, inicialmente suprimindo a liberação de dopamina e posteriormente aumentando sua liberação, assim como de opioides endógenos.[3,14]

PROCESSO DE ENFERMAGEM

No desenvolvimento do processo de enfermagem ao paciente, é importante considerar os diagnósticos de enfermagem, os resultados esperados e as intervenções descritas de acordo com as manifestações de comportamento, decorrentes da pessoa que faz uso de SPA sob cuidado do enfermeiro.

Avaliação inicial

Apresenta-se uma visão geral do comportamento do paciente com comportamento decorrente do uso de SPA. Para a coleta inicial dos dados de determinado paciente, o enfermeiro vale-se de um roteiro que inclui o histórico de enfermagem e a observação do comportamento (ver o capítulo 9).

A pessoa que faz uso de SPA apresenta-se emagrecida, com a pele ressecada, as narinas avermelhadas ou lesadas, ou hematomas nos braços decorrentes do uso de substâncias injetáveis. A que faz uso de álcool apresenta fala pastosa, hiperemia da conjuntiva e congestão facial, hálito alcoólico, andar desordenado e outras alterações mais graves, dependendo do nível de intoxicação, que podem ir da confusão mental ao coma e à morte. O paciente é sarcástico, ridiculariza as pessoas, dá demonstrações inadequadas de afeto, tem dificuldade em manter relacionamentos sociais e familiares. Não cuida de sua higiene, nem de sua alimentação e pode apresentar lesões nos membros inferiores, que, muitas vezes, passam despercebidas, em decorrência da redução da sensibilidade.

Sua única preocupação é a obtenção da droga. Ele nega seus problemas e é incapaz de admitir seu transtorno e suas consequências. Por isso, não aceita o tratamento. Vê-se frequentemente envolvido em problemas sociais, legais e morais. Apesenta inabilidade para controlar seu impulso ao uso da SPA e é incapaz de admitir o impacto do transtorno sobre seus padrões de vida pessoal e familiar. Tem necessidade de receber gratificação; pode tornar-se agressivo e autolesionar-se para obter a substância. Vale-se da manipulação e da sedução para obter a SPA, inclusive de profissionais, quando em tratamento em algum serviço de saúde mental.

Atribui a culpa pela sua situação a terceiros. Não aceita o *feedback* de outras pessoas sobre os efeitos adversos da droga. Racionaliza seus atos e é muito sensível a críticas. Outras manifestações de comportamento são expressas como efeitos da SPA à presença de comorbidades com transtornos psiquiátricos e *déficits* neuropsicológicos.[18]

Diagnósticos de enfermagem

Os diagnósticos de enfermagem mais comuns em pacientes que fazem uso de SPA foram elaborados segundo a classificação da Nanda International (Nanda-I).[19] Na avaliação devem ser considerados:

1. Nutrição desequilibrada: menor quantidade de ingestão de alimentos, relacionada à ingestão insuficiente de nutrientes para satisfazer as necessidades do organismo e evidenciada por desnutrição e perda de peso.
2. Volume de líquidos deficiente, relacionado à ingestão abusiva de álcool e à não ingestão suficiente de outros líquidos e alimentos, caracterizando desequilíbrio hidroeletrolítico e manifestado por turgor cutâneo diminuído.
3. Risco de infecção, relacionado à desnutrição e a alterações imunológicas.
4. Processo de pensamento perturbado*, evidenciado por interpretação não acurada do ambiente, pensamentos impróprios baseados em fatos irreais, relacionado ao julgamento prejudicado e à dissonância cognitiva.
5. Percepção sensorial perturbada**, relacionada à redução e à distorção da percepção, com respostas exageradas, distorcidas ou prejudicadas, caracterizadas por alucinações: auditiva, visual, cinestésica, tátil e gustativa.

---

* Diagnóstico retirado da classificação da Nanda International a partir da edição 2012-2014, com a recomendação de que sejam realizados estudos para sua reintegração como novo diagnóstico.

** Diagnóstico retirado da classificação da Nanda International a partir da edição 2015-2017, com a recomendação de que sejam realizados estudos para sua reintegração como novo diagnóstico.

6. Enfrentamento ineficaz, relacionado à perda da capacidade para avaliar com eficiência os estressores, favorecendo ainda mais o uso de SPA.
7. Risco de violência direcionada a terceiros, relacionado a conflitos nos relacionamentos pessoais, familiares, sociais e profissionais, ao efeito do uso de SPA (ansiedade, desesperança, hostilidade) e suas consequências (rompimento nos relacionamentos, perda de emprego, rejeição).
8. Risco de violência direcionada a si mesmo, relacionado ao efeito, às consequências do uso de SPA e ao humor deprimido, conflitos nos relacionamentos pessoais, familiares, sociais e profissionais.
9. Risco de lesão, relacionado ao efeito da abstinência no sistema nervoso central como agitação, crise convulsiva e hipotensão ortostática.
10. Interação social prejudicada, relacionada à incapacidade para manter relacionamentos, a processos de pensamento alterados, distúrbios no autoconceito e ausência de pessoa significativa e amigos, evidenciada por isolamento social e rejeição.
11. Processos familiares disfuncionais, relacionados à falta de capacidade para resolver problemas e enfrentar situações decorrentes de seu comportamento e do distúrbio de personalidade.
12. Risco de suicídio, relacionado às consequências do uso de SPA: perda afetiva, de *status* social e econômico.
13. Baixa autoestima crônica, relacionada à autoavaliação negativa para lidar com os eventos da vida, caracterizada por críticas à sua pessoa e às outras, com busca por alívio no uso de SPA.
14. Baixa autoestima situacional, relacionada a perdas afetivas familiares, sociais e profissionais.
15. Manutenção ineficaz da saúde, relacionada a estratégias de enfrentamento ineficazes, evidenciada pela incapacidade de identificar e aceitar a necessidade de tratamento e de buscar ajuda para a manutenção da saúde.
16. Falta de adesão ao tratamento, relacionada à complexidade do tratamento.
17. Padrão de sono perturbado, relacionado às alterações decorrentes dos efeitos e das consequências do uso abusivo de SPA.
18. Déficit no autocuidado, relacionado à falta ou redução de motivação para o autocuidado e ao prejuízo cognitivo.
19. Negação ineficaz, relacionada à incapacidade de admitir o impacto da doença no padrão de vida e a não percepção dos sintomas ou dos perigos do uso de SPA.
20. Tensão do papel do cuidador (profissional ou familiar), relacionada às expectativas não realistas de si mesmo e/ou dos membros da equipe, evidenciada por comportamentos inadequados frente a comportamentos manipuladores e outras atitudes não aceitas socialmente.

Resultados esperados[20]

- Admite que é dependente de SPA.
- Expressa consciência do processo contínuo de recuperação.
- Verbaliza controle da própria vida.
- Demonstra redução dos sentimentos de culpa, raiva e vergonha.
- Desenvolve estratégias eficazes para o controle da ansiedade, frustração e raiva.
- Apresenta manifestações de recuperação da autoestima.
- Admite os riscos decorrentes do uso de SPA.
- Admite as consequências pessoais associadas ao uso de SPA.
- Desenvolve estratégias eficazes para controle do uso de SPA.
- Testa estratégias para controle do uso de SPA.
- Assume compromisso com as estratégias de controle do uso de SPA.
- Afasta-se do grupo de pessoas ou situações que o influenciaram no uso de SPA.
- Utiliza recursos da comunidade de acordo com as suas necessidades.
- Frequenta grupos de apoio com a família para ajudá-lo a enfrentar os desafios da recuperação.
- Mantém uma lista de nomes e telefones de pessoas que pode contatar quando se sentir incapaz de enfrentar o impulso para uso de SPA.
- Reconhece as mudanças ocorridas em seu estado de saúde.
- Mantém a esperança no futuro.
- Mantém-se sem o consumo de SPA.

Intervenções de enfermagem

A descrição das ações de enfermagem está fundamentada no Nursing Interventions Classification (NIC),[21] em vários clássicos da enfermagem em saúde mental e psiquiátrica, e na experiência dos autores deste capítulo.[18,21-23] Os diagnósticos de enfermagem correspondentes à intervenção descrita encontram-se ao final de cada uma delas, entre parênteses.

Antes de qualquer intervenção, o enfermeiro deve fazer uma autoavaliação de suas crenças, seus valores e suas atitudes em relação à pessoa que faz uso de SPA, porque a atitude positiva do enfermeiro perante a pessoa com esse transtorno reflete nos resultados esperados. Só após o *insight* em relação ao comportamento da pessoa, é possível desenvolver interesse genuíno por ela. Dessa forma, o enfermeiro será capaz de manter a objetividade na identificação das necessidades do paciente. Um estudo realizado com enfermeiros de centros de atenção psicossocial em álcool e drogas (CAPS AD) mostrou que, na representação social dos enfermeiros, os dependentes químicos são pessoas doentes, manipuladoras que têm dificuldade em aceitar limites, e são responsáveis pelo desenvolvimento da dependência. Essa representação é semelhante à de profissionais que atuam em outras áreas. Porém, o enfermeiro que desenvolve seu trabalho nos CAPS AD é um agente terapêutico essencial no tratamento e reabilitação do dependente químico. Essa representação que o profissional tem da pessoa dependente pode interferir na qualidade de sua assistência.[23-27]

O enfermeiro deve estar alerta para perceber se o comportamento e os sentimentos dos membros de sua equipe estão interferindo na atuação terapêutica. Quando necessário, o enfermeiro também deve procurar supervisão. Só após estar seguro de sua atitude em relação ao paciente é que ele poderá estabelecer o relacionamento terapêutico (RT) enfermeiro-paciente:

- Esclarecer ao paciente que em seu cuidado são consideradas as diferentes dimensões do ser humano, e não apenas o uso de SPA; para tanto, faz-se necessário conhecer as condições pessoais e sociais do paciente. (10-16, 18, 19)
- Observar e anotar a ingestão de alimentos e líquidos: tipo de alimento e quantidade aceita da dieta oferecida, pois tem-se de estar atento ao número de calorias ingeridas, em geral definidas por um nutricionista. Esse cuidado é necessário porque deve-se manter uma avaliação nutricional contínua. (1-3, 15, 18, 19)
- Ajudar o paciente a aceitar que o comportamento dele é consequência do consumo de SPA, não admitindo suas racionalizações nem a atribuição às outras pessoas ou situações de sua condição atual. (4, 6, 10, 11, 15, 16)
- Não demonstrar, de modo verbal ou não verbal, descrença na recuperação, principalmente quando houver recaída, porque ela pode constituir mais uma oportunidade para aprendizado com a experiência e para assumir novos padrões de reestruturação do comportamento do paciente. (6, 15, 16)
- Se o paciente apresenta algum outro transtorno associado ao uso de substâncias psicoativas, como transtorno do pensamento (esquizofrenia), transtorno da personalidade ou transtornos ansiosos, acrescentar as intervenções de enfermagem já apresentadas nos capítulos anteriores, pertinentes às manifestações de comportamento apresentadas pelo paciente em foco neste capítulo (ver os capítulos 23, 31 e 33). (1-19)
- Listar com o paciente os comportamentos substitutos da procura e do uso de SPA. Por exemplo, atividades voluntárias na comunidade, prática de atividades esportivas, de lazer, artística, entre outras. (6-15)
- Estar atento ao comportamento manipulador ou de sedução do paciente para obtenção da substância, tanto quando internado, como em tratamento em outros serviços de saúde mental. Quando o enfermeiro não tem *insight* da situação, ele pode envolver-se não terapeuticamente e reagir sem propriedade após perceber o que ocorreu. (4, 6, 7, 10, 11)

- Estabelecer limites, deixando claro ao paciente a percepção da finalidade de seu comportamento, sem conotação de julgamento (ver o capítulo 22).
- Administrar o limite estabelecido e, caso haja violação, gerenciar a situação fazendo o que foi acordado, exigindo o cumprimento.
- Oferecer apoio ao paciente de modo consistente, transmitindo-lhe empaticamente a certeza de que ele tem potencial para enfrentar o desafio de sua recuperação; valorizar os esforços para desenvolvê-lo. Dessa forma, propicia-se ambiente favorável para o aumento da autoestima do paciente.

O apoio é essencial em diferentes situações (ver o capítulo 22) (1-19):

- Quando a ansiedade é intensa por abstinência da SPA da qual fazia uso.
- Para assumir que a responsabilidade maior, por sua recuperação, é do paciente.
- No isolamento decorrente da rejeição da família e da sociedade.
- Quando o paciente se torna consciente dos prejuízos socioeconômicos, legais e morais causados a si mesmo, à família e à sociedade.
- Quando apresenta sinais indicativos de tendência à recaída.
- Aferir sinais vitais diariamente ou quantas vezes for necessário, de acordo com as condições clínicas do paciente ou com a rotina do local no qual ele está sendo atendido porque, em decorrência do uso de SPAs, da intoxicação por elas e da abstinência, podem surgir hipertermia, taquicardia ou bradicardia, hipertensão ou hipotensão ortostática. (15)
- Estar atento à presença de sinais e sintomas de abstinência, tomando as medidas necessárias, de acordo com as manifestações decorrentes da SPA utilizada. O efeito da abstinência no sistema nervoso central caracteriza-se por agitação, crise convulsiva e hipotensão ortostática. (4, 6-8, 9, 15, 16, 19)
- Avaliar objetivamente as queixas do paciente, a ocorrência de quedas, agressividade e convulsão. Estar alerta para discernir entre os sintomas de abstinência e a simulação deles. (3, 7-9, 12, 15, 19)
- Verificar periodicamente se há sinais da presença de polineurite, especialmente quando se trata do uso de álcool, pois com a diminuição da sensibilidade, há aumento de risco para lesões e infecções. Prestar os cuidados de acordo com cada situação. (3, 9)
- Manter uma observação constante e discreta a fim de evitar que o paciente forme grupo com outras pessoas com o mesmo comportamento, prevenindo e reduzindo riscos de violência, motins, fugas ou outros atos antissociais. (8-10, 15, 19)
- Manter o paciente ocupado em atividades produtivas, de acordo com suas condições clínicas, estimulando-o a se concentrar na atividade. Essa intervenção ajuda a desviar a atenção da SPA e a desenvolver o senso de responsabi-

lidade, a autoestima e o respeito por si mesmo. Essas intervenções também auxiliam na prevenção do risco de violência dirigida às outras pessoas e a ela mesma, contribuindo também para o desenvolvimento de interações interpessoais e sociais mais adequadas. (6, 7, 8, 10, 13-15, 19)

- Estar atento às manifestações de comportamento manipulador que tenham o objetivo de ter acesso à sala de medicação ou ao local onde são guardados os medicamentos para se apropriar de algum deles. Algumas situações que expressam esses comportamentos são autolesão, queixa de dor, simulação de sinais e sintomas de abstinência da SPA; elogios ao profissional que ministra a medicação, na tentativa de desviar sua atenção e conseguir obter um medicamento. (8, 9, 15)
- Encorajar o paciente a participar do programa de tratamento. (6, 15, 19)
- Orientar sobre a importância do tratamento e, por meio do uso do RT, ajudá-lo a assumir a sua parcela de responsabilidade para se obter sucesso.
- Elaborar com o paciente uma lista de nomes e telefones de pessoas às quais ele pode recorrer quando experimentar fissura por SPA.
- Orientar o paciente e sua família sobre o efeito nocivo das SPAs no organismo da pessoa e os prejuízos pessoais, familiares, socioeconômicos e, principalmente, a perda de sua liberdade e a vivência da rejeição pelas pessoas que lhes são significativas. A orientação dos familiares é de suma importância, pois estudos têm mostrado o rompimento ou a fragilização de vínculos familiares em decorrência da dependência química e de suas várias recaídas. (4, 18-20)
- Observar e registrar as horas de sono do paciente, pois é comum apresentar insônia e perturbação do sono dos demais. Adotar as medidas gerais de enfermagem para indução do sono. (17)
- Observar, registrar e tomar as medidas gerais de enfermagem necessárias em relação à higiene, à aparência, à alimentação e às eliminações. (18)
- Orientar sobre os recursos existentes na comunidade dos quais ele e sua família podem se beneficiar. (15, 16, 19)
- Oferecer endereços de associações, grupos de autoajuda como Alcoólicos Anônimos (AA), Narcóticos Anônimos (NA) e Amor Exigente para familiares de pessoas que fazem uso de SPA ou de grupo de apoio para ex-fumantes, entre outros.
- Manter-se atento às manifestações de comportamentos indicativas de recaídas.
- Empenhar-se na criação de programa psicoeducacional dirigido às pessoas que fazem uso de SPA, seus familiares, amigos, professores e demais interessados. Caso não exista no local em que o enfermeiro se encontra, é necessário estruturar sua criação juntamente com a equipe de tratamento. (1-19)

- Realizar reuniões periódicas com os profissionais da equipe de enfermagem para que eles possam expressar seus sentimentos, suas preocupações, suas decepções e dificuldades no cuidado à pessoa que faz uso de SPA e, além disso, receber orientação e minimizar sua ansiedade em um ambiente de ajuda mútua. (20)

Avaliação final

Tendo como base os resultados esperados, faz-se uma avaliação final do comportamento ou da evolução do paciente.

CONSIDERAÇÕES FINAIS

O uso de SPA é um grave problema em escala de saúde pública e mundial, de difícil resolução, pois o "círculo vicioso das drogas" envolve danos biológicos, psicológicos, sociais, econômicos, culturais, ético-legais e morais. Há danos tanto para a pessoa que faz uso de SPA, como para a família e a sociedade, que têm cultura, normas e regras para a convivência saudável, embora desrespeitadas na "ciranda" das SPAs.

Estudos apontam a evidência, cada vez maior, de que a fissura (*craving*) e o uso de praticamente todas as SPAs estão relacionados ao sistema dopaminérgico do cérebro. Afirma-se que os transtornos mentais por uso de SPA são os mais prevalentes entre os transtornos médicos orgânicos e mentais, que resultam em alto custo para a sociedade. Têm-se de considerar, também, a associação do uso de álcool à violência. Nos Estados Unidos, 50% das mortes violentas têm relação com o uso de álcool e ele está presente em 33% das mortes na faixa etária de 15 a 29 anos.[20,24]

Tem-se de incentivar a criação de programas educacionais em saúde que abranjam a prevenção primária para evitar o uso experimental, em geral, em grupos de adolescentes; a secundária com o objetivo de reduzir o uso de SPA; e a terciária com foco na reintegração social da pessoa, em um trabalho com a comunidade.

Uma estratégia adequada é propiciar condições para o aprendizado compartilhado entre familiares, com a participação de profissionais qualificados na área em foco, como enfermeiros, médicos, psicólogos, assistentes sociais, peritos em bioética e forenses, entre outros.

O essencial é que os profissionais envolvidos, independentemente de sua área de atuação, assumam o compromisso, de preferência de forma interdisciplinar, com competência, coragem e amor à causa, não só voltados para o paciente e a família atingidos pelo problema, mas também para programas amplos, abertos à população. Deve-se abranger outros segmentos da sociedade, como escolas de todos os níveis (do ensino fundamental à pós-graduação), educando e formando multiplicadores com tecnologias adequadas; empresas, fábricas, comunidades carentes, enfim, toda a população e, principalmente, com linguagem adequada a cada cultura, respeitando o repertório de cada um. A grande mídia, escrita e falada, é uma parceira que precisa ser aproveitada ao máximo. Urge a união de esforços em prol de um bem comum. Alguns esforços da área governamental e outros são apresentados a seguir:

- Secretaria Nacional Antidrogas (Senad), com centro de excelência para tratamento e prevenção de drogas nos estados – alguns integrados a grupos de estudo e pesquisa sobre o assunto de algumas universidades.
- Projeto de Capacitação de Docentes de Enfermagem em Redução da Demanda de Drogas da Organização dos Estados Americanos (OEA), tendo como objetivo capacitar professores das principais escolas de enfermagem do país para que insiram conteúdos específicos na grade curricular sobre prevenção em quatro países da América Latina: Brasil, Argentina, Colômbia e Venezuela.
- Programa Educacional de Resistência às Drogas e à Violência, oferecido pela Polícia Militar, tendo como objetivos proporcionar o crescimento e o desenvolvimento global das crianças, para que se tornem cidadãos capazes de resistir às pressões ao uso de drogas, além de ajudar na construção de um país melhor. Esse programa promove interação e intercâmbio entre Polícia Militar, família e escola.
- Na área da saúde, um excelente meio é a utilização de programas psicoeducacionais abertos a paciente, familiares, amigos, outros profissionais e demais interessados (ver o capítulo 16).

PROPOSTAS PARA ESTUDO

1. Visite alguns serviços de saúde mental que atendam pessoas que fazem uso de SPA.
2. Observe a assistência prestada.
3. Identifique quais são os recursos de apoio ao paciente.
4. Discuta o observado com seus pares ou colegas e com seu professor ou supervisor à luz do conteúdo deste capítulo.

REFERÊNCIAS BIBLIOGRÁFICAS

1. Edwards G. A síndrome de dependência do álcool. In: O tratamento do alcoolismo. Porto Alegre: Artmed;1999.
2. Associação Médica Brasileira. Projeto Diretrizes: Diretrizes médicas. Disponível em: <http://projetodiretrizes.org.br/projeto_diretrizes/001>.

3. Malbegier A et al. Síndromes decorrentes do uso de substâncias. In: Migue EC, Gentil V, Gattaz WF. Clínica psiquiátrica. Barueri: Manole; 2011. p. 667-97.
4. Sadock BJ, Sadock VA. Transtornos relacionados a substâncias. In: Compêndio de psiquiatria: ciências do comportamento e psiquiatria clínica. 9ª ed. Poto Alegre: Artes Médicas; 2007. p. 412-506.
5. Mack A, Franklin JE, Francis RJ. Transtornos por uso de substâncias. In: Hales RE, Yusdofsky SC. Tratado de psiquiatria clínica. 4ª ed. Porto Alegre: Artmed; 2006. p. 302-69.
6. Brasil. Ministério da Saúde. Portaria MS n. 1311, de 12 de setembro de 1997. Define a competência para que a CID-10 vigore em todo o território nacional, em mobilidade hospitalar e ambulatorial. Brasília: Diário Oficial da União, v. 135, n. 178.
7. Organização Mundial da Saúde (OMS). Classificação de transtornos mentais e de comportamento da CID-10. Porto Alegre: Artmed; 1998.
8. American Psychiatric Association. Diagnostic and statistical manual of mental disorders. 4th ed. Arlington: American Psychiatric Association; 1994.
9. American Pychiatric Association. Diagnostic and statistical manual of mental disorders, 5th ed. Arlington: American Psychiatric Association; 2013.
10. Levantamento nacional de álcool e drogas. Brasília: Secretaria Nacional de Políticas sobre Drogas, 2013. Disponível em: <http://inpad.org.br/publicações/>. Acesso em 2 fev 2014.
11. Malbegier A, Alcântara HMO. In: Barros DM, Bonini G. Psiquiatria forense e interfaces jurídicas, éticas e clínicas. Rio de Janeiro: Elsevier; 2015. p. 162-9.
12. Lingford-Hughes AR, Elch S, Peters L, Nutt DJ. BAP updated guidelines: evidence-based guidelines for the pharmacological management of substancial abuse, harmful use, addiction and comorbidity: recommendations from BAP. Journal Psychopharmacology. 26(7):899-952.
13. Fundação Osvaldo Cruz (Fiocruz). Estimativa do número de usuários de crack e/ou similares nas capitais do país, 2013. Disponível em: <http://portal.fiocruz.br/pt-br>. Acesso em 20 mar. 2014.
14. Malbegier A, Amaral RA, Oliveira Jr. HP et al. Transtornos mentais decorrentes do uso de substâncias ao longo da vida. In: Forlenza OV, Miguel EC. Compêndio de clínica psiquiátrica. Barueri: Manole; 2012. p. 444-75.
15. Boydell J, Dean K, Dutta R et al. A comparison of symptoms and family history in schizophrenia and without prior cannot use: implications for the concept of cannabis psychosis. Schizophrenia Research. 2007;93:203-10.
16. UNODC, World drug report 2011 United Nations publication, sales n. E.11.XI.10. Disponível em: <http://www.unodc.org.br>.
17. Mental Health Foundation (MHF). Guidelines for the prevention and treatment of benzodiazepine dependence. Washington: MHF; 1992.
18. Stefanelli MC, Fukuda IMK, Arantes EC. Assistência de enfermagem a paciente dependente de drogas. Rev Esc Enferm USP. 1979;13:124-34.
19. Herdman TH, Kamitsuru S. Diagnósticos de enfermagem da Nanda: definições e classificação 2015-2017. Porto Alegre: Artmed; 2015.
20. Johnson M, Mass M, Moorhead S. Classificação dos resultados de enfermagem (NOC). 2ª ed. Porto Alegre: Artmed; 2004.
21. McCloskey JC, Bulecheck GM. Classificação das intervenções de enfermagem (NIC). 3ª ed. Porto Alegre: Artmed; 2004.
22. Rosenstock KIV, Neves MJ. Papel do enfermeiro na atenção básica de saúde na abordagem de drogas em João Pessoa. Rev Bras Enferm. 2010;63(4):1-8.
23. Vargas D, Buten MN, Rocha FM, Oliveira MAF. Representação social de enfermagem de centros de atenção psicossocial em álcool e drogas (CAPS) sobre o dependente químico. Esc Anna Nery Rev Enferm. 2013;17(2):24.

24. Reinaldo AMS, Pillon SC. História da enfermagem psiquiátrica e a dependência química. Esc Anna Nery Rev Enferm. 2007;11(4):688-93.
25. Souza J, Kantorski LP, Mielke FB. Vínculos e redes sociais de indivíduos dependentes de substâncias psicoativas sob tratamento em CAPS AD. SMAD. Rev. Eletrônica Saúde Mental Álcool e Drogas. 2006;2(1):1-8.
26. Stuart GW. Respostas quimicamente mediadas e transtornos relacionados a substâncias. In: Stuart GW, Laraia MT. Enfermagem psiquiátrica: princípios e prática. 6ª ed. Porto Alegre: Artmed; 2001. p. 519-58.
27. Gonçalves SSPM, Tavares CMM. Atuação do enfermeiro na atenção ao usuário de álcool e outras drogas nos serviços extra-hospitalares. Esc Anna Nery Rev Enferm. 2007;11(4).

Unidade

7

Assistência de enfermagem em emergências psiquiátricas

35

O enfermeiro em emergência psiquiátrica: intervenção em crise

Evalda Cançado Arantes
Ilza Marlene Kuae Fukuda
Maguida Costa Stefanelli

PONTOS A APRENDER

1. Conceituar a crise.
2. Descrever os tipos de crise.
3. Discorrer sobre os diagnósticos de enfermagem da pessoa em crise.
4. Listar e justificar as intervenções de enfermagem para a situação de crise.
5. Descrever a importância da intervenção em crise para a saúde mental.

PALAVRAS-CHAVE

Crise, intervenção em crise, enfermagem em saúde mental, enfermagem psiquiátrica.

ESTRUTURA DOS TÓPICOS

Introdução. Conceito. Características. Tipos de crise. Fases da crise. Fatores que atuam na resolução da crise. Níveis de intervenção. Intervenção em crise. Intervenção em crise e o processo de enfermagem. Planejamento da intervenção em crise. Considerações finais. Propostas para estudo. Referências bibliográficas.

INTRODUÇÃO

A origem da intervenção em crise remete ao trabalho de Erich Lindemann, em 1942, após o incêndio ocorrido em Coconut Grove, Boston. Lindemann e seus colegas do Massachussetts General Hospital tiveram papel relevante na ajuda aos sobreviventes que perderam entes queridos nesse desastre. Dessa atuação surgiu um dos primeiros serviços comunitários com foco na terapia breve no âmbito da prevenção primária. A estrutura teórica de Lindemann levou ao desenvolvimento da estratégia de intervenção em crise.[1,2]

A origem do termo crise vem da palavra grega *Krisis*. Crise é uma emergência psiquiátrica, pois a pessoa tem de ser atendida no momento em que chega ao serviço de atendimento, em razão do risco imediato para ela própria, para as demais e para o ambiente à sua volta.

CONCEITO

Crise refere-se à inabilidade da pessoa para resolver um problema, o que provoca um aumento crescente da ansiedade e deve ser considerada um evento crítico. Pode ser definida como um estado emocional de desequilíbrio evidenciado pela inabilidade para resolver um problema perante a situação ou o evento, real ou percebido, que envolve mudança, perda ou ameaça biológica, psicológica, social, cultural e espiritual.[1,3]

A crise é um evento que surge quando a pessoa se depara com uma situação de conflito para o seu equilíbrio e não se sente capaz de ignorar ou de resolver o problema com seus mecanismos habituais de enfrentamento.[2,4]

> A crise representa um esforço máximo para a recuperação do equilíbrio emocional.

A crise, em si, não é patológica, mas requer esforço intenso para o equilíbrio e o ajustamento da pessoa que a experimenta, quando a situação percebida como problema ou ameaça parece sem solução para aquele que a vivencia.[1,2,4,5]

Durante o período de crise, pode haver uma desorganização da pessoa, aumentando sua vulnerabilidade ou transformando a vivência desse momento em uma oportunidade de crescimento por meio do aprendizado de novos padrões de enfrentamento. Assim, a intervenção de crise tem por finalidade ajudar a pessoa a retornar ao seu nível de funcionamento anterior ao da crise[6] ou chegar a um nível mais alto de equilíbrio.[1-3]

CARACTERÍSTICAS

A crise tem como principais características:[3,4,7]

- Ocorrência em pessoas saudáveis.
- Caráter agudo.
- Duração limitada.
- Ser experimentada como uma reação emocional excessivamente opressora.

- A gravidade do evento é definida pela pessoa que o experimenta, e não pela sua magnitude.
- Possibilidade de ser vivenciada como uma oportunidade para crescimento.

As crises são de caráter pessoal; o que é estressante para uma pessoa pode não ser para outra,[2,4,5] o que, às vezes, leva as pessoas a criticarem pejorativamente o comportamento observado no paciente. A percepção do evento pela pessoa tem papel decisivo na determinação da natureza e no grau de sua resposta ao evento. A percepção desse evento depende da extensão da ameaça que ele constitui para os valores e objetivos de vida da pessoa. Quando a crise é percebida como um desafio, a pessoa mobiliza sua energia e engaja-se em atividades de resolução para a situação surgida.

Há alguns eventos da vida que podem tornar a pessoa vulnerável à crise, como desemprego, perdas significativas, separação conjugal, dificuldade para lidar com problemas cotidianos, história de situações mal resolvidas ou de transtornos psiquiátricos, que, em geral, estão associados à redução do sentimento de autoestima. Um dos aspectos essenciais é a percepção do evento precipitante da crise por ambos, enfermeiro e paciente.

TIPOS DE CRISE

Há três tipos básicos de crise: a maturacional, a situacional e a acidental.[1,2,5,6]

1. Crise maturacional ou do desenvolvimento. São eventos evolutivos que ocorrem no amadurecimento da pessoa ao longo do curso da vida. Caracteriza-se por estágios com tarefas definidas que devem ser conhecidas, porque exigem mudanças na transição de um estágio para outro (nascimento, infância, adolescência, adulto jovem, adulto, maturidade, velhice e morte). Novos estilos de enfrentamento são exigidos porque, a cada estágio, aqueles anteriormente considerados adequados já não o são. Os períodos de transição podem ser estressantes ou opressores e, por perturbarem o equilíbrio emocional da pessoa, provocam a crise, que pode causar distúrbios nas esferas cognitivas e afetivas.[8,9]
2. Crise situacional. Origina-se quando um fator externo específico interfere diretamente no estado de equilíbrio da pessoa. Qualquer situação do meio pode influenciar o comportamento das pessoas em diferentes graus, de modo extremamente agradável ou desagradável, dependendo do estado mental, da atitude e do ponto de vista de cada pessoa. A resposta é individual. Em geral, está relacionada à perda de emprego e mudança de *status* ou papel, morte de pessoa significativa, gravidez indesejada, impacto de doença grave limitante, divórcio, processo de pesar, testemunho de um crime,

entre outros. É vital que o terapeuta reconheça os fatores que podem contribuir para a recuperação do equilíbrio ou homeostase, que são: percepção do evento, apoio situacional e mecanismos de enfrentamento disponíveis.[6]

3. Crise acidental ou furtuita. É uma situação que não faz parte da vida diária da pessoa ou é imprevista. Quando ocorre, desafia todos os mecanismos de enfrentamento, dada a seriedade do estresse para a pessoa. Resulta, em geral, de múltiplas perdas, como as que ocorrem em mudanças ambientais, por exemplo, incêndio, terremoto, inundação, acidentes aéreos, entre outras, afetando toda a comunidade.[5] Em todos os grupos de idade, tanto a intervenção em crise, como a análise final da situação após a crise não devem ser muito estressantes.[5,6]

FASES DA CRISE

A evolução da crise é, em geral, previsível. Ela é descrita em quatro fases que correspondem ao aumento da ansiedade quando os mecanismos habituais de resposta falham, levando a um estado de desorganização da pessoa.[2,4]

- Fase 1. A pessoa, ao identificar ou defrontar-se com o fator estressante que ameaça seu autoconceito, experimenta aumento da ansiedade, porque seus mecanismos habituais de enfrentamento não são suficientes para diminuí-la ou para resolver o problema.
- Fase 2. O desconforto aumenta, a ansiedade eleva-se e começa o processo de desorganização do funcionamento da pessoa. Várias tentativas de ensaio e erro são colocadas em prática para restabelecer o equilíbrio anterior. Caso isso não aconteça, surge sentimento de preocupação, incapacidade e impotência com vivência de extremo desconforto.
- Fase 3. Se as tentativas anteriores falham, a ansiedade torna-se intensa e são acionados, automaticamente, todos os recursos internos e externos para obter alívio dessa sensação. Se isso não ocorre, a pessoa mobiliza comportamentos de alívio automáticos, como isolamento e fuga, havendo regressão do nível de funcionamento.
- Fase 4. Caso não se obtenha sucesso com as tentativas da fase 3, a ansiedade intensifica-se ainda mais, tornando-se esmagadora e provocando desorganização da personalidade, pânico, confusão, violência contra outros e até tentativa de suicídio.

FATORES QUE ATUAM NA RESOLUÇÃO DA CRISE

Dentre os fatores que podem refletir na resolução de uma crise encontram-se:[2-4]

- Percepção do evento pela pessoa.
- Sistema de apoio do paciente.
- Estilo de enfrentamento.
- Aceitação genuína.
- Experiências anteriores com eventos semelhantes.
- Capacidade para aceitar a necessidade de mudança.
- Habilidades cognitivas.
- Controle do humor e afeto.
- Traços da personalidade.
- Habilidade pessoal para utilizar em sistemas de apoio.

A influência desses fatores pode ser observada na Figura 35.1.

NÍVEIS DE INTERVENÇÃO

Os níveis de intervenção em crise incluem manipulação ambiental, suporte geral, abordagem geral e abordagem individual.[1,5]

- Manipulação ambiental. As ações desempenhadas atuam diretamente sobre a situação física ou interpessoal da pessoa. Tem-se de identificar e mobilizar os sistemas de suporte social do indivíduo. Essas intervenções oferecem apoio situacional ou removem o estresse. Para exemplificar: uma adolescente, ao ver o cachorro que ganhara do pai agonizar pouco antes de falecer, entrou em crise. Foi decidido, com a ajuda de profissional, que ela deveria ficar junto a uma pessoa significativa que a apoiasse e a ajudasse a encontrar mecanismos de enfrentamento viáveis para a situação.
- Suporte geral. Transmite a sensação de que o enfermeiro está do lado do paciente e o ajudará – por meio da disponibilidade, da aceitação genuína, da empatia, da atenção e da comunicação terapêutica.
- Abordagem geral. Há uma série de características e padrões de comportamento, comuns à maioria das crises, que permitem a proposição de uma abordagem geral em grupos de pessoas de alto risco que estão enfrentando situação semelhante. Essa abordagem abrange o encorajamento direto da mudança de comportamento, o apoio, a mudança do ambiente e visa ao curso de uma crise em particular mais que a psicodinâmica da pessoa em crise. Pode-se usar a pergunta como estratégia de comunicação terapêutica para ajudar as pessoas a recordarem fatos, a esclarecerem experiências traumáticas e a colocarem o evento traumático em perspectiva, permitindo ao indivíduo reviver a situação de modo objetivo, e ajudando-o a evitar as respostas desadaptadas que podem ocorrer com a supressão do trauma.

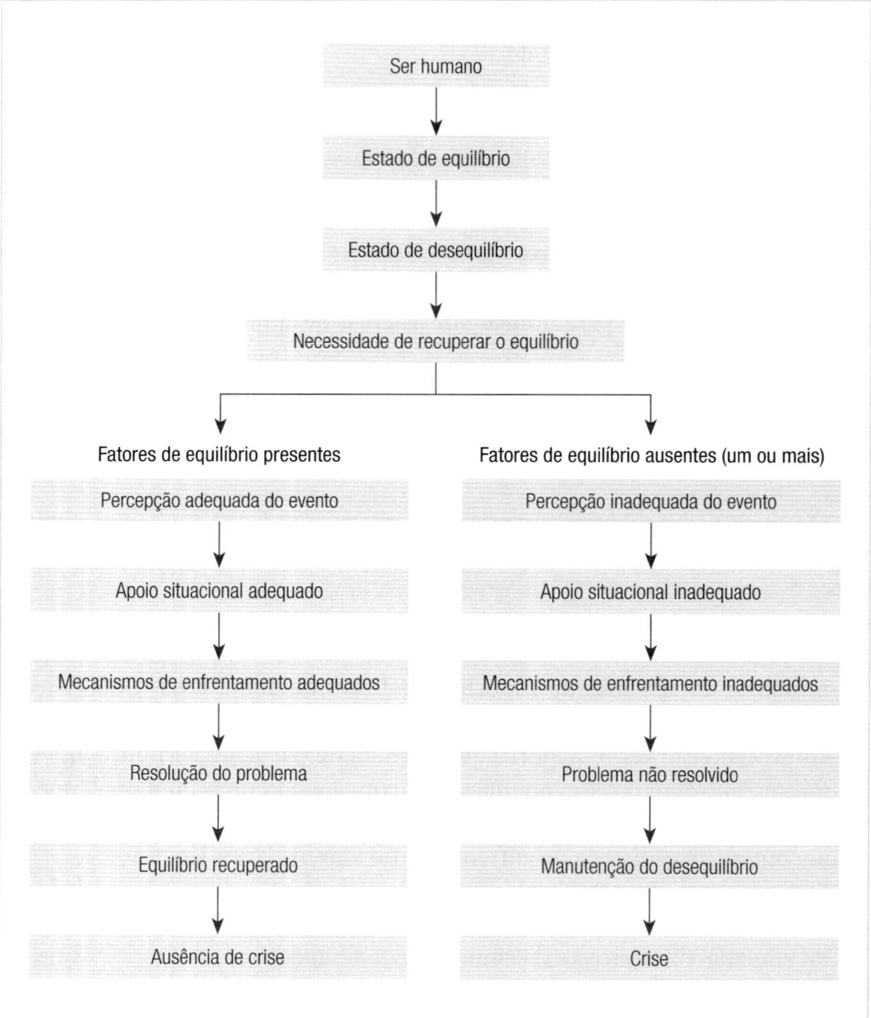

Figura 35.1. Paradigma do efeito dos fatores de equilíbrio sobre evento estressante. Fonte: adaptada de Aguillera.[1]

- Abordagem individual. É um tipo de intervenção em crise que difere na ênfase e na avaliação pelo profissional dos processos interpessoal e intrapsíquico da pessoa em crise. O enfermeiro deve compreender as características do paciente e o que o levou à crise atual e, então, usar a intervenção que julgar mais eficaz para ajudá-lo a desenvolver uma resposta adequada à crise.

INTERVENÇÃO EM CRISE

A intervenção em crise é uma forma de terapia breve, ativa, com foco somente no problema atual a ser resolvido e centrada na solução imediata da crise. O resultado esperado de uma intervenção em crise é que a pessoa se recupere do evento crítico.

O tempo para resolução da crise varia de 4 a 6 semanas, com maior frequência de quatro semanas. O clima terapêutico criado deve estimular a concentração de atenção do terapeuta e do paciente.[1,9]

Objetivo da intervenção em crise

Os objetivos iniciais são, primordialmente, a segurança e a redução da ansiedade do paciente.

O objetivo da intervenção em crise é o retorno da pessoa ao estágio de funcionamento anterior à crise ou a um nível mais alto, porque novas habilidades de enfrentamento são aprendidas na resolução do evento.

INTERVENÇÃO EM CRISE E O PROCESSO DE ENFERMAGEM

Avaliação inicial da crise

Ao avaliar uma pessoa em crise, o enfermeiro deve identificar seus comportamentos, o evento desencadeante, a percepção do evento, os sistemas de apoio, os recursos de enfrentamento, e as competências e os mecanismos de enfrentamento anteriores.[1,4]

- A avaliação da pessoa e de seu problema atual é o foco da primeira fase.
- A atenção e o trabalho do terapeuta devem estar centrados no momento presente.
- O terapeuta tem de usar ativamente técnicas que o ajudem na descrição e na avaliação exata do evento que desencadeou a crise em si e o que motivou o paciente a procurar ajuda profissional.
- Determinar quando o evento ocorreu.
- Avaliar condições físicas e mentais do paciente.
- Avaliar resultados de mecanismos de enfrentamento já utilizados e seus resultados.
- Avaliar se o comportamento do paciente é um risco para si ou para os outros, considerando também a possibilidade de suicídio ou homicídio.

- Avaliar a existência e a adequação de sistema de apoio disponível.
- Tomar decisão, em equipe, se possível, sobre o tipo de tratamento e local de atendimento, evitando-se ao máximo a hospitalização.

> Obter dados e identificar necessidades.
> Definir problema e seus antecedentes, do ponto de vista do paciente.
> Avaliar o estado da pessoa: risco de suicídio ou homicídio.
> Tomar decisão em equipe.

Diagnósticos de enfermagem

Apresenta-se uma relação dos diagnósticos mais comuns à situação de crise.[2,10] O enfermeiro deverá identificar os que mais se ajustam à crise do paciente sob seus cuidados.

1. Ansiedade em grau elevado, relacionada a ameaça real, ou percebida como tal, à integridade biológica ou ao conceito do eu, evidenciada por respostas fisiológicas, comportamentais, cognitivas e afetivas de medo e pânico decorrentes da situação de crise.
2. Sentimento de impotência relacionado a distúrbio da cognição e evidenciado por expressões verbais (observadas ou relatadas) de dificuldade em assumir o controle das situações vivenciadas e de participar da tomada de decisões em relação ao próprio cuidado.
3. Isolamento social relacionado à percepção de suas limitações no momento, evidenciado por incapacidade de engajar-se em relacionamentos pessoais satisfatórios.
4. Enfrentamento ineficaz individual relacionado à dificuldade de desenvolver uma avaliação adequada dos estressores.
5. Processo de pensamento perturbado* evidenciado por interpretação não acurada do ambiente e dificuldade de concentração, podendo decorrer de ansiedade intensa, delírios ou outros distúrbios mentais.
6. Confusão aguda relacionada à alteração do nível de consciência, em decorrência do uso de substância psicoativa, de processos demenciais, entre outros.

---

* Diagnóstico retirado da classificação da Nanda International a partir da edição 2012-2014, com a recomendação de que sejam realizados estudos para sua reintegração como novo diagnóstico.

7. Síndrome pós-trauma relacionada a eventos não habituais inesperados, como desastres naturais, acidentes graves envolvendo múltiplas mortes, abuso físico e psicológico (sequestro, assalto, estupro).
8. Risco de violência direcionada a si próprio relacionado a estados emocionais como desesperança, desespero, ansiedade intensa e pânico, podendo haver risco de morte relacionada a aumento excessivo da ansiedade, o que inibe o *insight* da situação.
9. Risco de lesão relacionado à ausência de controle, devido à ansiedade intensa, deambulação excessiva e movimentos sem finalidade e potencialmente lesivos.
10. Risco de suicídio relacionado à desesperança, à solidão e à incapacidade de tomar decisão, à depressão aguda, à perda de status, à perda de relacionamentos importantes, à ruptura na vida familiar, entre outros.
11. Angústia espiritual relacionada à perda de significado e objetivo na vida, mudanças nos padrões de vida, sentimento de culpa, solidão e desesperança.
12. Desesperança evidenciada pela incapacidade de visualizar alternativas de solução ou percepção limitada, com incapacidade de mobilizar energia a seu favor.
13. Baixa autoestima situacional evidenciada pela verbalização de depreciação de si mesmo e por sentimentos de inutilidade.
14. Manutenção ineficaz da saúde relacionada à não aceitação da doença, de tratamentos e cuidados básicos de saúde.
15. Autonegligência evidenciada por higiene pessoal insuficiente e falta de adesão a atividades de saúde.

Resultados esperados

Para avaliar os resultados esperados ou os objetivos no cuidado de pacientes em crise, o enfermeiro vale-se de critérios de avaliação. Os mais específicos são apresentados a seguir, tomando-se como referência a classificação dos resultados de enfermagem (Nursing Outcomes Classification – NOC).[11] O paciente:

- Descreve o evento crítico.
- Identifica padrões ineficazes de enfrentamento.
- Identifica padrões eficazes de enfrentamento para a crise atual.
- Identifica múltiplas estratégias eficazes de enfrentamento.
- Utiliza estratégias eficazes de enfrentamento.
- Verbaliza sensação de controle ou redução do estresse.
- Verbaliza necessidade de ajuda.
- Utiliza comportamentos para a redução do estresse.

- Procura ajuda profissional quando oportuno.
- Relata redução dos sintomas físicos de estresse.
- Relata redução dos sentimentos negativos.
- Relata experimentar sensação de conforto.
- Discute o seu nível de funcionamento antes da crise e suas percepções sobre ela.
- Desenvolve planos para aumentar a habilidade e a aprendizagem de novos recursos que foram úteis nas crises atuais e para enfrentamentos futuros.
- Utiliza o apoio social disponível.

PLANEJAMENTO DA INTERVENÇÃO EM CRISE

A descrição das ações de enfermagem está fundamentada na Nursing Interventions Classification (NIC)[12], em vários clássicos da enfermagem em saúde mental e psiquiátrica, e na experiência dos autores deste capítulo.[1-5,13]

O planejamento deve ser estruturado para ajudar a pessoa a restaurar, no mínimo, o nível de equilíbrio pré-crise.

Como o atendimento ao paciente envolve uma equipe multidisciplinar, é importante que todos tenham consciência de suas atitudes em relação ao paciente e aos serviços oferecidos.[13]

- Considerar a rapidez do processo entre a ocorrência do evento precipitante e o momento da procura de ajuda; em geral, o evento precipitante ocorre entre 1 e 2 semanas antes da procura de ajuda.
- Planejar 5 a 6 sessões, considerando o tempo máximo de duração da crise de seis semanas.
- Verificar o tipo de crise, explorar como começou e o quanto ela afetou a própria pessoa e as outras em seu ambiente.
- Identificar os pontos fortes do paciente e de suas capacidades de enfrentamento bem-sucedidas em situações anteriores, semelhantes à atual, que ainda não foram utilizadas.
- Identificar a pessoa que pode servir de apoio na família ou na comunidade.

O paciente deve ser considerado participante ativo no estabelecimento de objetivos e planejamento de soluções.

Intervenção

A escolha da técnica de intervenção depende da competência, da capacidade, da criatividade e da flexibilidade do terapeuta. Seguem algumas intervenções que têm sido úteis.[1-5,8,11] Os números entre parênteses ao final das intervenções correspondem aos dos diagnósticos de enfermagem.

- Ter sempre em mente que a abordagem tem de ser focada nas necessidades do momento presente; evitar explicações longas. (1-15)
- Oferecer apoio à pessoa em crise, permanecendo ao seu lado, demonstrando aceitação com atitude de não julgamento, respeito e confiança. (1-15)
- Ouvir reflexivamente a pessoa, ajudando-a a descrever e reconhecer seus sentimentos e pensamentos sobre sua experiência atual, estimulando-a a ter uma compreensão intelectual da crise. Ao mesmo tempo, ouvir transmite a sensação de que alguém cuidará dela e da situação em que se encontra. (1, 2, 4, 5, 11-13)
- Encorajar, de forma não destrutiva, a expressão de sentimentos como raiva, culpa, impotência ou desespero sem, contudo, alimentá-los. (1, 2)
- Se o paciente começa a falar sobre fatos não relacionados ao momento atual, redirecionar sua atenção para o evento, em clima de apoio e confiança.
- Ajudar a pessoa a tornar-se consciente de seus sentimentos atuais. (4, 15)
- Estabelecer limites adequadamente às manifestações de comportamentos agressivos e destrutivos (ver o capítulo 22). (8-10)
- Validar a sua compreensão do evento estressante e da situação presente com o paciente. (1, 4, 15)
- Explorar os mecanismos de enfrentamento, ajudando-o a examinar modos alternativos de enfrentamento. (1, 2, 4, 15)
- Avaliar a pertinência do uso de mecanismos de enfrentamento bem-sucedidos anteriormente para a situação atual. (4)
- Valer-se das técnicas de resolução de problemas para ajudar a pessoa a mover-se para mudanças positivas. (1-15)
- Explorar novos métodos de enfrentamento, de acordo com a situação presente, o que, em geral, estimula a pessoa a pensar em métodos originais que ela não havia tentado antes. (1-15)
- Identificar e encaminhar a pessoa e a família para sistemas de apoio da comunidade. (14, 15)

Avaliação final

Esta é a última etapa da intervenção, na qual o enfermeiro faz uma avaliação com o paciente sobre o resultado da intervenção.[1,2] Quando resultados positivos não são alcançados, enfermeiro e paciente devem retornar, analisar o porquê de não terem sido bem-sucedidos e voltar a uma das fases anteriores, de acordo com o resultado da análise. Quando o enfermeiro perceber que o encaminhamento do paciente para outro profissional se faz necessário, deve assumir essa decisão com a maior brevidade possível.

CONSIDERAÇÕES FINAIS

A intervenção em crise pode ser implementada em qualquer contexto, incluindo hospitais, clínicas, centros comunitários de saúde, e é uma das intervenções que compõem o papel do enfermeiro em saúde mental e psiquiátrica. Sendo assim, todo enfermeiro tem de ter conhecimento em um nível que lhe permita reconhecê-la, agir de forma terapêutica e providenciar o atendimento da pessoa o mais rápido possível.

A intervenção em crise atende aos diversos níveis de assistência à saúde.[1-3] Na fase primária, é muito útil quando o enfermeiro atua com pessoas de risco na comunidade e, também, quando considera a família da pessoa em crise como parceira do cuidado, orientando-a para prevenir desequilíbrio nos demais familiares, já que o impacto da crise afeta a todos. Na secundária, o enfermeiro trabalha para que a pessoa recupere o nível de equilíbrio anterior à crise, ajudando-a a desenvolver novos mecanismos de enfrentamento diante dos eventos estressantes. Evita-se, assim, o estabelecimento de novas crises e a sua evolução para a desorganização da pessoa ou o surgimento de algum transtorno mental. Na terciária, ele cuida das pessoas em crise, apoiando-as e minimizando seu sofrimento por meio de técnicas que podem ser desenvolvidas em centros de reabilitação, hospital-dia ou ambulatórios, valendo-se também dos sistemas de apoio comunitários.

Segurança, firmeza e assertividade são condições essenciais para o enfermeiro na intervenção em crise.

PROPOSTAS PARA ESTUDO

1. Observe uma pessoa em situação de crise.
2. Descreva seu comportamento.
3. Identifique os diagnósticos de enfermagem e os resultados esperados, específicos para as manifestações de comportamento observadas.
4. Descreva as intervenções de enfermagem.
5. Identifique os serviços de atendimento à crise existentes na comunidade para os quais essa pessoa pode ser encaminhada.
6. Discuta seus achados com seus pares ou colegas e professor ou supervisor.

REFERÊNCIAS BIBLIOGRÁFICAS

1. Aguilera DC. Crisis intervention: theory and methodology. 8th ed. Saint Louis: Mosby; 1998.
2. Scott CM, Varcarolis EM. Crisis. In: Varcarolis EM, Carson VB, Shoemaker NC. Foundations of psychiatric mental health nursing: a clinical approach. 5th ed. Saint Louis: Saunders/Elsevier; 2006. p. 456-72.
3. Fortinash KM, Holoday-Worret PA. Psychiatric nursing care plans. 3rd ed. St. Louis: Mosby; 1999.
4. Townsend MC. Enfermagem psiquiátrica: conceitos de cuidado. 3ª ed. Rio de Janeiro: Guanabara Koogan; 2002. p. 153-81.
5. Benter SE. Intervenção em crises. In: Stuart GW, Laraia ML. Enfermagem psiquiátrica: princípios e prática. 6ª ed. Porto Alegre: Artmed; 2001.
6. Stuart GW, Laraia MT. Contínuo do tratamento psiquiátrico.In: Stuart GW, Laraia MT. Enfermagem psiquiátrica. 4. ed. Rio de Janeiro: Reichmann & Affonso Editores; 2002. p. 112-32.
7. Geissler EM. Crisis: what it is and is not. Adv Nurs Sci. 1994;6(4):1-9.
8. Caplan G. An approach to community mental health. New York: Basic Books, 1964.
9. Williams SR. Crisis intervention. In: Rawllins RP, Willians SR, Beck CK. Mental health-psychiatric nursing a holistic life-cycle approach. 3rd ed. Saint Louis: Mosby; 1993. p. 542-60.
10. Diagnósticos de enfermagem da Nanda: definições e classificação 2015-2017. Porto Alegre: Artmed; 2015.
11. Moorhead S, Johnson M, Mass ML, Swanson E. NOC, classificação dos resultados de enfermagem. Tradução da 4ª ed. Rio de Janeiro: Elsevier; 2008.
12. Bulecheck GM, Butcher HK, Dochterman JM. Classificação das intervenções de enfermagem (NIC). Tradução da 5ª ed. Rio de Janeiro: Elsevier; 2010.
13. Lazaro F, Kulinkskaya E, Tobiansky R. Crisis intervention: the professional perspective. Psychiatr Bulle. 2001;25:95-8.

36

O enfermeiro no serviço de emergência psiquiátrica: situações específicas

José Gilberto Prates
Elizabeth da Costa Jóia
Cristina Emiko Igue
Ilza Marlene Kuae Fukuda
Maguida Costa Stefanelli

PONTOS A APRENDER

1. Identificar as situações de emergência psiquiátrica mais comuns.
2. Descrever os diagnósticos de enfermagem mais comuns em emergência psiquiátrica.
3. Descrever os resultados esperados na assistência de enfermagem em situações de emergência psiquiátrica.
4. Discorrer sobre as intervenções de enfermagem em emergência psiquiátrica, especificando cada situação.
5. Comparar ações do enfermeiro em emergência psiquiátrica nos diferentes níveis de assistência: primário, secundário e terciário.

PALAVRAS-CHAVE

Emergência psiquiátrica, enfermagem em saúde mental, enfermagem psiquiátrica.

ESTRUTURA DOS TÓPICOS

Introdução. Conceito. Equipe e local de atendimento. Situações de EP. Aspectos epidemiológicos. Situações de emergência psiquiátrica mais comuns. Processos de enfermagem. Contenção física. Considerações finais. Propostas para estudo. Referências bibliográficas.

INTRODUÇÃO

As situações de emergência psiquiátrica (EP) podem ocorrer em qualquer momento da vida cotidiana e familiar, em hospitais gerais e de especialidades, incluindo unidades de atendimento psiquiátrico. Os pacientes atendidos em decorrência de EP chegam ao pronto-socorro geral ou especializado em crise ou com transtornos sérios do humor, do pensamento, da sensopercepção, da consciência (*delirium*), de ansiedade aguda (pânico), de estresse pós-traumático, após tentativa de suicídio, entre outros. As manifestações mais comuns de emergência psiquiátrica decorrem de tentativa de suicídio, violência e agitação.[1-3]

CONCEITO

Emergência psiquiátrica é qualquer situação na qual exista risco significativo e iminente de morte ou lesão grave, provocado por sentimentos, pensamentos ou ações que colocam em risco a integridade da própria pessoa, de outras, do ambiente e da sociedade. Exige intervenção terapêutica imediata, em minutos ou horas.[1-4]

Cabe distinção entre emergência e urgência psiquiátrica. Na urgência, os riscos são menos graves, mas é necessária uma intervenção em curto prazo (dias ou semanas).

Tem-se de considerar o impacto do fator cultural na caracterização e avaliação de ambas as situações.

EQUIPE E LOCAL DE ATENDIMENTO

O serviço de emergência psiquiátrica (SEP) deve dispor de uma equipe interdisciplinar de saúde com conhecimento de intervenção emergencial em quadros psiquiátricos e clínicos. Também são necessários uma equipe de segurança qualificada e preparada para o atendimento da pessoa em situação de emergência psiquiátrica e um espaço próprio seguro, livre para circulação dos membros da equipe de atendimento, apenas com o equipamento necessário para a assistência na situação de EP, incluindo material adequado para contenção mecânica. É importante evitar o acesso a objetos supérfluos que possam ser utilizados para atos auto/heteroagressivos e a presença de pessoas que não estejam contribuindo para o atendimento do paciente. Dispor de fácil acesso para os profissionais da equipe de atendimento e da equipe de apoio, no caso de proteção e contenção.[4,5] Quando um profissional está sozinho com o paciente, a porta da sala deve permanecer aberta e as outras pessoas do serviço devem ser avisadas, principalmente no caso de indivíduo violento.[4]

Se o SEP estiver localizado dentro de hospital geral, a sala de EP deve ser próxima à de atendimento geral para facilitar o atendimento de emergência a manifestações de transtorno orgânico associado, que porventura exista.

A secretaria e a sala de espera também devem ser independentes, com acesso direto, para receber as pessoas que chegam de ambulância, trazidas por familiares, policiais ou bombeiros, evitando que elas transitem pela sala de espera, repletas de pessoas aguardando agendamento ou consultas de outras modalidades clínicas. Isso evita desgaste, não só para o paciente e seus familiares, como para os demais e, também, para os profissionais envolvidos na assistência ao paciente. É comum eles vivenciarem cenas desagradáveis no transporte do paciente, desde a sua chegada, durante sua permanência na sala de espera ou durante o atendimento.

O atendimento de EP tem de ser feito por uma equipe interdisciplinar composta por, no mínimo, médico psiquiatra, enfermeiro psiquiátrico específico da equipe, técnico de enfermagem e uma equipe de apoio ou de segurança disponível e adequadamente treinada, para colaborar nas situações em que a agitação e a agressividade são intensas e podem exigir a contenção física.

SITUAÇÕES DE EP

As situações que caracterizam a EP em idosos, adultos, crianças e adolescentes, de modo geral, estão relacionadas a:[1-4]

- Situação de crise.
- Ideia e tentativa de suicídio.
- Agitação, agressividade e risco de violência aguda.
- Ansiedade aguda (pânico).
- Intoxicação aguda e síndrome de abstinência de álcool ou outras substâncias psicoativas.
- Surtos psicóticos agudos decorrentes de alteração psíquica ou orgânica.
- Intoxicação e efeitos adversos graves de psicofármacos.
- Alterações psíquicas decorrentes de quadro orgânico (*delirium* e demência).
- Anorexia e bulimia.
- Competência – cumprimento de determinação judicial.

Pode-se observar que os limites da emergência psiquiátrica não se resumem apenas aos transtornos mentais, mas abrangem outros problemas decorrentes de fatores sociais, violência, envelhecimento, entre outros, que podem ocasionar a emergência psiquiátrica.[2]

ASPECTOS EPIDEMIOLÓGICOS

Em geral, as pessoas que buscam o SEP são adultos jovens, solteiros, separados ou viúvos[3]. O índice de mulheres é um pouco maior que o dos homens. Cerca de 20% são suicidas e cerca de 10% são violentos. A necessidade de hospitalização é evidenciada em 40% dos pacientes atendidos que apresentam manifestações de comportamento decorrentes de transtorno do humor, esquizofrenia e os que fazem uso de substância psicoativa, principalmente álcool. No Brasil, 6% da população (11 milhões de pessoas) apresentam transtorno pelo uso de substâncias considerado grave. Os dados sobre atendimento a paciente com esse transtorno em pronto-socorro de hospital geral, em nosso país, provêm, predominantemente, de centros universitários.

Entre os pacientes atendidos, 28,5% dos atendimentos efetuados em unidade de emergência psiquiátrica (UEP) e 6,9% das admissões em enfermaria psiquiátrica de hospital geral foram devidos a transtorno pelo uso de substâncias.[5] Os idosos representam 5% das pessoas que procuram atendimento em emergência psiquiátrica.[1,3,4] Isso acontece, mais frequentemente, em decorrência de múltiplos transtornos clínicos gerais: depressão, *delirium* e reações adversas ao medicamento.[3,4] Entre crianças e adolescentes que chegam ao SEP, a maioria (75%) tem 13 anos ou mais e é predominantemente do sexo feminino.

Nos últimos anos, com o aumento da violência voltada para a própria pessoa ou para outras (como suicídio, homicídio, estupro, sequestros e outras agressões violentas) a procura pelo SEP tem se avolumado, desvirtuando a finalidade essencial da EP que, praticamente, passou a ser uma das principais portas de acesso aos ambulatórios e ao hospital psiquiátrico.[1]

Cabe ao Ministério da Saúde implementar estratégias para melhor atender a população em sofrimento psíquico, aprimorar os pontos de atendimento da rede de atenção às emergências psiquiátricas, bem como as salas de estabilização, a unidade de pronto-atendimento 24 horas. As unidades de urgências/pronto-socorro do hospital geral, entre outros, são responsáveis em seus âmbitos de atendimento por acolher o usuário do serviço, fazer classificação de risco e cuidado nas situações de urgência e emergência das pessoas com sofrimento mental e com necessidades decorrentes do abuso de substâncias psicoativas.

Os profissionais devem permanecer atentos aos sinais e sintomas de doença física, que podem ser ofuscados pela exuberância das manifestações do transtorno mental e, em muitas situações, podem ser consequências da primeira.

Para garantir a qualidade da assistência, é necessário que o enfermeiro tenha conhecimentos de enfermagem em saúde mental e psiquiátrica, psicofarmacologia, clínica, técnicas de comunicação terapêutica e técnica de contenção física, além de agir dentro dos parâmetros ético-legais da profissão e de precisão no desempenho de suas habilidades. Deve-se considerar que a família também precisa ser atendida e esclarecida sobre a situação.

O atendimento em emergência psiquiátrica, em geral, deve ser realizado por uma equipe interdisciplinar: e compreende ações fundamentais de observação e avaliação rápidas, contenção da situação e encaminhamento posterior adequado.[3]

SITUAÇÕES DE EMERGÊNCIA PSIQUIÁTRICA MAIS COMUNS

Tentativa de suicídio

A pessoa com ideação e tentativa suicida constitui uma das mais graves emergências psiquiátricas. Frequentemente, a procura por atendimento de emergência diante de uma tentativa de suicídio ocorre em serviços gerais de saúde, e não no serviço especializado.

O suicídio e as tentativas de suicídio constituem um sério problema de saúde pública. O suicídio representa 0,4 a 0,9% de todas as mortes. Sua incidência em âmbito mundial é de 10 a 25/100.000 habitantes nos países industrializados,[2] sendo a tentativa de suicídio 15 vezes mais elevada. No Brasil, conforme dados obtidos na literatura, a prevalência é de 4 a 6/100.000 habitantes. Entretanto, esse índice questionável devido à falta de registros adequados.[5-8]

A ideação e a tentativa de suicídio, em geral, estão associadas a manifestações de comportamento decorrentes de transtorno bipolar, depressão (incluindo depressão pós-parto), uso de substâncias psicoativas, transtornos orgânicos (*delirium*), alterações no conteúdo do pensamento, sensopercepção e as decorrentes da ansiedade aguda com intenso sofrimento, sensação de desesperança e desamparo, com sentimentos de ambivalência entre a sobrevivência e a angústia insuportável. Nenhum grupo etário, gênero e etnia está protegido desse fenômeno. Entretanto, ele pode ser evitado. Merece atenção a consideração de que cada suicídio ou sua tentativa traumatiza a família, os amigos e os colegas de quem o praticou quando sua tentativa é frustrada[1-6] (ver o capítulo 25).

Fatores de risco[5,8]

- Gênero feminino.
- Idade acima de 45 anos.
- Tentativas anteriores.
- História familiar de tentativa.
- Perdas recentes.
- Presença de sinais e sintomas de transtorno mental.
- Ausência de laços afetivos estáveis (paciente divorciado, solteiro ou viúvo).
- Desemprego e perda de *status*.

- Doenças crônicas, incapacitantes e terminais.
- Transtorno de personalidade antissocial.
- Posse de arma de fogo.

A observação do comportamento do paciente para a identificação da ideação suicida é um dos pontos centrais da assistência de enfermagem a esses pacientes. É necessário estar alerta porque a tentativa de suicídio pode ocorrer na comunidade ou em qualquer serviço de atendimento à saúde.

Agitação e agressividade

Entre os principais motivos que determinam a procura por SEP estão as manifestações de comportamento agitado ou agressivo, associados ou não, que constituem a maioria deles.[1,3,4] Entretanto, pacientes agitados necessitam de observação constante e, quando se tornam violentos, sem condições de abordagem verbal, necessitam de contenção física rápida, apropriada e eficaz, até que a contenção química faça o efeito esperado.

Os episódios de agitação e agressividade são, talvez, as situações mais perturbadoras encontradas pelos profissionais em um SEP ou em serviços de atendimento geral. As manifestações de agitação e agressividade são frequentes nos seguintes transtornos mentais:[4] transtorno afetivo bipolar (fase de mania), esquizofrenia paranoide e catatônica, depressão ansiosa ou agitada, transtornos mentais orgânicos, uso de substâncias psicoativas, transtorno de personalidade *borderline* e antissocial, estado crepuscular epiléptico, reação aguda ao estresse.

Fatores de risco[2,9]

- Homens de 15 a 24 anos.
- Baixo nível socioeconômico e educacional.
- Desemprego.
- Membro de minorias sociais sem suporte adequado.
- Vítimas de assalto e violência.
- Intoxicação por álcool ou abstinência de substâncias psicoativas.
- Traumatismo craniano (lesão do lobo frontal).
- História de abusos na infância.
- Desenvolvimento em ambiente violento.
- Baixa autoestima.
- Pessoas com transtornos mentais sem adesão ao tratamento.

Ansiedade aguda

A ansiedade em níveis crescentes pode manifestar-se por meio de agitação, agressividade ou perplexidade. Quando seu nível atinge o pico para a pessoa, podem surgir crises de pânico. São quadros de início súbito, episódicos e intensos, associados à sensação de pavor, morte iminente, acompanhados por palpitações, desconforto precordial, vertigem, parestesias, tremores e sudorese. São medos patológicos, desproporcionais ao estímulo[10] (ver o capítulo 31).

Intoxicação alcoólica

A intoxicação alcoólica[11] – também conhecida como embriaguez simples –, tem como características essenciais as mudanças de comportamento devido à ingestão recente de considerável quantidade de álcool. A pessoa pode apresentar uma gama de alterações diretamente relacionadas aos diferentes níveis de alcoolemia:

- 20 a 99 mg%: prejuízo da coordenação motora, mudanças de humor e de comportamento.
- 100 a 199 mg%: prejuízo neurológico, ataxia, incoordenação e prejuízo mental.
- 200 a 299 mg%: ataxia acentuada, náuseas e vômitos.
- 300 a 399 mg%: hipotermia, disartria e amnésia.
- 400 a 599 mg%: início de coma alcoólico, depressão respiratória, diminuição de reflexos.
- 600 a 800 mg%: morte por inibição do centro respiratório.

A intoxicação é caracterizada por um *continuum* que se inicia com marcha instável, fala "pastosa", diminuição da atenção, labilidade emocional e faces avermelhadas. Inclui agressividade, incapacidade de julgamento, euforia, depressão e até outras manifestações de comprometimento do desempenho social ou ocupacional que, frequentemente, têm levado a pessoa à emergência psiquiátrica.[11]

PROCESSO DE ENFERMAGEM[6,12]

A assistência de enfermagem em EP prestada ao paciente com manifestações de algum transtorno mental agudo, grave e complexo exige atendimento por pessoal especializado. Tem-se de considerar também a família do paciente no seu atendimento.

Em situação de EP, deve-se explicar ao paciente e à família sobre o motivo do atendimento e a necessidade de tratamento psiquiátrico.

Diagnósticos de enfermagem[12]

Os diagnósticos a seguir representam os mais frequentemente apresentados pelas pessoas que recorrem ao SEP. Eles devem ser individualizados e ampliados de acordo com as condições de cada cliente. Não se pode esquecer de investigar possíveis transtornos orgânicos presentes, como comorbidade ou eventuais.

1. Ansiedade relacionada a uma ameaça – real ou percebida como tal – à integridade biológica ou ao conceito do eu, evidenciada por respostas fisiológicas, comportamentais, cognitivas e afetivas de medo e pânico.
2. Sentimento de impotência relacionado ao distúrbio da cognição e evidenciado por expressões verbais, observadas ou relatadas, de dificuldade em assumir o controle das situações vividas e de participar da tomada de decisões em relação ao próprio cuidado.
3. Isolamento social relacionado à percepção de suas limitações do momento e evidenciado pela incapacidade de engajar-se em relacionamentos pessoais satisfatórios.
4. Enfrentamento ineficaz individual relacionado a estratégias ineficazes para alívio de tensão.
5. Baixa autoestima crônica evidenciada por manifestações de depreciação de si mesmo, avaliando-se como incapaz de lidar com os acontecimentos.
6. Processo de pensamento perturbado* evidenciado pela interpretação não acurada do ambiente e pela dificuldade de concentração, podendo ser decorrente da ansiedade intensa, de delírios ou outros distúrbios mentais.
7. Confusão aguda relacionada ao uso de substância psicoativa ou a processos demenciais, entre outros, evidenciada por agitação, percepções errôneas, falta de motivação para manter um comportamento intencional.
8. Síndrome pós-trauma relacionada a eventos não habituais ou inesperados, como desastres naturais, acidentes graves envolvendo múltiplas mortes, abuso físico e psicológico (sequestro, assalto, estupro).
9. Risco de violência direcionada a si mesmo evidenciado por estados emocionais como desesperança, desespero, ansiedade intensa ou pânico, podendo haver risco de morte relacionada ao aumento excessivo da ansiedade que inibe o *insight* da situação.

---

* Diagnóstico retirado da classificação da Nanda International a partir da edição 2012-2014, com a recomendação de que sejam realizados estudos para a sua reintegração como novo diagnóstico.

10. Risco de lesão relacionado à ausência de controle, causada por ansiedade intensa, deambulação excessiva e movimentos sem finalidade e potencialmente lesivos.
11. Risco de infecção relacionado às possíveis lesões decorrentes da ansiedade intensa e de outras alterações de comportamento potencialmente lesivas.
12. Integridade da pele prejudicada relacionada a movimentos abruptos, múltiplas lesões decorrentes das manifestações de comportamento lesivo e tentativas de suicídio.
13. Risco de suicídio relacionado à desesperança, à solidão e à incapacidade de tomar decisão, à depressão aguda, à perda de *status* socioeconômico, à perda de relacionamentos importantes, à ruptura na vida familiar e, entre outros.
14. Sofrimento espiritual relacionado à perda de significado e objetivo da vida, mudanças nos padrões de vida, sentimento de culpa, solidão e desesperança.
15. Desesperança evidenciada por manifestações de incapacidade para visualizar alternativas de solução ou percepção delas de forma limitada, com incapacidade de mobilizar energia a seu favor.
16. Baixa autoestima situacional evidenciada por manifestações de percepção negativa, com verbalização de depreciação de si mesmo e de sentimentos de inutilidade.
17. Interação social prejudicada relacionada à incapacidade de manter relacionamentos, a processos de pensamento alterados, distúrbios no autoconceito, ausência de pessoa significativa e amigos, evidenciada por isolamento social e sentimento de rejeição.
18. Processos familiares disfuncionais relacionados à falta de capacidade para resolver problemas e enfrentar situações decorrentes do comportamento.
19. Controle ineficaz da saúde relacionado à não aceitação da doença, evidenciado pela falha em incluir o regime de tratamento na vida diária.
20. Déficit no autocuidado para higiene, alimentação, hidratação, sono, aparência e eliminações relacionado a desordens perceptivas, ansiedade ou diminuição da motivação.

Resultados esperados em situação de EP[13]

Os resultados centrais no atendimento à pessoa em EP são:

- Manutenção da vida do paciente.
- Manutenção da integridade física e mental do paciente.

Os demais devem ser elaborados de acordo com cada paciente e situação.

Intervenções de enfermagem (gerais)[14-16]

- Providenciar atendimento imediato. (1-9)
- Dirigir-se ao paciente (chamando-o pelo nome) e aos familiares ou acompanhantes informando-lhes quem você é, qual é a sua função e o que está sendo feito, mantendo o ambiente o mais seguro possível. (1-10, 13-19)
- Colher os dados essenciais para o atendimento inicial do paciente por meio de um histórico sucinto de enfermagem; fazer uma observação rigorosa das manifestações de comportamento do paciente; efetuar intervenções adequadas e comunicar à equipe as mudanças ocorridas. (1-19)
- Solicitar aos familiares que aguardem no local determinado para tal e informar que, logo que for possível, receberão informações sobre o paciente e serão atendidos pelos profissionais. (17)
- Manter atitude positiva de aceitação e de não julgamento em relação ao paciente e aos familiares, transmitindo-lhes segurança. Deixar o paciente falar livremente, pelo menos nos primeiros minutos. Isso demonstra disposição para ouvir e, em geral, podem emergir informações úteis sobre o estado mental do paciente. (1-10, 13-19)
- Manter o paciente em observação contínua e discreta. Caso isso não possa ser feito por alguém da equipe, verificar se algum familiar tem condições de permanecer com o paciente. (1-19)
- Ao atender a pessoa em EP, considerar os passos do processo de enfermagem. (1-19)
- Verificar sinais vitais periodicamente, de acordo com o estado do paciente – não só em razão das condições clínicas em que ele se encontra, mas em relação ao uso de psicofármacos, em geral injetáveis, porque pode haver alterações significativas desses sinais. (1, 4, 7, 8, 11, 18)
- Manter anotação de enfermagem em ordem sequencial sobre as manifestações de comportamento e de todas as ações de enfermagem executadas. Isso é de suma importância para o acompanhamento da evolução do paciente e também para atender os preceitos ético-legais associados à situação. (1-19)

Tentativa de suicídio

- Manter a segurança do paciente, com vigilância constante e discreta para evitar automutilações e nova tentativa de suicídio. Nas pessoas em tratamento para transtorno depressivo, a energia para os atos ocorre mais precocemente do que o alívio dos sentimentos e ideias depressivas, incluindo a de suicídio.[16] Vários profissionais já foram surpreendidos por esse padrão de comportamento, diminuindo a vigilância, o que pode propiciar oportunidade para novas tentativas de suicídio dos pacientes ao serem deixados sozinhos. (1-7, 9, 10, 13-16, 19)

- Orientar e oferecer apoio aos familiares. (17)
- Orientar os profissionais da equipe de enfermagem quanto aos seus sentimentos em relação ao paciente com ideação suicida e, principalmente, quando ocorre o suicídio (ver o capítulo 25). (1-19)

Agitação e agressividade

- Se as medidas iniciais não forem suficientes para conter o comportamento do paciente, o enfermeiro e o médico devem decidir rapidamente pelo uso de medidas físicas (contenção) que auxiliem no atendimento emergencial. (1, 7, 9, 10, 13-16, 18)
  - Avaliar sempre as contenções físicas do paciente para evitar garroteamentos e lesões.
  - Fazer a evolução do paciente periodicamente (pelo menos a cada 15 minutos).
  - Retirar as contenções quando o paciente apresentar remissão das manifestações apresentadas, cabendo a decisão dessa conduta à equipe de tratamento.

Ansiedade aguda

- Deixar o paciente expressar seus sentimentos sem julgá-lo ou repreendê-lo, oferecendo apoio e segurança (ver o capítulo 22). (1-10, 13-19)
  - Observar contínua e discretamente o paciente, porque pode ocorrer suicídio.

Intoxicação e abstinência por substâncias psicoativas

Observar sinais e sintomas de intoxicação e abstinência provocados por substâncias psicoativas (ver o capítulo 34).

CONTENÇÃO FÍSICA

A contenção física é uma forma de tratamento utilizada como último recurso, podendo constituir a única forma possível de abordagem até que sejam estabelecidas outras medidas, a fim de evitar que o paciente coloque em risco a sua integridade física ou a de qualquer outra pessoa ao seu redor.

Conter fisicamente a pessoa é uma decisão a ser tomada pelo médico e pelo enfermeiro, em casos que envolvam agitação psicomotora intensa, constituindo risco para a própria pessoa ou para as demais, quando de resistência do paciente à sedação, com potencial de queda ou outras situações que possam oferecer riscos à integridade das pessoas ou do ambiente. Em caráter emergencial, segundo o protocolo da instituição, o enfermeiro poderá decidir sobre a contenção, mas em seguida deve providenciar avaliação pelo médico imediatamente. O mesmo procedimento pode ser considerado para a retirada da contenção.

Recomenda-se, por precaução jurídica, que a família do paciente em atendimento seja esclarecida e autorize por escrito todo o processo da contenção. Assim, é necessário incluir no protocolo de contenção física um termo de esclarecimento e consentimento da contenção pelo familiar ou responsável pelo paciente em atendimento.[17]

Técnica de contenção física

O procedimento deve ser realizado de forma adequada e com segurança, respeitando o paciente, explicando o motivo pelo qual está sendo contido, independentemente de suas condições e mesmo que aparentemente não esteja compreendendo o que está sendo dito.

Número necessário de elementos: cinco pessoas da equipe de enfermagem, podendo contar com elementos de segurança adequadamente treinados, se houver.

Material necessário para a contenção:

- Quarto individual com cama baixa, coberta com lençol. Deve ser mantido preparado para receber o paciente, quando necessário.
- Faixas de contenção confeccionadas com tecido de algodão resistente (de forma a não provocar garroteamentos ou lesões no paciente) e com fecho de segurança adequado.
- Lençol ou cobertor para cobrir o paciente.

Passos para a contenção física

- Os cinco elementos que auxiliam na contenção devem ser colocados em posições estratégicas, ao redor do paciente, ou seja:
  - Um elemento de frente para o paciente, em geral o enfermeiro, deve abordá-lo na tentativa de acalmá-lo, chamando-o pelo nome e explicando o que está sendo feito.

- Em um momento oportuno, essa pessoa sinalizará aos demais para segurar o paciente. Cada um é responsável pela imobilização de um dos membros do paciente, evitando que ele faça uso do movimento das pernas e dos braços, o que dificultará a contenção física. Em seguida, o enfermeiro também ajudará na contenção, segurando-o por trás, pelo tórax, com cuidado para não machucá-lo.
- Conservar o paciente vestido durante a contenção.
- Levar o paciente agitado para o quarto de contenção, contendo primeiramente o tórax do paciente, depois os pulsos e os tornozelos, fixando as faixas de contenção na cama.

> Jamais conter o paciente com faixas nas axilas, presas na cabeceira da cama. Nunca deixá-lo sozinho. Manter a porta do quarto sempre aberta.

- Proteger o paciente com lençol ou cobertor, de acordo com a temperatura ambiente, mantendo fácil acesso para ministração de medicamentos, verificação de sinais vitais – de acordo com as condições clínicas do paciente –, e observar se há sinais de garroteamento nos locais da contenção.
- Se houver necessidade de conter um paciente extremamente agitado, talvez seja necessário conter sucessivamente outras partes do corpo, observando-se os mesmos cuidados e a sequência: pulsos, tornozelos, braço, tórax (nesse caso, pode-se dispensar a restrição do braço) e parte superior dos membros inferiores (coxa).
- Sempre que o paciente for contido, deverá permanecer com, pelo menos pulsos e pernas imobilizados para evitar acidentes. Com as pernas soltas, o paciente pode tentar pular da cama, sofrendo distensão dos membros superiores.
- Nunca conter os pés do paciente juntos (tornozelos).

Cuidados após a contenção física

- Manter um membro da equipe continuamente ao lado do paciente. Ele só poderá afastar-se deixando um substituto em seu lugar. Isso deve ser previsto pelo enfermeiro sempre que surgir a necessidade de contenção.
- Explicar novamente ao paciente o motivo da contenção e validar, se possível, a sua compreensão. Deixar claro quando cessará o limite.
- O paciente deverá ser avaliado pelo médico a cada 30 minutos e pelo enfermeiro a cada 15 minutos, com registro de sua evolução. O médico deve ser solicitado sempre que necessário até a liberação do paciente.

- Um integrante da equipe deve permanecer com o paciente e dar a ele assistência integral de enfermagem durante todo o tempo em que permanecer contido, observando:
  - Monitoração dos sinais vitais por meio de monitor cardíaco, principalmente quando estiver medicado. Dados importantes nessa assistência são: mensuração da pressão arterial, batimentos cardíacos e saturação de oxigênio do paciente.
  - Hidratação, sempre que solicitada pelo paciente e de acordo com a necessidade dele; a alimentação deve ser oferecida com a cabeceira da cama elevada.
  - Higiene.
  - Mudança de decúbito, estando atento às faixas de contenção para evitar pressão no local e garroteamento.
  - Vestimentas e proteção adequadas à temperatura do ambiente.
  - Eliminações: atender às solicitações do paciente ou levá-lo ao sanitário em períodos regulares, se ele estiver em condições, sempre com a ajuda de outras pessoas da equipe.
  - Documentação no prontuário, sequencialmente, de todas as avaliações, evoluções e cuidados prestados.
  - Oferecer, continuamente, apoio como medida terapêutica e, se as condições permitirem, interagir com o paciente valendo-se das estratégias de comunicação terapêutica (ver o capítulo 22).

Não se admitem lesões no paciente provocadas por contenção.

Cuidados após a retirada das contenções

Fazer uma análise do ocorrido em conjunto com o paciente, os membros da equipe de enfermagem e a família, para todos avaliarem o ocorrido, os sentimentos, os pensamentos, a efetividade da medida, os ganhos e os futuros ajustes para melhor atender àquele que necessita da conduta utilizada.

A contenção é uma medida terapêutica de proteção, nunca de punição.

CONSIDERAÇÕES FINAIS

A inserção do enfermeiro junto à equipe multiprofissional é importante para assegurar assistência integral ao usuário e a seus familiares. Em um SEP, respeitando-se a especificidade de cada profissional, há uma gama de atividades para o enfermeiro desempenhar em conjunto com outros profissionais, em diferentes níveis de intervenção no curto tempo em que permanece na emergência.

Diante da tentativa de suicídio, o enfermeiro tem de assistir os familiares e outras pessoas que convivem com o paciente, oferecendo-lhes apoio e oportunidade para expressarem seus sentimentos e pensamentos sobre a experiência vivenciada. Isso facilita a construção conjunta de novos mecanismos de enfrentamento e identificação de serviços de saúde comunitários de apoio que podem ser utilizados. Na intervenção secundária, além do atendimento da emergência, o enfermeiro deve participar do encaminhamento ou da transferência do paciente, se necessário, para serviços de assistência à saúde mental. Na terciária, deve encaminhá-lo para serviços de reabilitação social.

O enfermeiro deve dar ênfase à busca de novos conhecimentos e novas atuações no atendimento às emergências psiquiátricas. Sua meta é receber e devolver o paciente à sociedade em condições de lidar com seus problemas, ajudando-o a melhorar sua qualidade de vida, promovendo, assim, uma assistência de enfermagem sistematizada e, acima de tudo, humanizada.[18]

É imprescindível que o enfermeiro que atua nas emergências psiquiátricas tenha conhecimento específico em enfermagem psiquiátrica além de alguma experiência com doentes mentais. A enfermagem é uma profissão que tem um corpo de conhecimentos científicos, sistematizados, reflexivos, que não podem ser substituídos pelo conhecimento obtido apenas no cotidiano, por meio de ações automáticas, imediatas, aprendidas na base do ensaio e do erro e acerto casuais.[19]

No âmbito da saúde pública, ele pode intervir evitando os meios e os recursos do ambiente que propiciem as situações de emergência. Entre os fatores que têm influência na taxa de suicídio estão a disponibilidade de meios e recursos para cometê-lo. Na Inglaterra, essa correlação foi observada no início do século XX, quando da diminuição da taxa de suicídio. A disponibilidade de arma de fogo parece ter relação com o número de suicídios.[20]

PROPOSTAS PARA ESTUDO

1. Observe uma pessoa em situação de emergência psiquiátrica.
2. Descreva o comportamento do paciente.
3. Identifique os diagnósticos de enfermagem e os resultados esperados, específicos para as manifestações de comportamento observadas.
4. Elabore as intervenções de enfermagem.
5. Identifique os serviços de atendimento à emergência psiquiátrica da comunidade para os quais essa pessoa pode ser encaminhada.
6. Discuta com seus pares ou colegas e professor ou supervisor.

REFERÊNCIAS BIBLIOGRÁFICAS

1. Guertzenstein EZ. Emergências em psiquiatria. In: Louzã Neto MR, Elkis H. Psiquiatria básica. 2ªed. Porto Alegre: Artmed; 2007. p. 451-62.
2. Kaplan HI, Sadock BJ, Grebb JA. Compêndio de psiquiatria: ciências do comportamento e psiquiatria clínica. 7ª ed. Porto Alegre: Artes Médicas; 2003. p. 753-70.
3. Fontana AM. Manual de clínica em psiquiatria. São Paulo: Atheneu; 2005. p. 405-9.
4. Spode A, Fleck MPA. Avaliação do paciente na emergência. In: Kapczinski F, Quevedo J, Schmitt R, Chachamovich E. Emergências psiquiátricas. Porto Alegre: Artmed; 2001. p. 17-39.
5. Malbegier A, Guerra AA. Manejo do paciente com transtornos relacionados ao uso de substância psicoativa na emergência psiquiátrica. Rev. Bras. Psiquiatr. 2010;32(supl.2).
6. Varcarolis EM, Carson VB, Shoemaker NC. Foundations of psychiatric mental health nursing: a clinical approach. 5. ed. St. Louis: Saunders/Elsevier; 2006. p. 455-543.
7. Schmitt R, Chachamovith E, Kapczinski F. Risco de suicídio: avaliação e manejo. In: Kapczinski F, Quevedo J, Schmitt R, Chachamovich E. Emergências psiquiátricas. Porto Alegre: Artmed; 2001. p. 149-65.
8. Botega NJ. Conduta nas tentativas de suicídio. In: Mari JJ, Razzouk D, Peres MFT, Del Porto JA. Guias de medicina ambulatorial e hospitalar. Barueri: Manole; 2005. p. 143-50.
9. Chachamovich E, Schmitt R, Kapczinski F. Agressividade e agitação psicomotora. In: Kapczinski F, Quevedo J, Schmitt R, Chachamovich E. Emergências psiquiátricas. Porto Alegre: Artmed; 2001. p. 90-8.
10. Martins HS, Damasceno MCT, Awada SB. Pronto-socorro diagnóstico e tratamento em emergências, 2ª ed. Barueri: Manole; 2008.
11. Rosa LM, Kapczinski F. Intoxicações agudas e abstinência de álcool e drogas de abuso. In: Kapczinski F, Quevedo J, Schmitt R, Chachamovich E. Emergências psiquiátricas. Porto Alegre: Artmed; 2001. p. 118-38.
12. Herdman TH, Kamitsuru S. Diagnósticos de enfermagem da Nanda: definições e classificação 2015-2017. Porto Alegre: Artmed; 2015.
13. Moorhead S, Johnson M, Mass ML, Swanson E. NOC – classificação dos resultados de enfermagem. Trad. da 4ª ed. Rio de Janeiro: Elsevier; 2008.
14. Bulecheck GM, Butcher HK, Dochterman JM. Classificação das intervenções de enfermagem (NIC). Trad. da 5ª ed. Rio de Janeiro: Elsevier; 2010.
15. Castel S, Lino EM, Guerra ABG. Emergência psiquiátrica. In: Cordás TA, Moreno RA. Condutas em psiquiatria. São Paulo: Lemos; 2001. p. 85-100.
16. Laraia MT. Psicofarmacologia. In: Stuart GW, Laraia MT. Enfermagem psiquiátrica: princípios e prática. 6ª ed. Porto Alegre: Artmed; 2006. p. 607-39.
17. Manejo de paciente agitado ou agressivo. Revista Brasileira de Psiquiatria. 27 jun 2014; 32(supl. 2). Disponível em: www.cremesp.com.br/pareceres/2014/par1114.pdf
18. Ribeiro DLM, Teng CT. Emergência psiquiátrica no hospital geral. In: Miguel EC, Gentil V, Gattaz WF. Clínica psiquiátrica. Barueri: Manole; 2011. p. 1471- 81.
19. Rolim MA. As representações sociais acerca do doente mental atendido em emergências psiquiátricas [Tese]. São Paulo: Universidade de São Paulo; 1993.
20. Carrol-Gosh T, Victor BS, Bourgeois J. Suicídio. In: Hales RE, Yudofsky SC. Tratado de psiquiatria clínica. 4ª ed. Porto Alegre: Artmed; 2006. p. 1361-84.

Índice Remissivo

Impressão e acabamento:

Orgrafic
Gráfica e Editora
tel.: 25226368